脳がみるみる若返る

脳トレ 日本地図クイズ

諏訪東京理科大学教授
篠原菊紀
監修

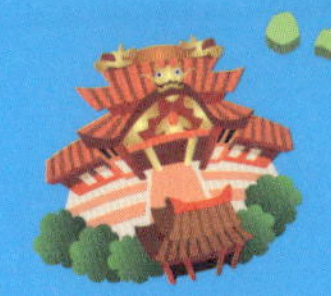

ナツメ社

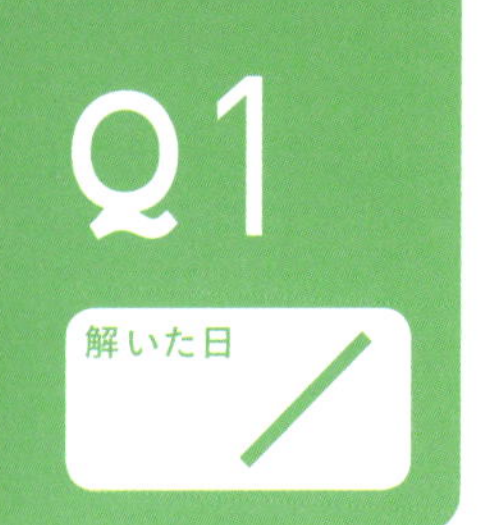

新・日本の絶景

近年になって脚光を浴びた、新たな日本の絶景をピックアップしました。1～9にあてはまる地名や名称を、リストから選んで書きましょう。（答えは 145 ページ）

リスト

伊良部大橋／奥大井湖上駅／国営ひたち海浜公園／皿倉山の夜景／白金青い池／タウシュベツ川橋梁／竹田城跡／角島大橋／元乃隅稲成神社

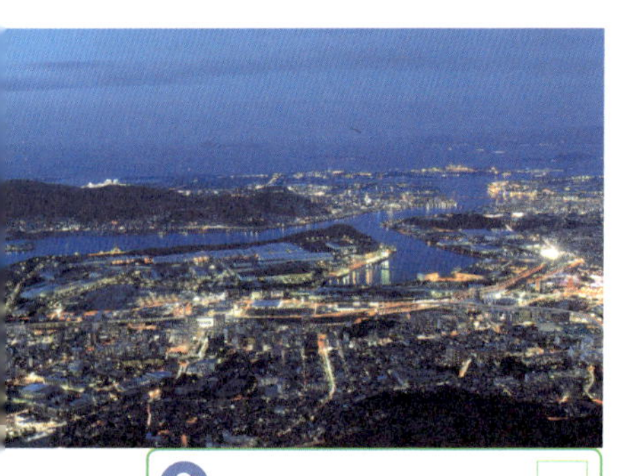

8

北九州随一の展望台から望む工業地帯の夜景は幻想的。「新日本三大夜景」のひとつ。（福岡県）

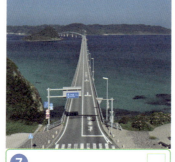

7

2000年に開通した、コバルトブルーの海を渡る1780mの離島架橋。車のCMなどに登場。（山口県）

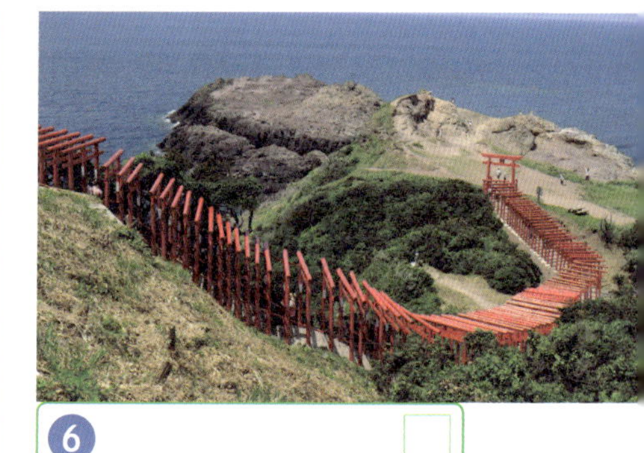

6

荒波寄せる日本海に沿って、123基の真っ赤な鳥居が連なる。神秘的な風景に、海外から訪れる人も多い。（山口県）

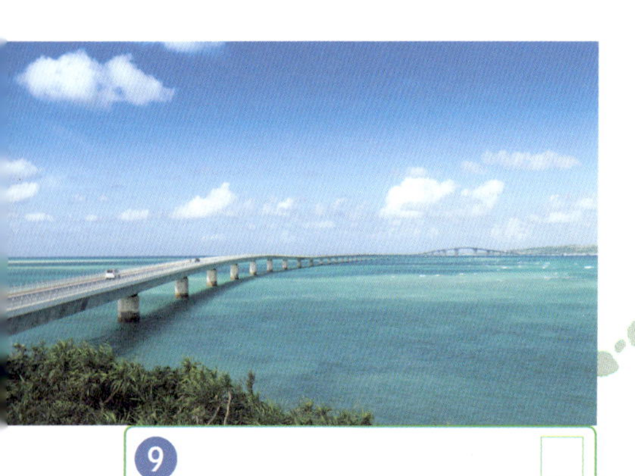

9

宮古島と伊良部島を結ぶ、全長3540mの海にかかる橋で、無料の橋では日本最長。2015年に開通した。（沖縄県）

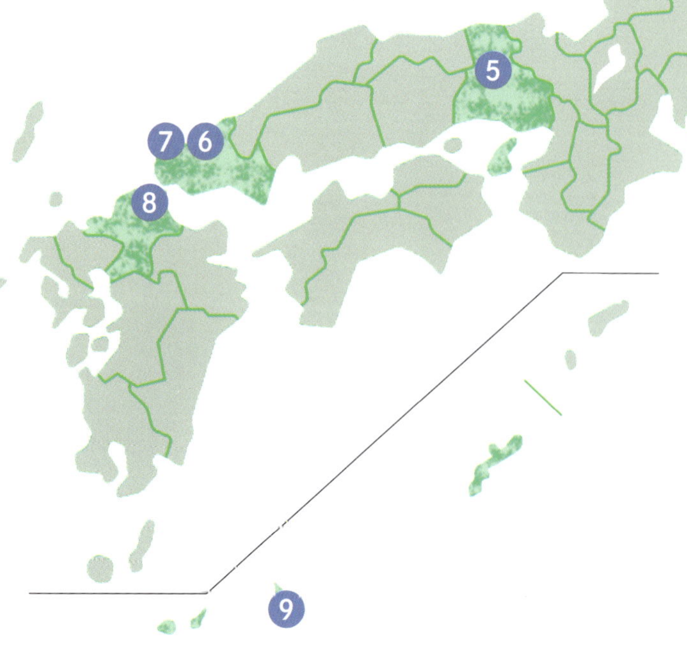

豆知識 新日本三大夜景は、非営利団体日本三大夜景・夜景100選事務局が2003年に発表。北九州市・

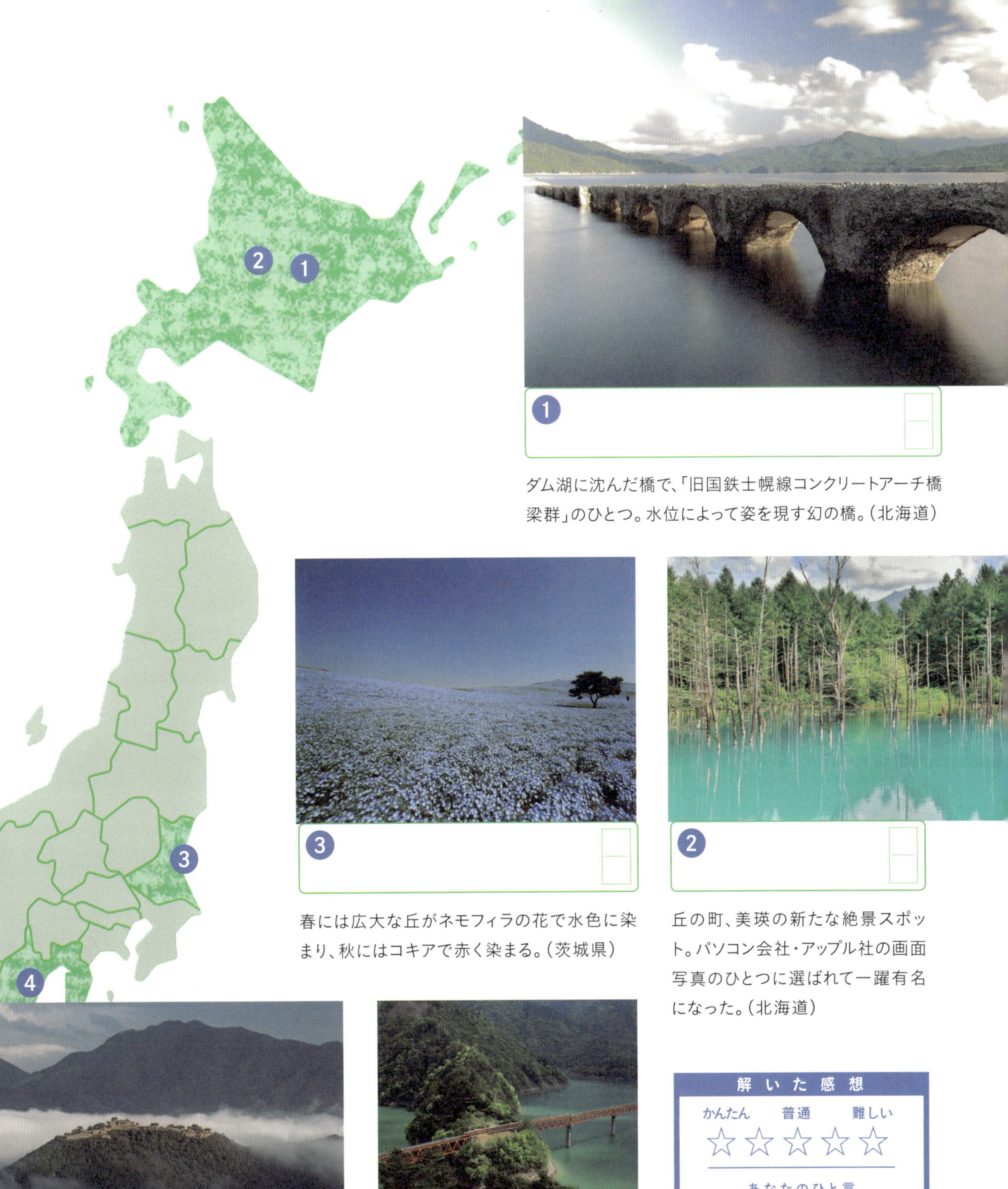

ダム湖に沈んだ橋で、「旧国鉄士幌線コンクリートアーチ橋梁群」のひとつ。水位によって姿を現す幻の橋。（北海道）

春には広大な丘がネモフィラの花で水色に染まり、秋にはコキアで赤く染まる。（茨城県）

丘の町、美瑛の新たな絶景スポット。パソコン会社・アップル社の画面写真のひとつに選ばれて一躍有名になった。（北海道）

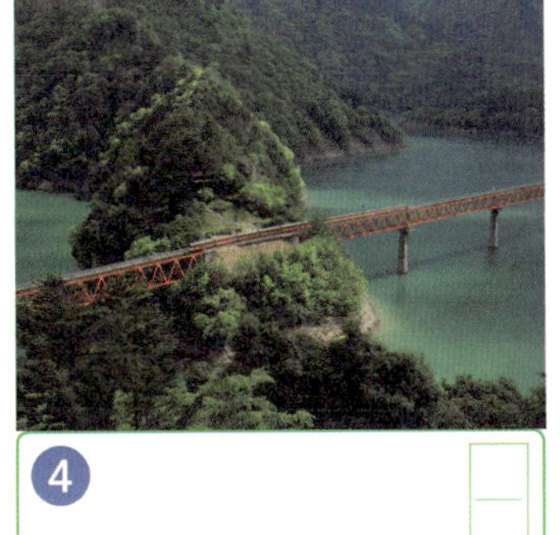

標高353.7mの古城山の山頂に築かれた山城跡で、秋には雲海に浮かぶ。全国でもまれな完存する石垣遺構で、国の史跡。（兵庫県）

大井川鐵道井川線の駅のひとつ。ダム湖に突き出た半島状の場所にあり、秘境駅として脚光を浴びる。（静岡県）

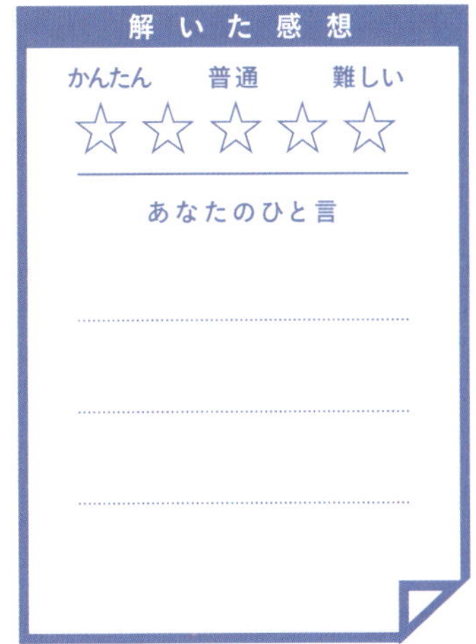

皿倉山、奈良市・若草山、山梨県甲府盆地の笛吹川フルーツ公園からの各夜景が選ばれています。

Q2

解いた日 ／

東日本の世界遺産

日本には 2018 年 5 月現在、21 もの世界遺産があります。❶〜❿にあてはまる世界遺産の名称や建造物名などを、リストから選んで書きましょう。

（答えは 145 ページ）

リスト

小笠原諸島／白神山地／白川郷・五箇山／知床／富岡製糸場／日光の社寺／平泉／富士山／明治日本の産業革命遺産／ル・コルビュジエの建築作品

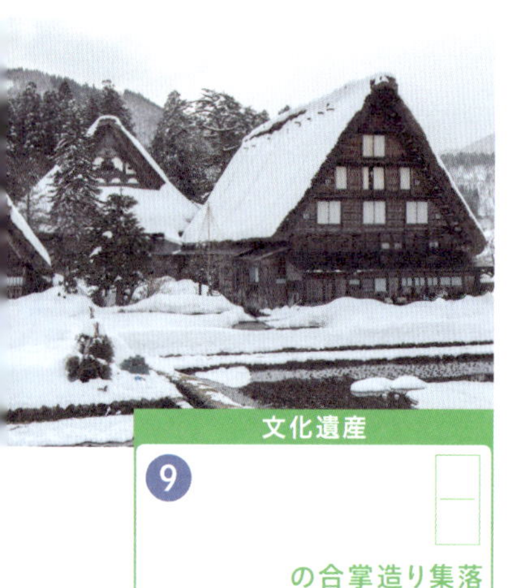

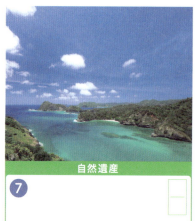

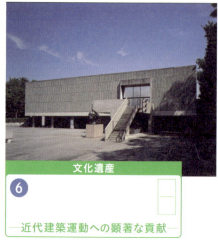

文化遺産

❾ ＿＿＿＿ の合掌造り集落

岐阜・富山県の一部の地域にある合掌造りの貴重な家屋。（岐阜県・富山県）

自然遺産

❼ ＿＿＿＿

東京都の島々で、一度も大陸と陸続きになったことがないことから希少な固有の動植物が生息する。（東京都）

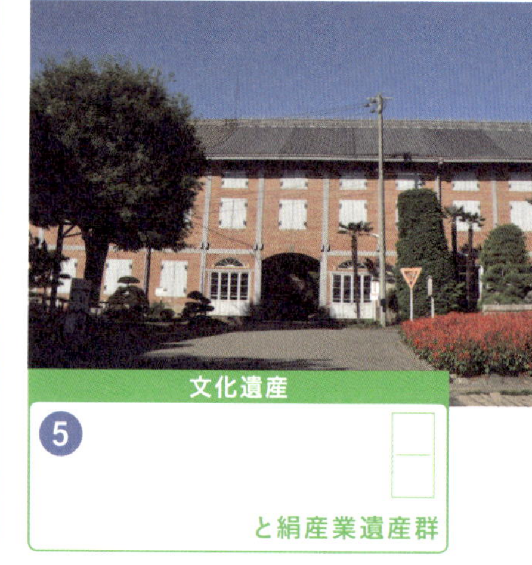

文化遺産

❺ ＿＿＿＿ と絹産業遺産群

明治時代に安価で品質のよい生糸の大量生産を行い、絹産業を発展させた。（群馬県）

※地図にはありません。

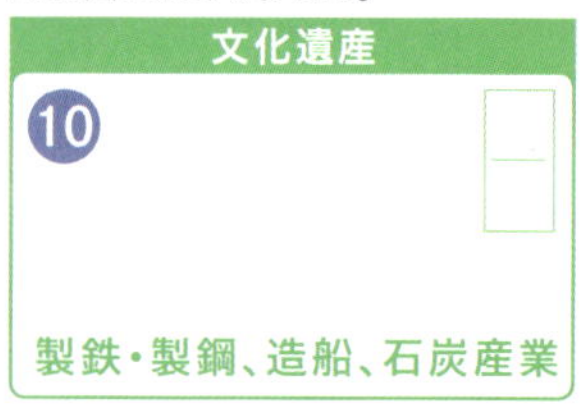

文化遺産

❿ ＿＿＿＿ 製鉄・製鋼、造船、石炭産業

19世紀後半から20世紀初めにかけて、日本の重工業の産業化を担ったとして、岩手、静岡、山口、福岡、熊本、佐賀、長崎、鹿児島県にある23資産が登録された。

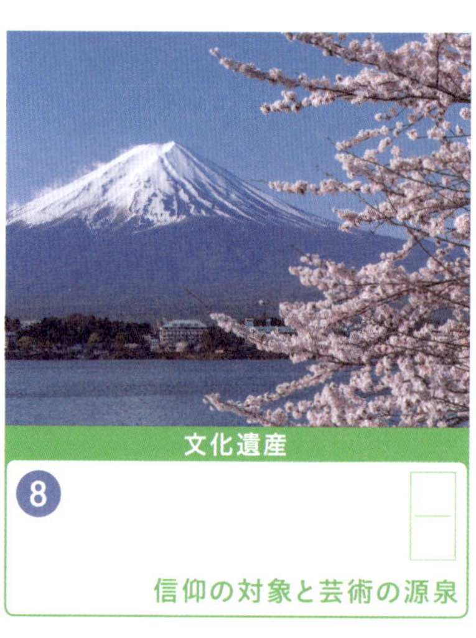

文化遺産

❽ ＿＿＿＿ 信仰の対象と芸術の源泉

静岡・山梨県にそびえ、浮世絵にも描かれる日本を代表する名山。（静岡県・山梨県）

文化遺産

❻ ＿＿＿＿ ―近代建築運動への顕著な貢献―

国立西洋美術館。7カ国に現存する17の建築資産のひとつ。（東京都）

豆知識 1972年に「世界遺産条約」が採択されました。文化遺産、自然遺産、複合遺産の3種類があります。世

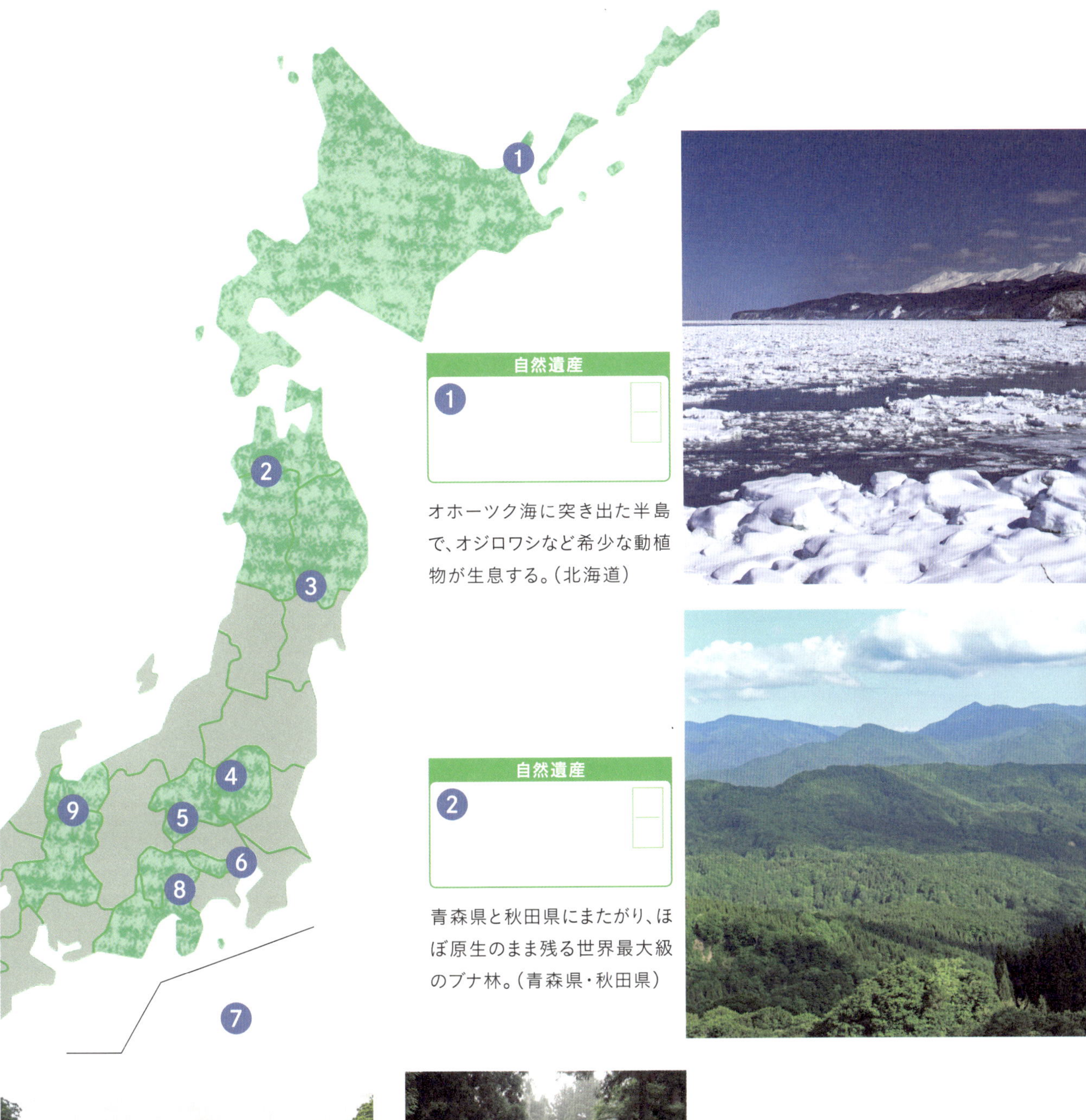

自然遺産

1

オホーツク海に突き出た半島で、オジロワシなど希少な動植物が生息する。（北海道）

自然遺産

2

青森県と秋田県にまたがり、ほぼ原生のまま残る世界最大級のブナ林。（青森県・秋田県）

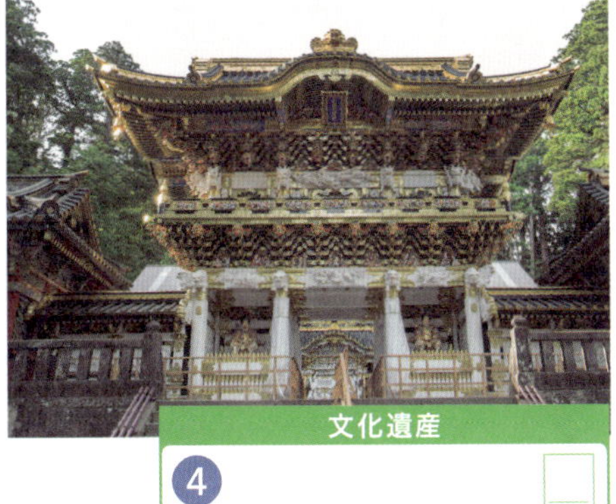

文化遺産

4

栃木県にある、東照宮や輪王寺などの建造物や文化的遺跡。（栃木県）

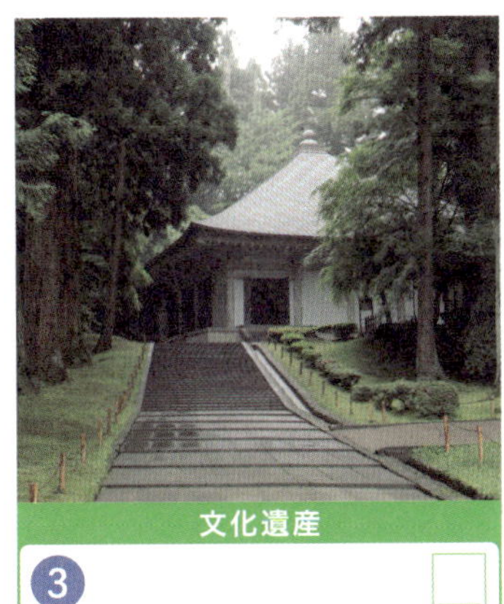

文化遺産

3

仏国土（浄土）を表す
建築・庭園及び考古学的遺跡群

平安時代末期、奥州藤原氏が寺院や庭園などを築いた地。（岩手県）

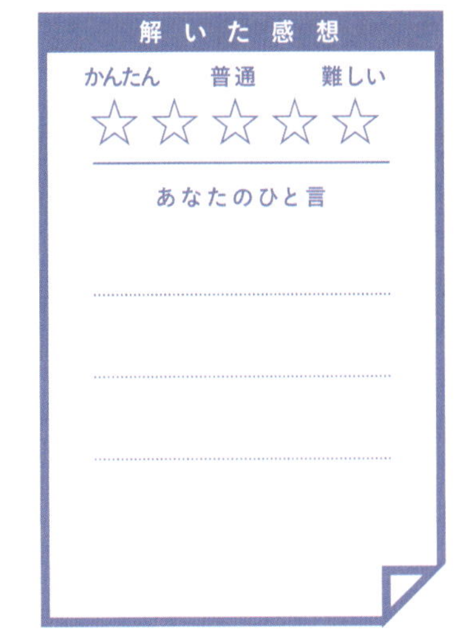

界の物件数は2017年7月の時点で1073件にのぼります。

西日本の世界遺産

西日本には、多くの文化遺産が登録されています。❶～⓫にあてはまる世界遺産の名称などを、リストから選んで書きましょう。
（答えは 145 ページ）

リスト

厳島神社／石見銀山／「神宿る島」宗像・沖ノ島／紀伊山地／原爆ドーム／
古都京都／古都奈良／姫路城／法隆寺／屋久島／琉球王国のグスク

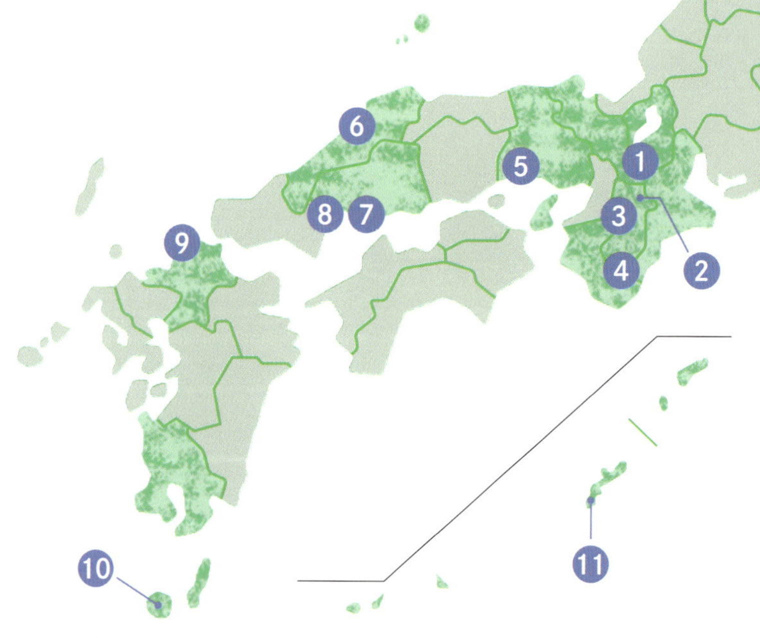

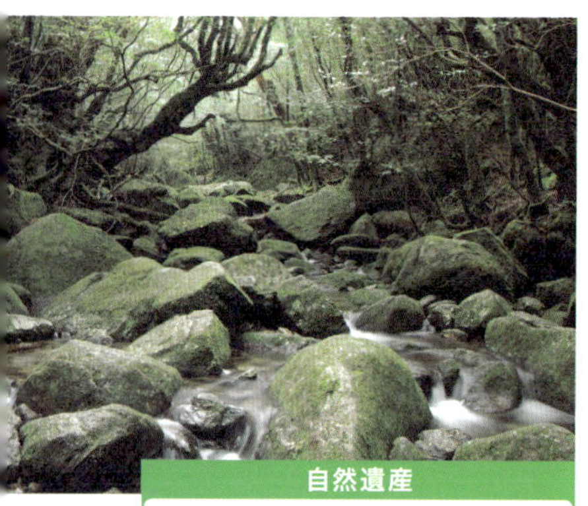

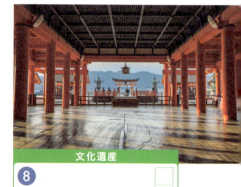

自然遺産

⑩

多様な動植物が生存。特に樹齢数千年の杉が有名。九州最高峰の宮之浦岳がそびえる。（鹿児島県）

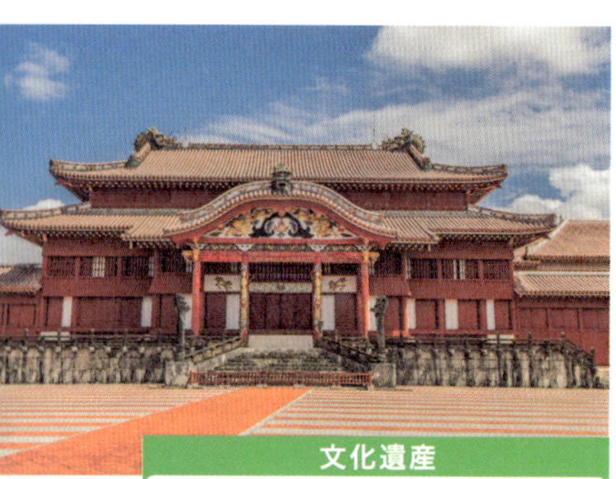

文化遺産

⑪ 及び関連遺産群

沖縄県に栄えた王国の城（グスク）や、文化を伝える遺産。（沖縄県）

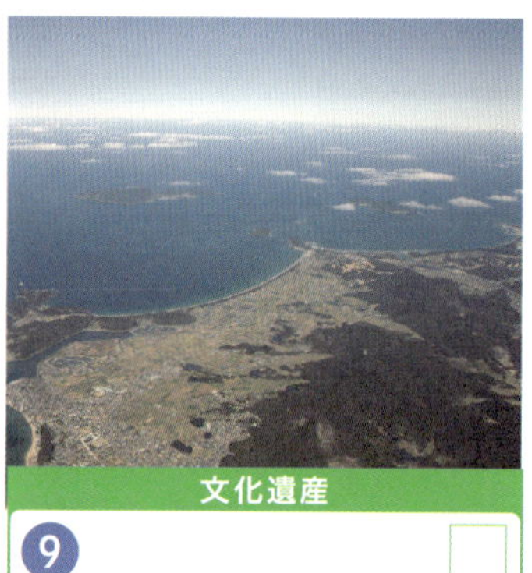

文化遺産

⑨ と関連遺産群

日本の21番目の世界遺産として、2017年に登録された。古代祭祀の姿を残す、玄界灘の島々や神社など。（福岡県）

文化遺産

⑧

海上に立つ大鳥居を含む建築群は、瀬戸内海や、鎮座する島の弥山とともに美しい景観をつくる。（広島県）

豆知識　日本で初めて世界遺産に登録されたのは、文化遺産として「法隆寺地域の仏教建造物」「姫路城」、自

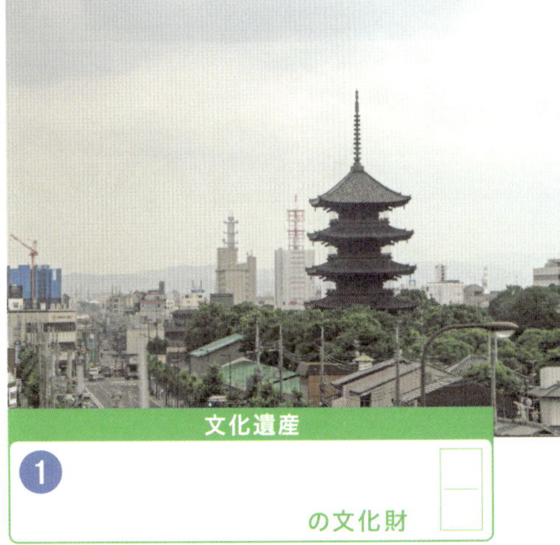

文化遺産

1 　　　　の文化財

1000年以上の歴史を持つ、17の寺院や神社、城などが登録されている。（京都府・滋賀県）

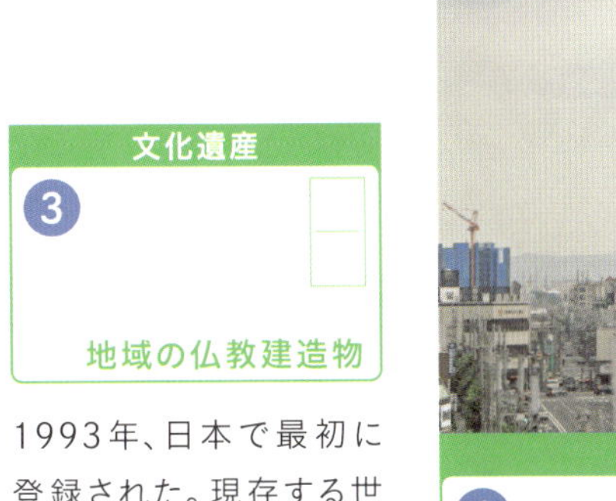

1993年、日本で最初に登録された。現存する世界最古の木造建造物であり、初期の仏教木造建築の様式を見ることができる。（奈良県）

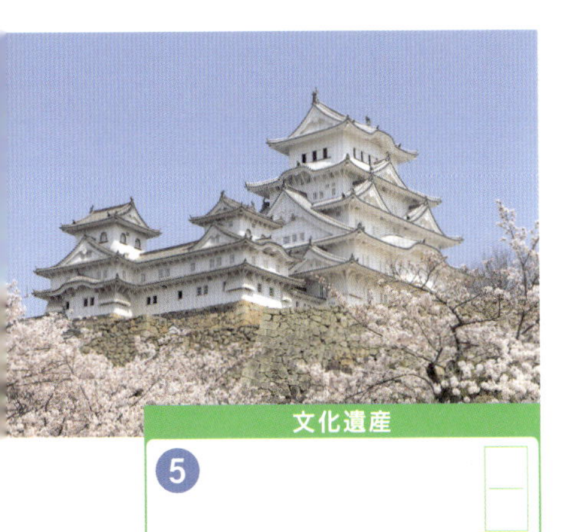

文化遺産

5

木造建築の最高峰で、日本の城を象徴。（兵庫県）

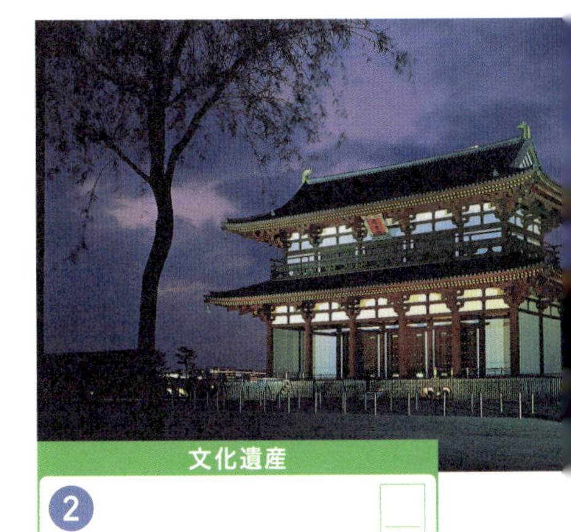

文化遺産

2 　　　　の文化財

日本独自の発展をとげた仏教や神道の、特徴的な寺院や神社などが登録されている。（奈良県）

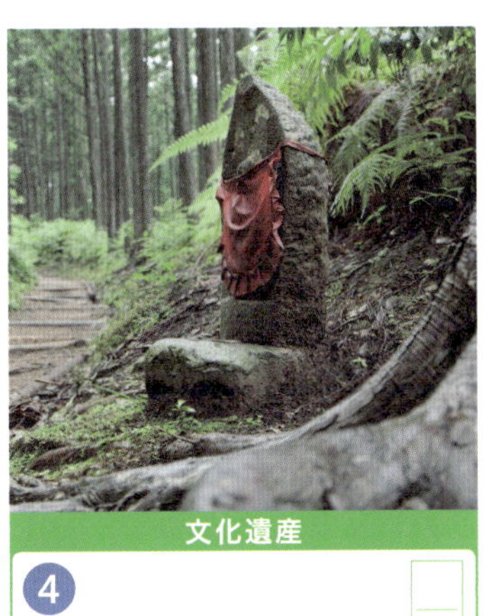

文化遺産

4 　　　　の霊場と参詣道

古代から神聖な地とされる吉野・大峯、熊野三山、高野山の3つの霊場と、その参詣道。（三重県・奈良県・和歌山県）

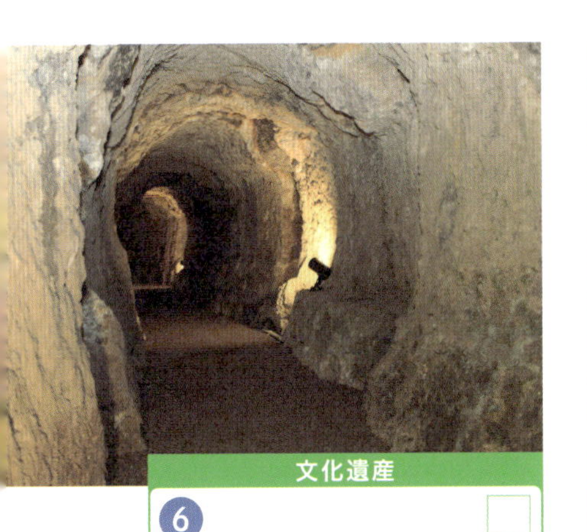

文化遺産

6 　　　　遺跡とその文化的景観

20世紀まで採掘が行われていた鉱山と鉱山町。（島根県）

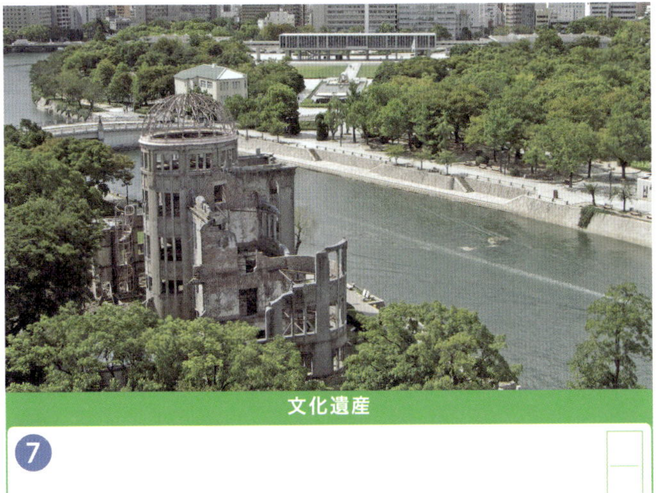

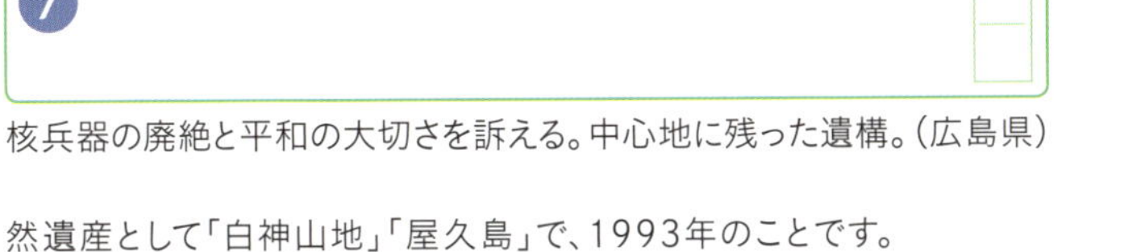

核兵器の廃絶と平和の大切さを訴える。中心地に残った遺構。（広島県）

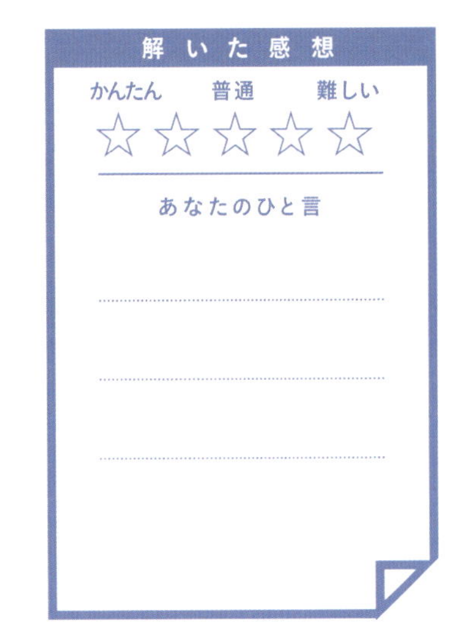

然遺産として「白神山地」「屋久島」で、1993年のことです。

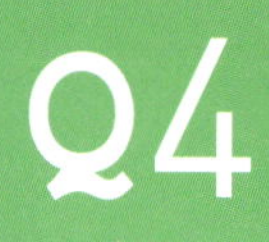
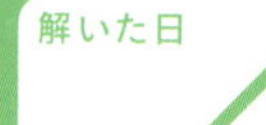

Q4 日本の祭り

解いた日　／

美しい祭り、荘厳な祭り、血が騒ぐ祭り…、各地の独特の祭りは一度は体感してみたいもの。❶〜❿にあてはまる名称を、リストから選んで書きましょう。

（答えは145ページ）

リスト

阿波踊り（あわおどり）／おわら風の盆（かぜのぼん）／御柱祭（おんばしらまつり）／竿燈まつり（かんとう）／高山祭（たかやままつり）／秩父夜祭（ちちぶよまつり）／天神祭（てんじんまつり）／那智の扇祭り（なちのおうぎまつり）／ねぶた祭（まつり）／博多祇園山笠（はかたぎおんやまがさ）

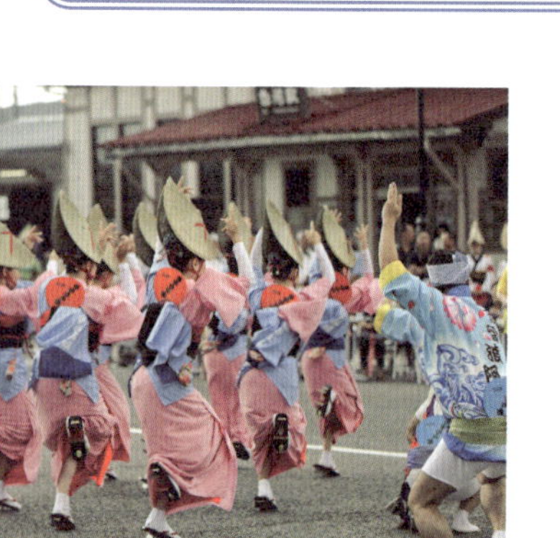

❾

400年もの歴史をもつ大規模な盆踊り。連というグループに分かれて連なって踊る。（徳島県）

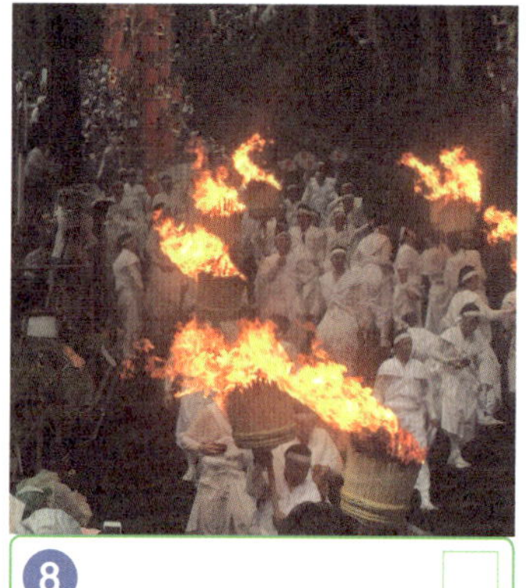

❽

熊野□□大社の例大祭で三大火祭りのひとつ。大松明の炎が参道に舞うさまは圧巻。（和歌山県）

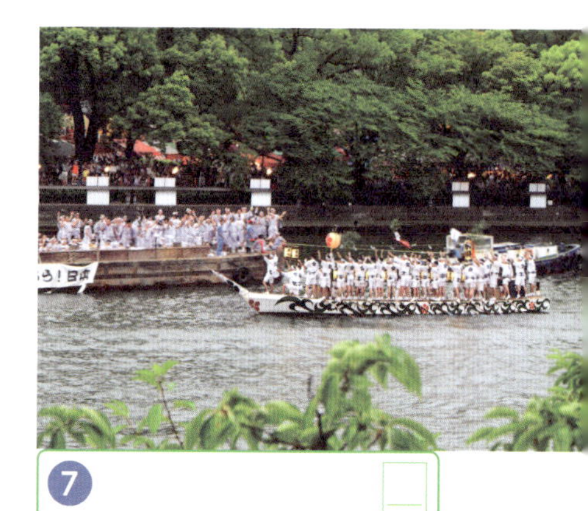

❼

千年以上の歴史を持つ大阪天満宮の祭り。各地の天神祭の中でも大規模で、日本三大祭りのひとつ。（大阪府）

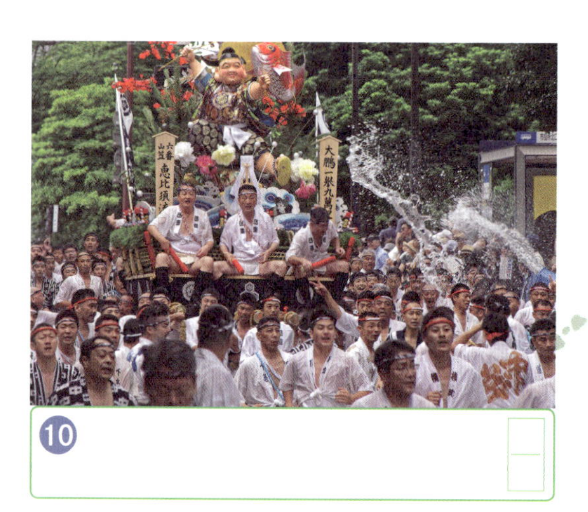

❿

770年以上続く櫛田神社の祭り。水法被に締め込みの男たちが豪華な山車を引きまわす。（福岡県）

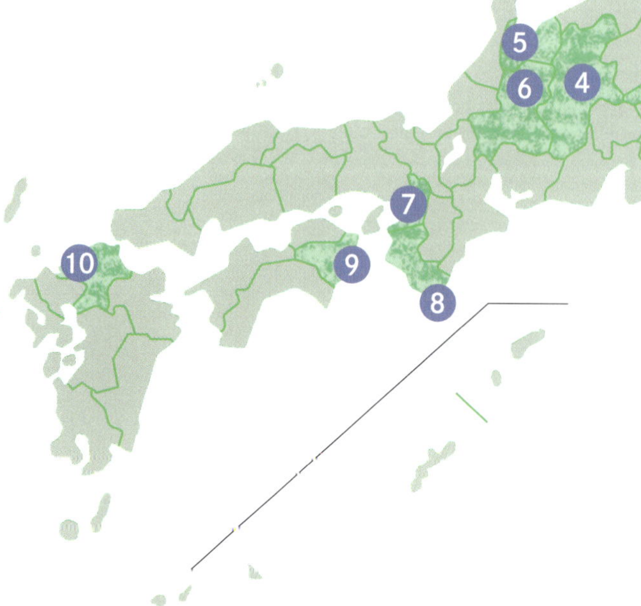

豆知識　国の重要無形民俗文化財になっている祭礼は、「ねぶた祭」「竿燈まつり」「博多祇園山笠」など68件

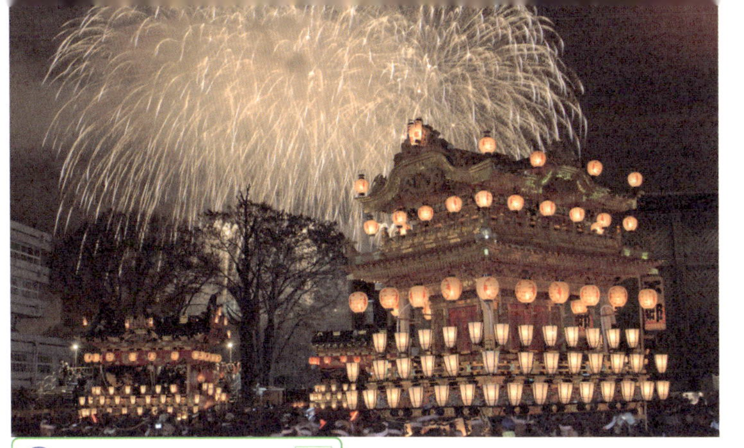

3

□□神社の例祭。提灯で飾った山車の引き回しと、冬の空を彩る花火が見どころ。（埼玉県）

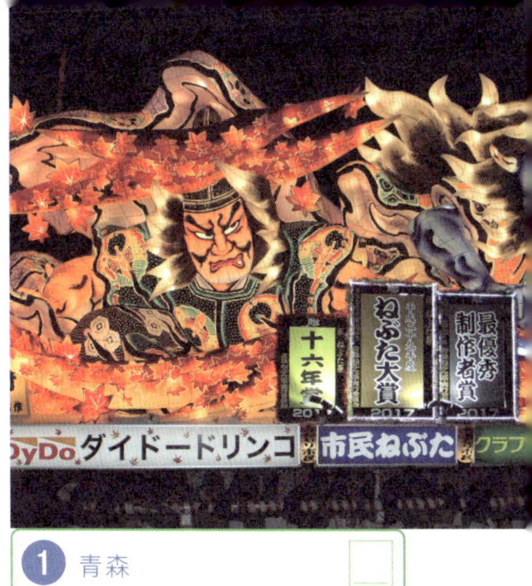

1 青森

毎年新たに作られる巨大な張子をのせた山車と、踊り子のハネトが練り歩く。（青森県）

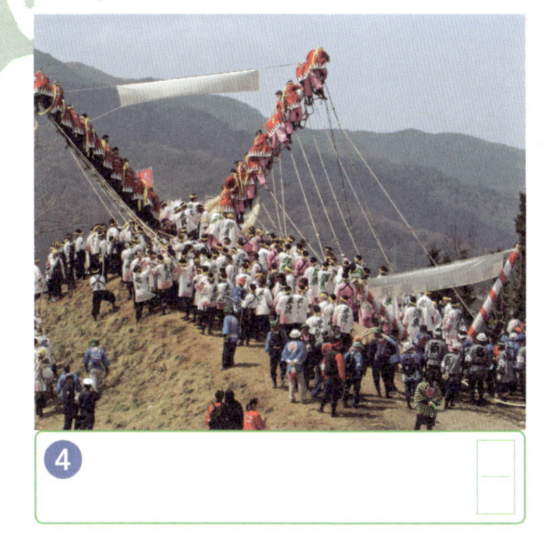

4

諏訪大社の柱を建て替える神事で、7年に一度行われる。（長野県）

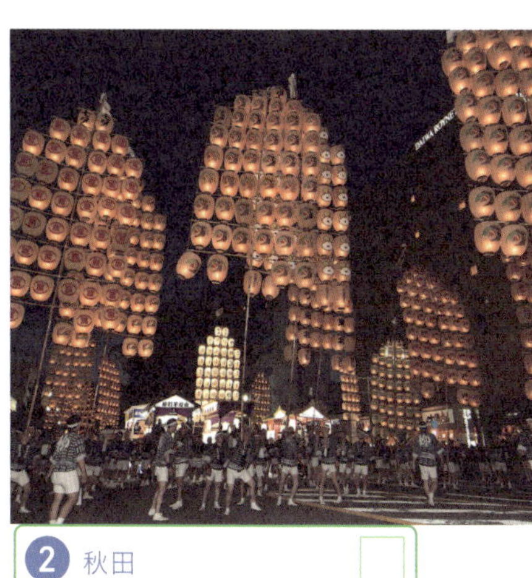

2 秋田

稲穂に見たてた竿燈を用いた五穀豊穣を祈願する祭り。無数の提灯はまさに光る稲穂。（秋田県）

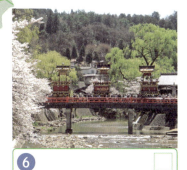

6

春の山王祭と秋の八幡祭があり、豪華な祭り屋台が見どころ。からくり人形が有名。（岐阜県）

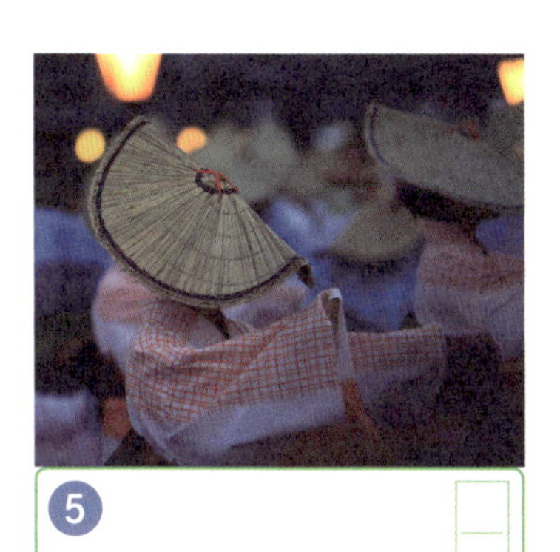

5

もの悲しい調べにあわせて、揃いの浴衣の踊り手が夜を通して踊る。（富山県）

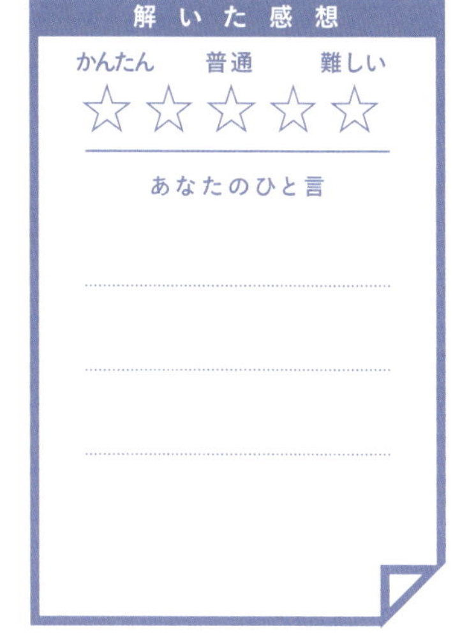

にのぼります。（2018年3月1日現在）

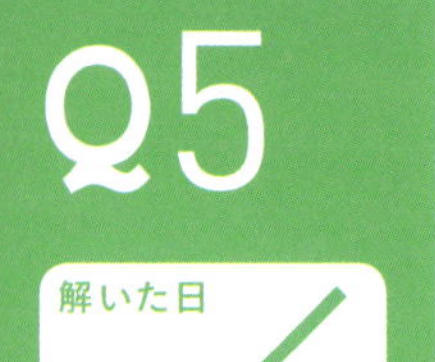

歴史を彩る京都をめぐる

平安京から明治時代の東京遷都まで、京都はずっと歴史の中心でした。歴史の1ページを彩る名所旧跡をめぐりましょう。①〜⑫にあてはまる名称を、リストから選んで書きましょう。

（答えは 146 ページ）

リスト

池田屋跡／近江屋跡／北野天満宮／清水寺／三条大橋／慈照寺／大徳寺／蛤御門／平安神宮／本能寺／八木邸／六波羅蜜寺

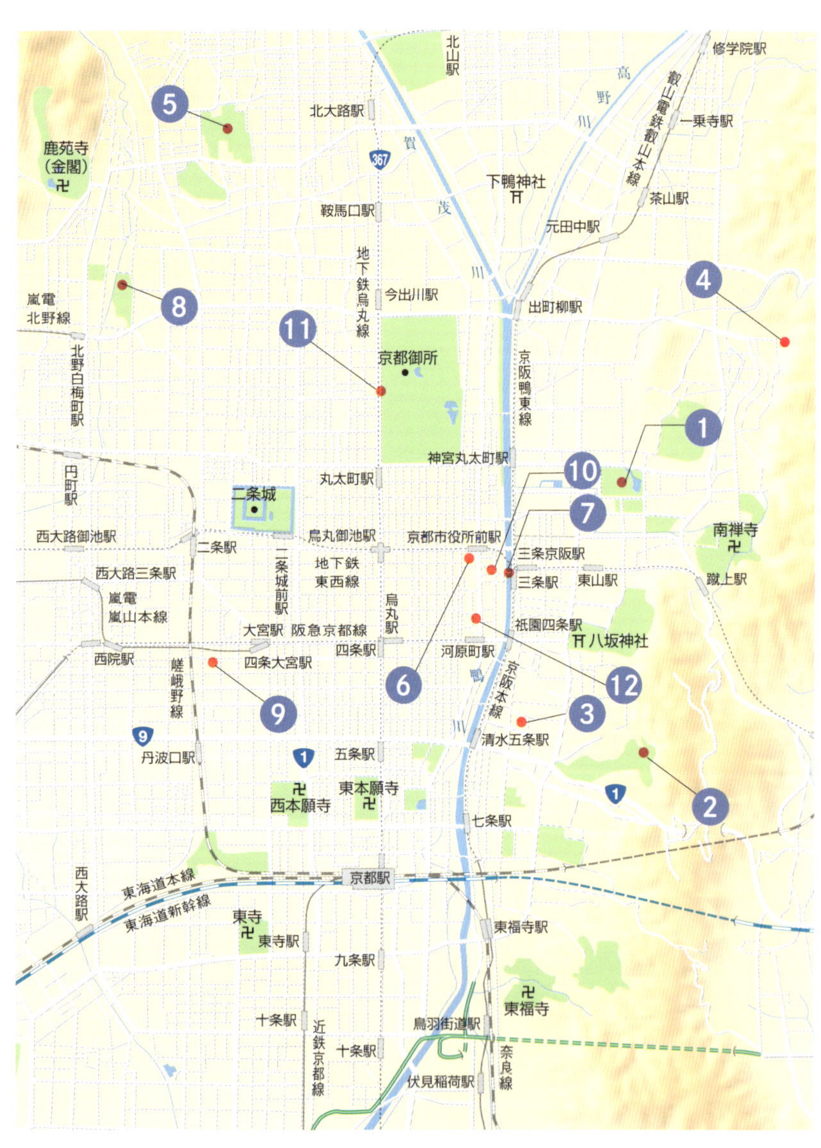

⑩

禁門の変で激しい戦いが繰り広げられた1864年、この旅館に集まっていた長州藩、土佐藩などの尊王攘夷派志士を新選組が襲撃した。

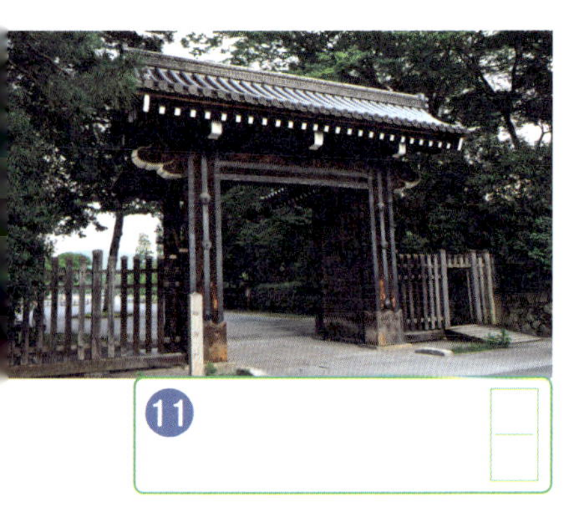

⑪

禁門の変で激しい戦いが繰り広げられた。門柱には弾痕が残る。

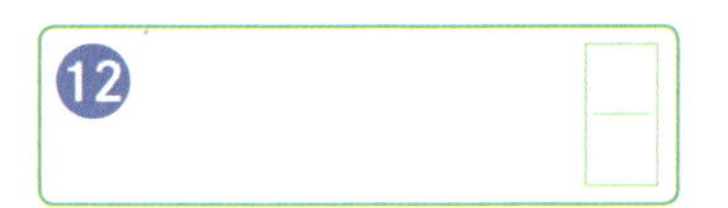
⑫

坂本龍馬が、この店の2階で暗殺された。現在は碑が立つ。

⑨

壬生に着いた浪士組がここを屯所とし、新選組が誕生した。芹沢鴨が惨殺されたのもここ。

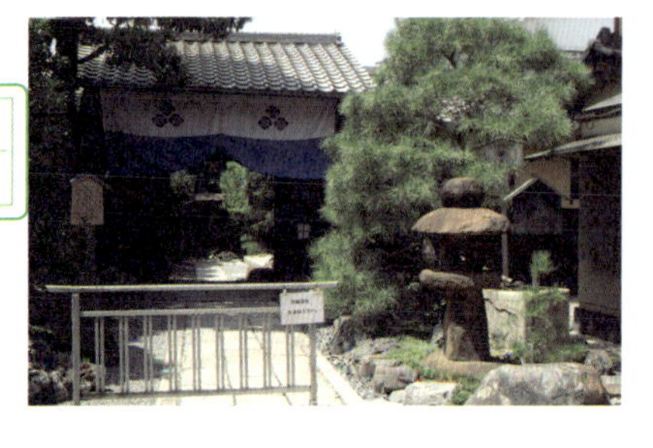

豆知識 京都御所には、鎌倉時代から明治時代の初期まで歴代の天皇が住んでいました。現存している建物は、

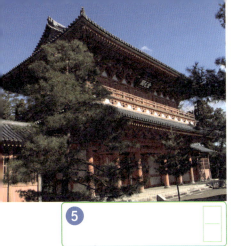

5

応仁の乱で荒廃したこの寺を一休が再興。豊臣秀吉が織田信長の葬儀を営んだことや、千利休の自刃の原因となった山門でも知られる。

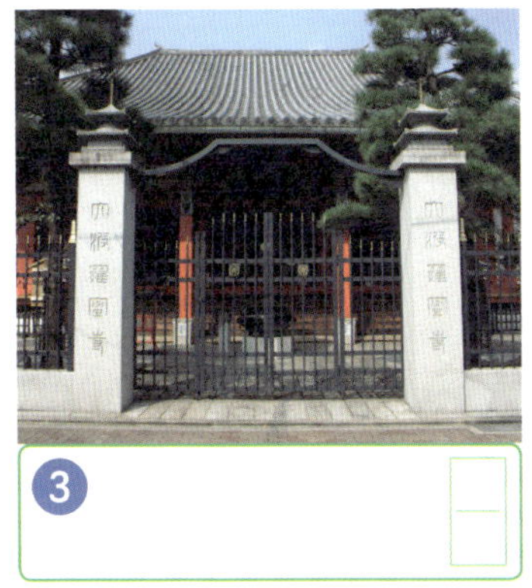

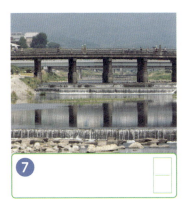

3

源平の時代、平家一門が居を構えた地のほぼまん中にあり、境内には平清盛像などがある。

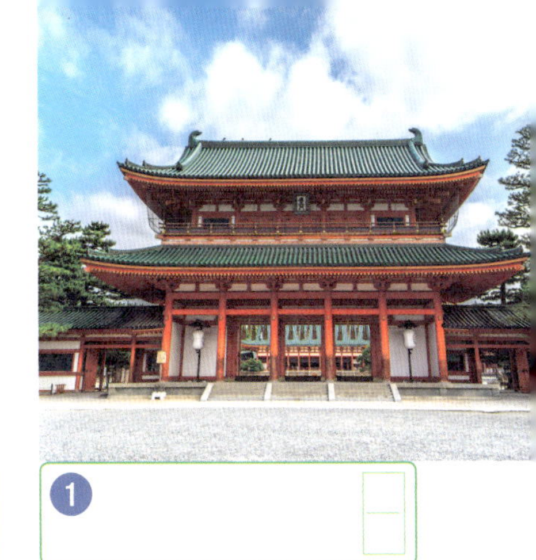

1

平安遷都(794年)1100年を記念し、1895年に創建。社殿や門は、平安宮の建物を模している。

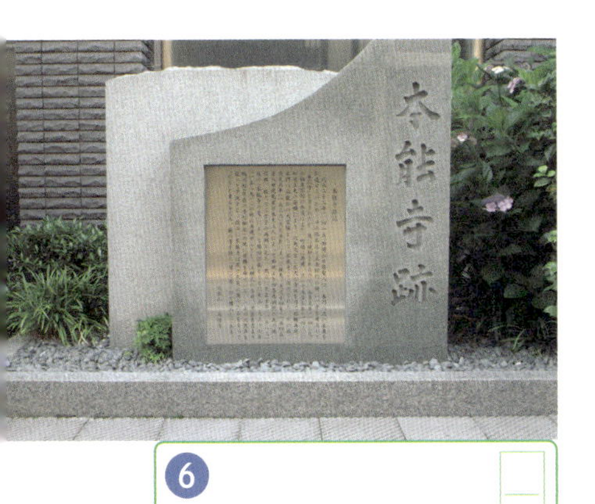

6

織田信長が自害した寺。跡地には石碑が残る(写真)。1582年に豊臣秀吉が現在地に移した。

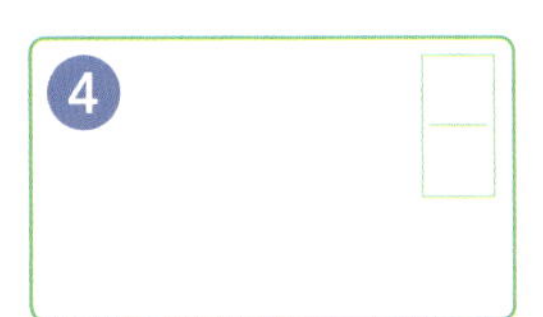

4

応仁の乱(1467〜1477年)のきっかけをつくった8代将軍足利義政が、隠居生活のために建てた東山殿が起こり。国宝の銀閣は境内にある仏殿。

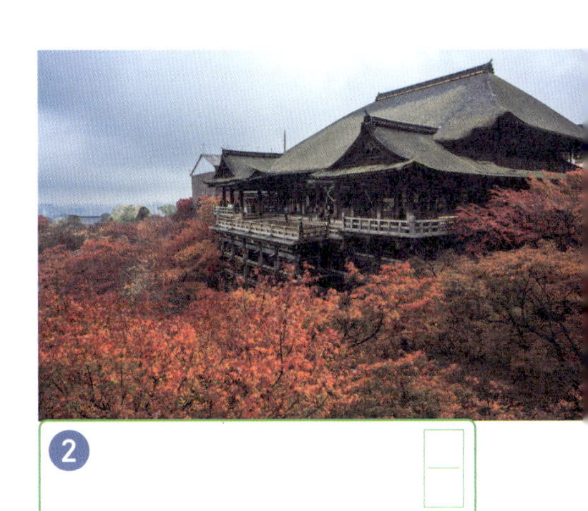

2

778年に開山。798年に征夷大将軍・坂上田村麻呂が仏殿を建立したとされる。桜と紅葉の名所でもある舞台が有名。

＊2020年3月ころまで本堂大屋根の吹き替えが行われており、覆いがかかって写真のような本堂は見られない。

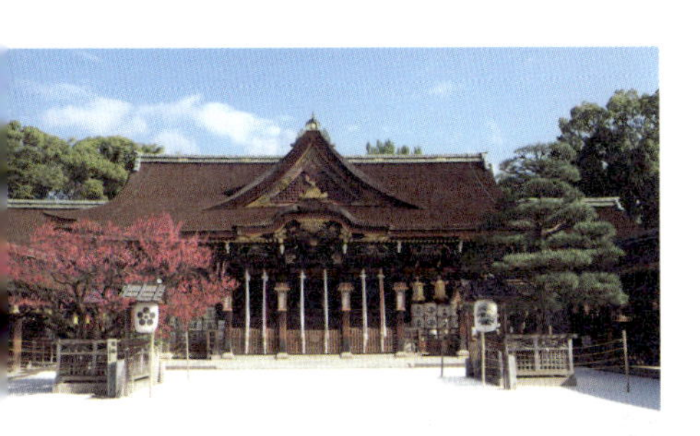

8

1587年、豊臣秀吉が大茶会を催した神社。大茶会の遺構の太閤井戸が残る。菅原道真公を祀る天満宮の総本社で、春には梅が咲き誇る。

7

豊臣秀吉の命で架けられた日本初の石柱橋。鴨川に架かる。

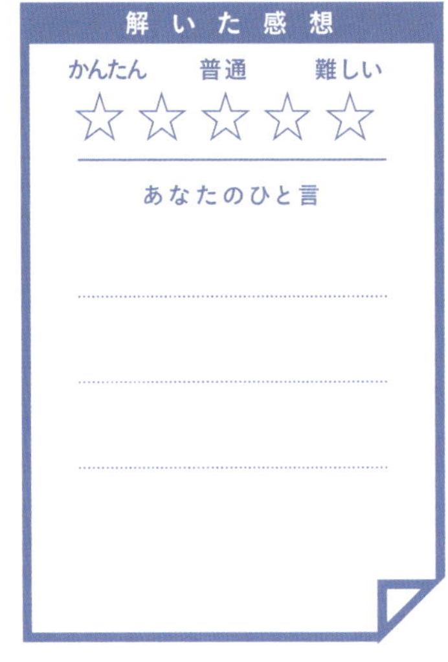

1855(安政2)年に造営されたもので、一年を通して一般公開されています。

Q6

解いた日　／

東日本ローカル線の旅

旅情を誘う、人気のローカル線を集めました。まずは東日本です。❶〜❿にあてはまる鉄道名や路線名を、リストから選んで書きましょう。　（答えは 146 ページ）

リスト

会津鉄道／秋田内陸縦貫鉄道／いすみ鉄道／大井川鐵道／五能線／三陸鉄道／釧網本線／只見線／津軽鉄道／わたらせ渓谷鐵道

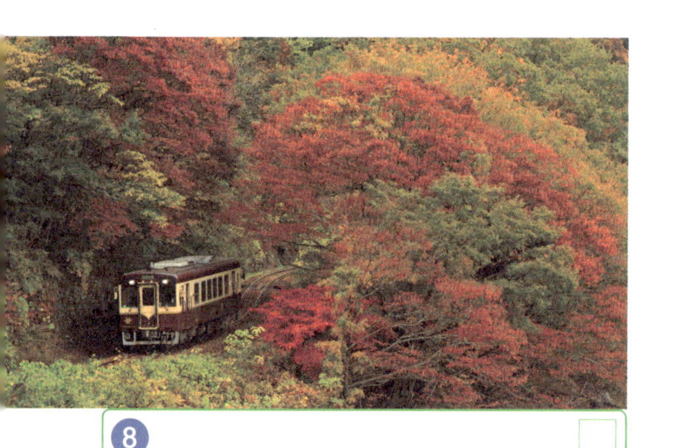

❽

群馬県の桐生駅と、栃木県日光市の間藤駅を結ぶ。その名の通り美しい渓谷を走る。週末を中心にトロッコ列車も運行。（群馬県・栃木県）

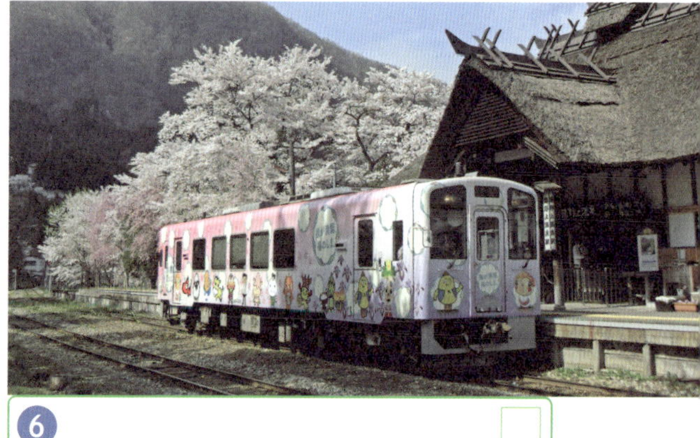

❻

福島県の西若松駅から会津高原尾瀬口駅を結ぶ山間のローカル線。茅葺屋根の駅舎で足湯のある湯野上温泉駅が人気。（福島県）

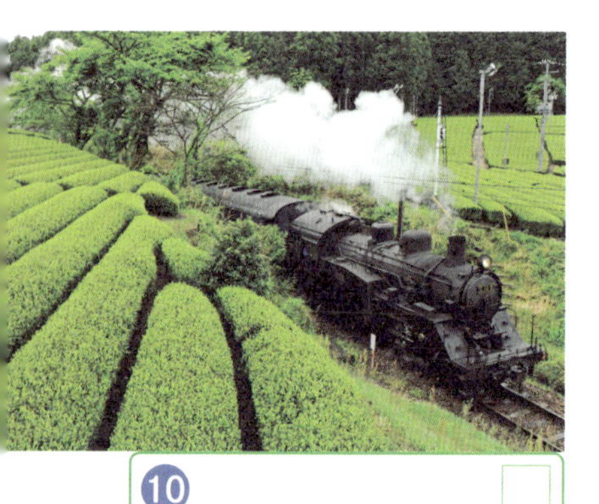

❿

川に沿って静岡県を南北に走る。年間300日以上SLを運行し、茶畑をいくSLの姿が知られる。（静岡県）

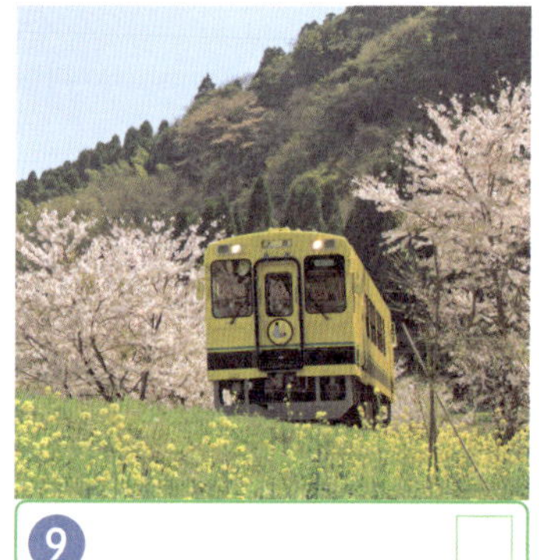

❾

小湊鉄道と接続して千葉県房総半島を横断する。春には約15kmにわたり菜の花が線路を彩る。（千葉県）

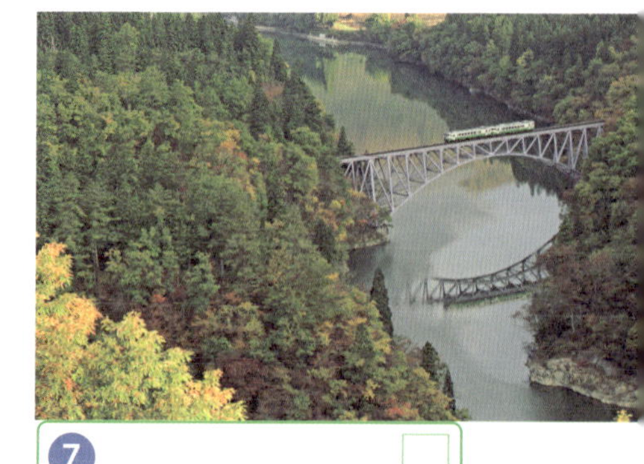

❼

川沿いの秘境を走り、新潟県魚沼市の小出駅から福島県の会津若松駅を結ぶ。渓谷の新緑と紅葉が見事。年に数回SLを運行。（新潟県・福島県）

豆知識　「在来線」と「ローカル線」の違いをご存知ですか？　「在来線」は、新幹線以外のJRの鉄道路線。「ロ

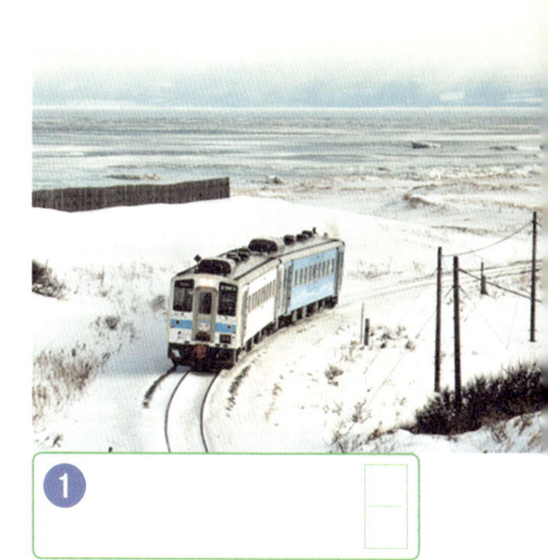

1

釧路湿原、摩周湖、オホーツク海など大自然を満喫できるエリアをいく。冬には「流氷物語号」が走る。（北海道）

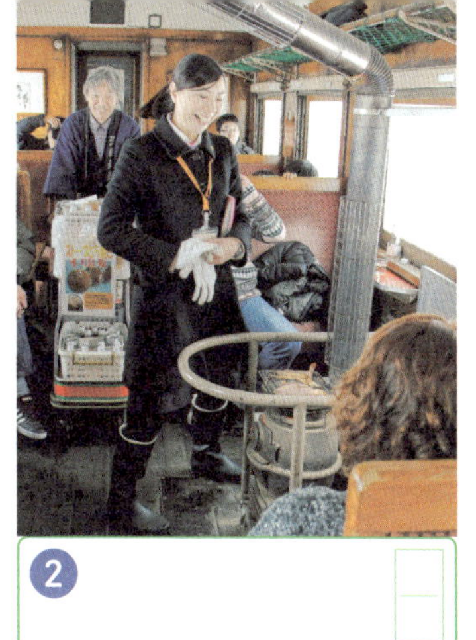

2

日本最北端の私鉄。するめを焼いて食べられる、冬のストーブ列車が名物。（青森県）

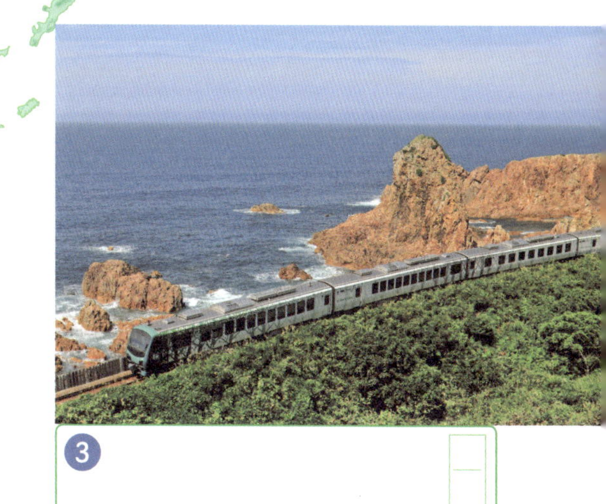

3

秋田県の東能代駅から青森県の川部駅まで、日本海に沿ってぐるりと走る。車窓からの風景が素晴らしいローカル線として人気。（秋田県・青森県）

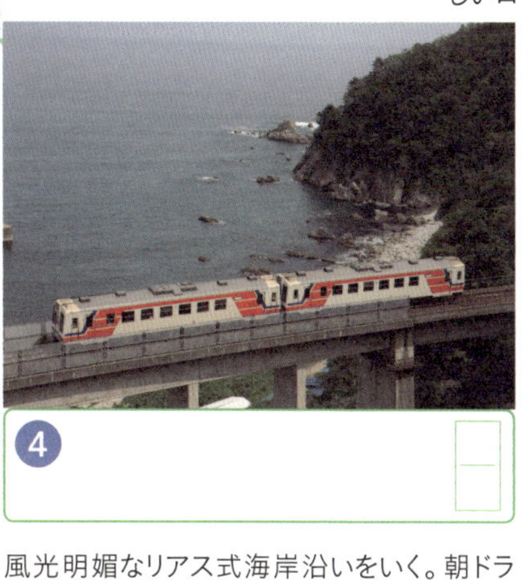

4

風光明媚なリアス式海岸沿いをいく。朝ドラ「あまちゃん」で一躍有名に。（岩手県）

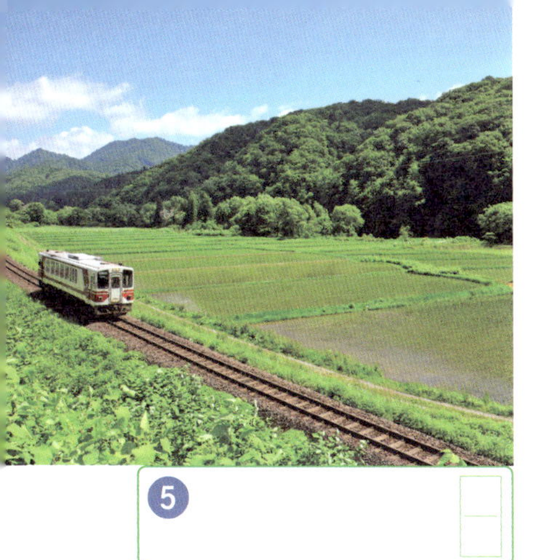

5

渓谷と素朴な田園風景の中をいく。最近は、沿線の田んぼアート見学でも人気。（秋田県）

解いた感想

かんたん　普通　難しい

☆☆☆☆☆

あなたのひと言

ーカル線」は、地方を走る小規模な路線といわれますが、定義はありません。

Q7

解いた日　／

西日本ローカル線の旅

海辺や渓谷を走る、車窓からの風景が美しい西日本のローカル線を集めました。
❶～❿にあてはまる鉄道名や路線名を、リストから選んで書きましょう。

(答えは 146 ページ)

リスト

一畑電車／京都丹後鉄道／黒部峡谷鉄道／島原鉄道／土佐くろしお鉄道／長良川鉄道／肥薩おれんじ鉄道／南阿蘇鉄道／山口線／若桜鉄道

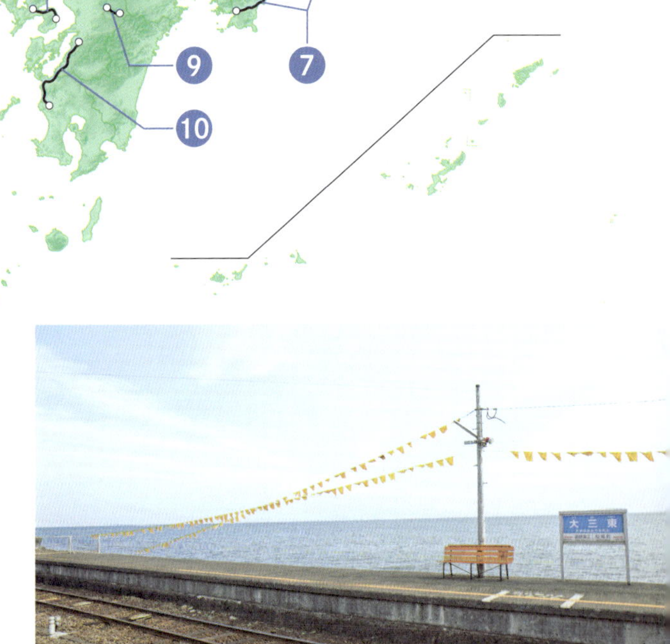

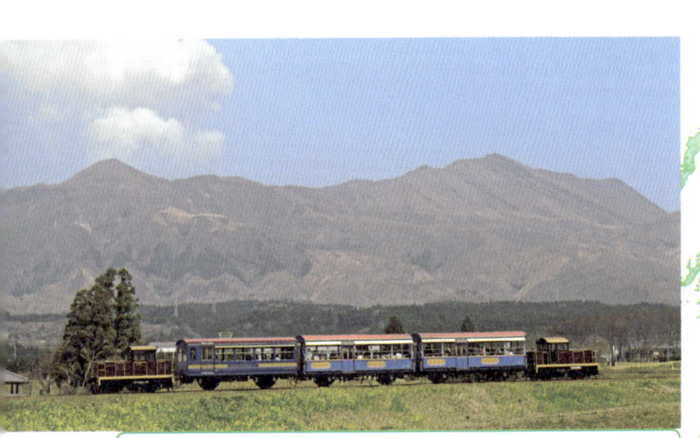

❾

雄大な景色の中、火山のふもとをゆく。観光トロッコ列車や、日本一長い駅名の駅があることで知られる。(熊本県)

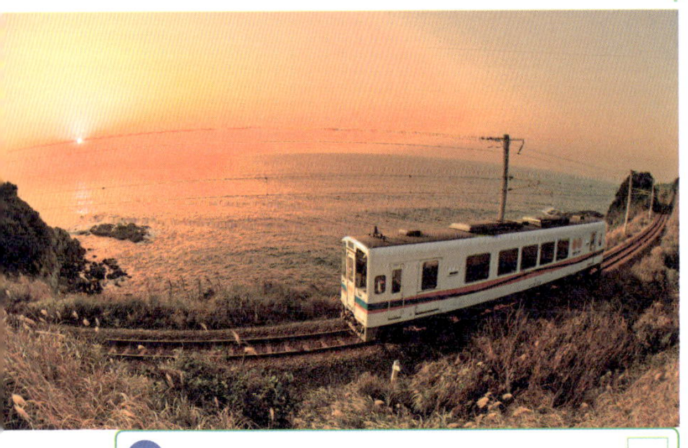

❿

九州南部の海岸線を、新幹線と並行するように走る。夕日が海をオレンジ色に染める時間がおすすめ。(熊本県・鹿児島県)

❽

長崎県の諫早駅から島原外港駅までを結ぶ。有明海に沿って走っており、大三東駅は海に近い駅として人気。(長崎県)

豆知識　車両の側面にある、「キハ」「クハ」などの記号。最初の文字は車種を表し「キ」=ディーゼル車、「ク」=制

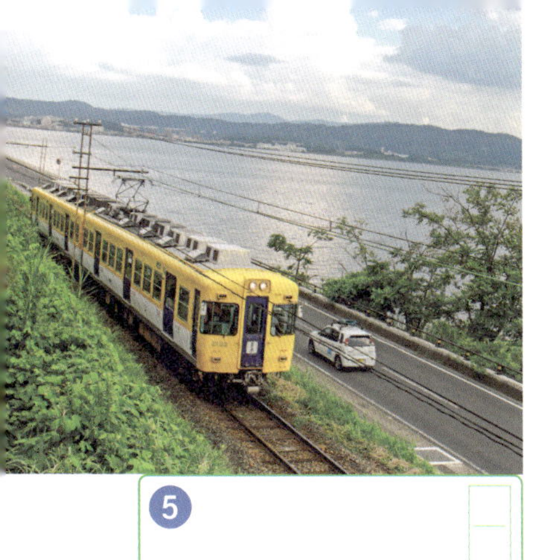

5

宍道湖沿いを走り、島根県の松江市と出雲市を結ぶ。出雲大社への足としても知られる。（島根県）

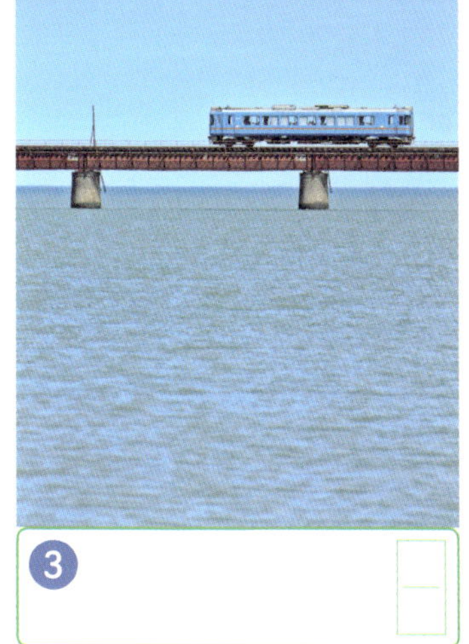

3

京都府の北部を走る。海上を渡る由良川鉄橋は一度は乗車して楽しみたい。2015年までは北近畿タンゴ鉄道だった。（京都府）

1

もとはダム・発電所のための鉄道が、トロッコ列車の走る観光鉄道に。宇奈月駅から標高599mの欅平駅までの峡谷をいく。（富山県）

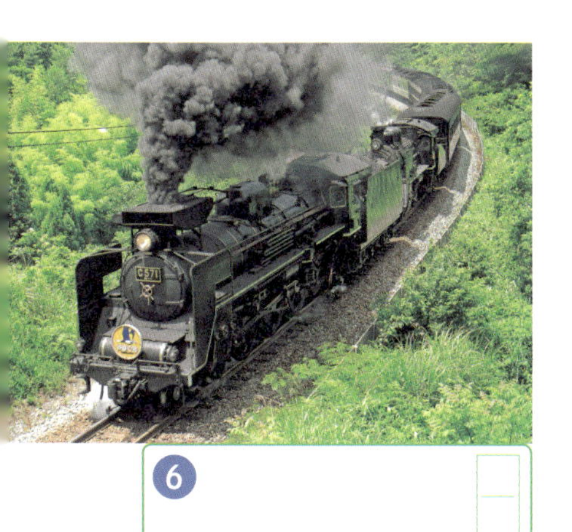

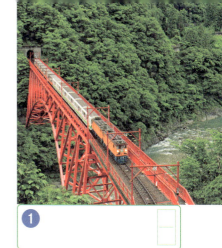

6

新山口駅から津和野駅までを「SLやまぐち号」が運行することで有名。（山口県・島根県）

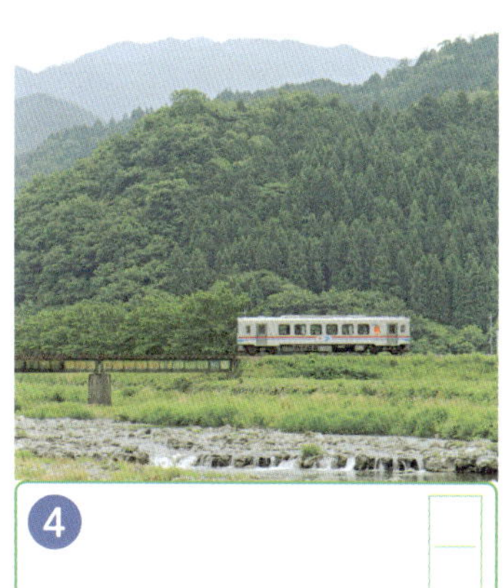

4

鳥取県の山間部を走る。終着の若桜駅にはSLを方向転換させる手動式転車台があり、人気。（鳥取県）

2

岐阜県の美濃太田駅から郡上八幡を経て北濃駅まで、川をまたぎながら渓谷を走る。（岐阜県）

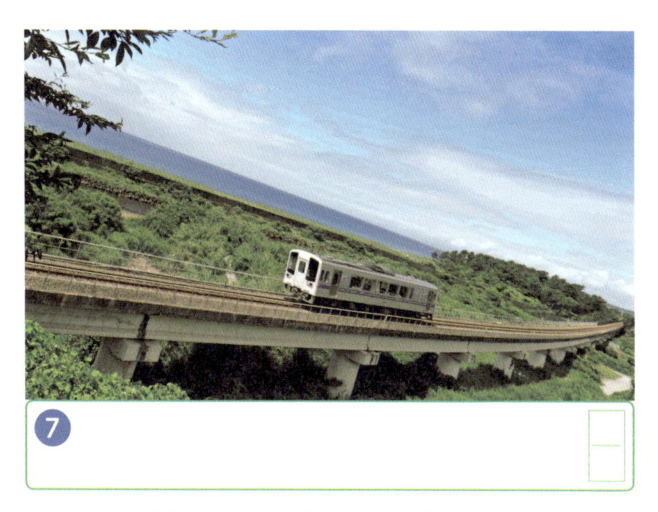

7

高知県の太平洋沿いを走る。海側がオープンデッキになった観光車両もある。（高知県）

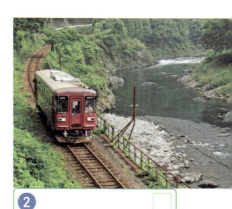

御車（運転台のある車両）という意味。次の文字は車内設備を表し、「ハ」は普通車という意味です。

Q8

解いた日　／

日本の城

青空にそびえる城郭は今も私たちを魅了します。名将たちが築いた各地の城を見てみましょう。❶〜⓫にあてはまる城の名を、リストから選んで書きましょう。

（答えは146ページ）

リスト

会津若松城（あいづわかまつじょう）／金沢城（かなざわじょう）／熊本城（くまもとじょう）／名古屋城（なごやじょう）／二条城（にじょうじょう）／弘前城（ひろさきじょう）／松江城（まつえじょう）／松前城（まつまえじょう）／松本城（まつもとじょう）／松山城（まつやまじょう）／丸岡城（まるおかじょう）

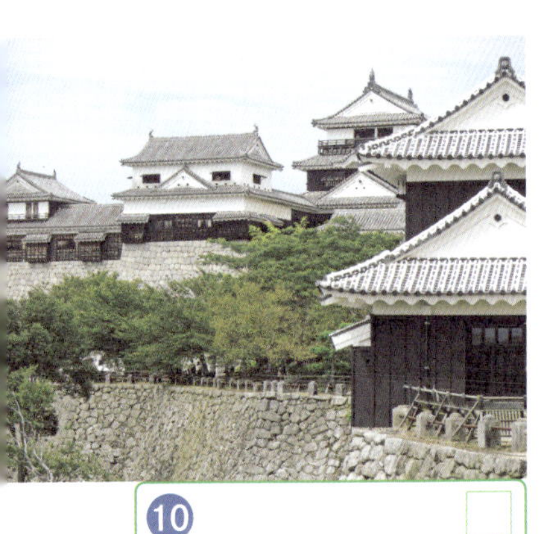

⑩

標高132mの山頂に天守があり、現在はロープウェイが。連続する城門も見どころ。（愛媛県）

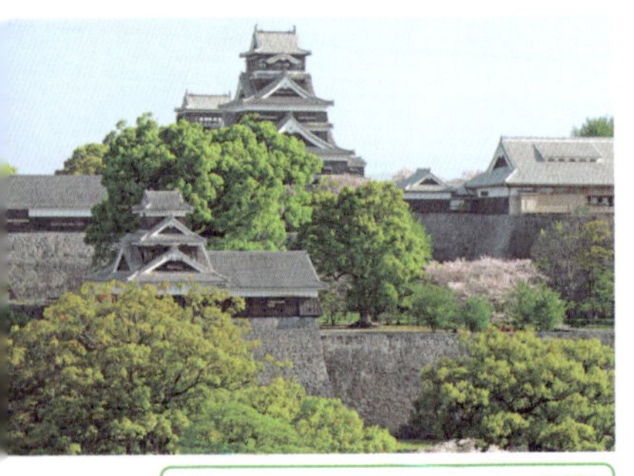

⑪

見事な高石垣と巧みな城郭設計で、屈指の名城。以前は隈本と書いたが、城を整えた加藤清正が現在の表記に改めた。（熊本県）

＊写真は熊本地震で被災する前のもの

⑧

徳川家康によって造営された。世界遺産・古都京都の文化財のひとつ。（京都府）

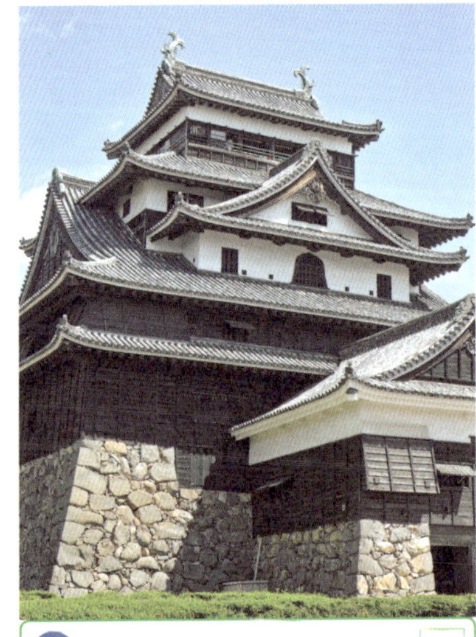

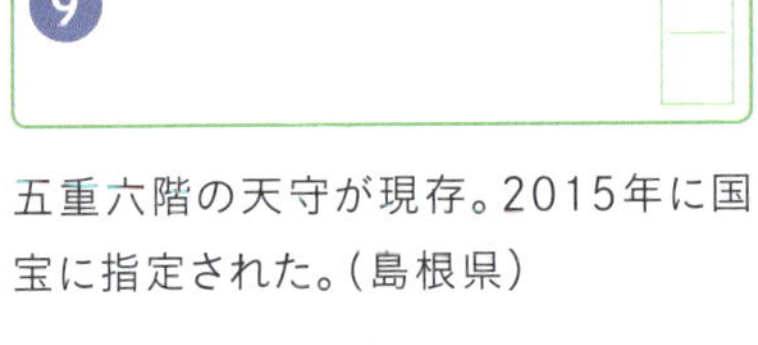

⑨

五重六階の天守が現存。2015年に国宝に指定された。（島根県）

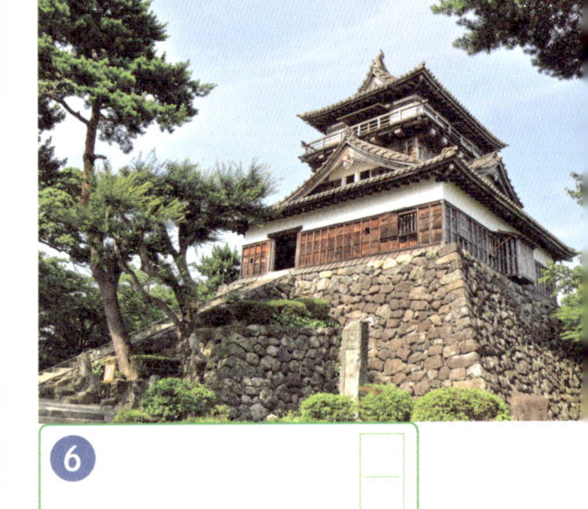

⑥

天正年間に建てられた二重三階の天守は、現存する最古の天守。（福井県）

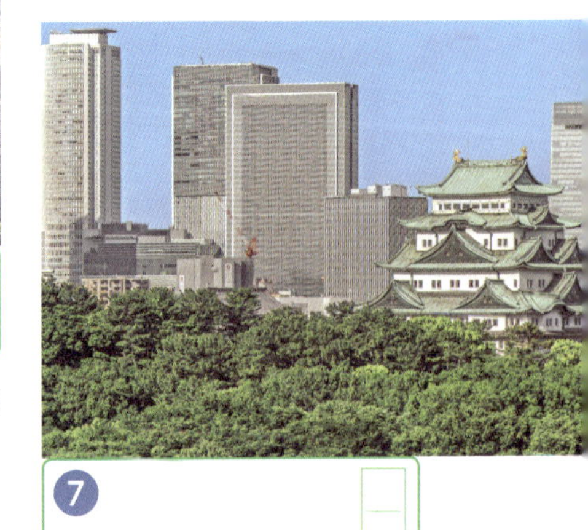

⑦

尾張徳川家の城。戦国時代には那古野城と呼ばれ、織田信長が城主となったことも。（愛知県）

豆知識　天守が現存しているのは、弘前城、松本城、丸岡城、犬山城、彦根城、姫路城、松江城、備中松山城、

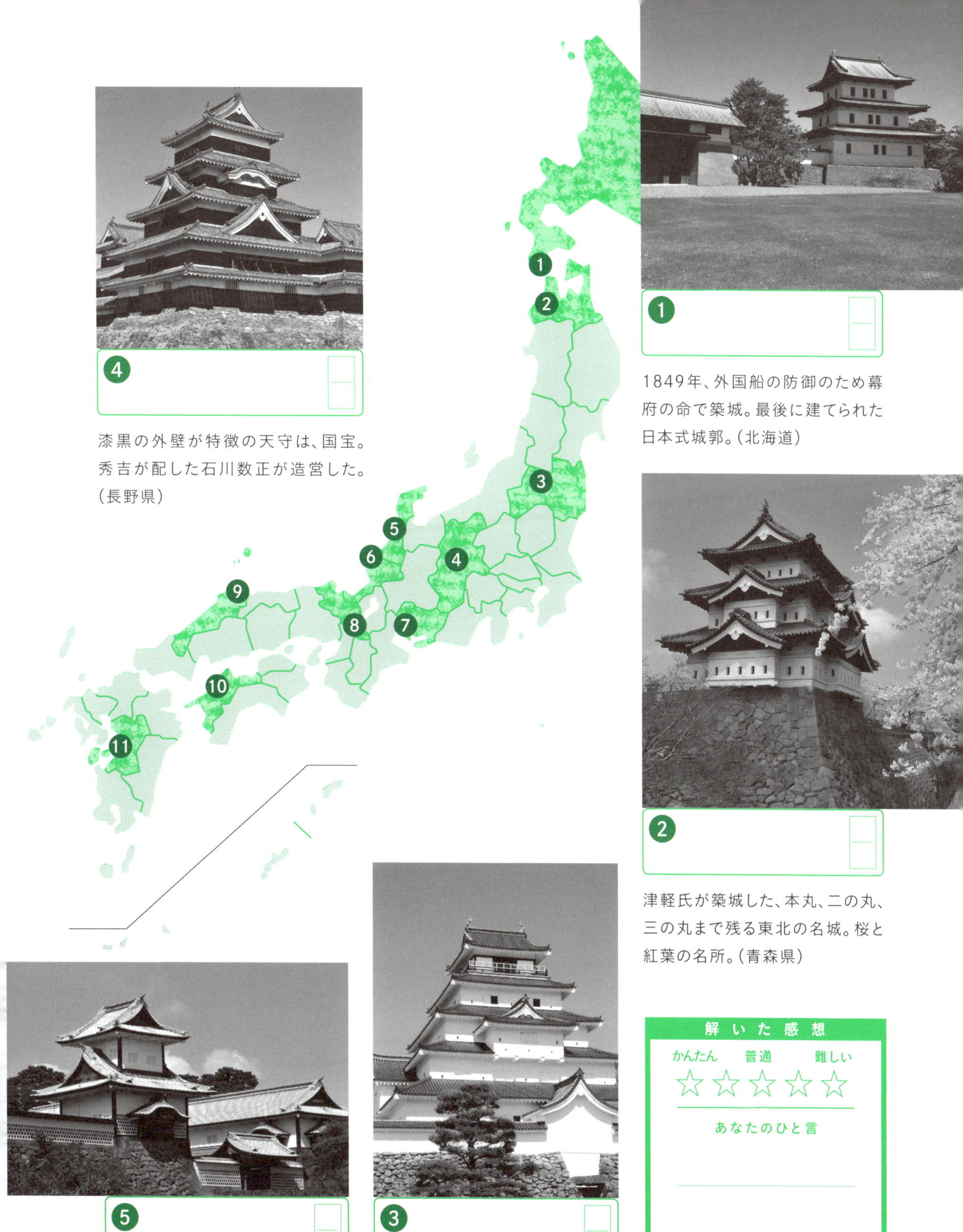

④ 漆黒の外壁が特徴の天守は、国宝。秀吉が配した石川数正が造営した。(長野県)

① 1849年、外国船の防御のため幕府の命で築城。最後に建てられた日本式城郭。(北海道)

② 津軽氏が築城した、本丸、二の丸、三の丸まで残る東北の名城。桜と紅葉の名所。(青森県)

⑤ 藩主前田氏の居城だった加賀百万石の城。石川門などが現存。(石川県)

③ 鶴ヶ城と呼ばれる美しい城。戊辰戦争では新政府軍の攻撃に1カ月間持ちこたえた。(福島県)

丸亀城、松山城、宇和島城、高知城のみ。うち、松本城、犬山城、彦根城、姫路城、松江城は国宝です。

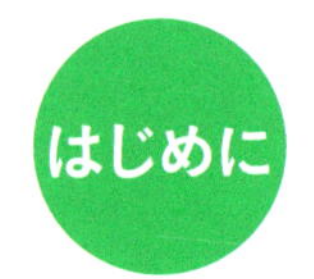

地図クイズで脳の活動を高めましょう

諏訪東京理科大学教授　篠原菊紀

本書は、日本の地理や歴史などの知識を、地図を使ったクイズ形式で答えていくものです。このような問題を解くことは、脳の活動を高める、脳のトレーニング、「脳トレ」にぴったりです。年をとると、言葉がなかなか出てこない、さっき話そうとしたことを思い出せない、席を立ったけれど何をしようとしたか忘れてしまった、というようなこともあるでしょう。でも、このような「思い出せない」「覚えられない」ことを、年のせいだとあきらめないでください。

確かに、短期的な記憶力、反応速度などは年齢とともに低下しがちです。しかし**知恵や知識や経験、これらも大事な脳の力であり、これらの力は年とともに伸びていきます**。そしてまた、年とともに低下しやすい脳の力も、頭をしっかり使い、運動し、バランスのいい食事をとり、血圧などの健康管理をおこなえば、維持、向上できるとわかっています。

本書のクイズはその中の、しっかり頭を使う「脳トレ」の一環として役立てていただけるでしょう。

脳のメモ帳
ワーキングメモリをしっかり使う

「頭を使う」ということは、脳の「ワーキングメモリ」という機能をしっかり使うということです。

ワーキングメモリとは「何かを覚え（メモリ）、処理をする（ワーキング）」こと。たとえば、「地図クイズ」という言葉を覚えてください。そして目を閉じて、「地図クイズ」を逆から言ってみましょう。

さて、言えましたか？　いま「地図クイズ」を覚え（メモリ）、目を閉じて言う（ワーキング）という複数の課題がおこなえました。ワーキングメモリとは、このような「脳内のメモ帳」を使って作業する機能で、私た

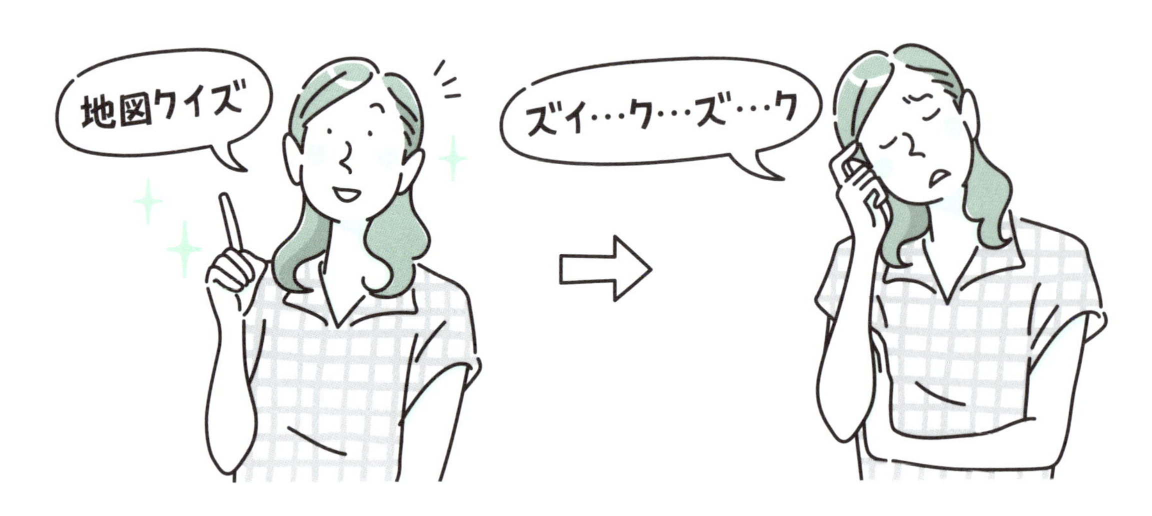

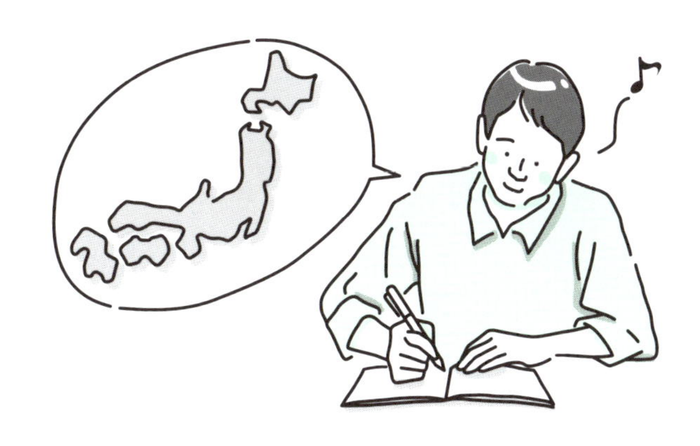

ちは日々、ワーキングメモリを使って考えて働き、段取りを組んだり、人とのコミュニケーションをとったりしています。

脳トレは成績のよしあしでなく やることが大切

脳の活動を調べると、慣れないことに挑戦したときや苦労しているときに、ワーキングメモリにかかわる脳の前頭前野という部分が強く活性化します。しかし、その頭の使い方に慣れてくると鎮静化していき、脳活性にはつながらなくなってしまいます。毎日、習慣的になった活動をしているだけでは、脳は鍛えられないということです。そこで、本書のような、非日常的な刺激となる脳トレが有効なのです。ワーキングメモリは、脳トレを行った分だけ機能強化につながります。

また、脳トレでは、成績のよい悪いは関係ありません。むしろ悪いほうがトレーニングのしがいがあるといえます。ふだん使わない脳を活性化するには、苦手なことや、めんどうだと思うことをするほうが刺激になるからです。**脳に負担をかける、トライすることが大切**なので、前向きに取り組んで、頭をしっかり使いましょう。

記憶や知識を引き出す 想起力も鍛えられる

本書には、あなたの身近な地域や、旅したことのある観光地や史跡、学校や本などで学んだ知識が、たくさん登場するでしょう。頭の中にあるそういった記憶や知識を引き出す脳の働きのことを「想起力」といい、ワーキングメモリの力のひとつでもあります。

この想起力が衰えると、少し前のことが思い出しにくくなって、「どこに置いたか思い出せない」「鍋に火をつけたまま忘れてしまう」といった困ったことが起こります。

クイズで自分の知識を引き出すことは、想起力を鍛えるとてもよいトレーニングになります。また、自分の過去の体験や記憶を、詳細に思い出すこともよい方法です。地名や名所旧跡など、そこにまつわる思い出があれば、いつだれと、どういう経路で行って何を食べたか、どこに泊まったかなど、細かく思い出すのもおすすめです。

想起力のトレーニングで大切なのは、ネガティブな気持ちにならないことです。「年をとったから思い出せない」という気持ちでテストをすると、成績が落ちることがわかっています。もし**間違えても気落ちせず、前向きな気持ちで取り組むこと**が、脳を若返らせるでしょう。

目　次

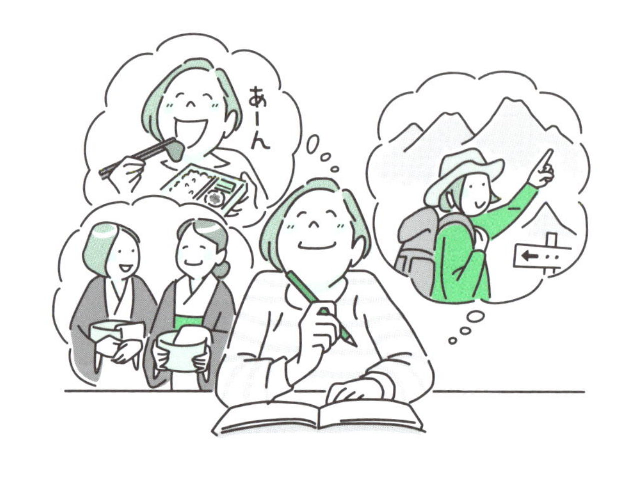

巻頭カラー

第1章 日本の基礎知識

第2章 日本の地理

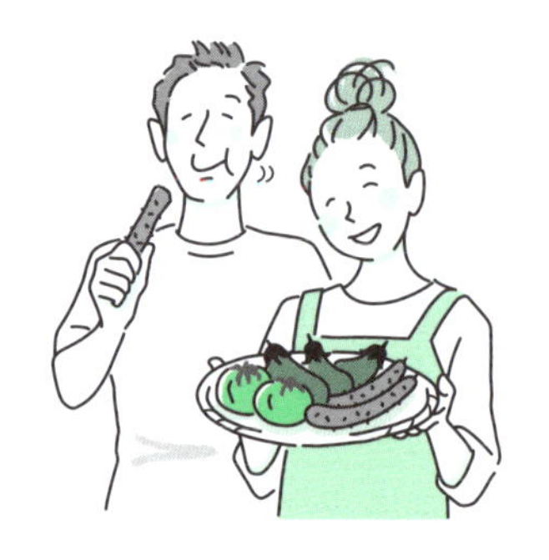

第3章
日本のレジャー・グルメ

第4章
日本の文化・スポーツ

第5章
日本の歴史・古典

この本の使い方

この本の内容は、2018年4月までの情報をもとに編集しました。

問題はいずれも日本をテーマに、「基礎知識」「地理」「レジャー・グルメ」「文化・スポーツ」「歴史・古典」の5つの分野に分かれています。その日の気分に合わせて好きな問題に挑戦しましょう。

●問題には次のような項目が掲載されています。

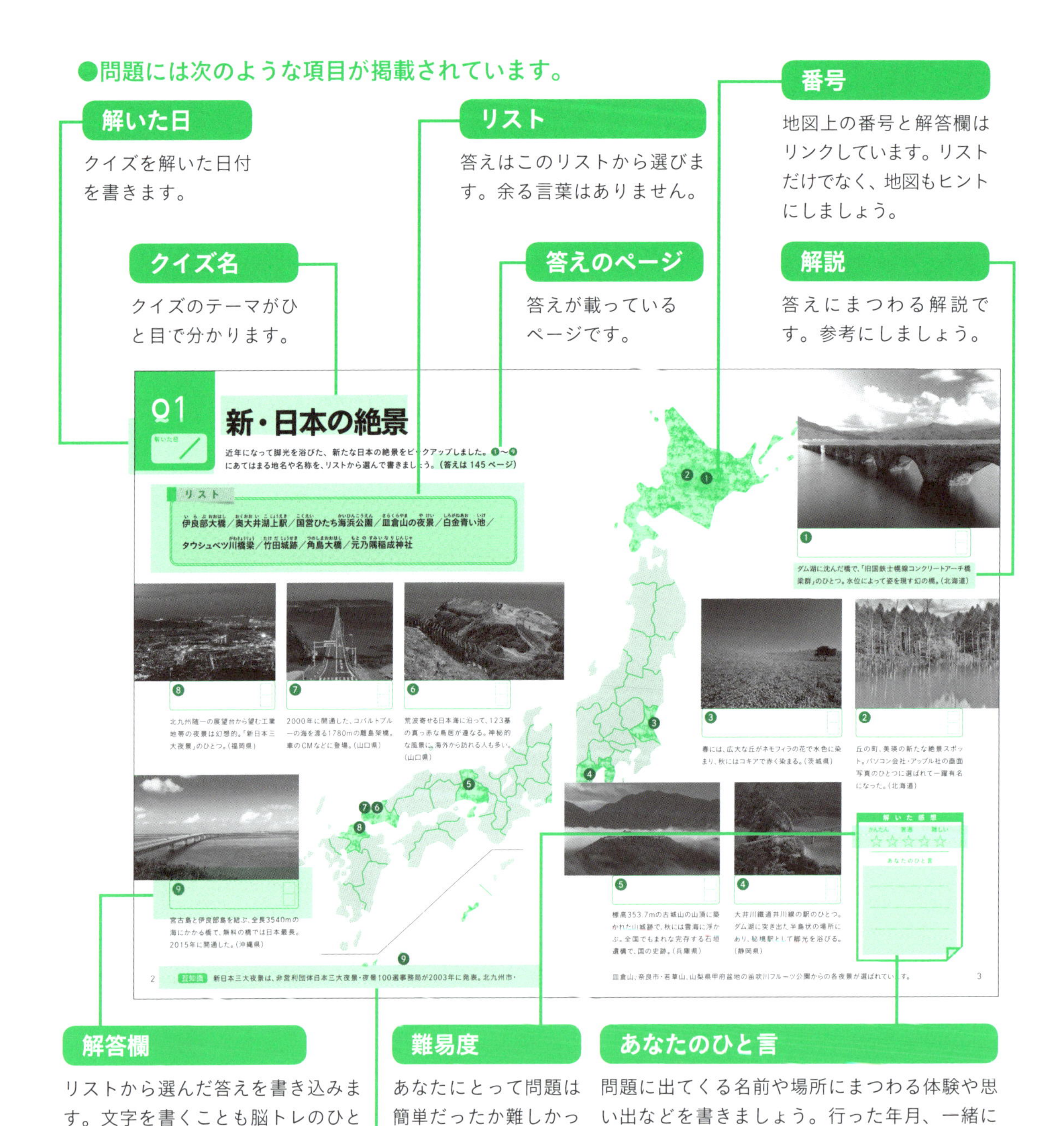

解いた日
クイズを解いた日付を書きます。

クイズ名
クイズのテーマがひと目で分かります。

リスト
答えはこのリストから選びます。余る言葉はありません。

答えのページ
答えが載っているページです。

番号
地図上の番号と解答欄はリンクしています。リストだけでなく、地図もヒントにしましょう。

解説
答えにまつわる解説です。参考にしましょう。

解答欄
リストから選んだ答えを書き込みます。文字を書くことも脳トレのひとつです。省略せずに書きましょう。右のマスは答えあわせなどのチェックにお使いください。

難易度
あなたにとって問題は簡単だったか難しかったか、難易度を☆に塗りましょう。

あなたのひと言
問題に出てくる名前や場所にまつわる体験や思い出などを書きましょう。行った年月、一緒に行った人、巡ったコース、感じたこと、食べたものや買ったものなど、なるべく詳細に書きます。絵にかいてもかまいません。このような記憶を引き出す作業は脳を活性化します。

豆知識
クイズのテーマに沿った情報が載っています。

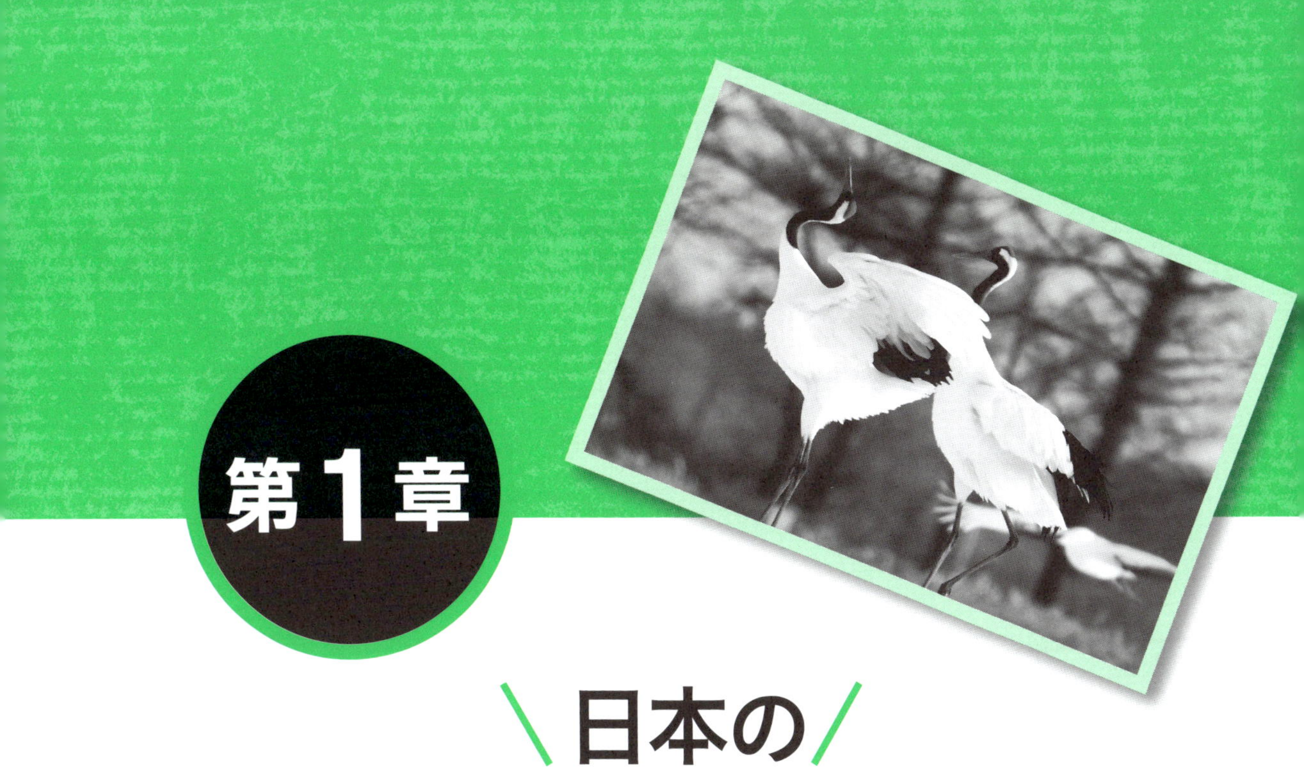

第1章

＼日本の／ 基礎知識

日本の鉄道、空港、道路など生活に密接なもの、
観光名所などのクイズです。

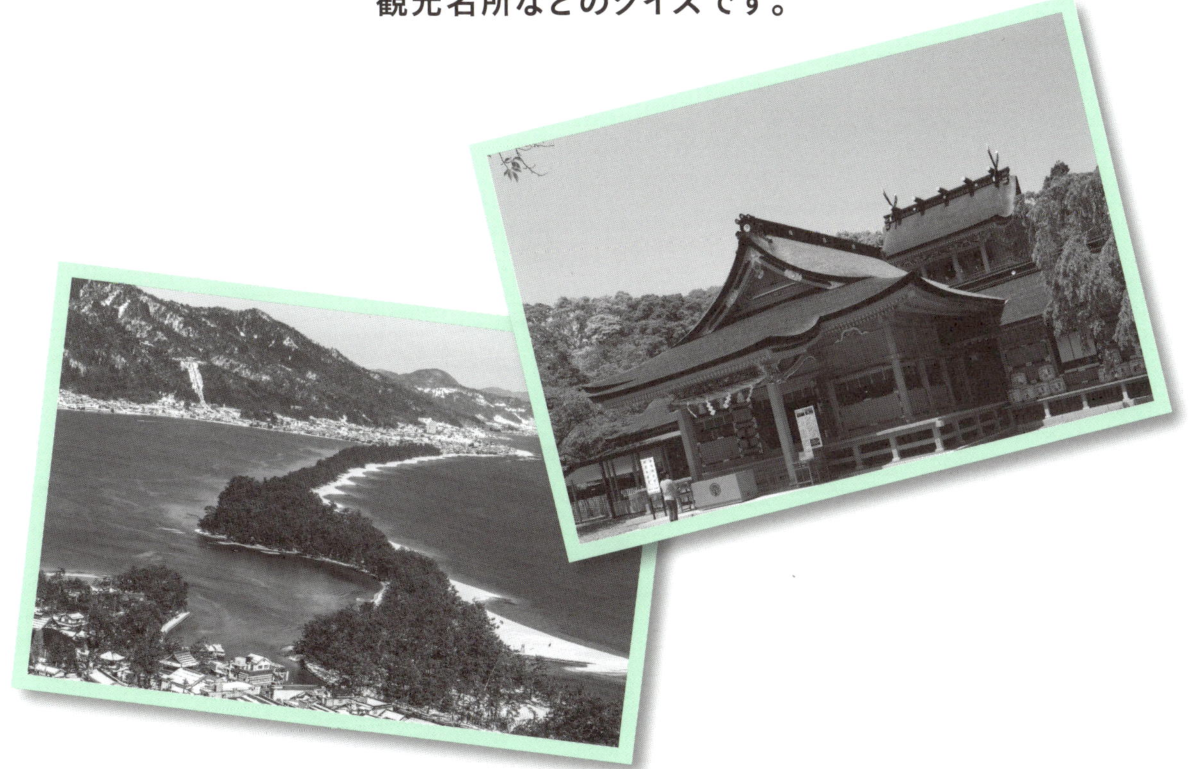

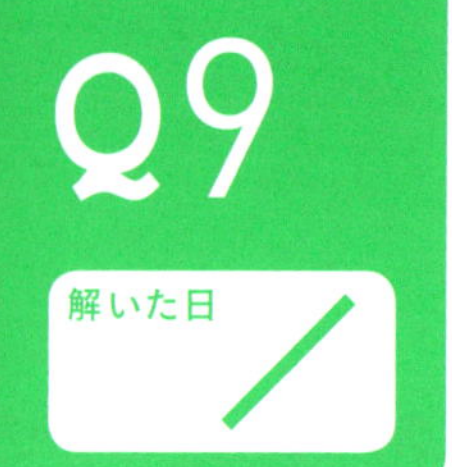

日本の新幹線

北海道から九州まで全国を繋ぐ新幹線。❶〜❾にあてはまる名称と、Ⓐ〜Ⓔにあてはまる駅名を、リストから選んで書きましょう。 （答えは 146 ページ）

リスト

秋田（あきた）／金沢（かなざわ）／九州（きゅうしゅう）／山陽（さんよう）／上越（じょうえつ）／新青森（しんあおもり）／新大阪（しんおおさか）／東海道（とうかいどう）／東北（とうほく）／新潟（にいがた）／博多（はかた）／北陸（ほくりく）／北海道（ほっかいどう）／山形（やまがた）

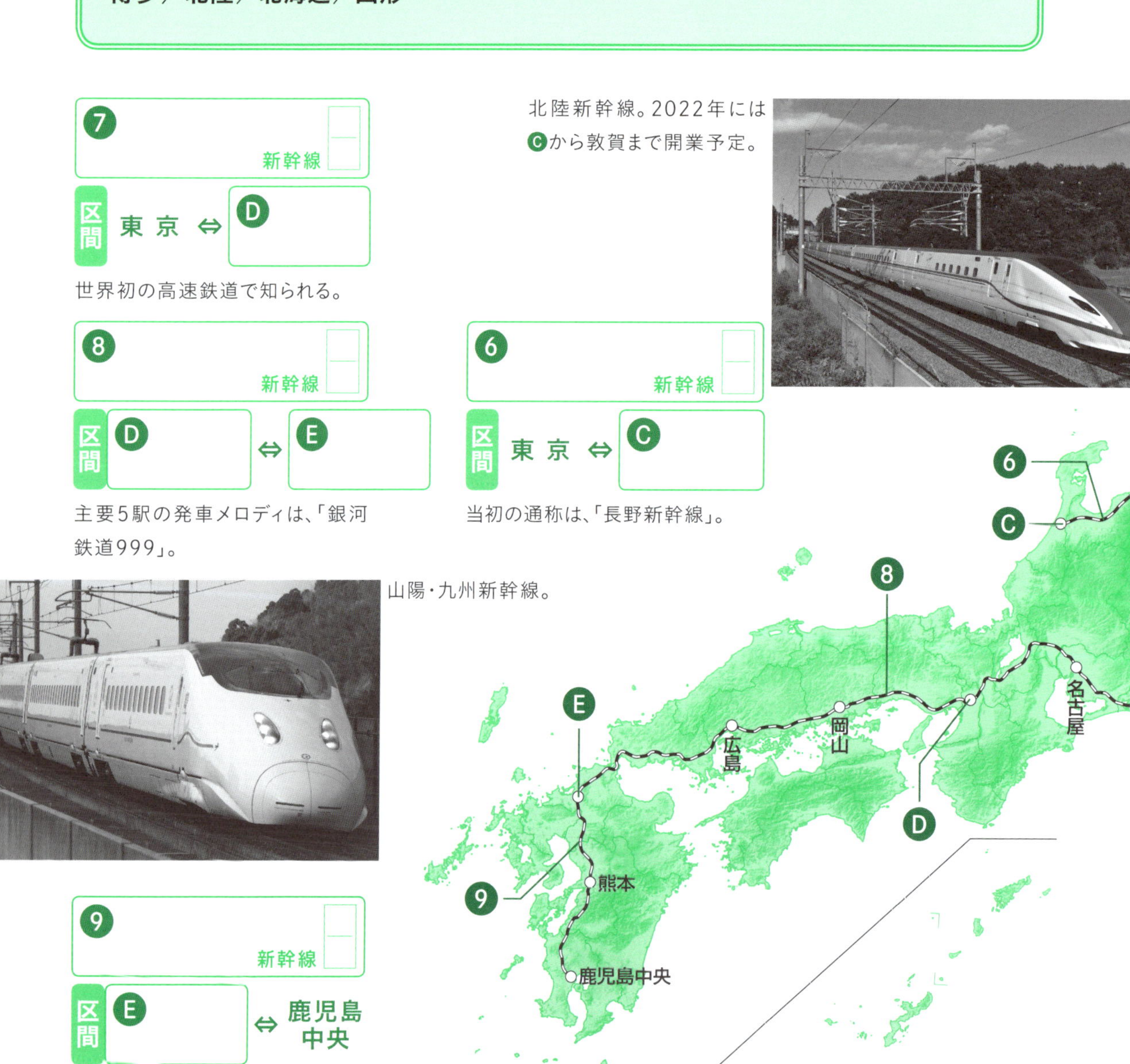
❼ 新幹線
区間 東京 ⇔ Ⓓ
❽ 新幹線
区間 Ⓓ ⇔ Ⓔ
❻ 新幹線
区間 東京 ⇔ Ⓒ
❾ 新幹線
区間 Ⓔ ⇔ 鹿児島中央
❻
Ⓒ
❽
名古屋
Ⓔ
広島
岡山
Ⓓ
熊本
❾
鹿児島中央

世界初の高速鉄道で知られる。

主要5駅の発車メロディは、「銀河鉄道999」。

北陸新幹線。2022年にはⒸから敦賀まで開業予定。

当初の通称は、「長野新幹線」。

山陽・九州新幹線。

運行本数の半分以上は、本州に乗り入れている。

豆知識 東京〜大阪間は、1925年（大正14年）当時は特急列車で約11時間半かかっていましたが、現在では

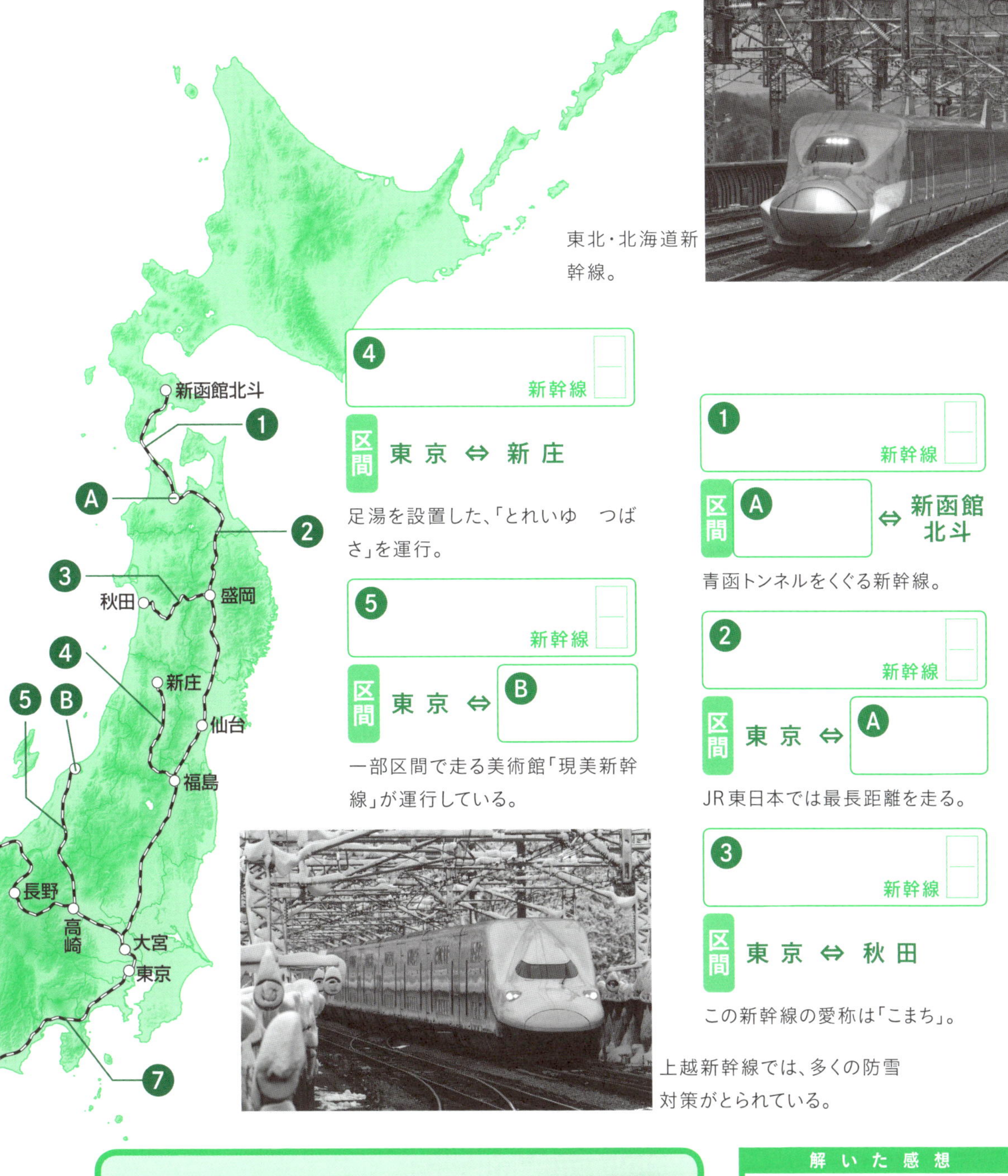

東北・北海道新幹線。

④ ＿＿＿＿新幹線

区間　東京 ⇔ 新庄

足湯を設置した、「とれいゆ　つばさ」を運行。

⑤ ＿＿＿＿新幹線

区間　東京 ⇔ Ⓑ＿＿＿＿

一部区間で走る美術館「現美新幹線」が運行している。

① ＿＿＿＿新幹線

区間　Ⓐ＿＿＿＿ ⇔ 新函館北斗

青函トンネルをくぐる新幹線。

② ＿＿＿＿新幹線

区間　東京 ⇔ Ⓐ＿＿＿＿

JR東日本では最長距離を走る。

③ ＿＿＿＿新幹線

区間　東京 ⇔ 秋田

この新幹線の愛称は「こまち」。

上越新幹線では、多くの防雪対策がとられている。

豪華観光列車

細部にまでこだわった豪華ホテルのような列車、クルーズトレイン。1泊2日で1人25〜75万円ほどと高額ですが、どの列車も抽選というほど人気です。JR九州から始まり、JR西日本の「TWILIGHT（トワイライト） EXPRESS（エクスプレス） 瑞風」、JR東日本の「TRAIN（トラン） SUITE（スイート） 四季島」が運行しています。

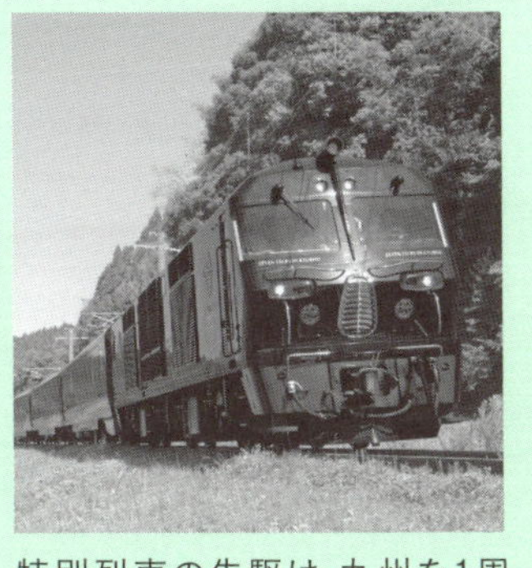

特別列車の先駆け、九州を1周する「ななつ星in九州」。

解いた感想

かんたん　普通　難しい

☆☆☆☆☆

あなたのひと言

約2時間半で移動できるようになりました。

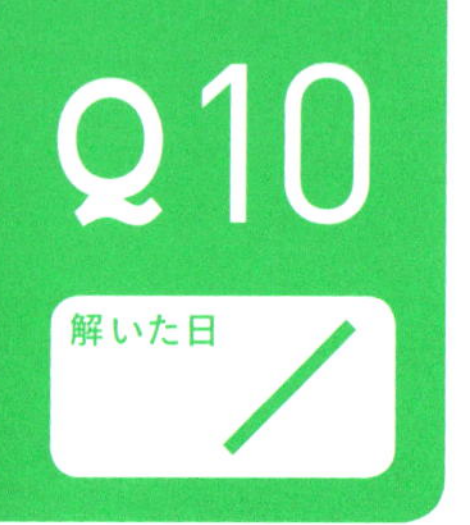

日本の在来線

多彩な車窓からの風景が楽しめるローカル線、都市を走る通勤電車など特色豊かな在来線。❶〜⓳にあてはまる名称を、リストから選んで書きましょう。

（答えは 146 ページ）

リスト

羽越本線／奥羽本線／鹿児島本線／関西本線／紀勢本線／山陰本線／山陽本線／総武本線／宗谷本線／高山本線／中央本線／東海道本線／東北本線／長崎本線／日豊本線／根室本線／函館本線／北陸本線／予讃線

⓰

区間 高松⇔宇和島

全長約297km。四国の瀬戸内海沿いに香川と愛媛を結ぶ。

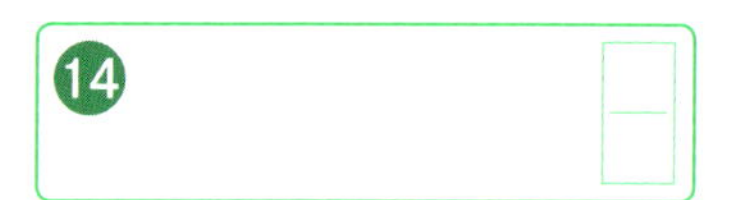

区間 京都⇔幡生

全長約676km。山陰地方の海沿いを走っている。

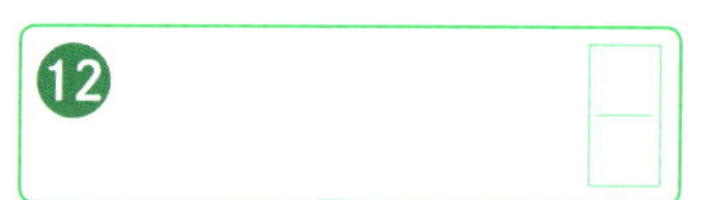

区間 名古屋⇔難波

全長約175km。加茂〜難波間は大和路線の愛称で呼ばれる。

⓱

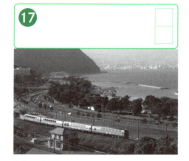

区間 小倉⇔鹿児島

全長約462km。九州の東海岸沿いを走る。

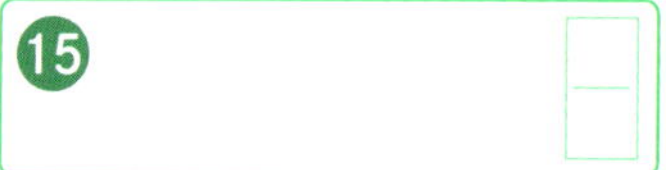

区間 神戸⇔門司

全長約534km。車窓から穏やかな瀬戸内海が望める。

⓭

区間 亀山⇔和歌山市

全長約384km。紀伊半島の海岸沿いの景勝地を走る。

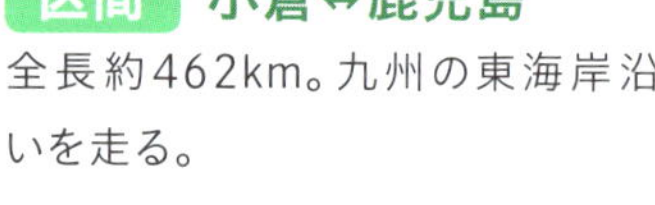

区間 鳥栖⇔長崎

全長約148km。佐賀の鳥栖と長崎を結んでいる。

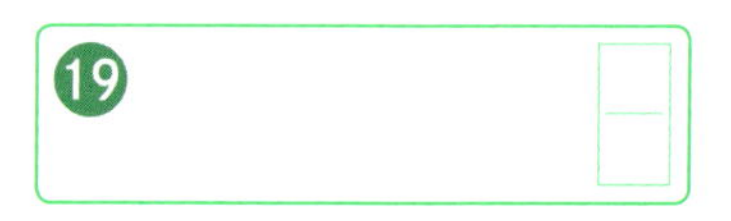

区間 門司港⇔八代、川内⇔鹿児島

全長約280km。九州西岸と南部の二区間ある。

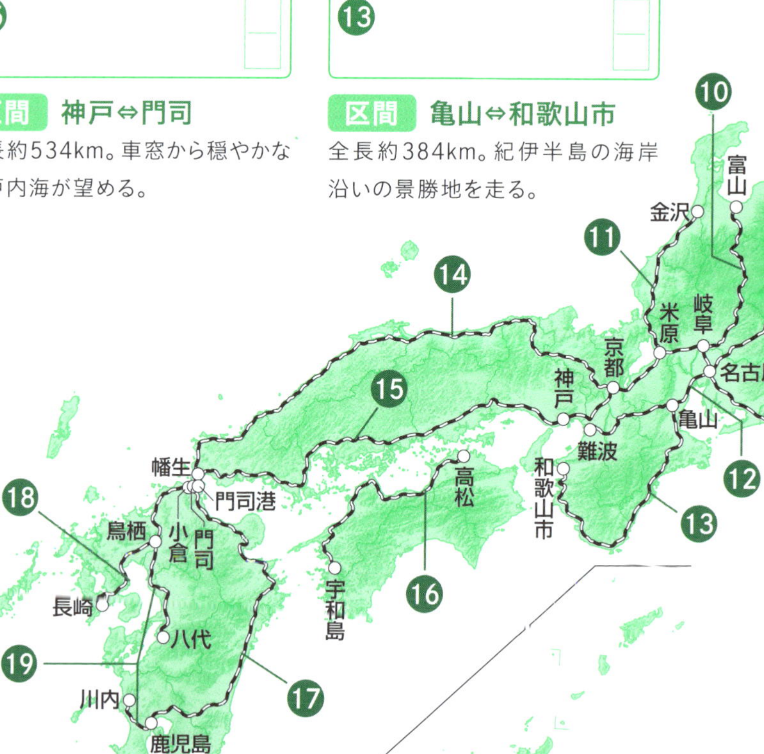

豆知識 九州新幹線の開業にともなって、平行在来線である八代 川内間は、2004年にJR九州から「肥薩お

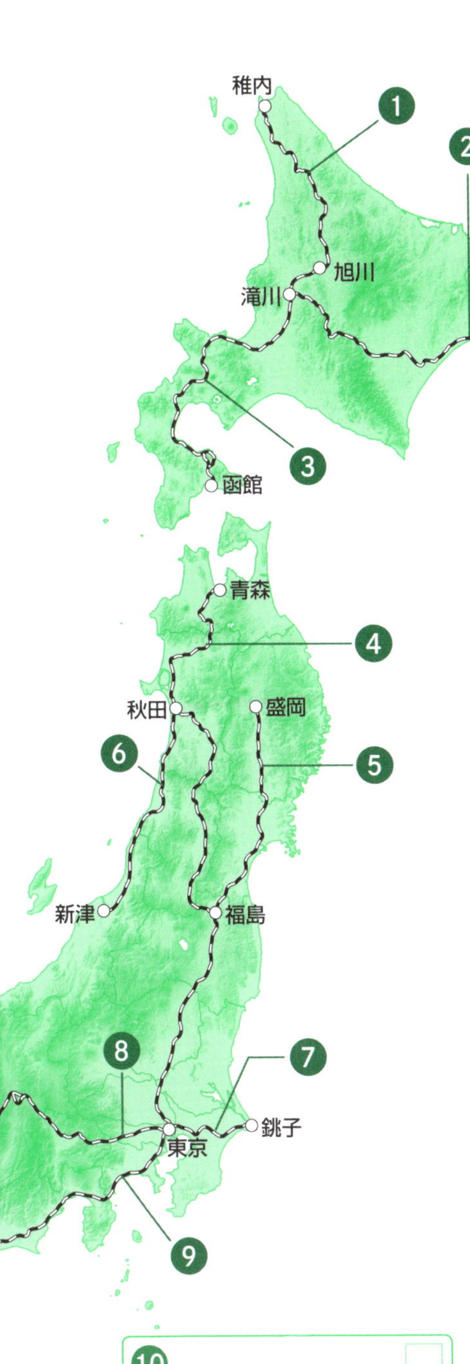

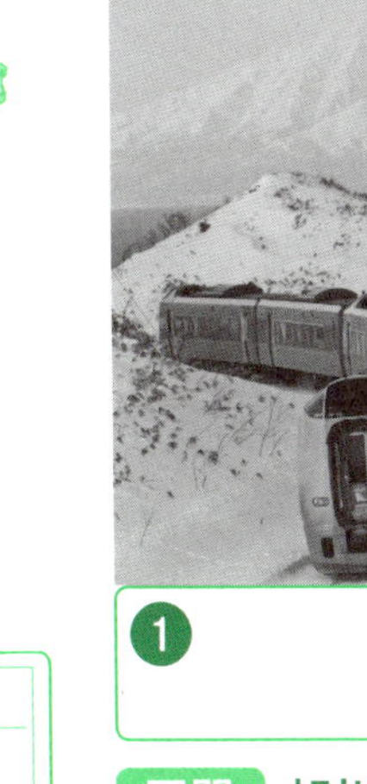

1

区間　旭川⇔稚内

全長約260km。終点の稚内は日本最北の駅。

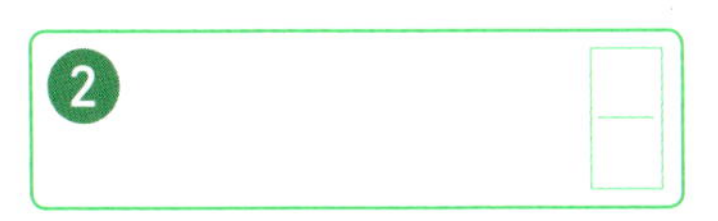

2

区間　滝川⇔根室

全長約440km。湿原や海岸など車窓からの風景が有名。

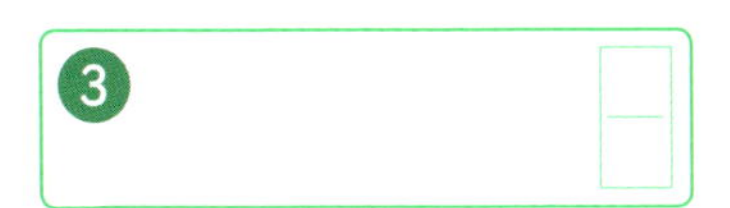

3

区間　旭川⇔函館

支線も含め全長約460km。アイヌ語が由来の特急「カムイ」が運行。

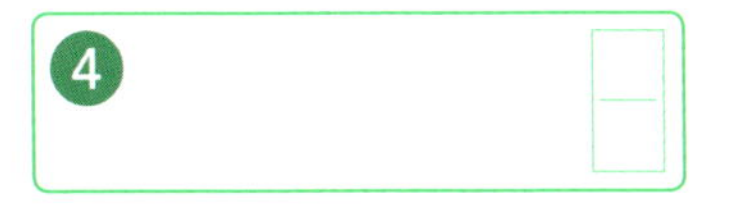

4

区間　青森⇔福島

全長約490km。東北地方の4県を結んでいる。

5

区間　盛岡⇔東京

全長約535km。東京と東北地方を結んでいる。

6

区間　新津⇔秋田

全長約270km。毎春SLの特別列車が走る。

7

区間　東京⇔銚子

お茶の水・錦糸町間を含んで全長約125km。成田空港へのアクセス。

8

区間　東京⇔名古屋

全長約415km。特急「あずさ」「かいじ」が走る。

9

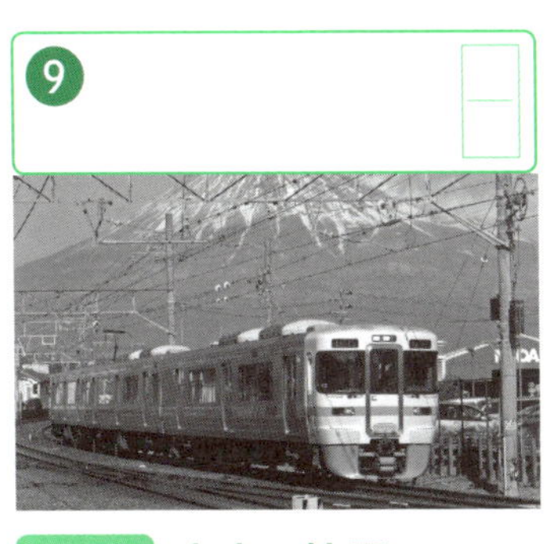

区間　東京⇔神戸

全長約590km。東と西を結ぶ街道沿いにつくられた幹線鉄道。

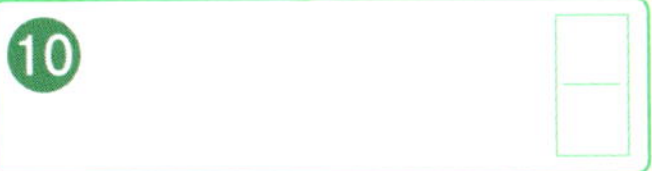

10

区間　岐阜⇔富山

全長約225km。全線単線で、下呂温泉や景勝地を通る。

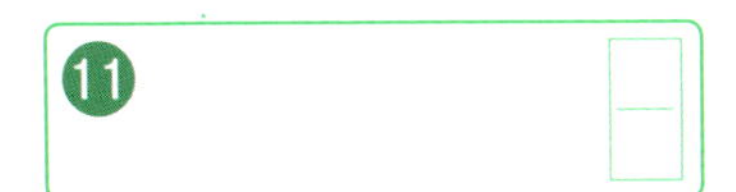

11

区間　米原⇔金沢

全長約176km。琵琶湖、日本海など車窓風景が豊か。

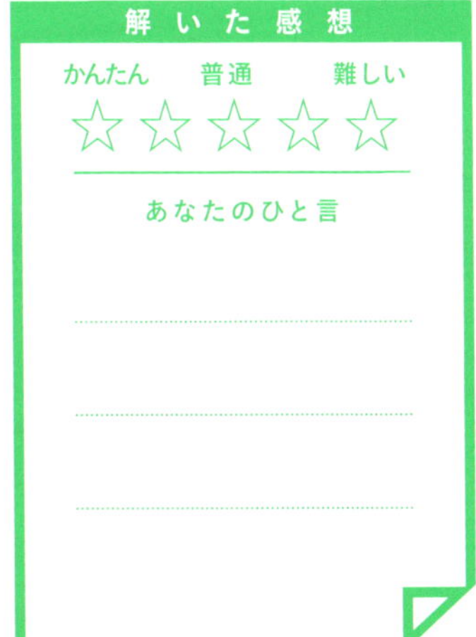

れんじ鉄道」に引き継がれました。

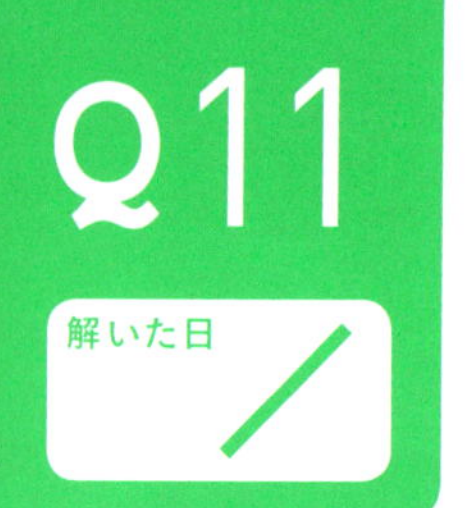

日本の空港ランキング

日本には 97 の空港があります※（2017 年）。そのうち、国際・国内をあわせた利用者が多い 18 の空港をピックアップしました。❶～⓲にあてはまる空港名を、リストから選んで書きましょう。※自衛隊が設置した共用空港なども含む。（答えは 147 ページ）

リスト

大阪国際（おおさかこくさい）／鹿児島（かごしま）／関西国際（かんさいこくさい）／熊本（くまもと）／神戸（こうべ）／新石垣（しんいしがき）／新千歳（しんちとせ）／仙台（せんだい）／高松（たかまつ）／
中部国際（ちゅうぶこくさい）／東京国際（とうきょうこくさい）／長崎（ながさき）／那覇（なは）／成田国際（なりたこくさい）／広島（ひろしま）／福岡（ふくおか）／松山（まつやま）／宮崎（みやざき）

	年間旅客数	日平均着陸回数	ヒント
❶ 空港	80,109,802人	615回	通称「羽田空港」で知られる。（東京都）
❷ 空港	36,578,845人	336回	国際線利用者が8割を占めるハブ空港。（千葉県）
❸ 空港	25,130,556人	243回	泉佐野市、泉南郡田尻町、泉南市にまたがる空港。（大阪府）
❹ 空港	21,994,977人	242回	滑走路は1本だが、国内線の旅客機の発着回数は4番目に多い。（福岡県）
❺ 空港	21,311,918人	198回	北海道で一番大きな空港。海外からの利用者も増えている。（北海道）
❻ 空港	19,671,854人	228回	沖縄の言葉で“ようこそ”を意味する「めんそ～れ」で出迎える。（沖縄県）
❼ 空港	14,923,678人	191回	通称「伊丹空港」。豊中市、池田市、兵庫県伊丹市にまたがる。（大阪府）
❽ 空港	10,843,122人	140回	24時間運用されている。愛称は「セントレア」。（愛知県）

新千歳空港のターミナルビル。半円形は国内線、向かいの建物が国際線。

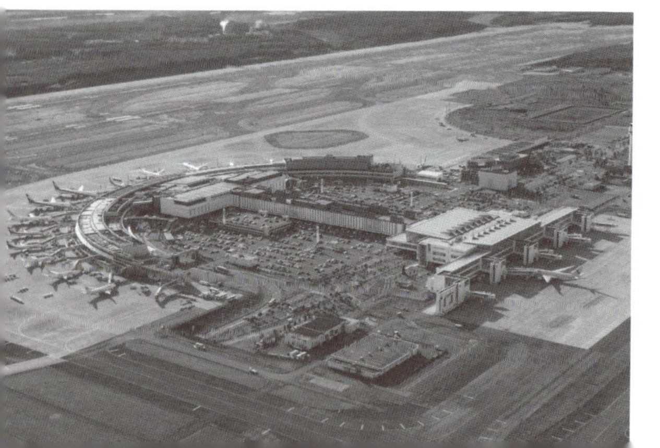

大村湾に浮かぶ箕島を基に造成された、長崎空港。箕島大橋で行き来するほか汽船も発着する。

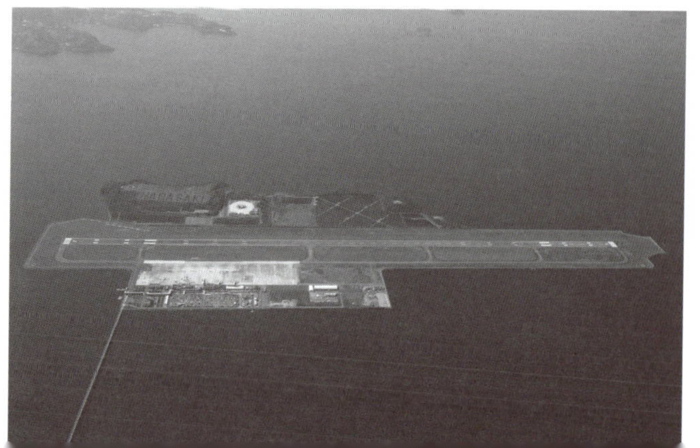

⑨ 　　　空港	5,372,961人	91回	奄美大島や種子島など、周辺の離島への便が多い。（鹿児島県）
⑩ 　　　空港	3,110,363人	69回	2016年7月に民営化された。仙台国際空港ともいう。（宮城県）
⑪ 　　　空港	3,074,788人	59回	南国の花をシンボルにした「宮崎ブーゲンビリア空港」の愛称をもつ。（宮崎県）
⑫ 　　　空港	2,986,686人	58回	空港ビルは益城町、滑走路はほぼ菊陽町。愛称は「阿蘇くまもと空港」。（熊本県）
⑬ 　　　空港	2,967,421人	42回	1975年開港の世界初の本格的な海上空港。（長崎県）
⑭ 　　　空港	2,894,786人	41回	伊予灘に面する。蛇口からみかんジュースが出ることで話題に。（愛媛県）
⑮ 　　　空港	2,851,436人	33回	山を切り開いてつくられた。中国地方で利用者が一番多い。（広島県）
⑯ 　　　空港	2,697,927人	35回	2006年開港の海上空港で、愛称は「マリンエア」。（兵庫県）
⑰ 　　　空港	2,421,529人	35回	2013年開港。愛称は「南ぬ島　石垣空港」。（沖縄県）
⑱ 　　　空港	1,844,518人	25回	香川県にある空港。空港内では名物の讃岐うどんが食べられる。（香川県）

＊国土交通省「空港管理状況調書」（2016年1〜12月）

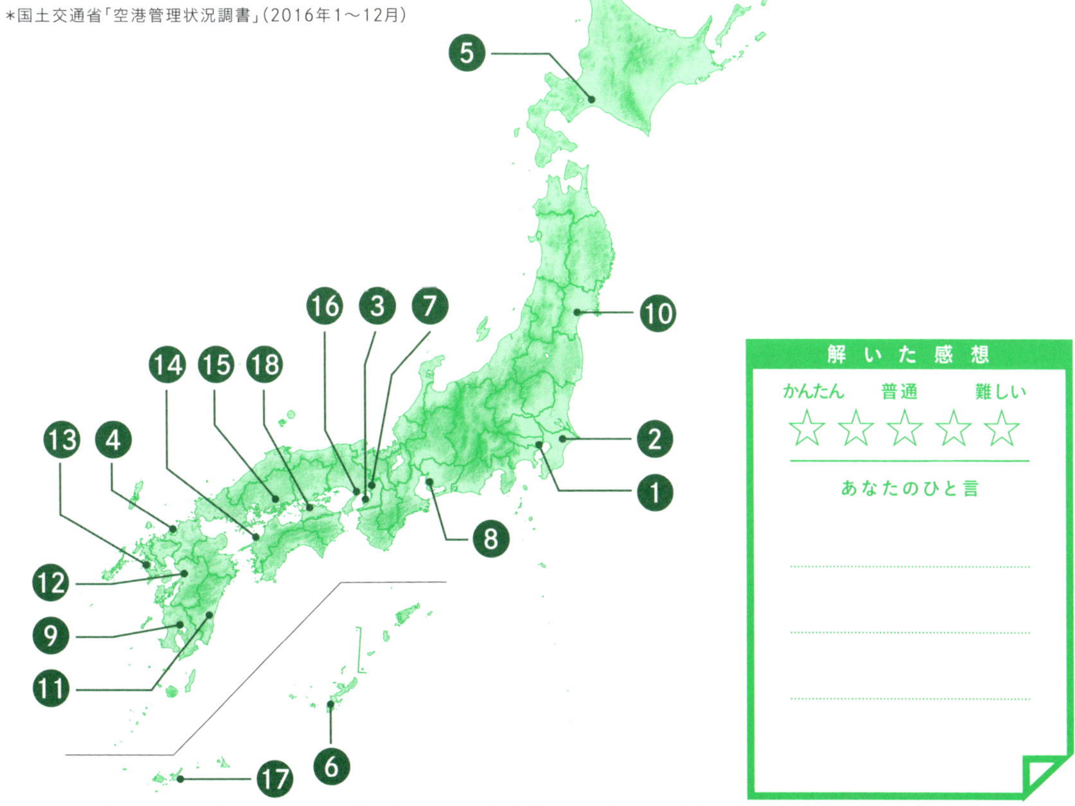

豆知識 関西には近接して3つの空港があります。発着数に限界があった伊丹空港（大阪国際空港）に代わり関西国際空港がつくられました。廃止予定だった伊丹空港も存続し、さらに神戸空港が建設されました。

Q12 主な高速道路、トンネル、橋

解いた日 ／

道路やトンネル、橋はそれぞれの地域をつなぐ交通の要。❶〜⓰にあてはまる高速道路やトンネル、橋の名前をリストから選んで書きましょう。

*区間は主なもの

（答えは 147 ページ）

リスト

明石海峡(あかしかいきょう)／大鳴門(おおなると)／関越(かんえつ)／関門(かんもん)／九州(きゅうしゅう)／山陽(さんよう)／青函(せいかん)／瀬戸(せと)／中央(ちゅうおう)／中国(ちゅうごく)／道央(どうおう)／東京湾アクアライン(とうきょうわん)／東北(とうほく)／東名(とうめい)／西瀬戸(にしせと)／名神(めいしん)

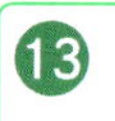

⓭ ＿＿大橋

区間 倉敷市（岡山県）⇔ 坂出市（香川県）

橋の全長は世界最大級で、道路と鉄道を併用する。

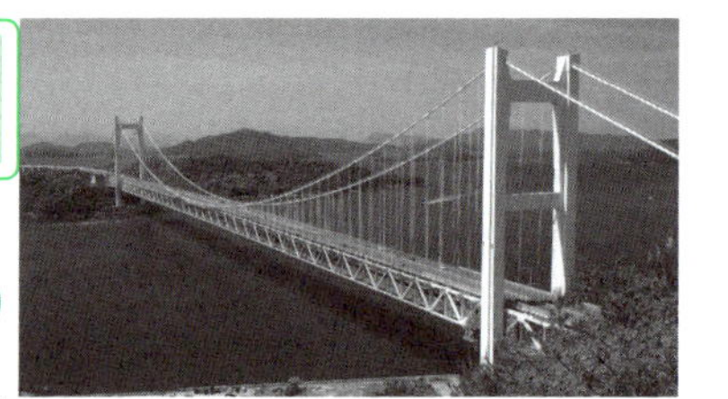

❿ ＿＿自動車道

区間 神戸市（兵庫県）⇔ 下関市、山口市（山口県）

トンネルが多いことで知られる。

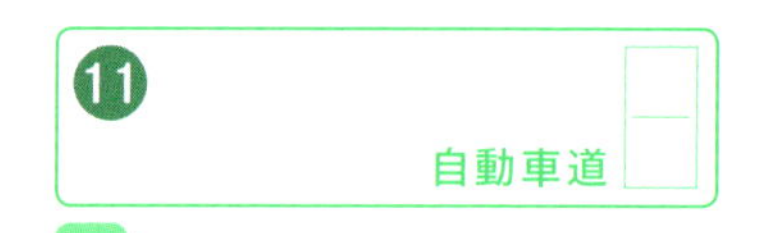

⓫ ＿＿自動車道

区間 吹田市（大阪府）⇔ 下関市（山口県）

中国山脈に沿って内陸部を通る。

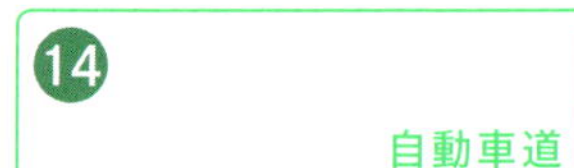

⓮ ＿＿自動車道

区間 尾道市（広島県）⇔ 今治市（愛媛県）

「瀬戸内しまなみ海道」の愛称で知られる。

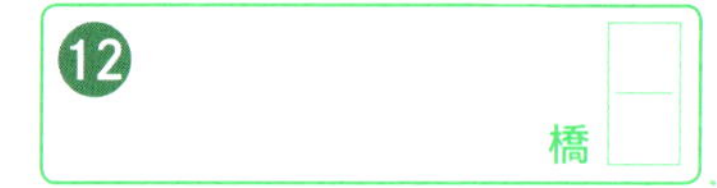

⓬ ＿＿橋

区間 南あわじ市（兵庫県）⇔ 鳴門市（徳島県）

四国地方と近畿地方をつなぐ橋。

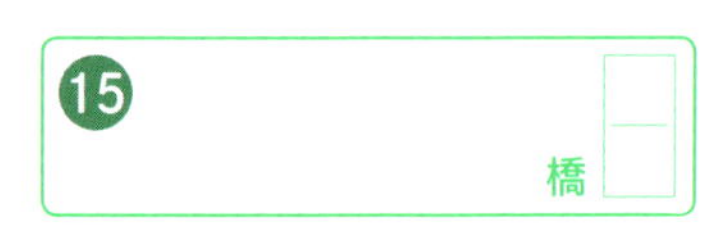

⓯ ＿＿橋

区間 下関市（山口県）⇔ 北九州市（福岡県）

関門海峡を渡り、本州と九州をつなぐ。

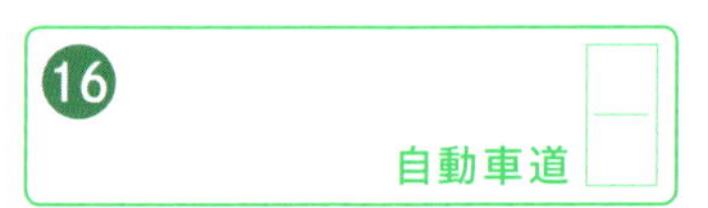

⓰ ＿＿自動車道

区間 北九州市（福岡県）⇔ 鹿児島市（鹿児島県）

1995年に全線開通。総延長約346km。

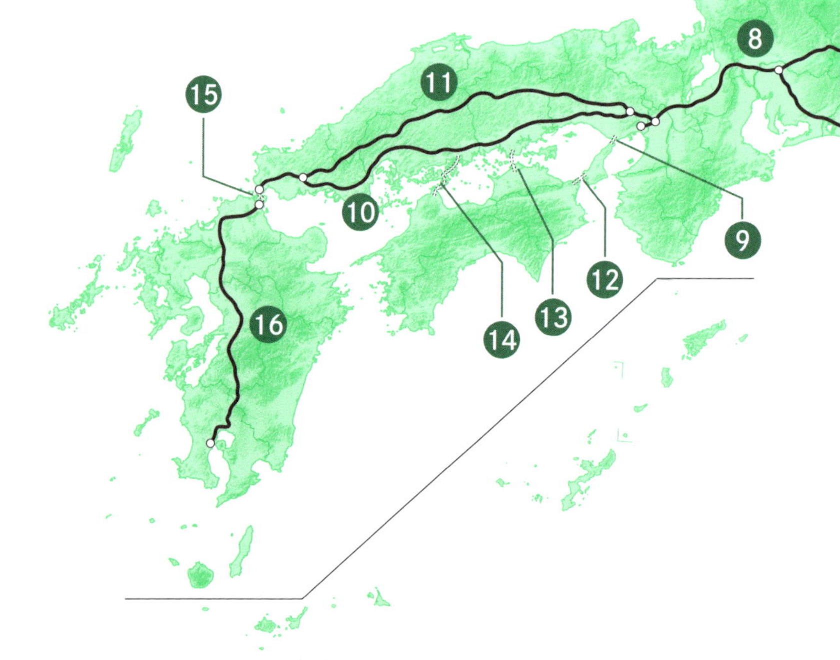

豆知識 自動車の普及と共に1965年以降全国各地に高速道路が建設され、渋滞が問題に。2001年、自動料

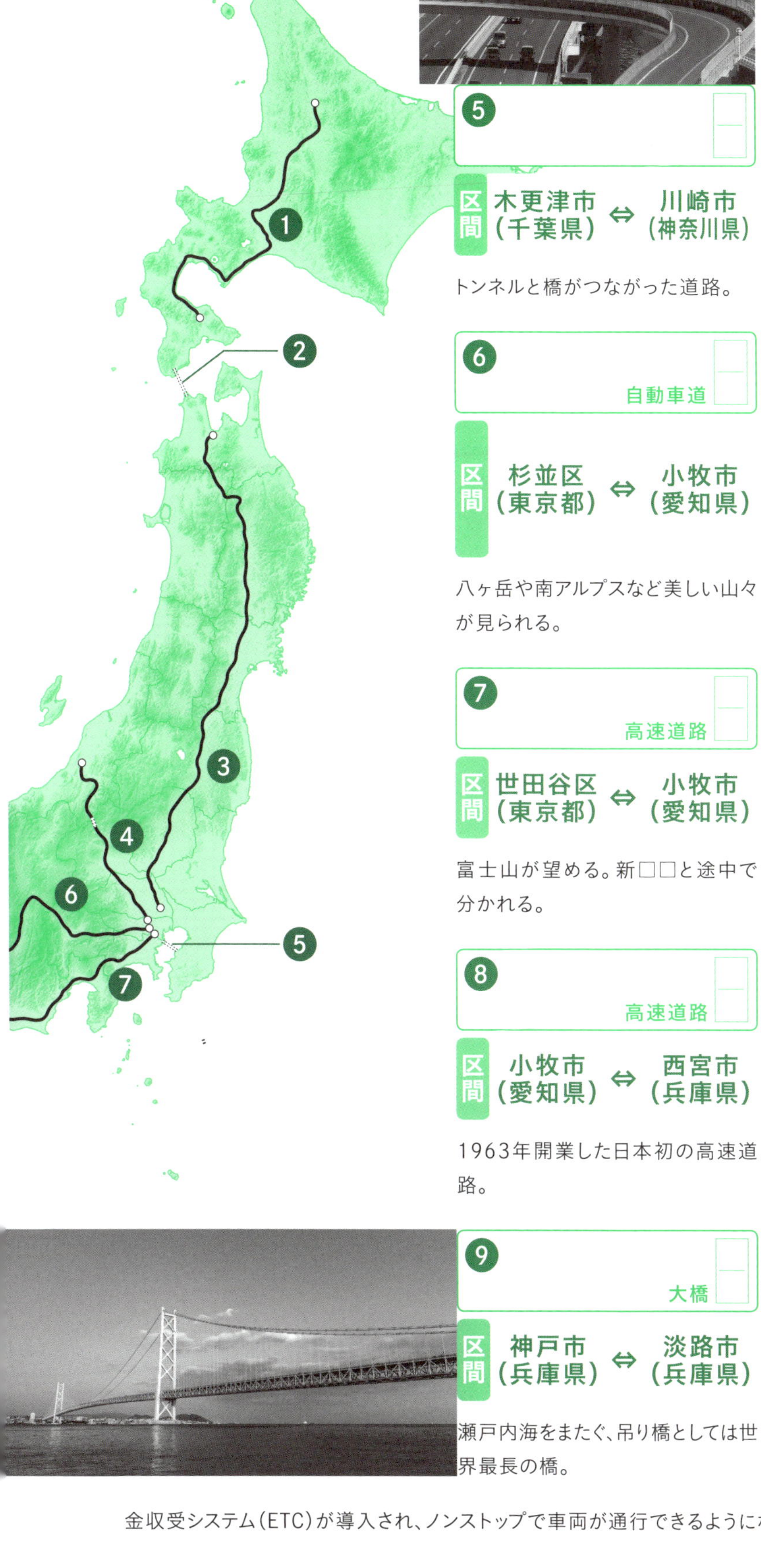

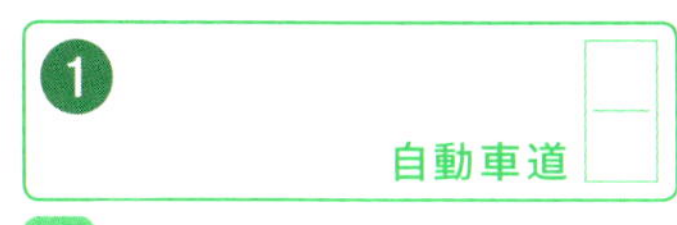

1 自動車道

区間 茅部郡森町（北海道）⇔ 士別市（北海道）

北海道縦断自動車道の一部をなす。

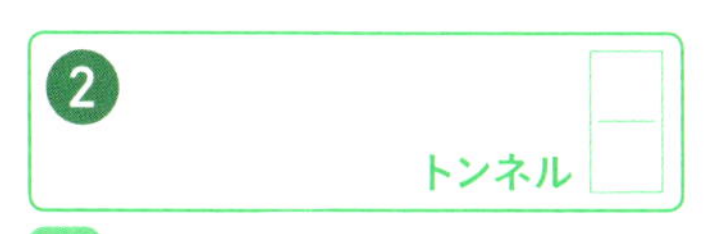

2 トンネル

区間 上磯郡（北海道）⇔ 東津軽郡（青森県）

世界第2位を誇る、全長約54kmのトンネル。

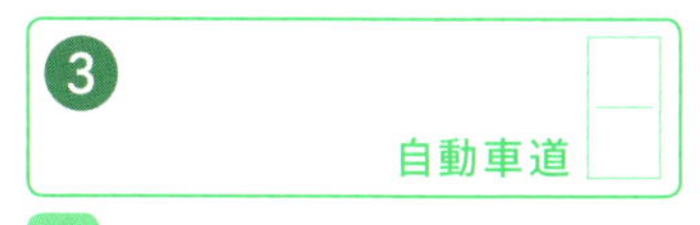

3 自動車道

区間 川口市（埼玉県）⇔ 青森市（青森県）

全長約700kmある日本一長い高速道路。

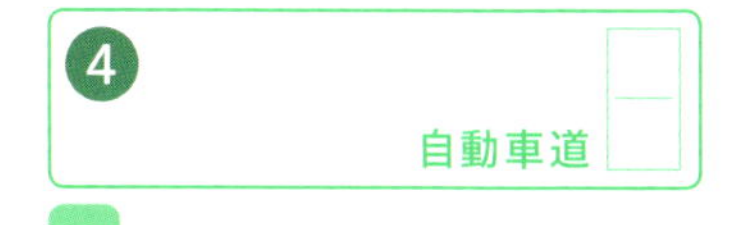

4 自動車道

区間 練馬区（東京都）⇔ 長岡市（新潟県）

公道トンネルとして日本で2番目に長い、関越トンネルがある。

5

区間 木更津市（千葉県）⇔ 川崎市（神奈川県）

トンネルと橋がつながった道路。

6 自動車道

区間 杉並区（東京都）⇔ 小牧市（愛知県）

八ヶ岳や南アルプスなど美しい山々が見られる。

7 高速道路

区間 世田谷区（東京都）⇔ 小牧市（愛知県）

富士山が望める。新□□と途中で分かれる。

8 高速道路

区間 小牧市（愛知県）⇔ 西宮市（兵庫県）

1963年開業した日本初の高速道路。

9 大橋

区間 神戸市（兵庫県）⇔ 淡路市（兵庫県）

瀬戸内海をまたぐ、吊り橋としては世界最長の橋。

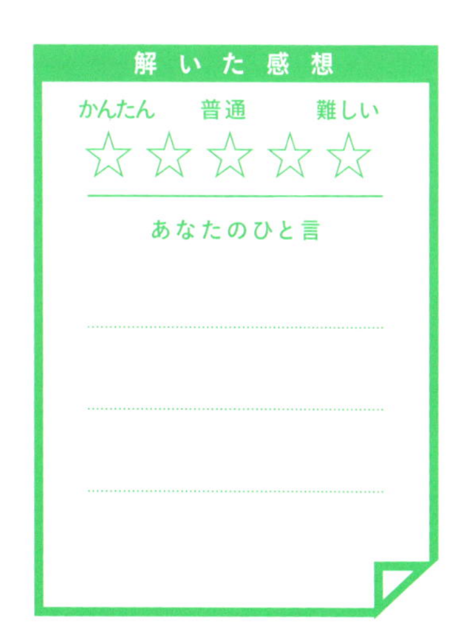

解いた感想

かんたん 普通 難しい

☆☆☆☆☆

あなたのひと言

金収受システム（ETC）が導入され、ノンストップで車両が通行できるようになりました。

Q13

解いた日 ／

主な「日本百名山」

文筆家で登山家の深田久弥が著した『日本百名山』には、100座の山が登場します。その中の❶〜⓰にあてはまる山名を、リストから選んで書きましょう。

（答えは147ページ）

リスト

赤城山／浅間山／岩木山／大峰山／九重山／白馬岳／大雪山／大山／鳥海山／筑波山／剣山／乗鞍岳／磐梯山／妙高山／八ヶ岳／利尻岳

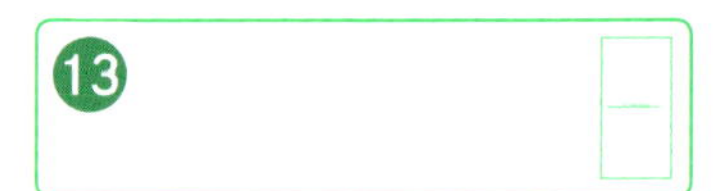

古くから修験道の山として知られ、世界遺産でもある。（奈良県）

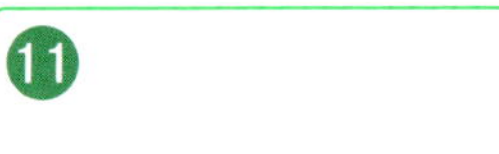

山梨県と長野県にまたがる連峰。裾野では高原野菜の栽培が盛ん。（山梨県・長野県）

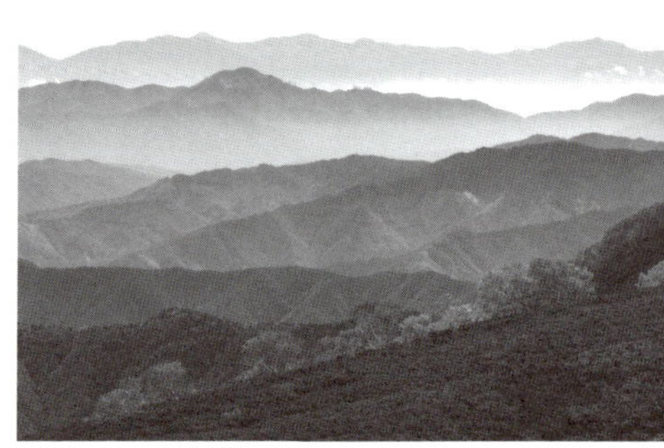

乗鞍岳の最高峰は剣ヶ峰で、標高は3026mある。

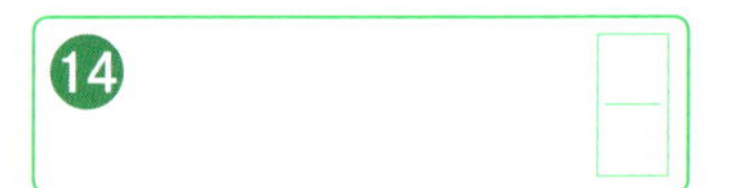

県西部の旧国名をつけて「伯耆富士」とも呼ばれる。中国地方の最高峰。（鳥取県）

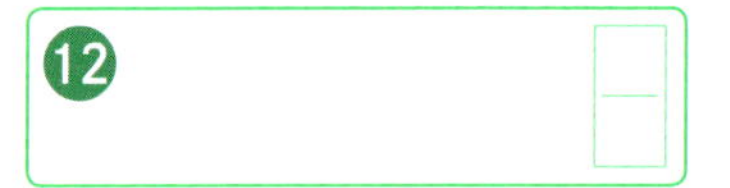

北アルプス南端の23峰の連峰。姿が馬のくらに似ていることから名がついた。（長野県・岐阜県）

15

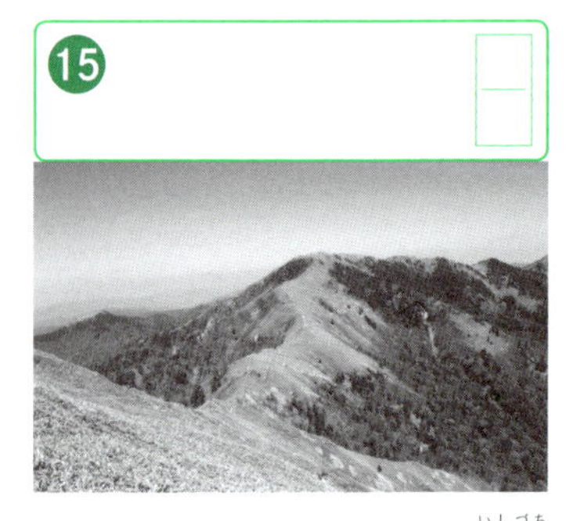

徳島県の最高峰で四国では石鎚山に次ぐ高さ。山名とは違い、頂上はなだらかな草地。（徳島県）

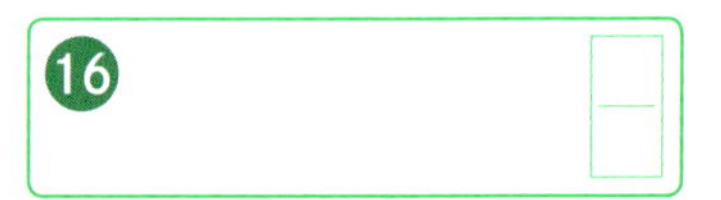

九州本島の最高峰を含む山群で主峰は久住山。草原が多く、さまざまな高山植物が生息する。（大分県）

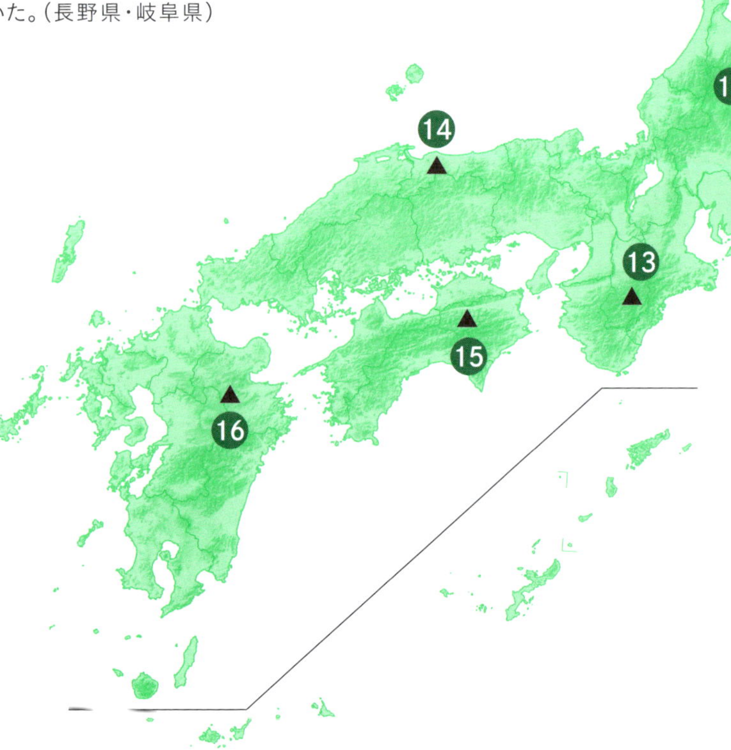

豆知識 『日本百名山』は、著者の深田久弥が登頂した山の中から、山の品格、歴史、個性、主に1500m以上と

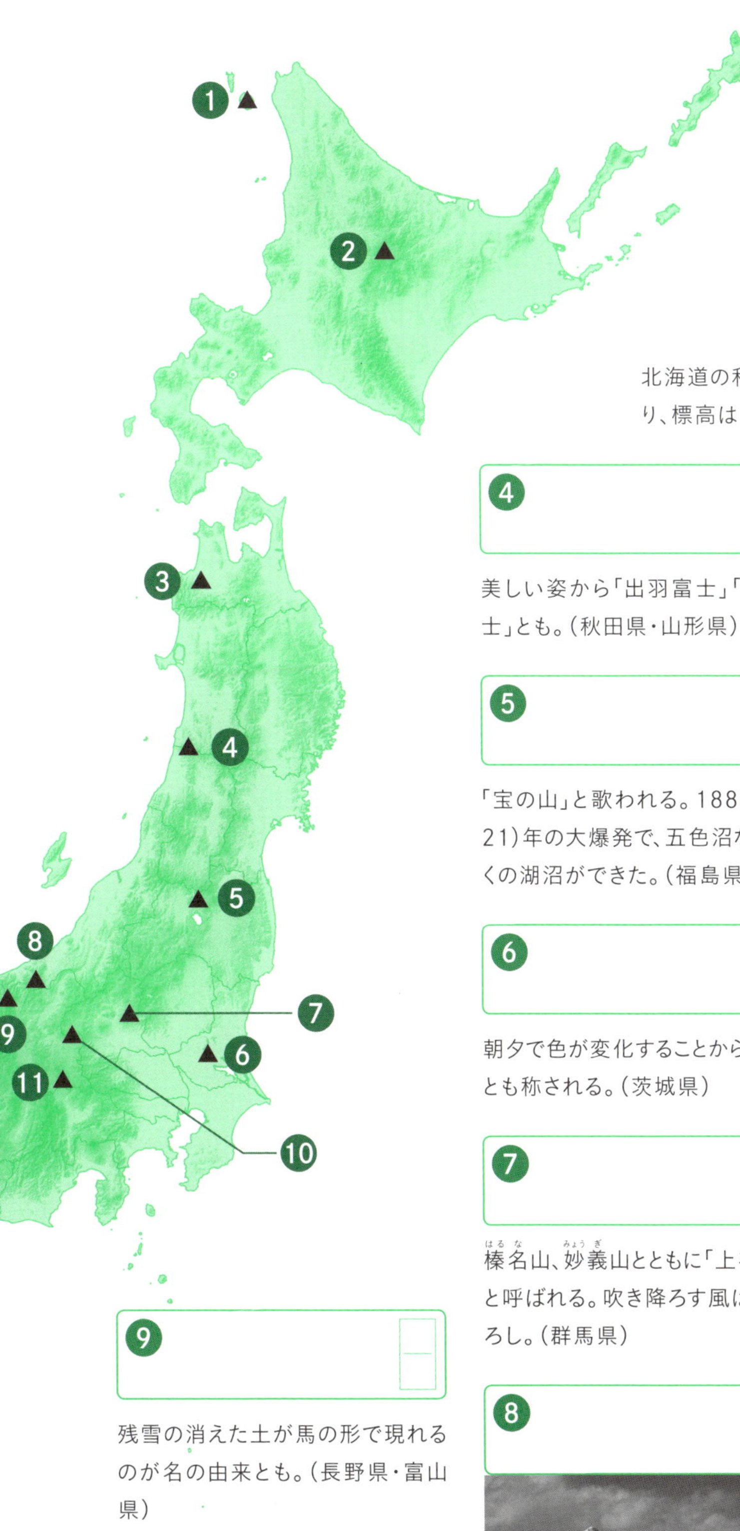

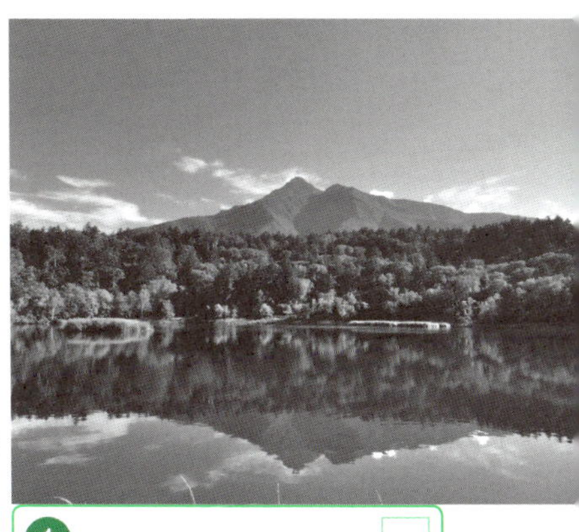

北海道の利尻島にあり、標高は1721m。

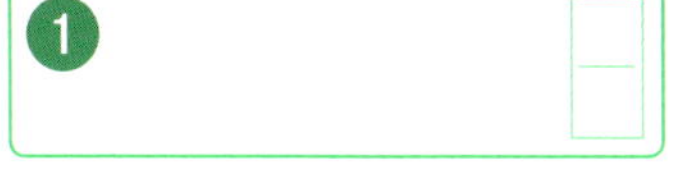

海に浮かぶように見える、最北端の百名山。（北海道）

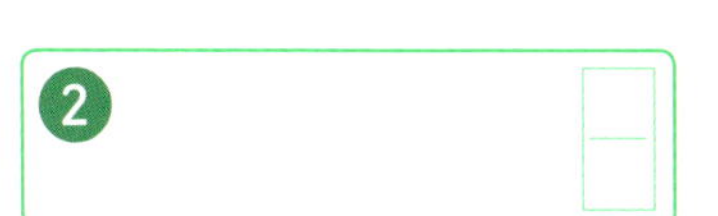

北海道の屋根。北海道の最高峰旭岳、白雲岳、北海岳などの山々の集まりを指す。（北海道）

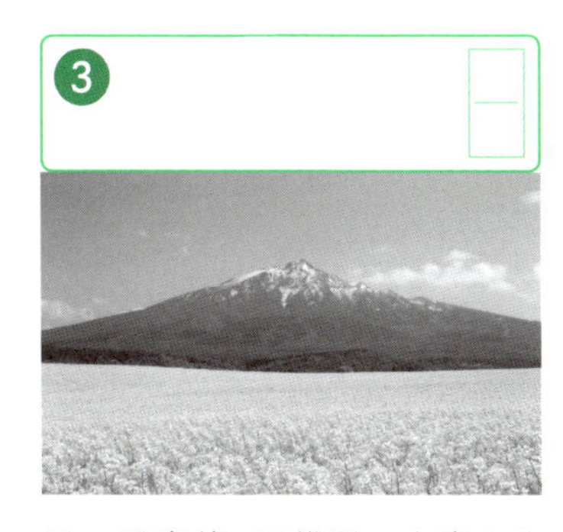

県の最高峰。円錐形の山容から「津軽富士」と呼ばれる。（青森県）

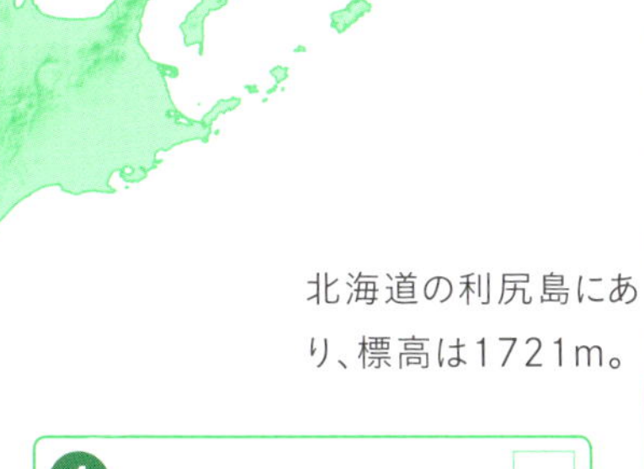

美しい姿から「出羽富士」「秋田富士」とも。（秋田県・山形県）

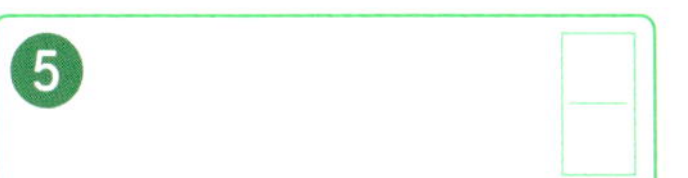

「宝の山」と歌われる。1888（明治21）年の大爆発で、五色沼などの多くの湖沼ができた。（福島県）

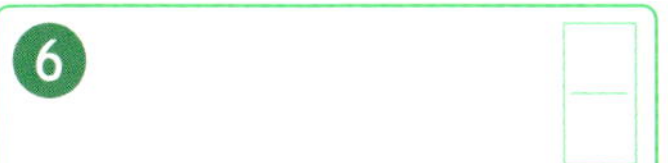

朝夕で色が変化することから「紫峰」とも称される。（茨城県）

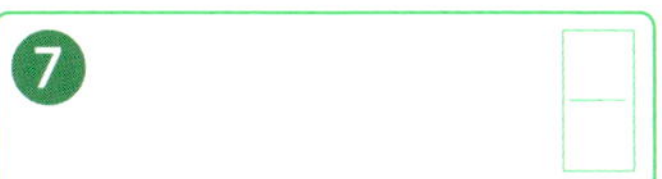

榛名山、妙義山とともに「上毛三山」と呼ばれる。吹き降ろす風は□□おろし。（群馬県）

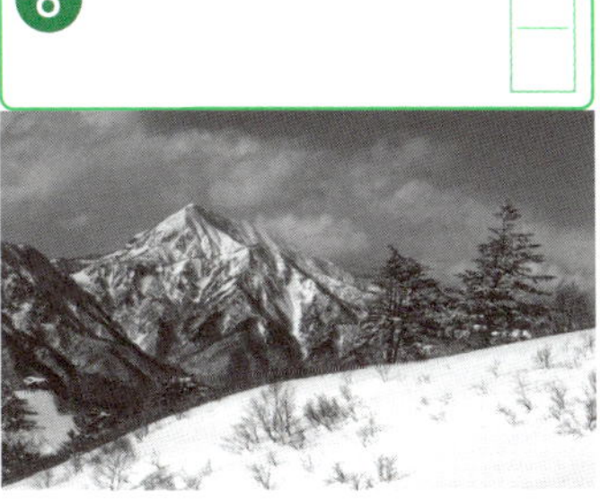

整った山容から「越後富士」とも。スキー場も有名。（新潟県）

9

残雪の消えた土が馬の形で現れるのが名の由来とも。（長野県・富山県）

10

溶岩流が固まって形成された岩石群「鬼押出」で知られる。（群馬県・長野県）

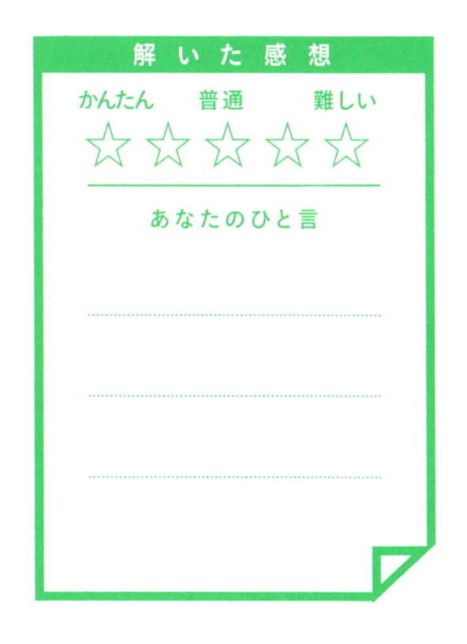

いう基準を設けて100座を選び、その山について著した随筆です。

Q14

日本の絶景観光地

解いた日 ／

風光明媚な人気の観光地を集めました。訪れたことがあるのはどこですか？　旅を思い出しながら、❶〜⑯にあてはまる観光地を、リストから選んで書きましょう。

（答えは 147 ページ）

リスト

秋吉台／天橋立／奥入瀬渓流／尾瀬ヶ原／上高地／釧路湿原／蔵王の樹氷／嵯峨野の竹林／桜島／高千穂峡／鳥取砂丘／那智の滝／鳴門のうず潮／袋田の滝／松島／三保の松原

⑬

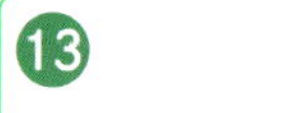

日本最大のカルスト台地で、地下には東洋一ともいわれる鍾乳洞、秋芳洞が広がる。（山口県）

⑪

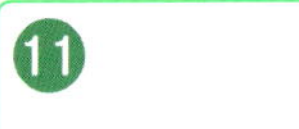

海からも姿が望める、高さ133mの荘厳な滝。神社のご神体でもある。（和歌山）

⑩

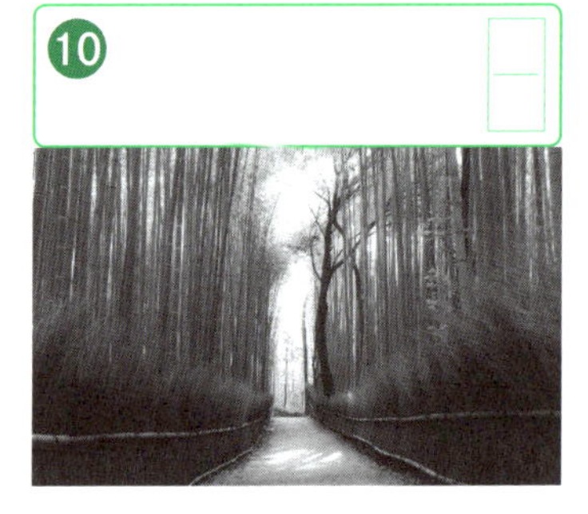

青竹に囲まれた約200mの風雅な小道。京都嵐山の代表的な観光スポットとなっている。（京都府）

⑭

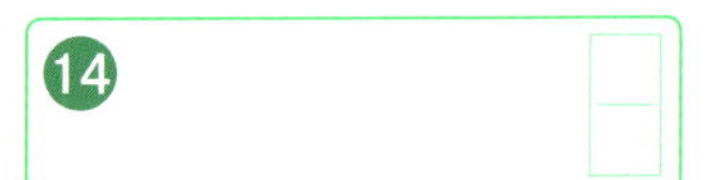

徳島県と淡路島の間の海峡で、大きなうずを巻く。船からも、橋の上からも見学できる。（徳島県）

⑫

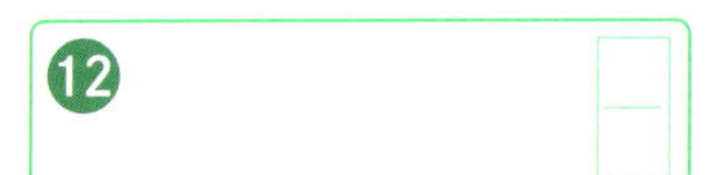

東西16km、南北2.4kmに広がる国内最大規模の砂丘。風がつくる筋状の紋が美しい。（鳥取県）

⑮

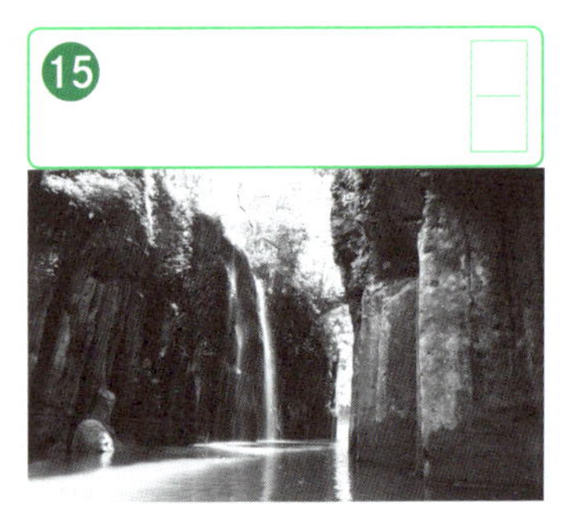

神話のふるさとにある柱状節理の絶壁の峡谷。橋の上から、ボート上から堪能できる。（宮崎県）

⑯

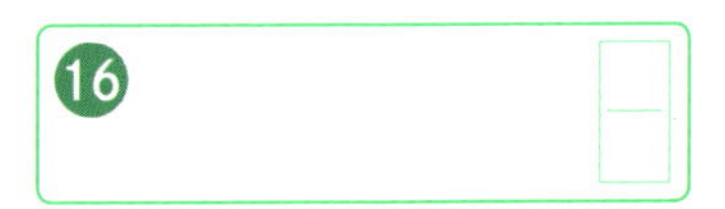

日々噴煙を上げる、海に浮かぶ活火山。島津家の別邸跡、仙巌園からの姿はまさに絶景。（鹿児島県）

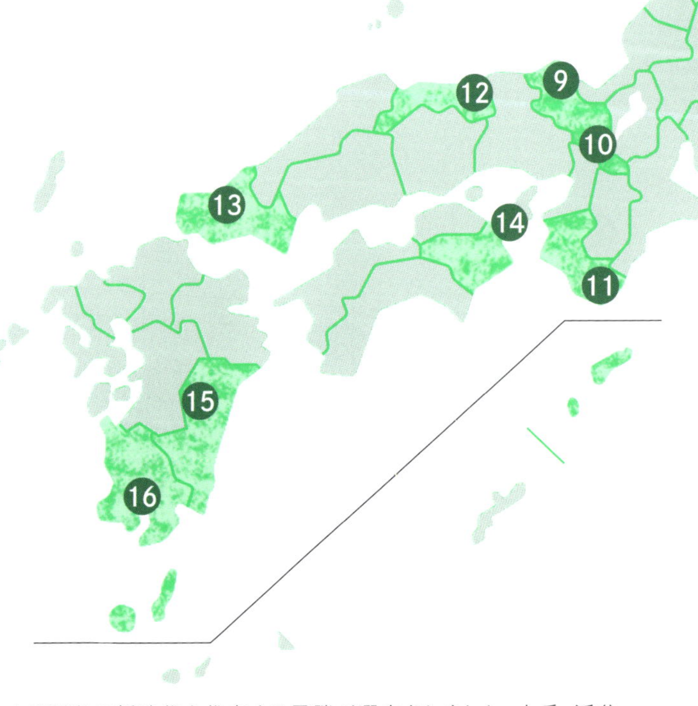

豆知識　1927（昭和2）年、新聞社主催による昭和の新時代を代表する景勝が選定されました。山岳・渓谷・

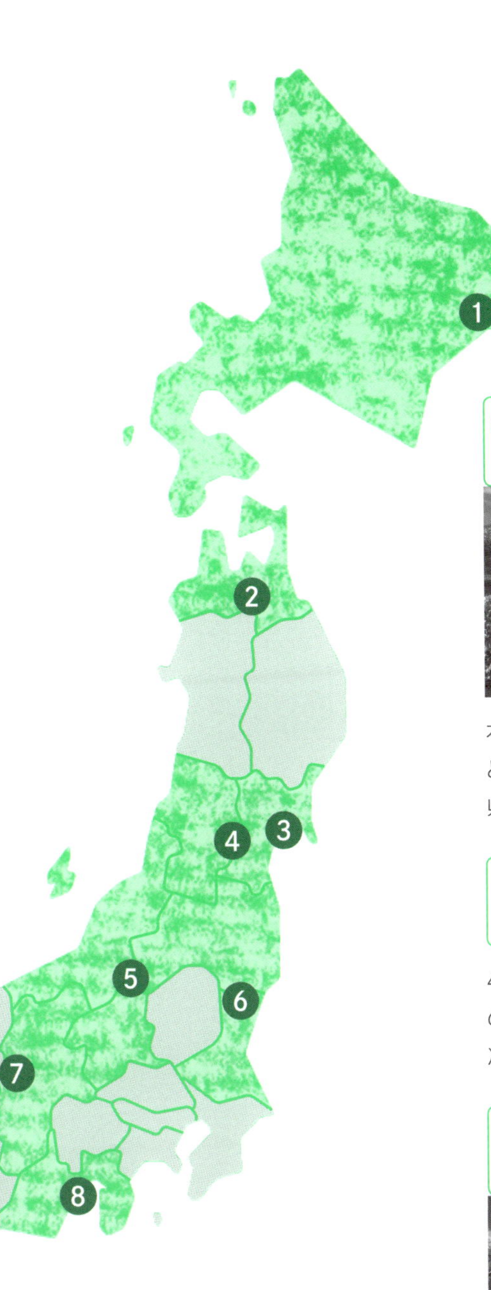

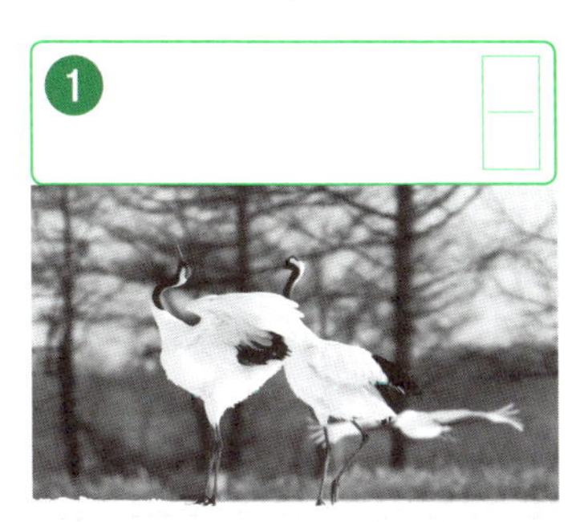

日本最大の湿原で、蛇行する川が緩やかに流れる。タンチョウの生息地としても有名。（北海道）

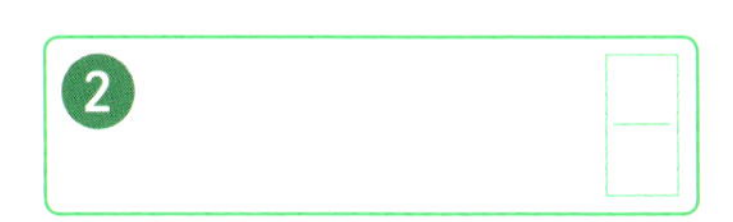

十和田湖から14kmにわたる渓流。滝や苔むした岩など、心洗われる景観美が続く。（青森県）

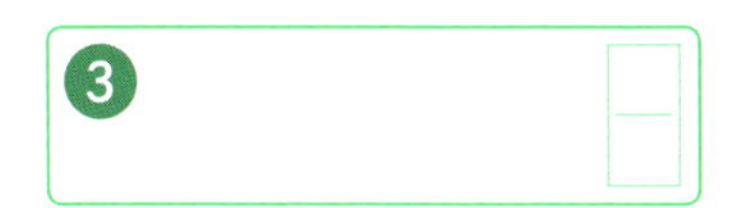

大小260余りの島が織りなす日本三景のひとつ。海鳥と遊ぶ、遊覧船での観光が定番。（宮城県）

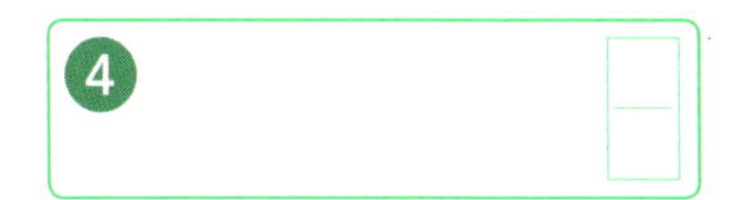

雪に覆われた木々は、青空とのコントラストも、夜のライトアップも幻想的。（山形県・宮城県）

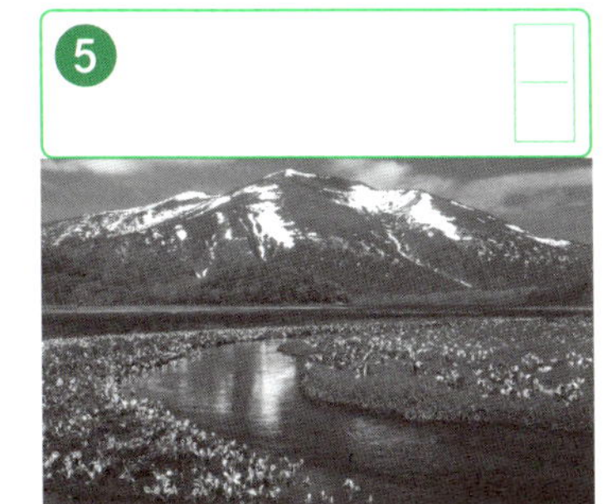

本州最大の湿原。木道のある景観と、ミズバショウで知られる。（福島県・群馬県・新潟県）

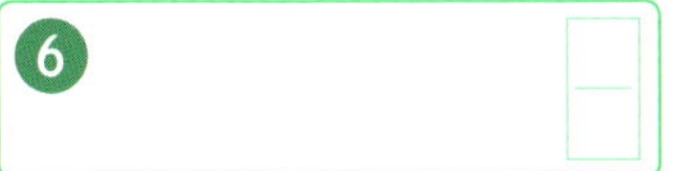

4段に落下する高さ120m、幅73mの滝。白糸のような流れは、冬には凍結することも。（茨城県）

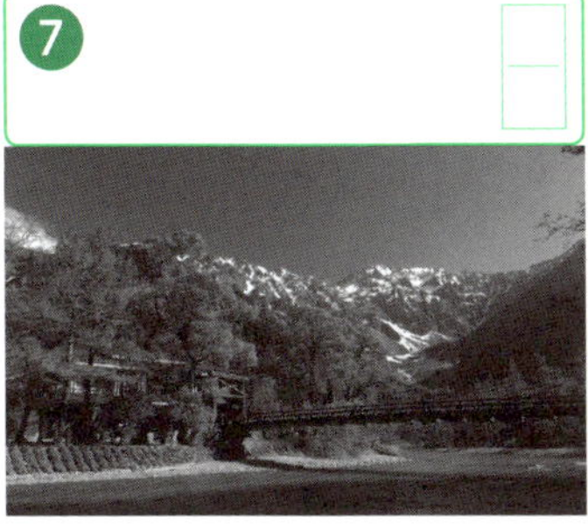

日本アルプスの懐の山岳リゾート地。残雪の山と河童橋の絶景はカメラに収めたい。（長野県）

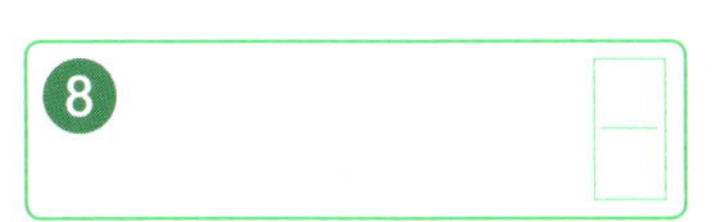

7kmの海岸に3万本の松が茂る。海＋松林＋富士山の織りなす絶景は浮世絵にも。（静岡県）

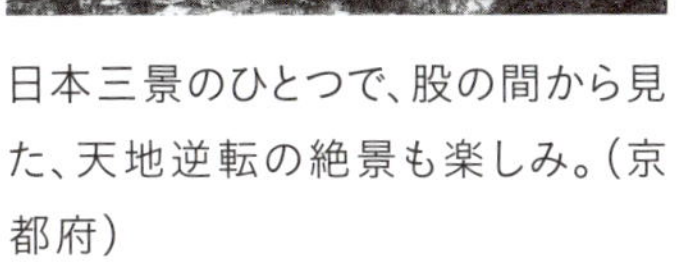

日本三景のひとつで、股の間から見た、天地逆転の絶景も楽しみ。（京都府）

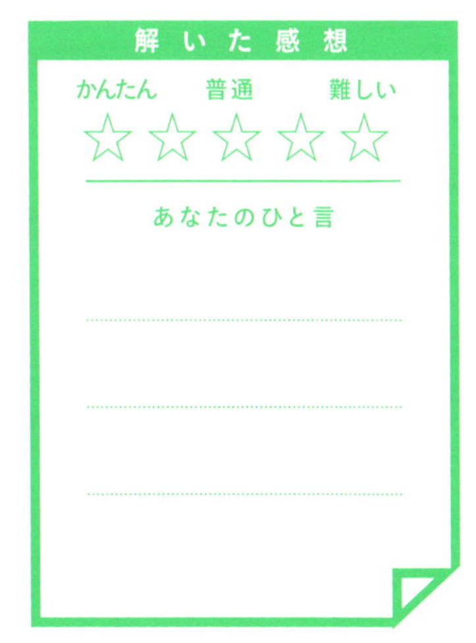

瀑布・温泉などの8部門から、八景・二十五勝・百景が選ばれました。

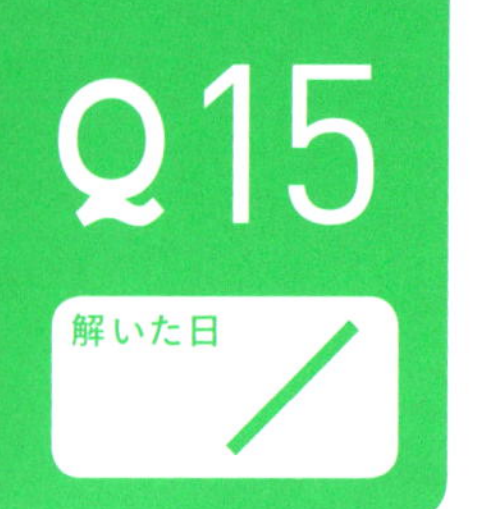

Q15 主な神社・仏閣

解いた日

全国の主な本宮や本山をリストアップしました。❶〜⓲にあてはまる神社や仏閣の名前を、リストから選んで書きましょう。（答えは147ページ）

リスト

出雲大社（いずもおおやしろ）／伊勢神宮（いせじんぐう）／宇佐神宮（うさじんぐう）／永平寺（えいへいじ）／鹿島神宮（かしまじんぐう）／建長寺（けんちょうじ）／金刀比羅宮（ことひらぐう）／金剛峯寺（こんごうぶじ）／住吉大社（すみよしたいしゃ）／善光寺（ぜんこうじ）／浅草寺（せんそうじ）／太宰府天満宮（だざいふてんまんぐう）／出羽三山神社（でわさんざんじんじゃ）／東大寺（とうだいじ）／成田山新勝寺（なりたさんしんしょうじ）／富士山本宮浅間大社（ふじさんほんぐうせんげんたいしゃ）／身延山久遠寺（みのぶさんくおんじ）／明治神宮（めいじじんぐう）

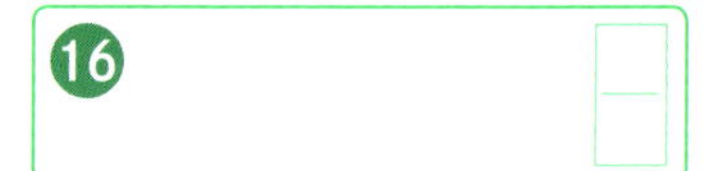

⓰ 瀬戸内に面する香川県に鎮座する海上交通の守り神。本宮は山の中腹にあり、785段の石段がある。（香川県）

⓱

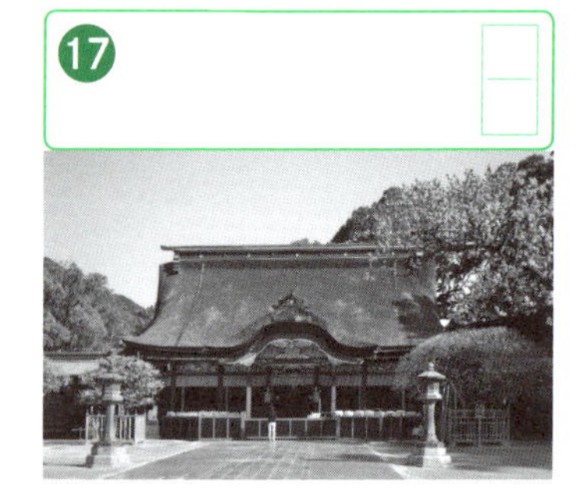

学問の神様で知られる菅原道真、いわゆる「天神さま」を祀り、春にはゆかりの飛梅が咲き誇る。（福岡県）

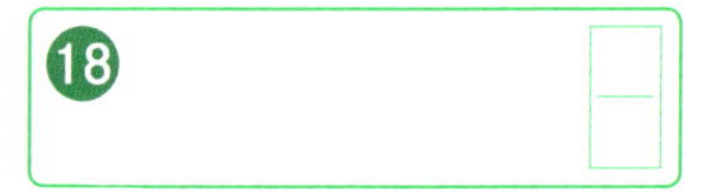

⓲ 全国に4万600社ほどもある八幡宮の総本宮。（大分県）

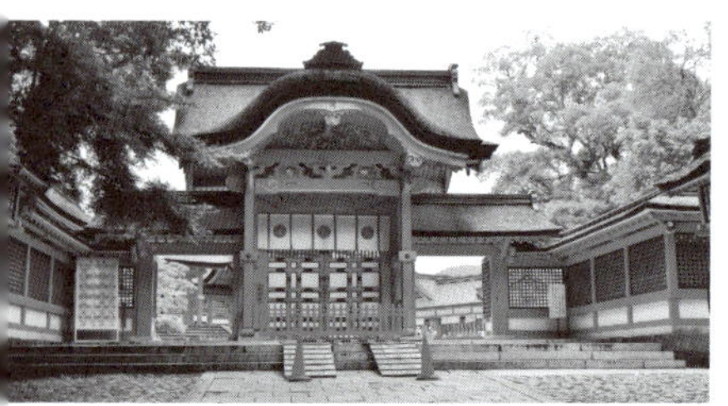

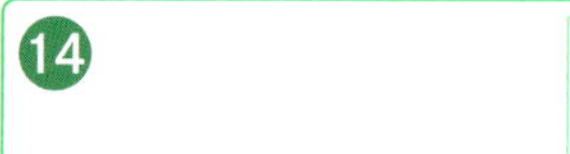

⓮ 道元禅師が開山した、曹洞宗の大本山。禅の道場。（福井県）

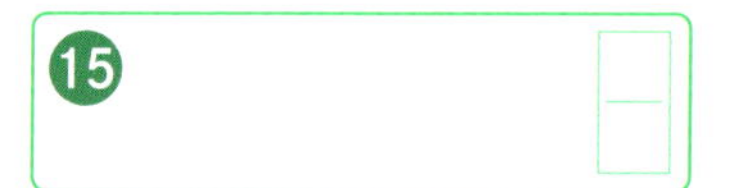

⓯ 神在月に八百万の神が集う、島根県にある神社。縁結びの神として知られる。（島根県）

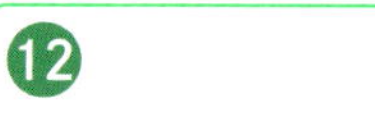

⓬ 高野山真言宗の総本山。一山境内地となっており、山全体に多くの伽藍がある。（和歌山県）

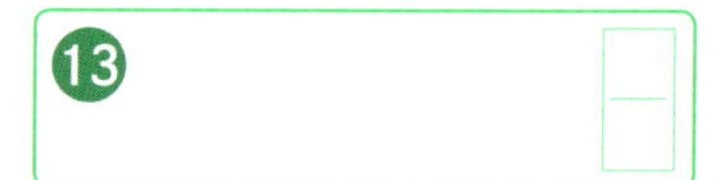

⓭ 海の三神と神功皇后を祭神とする□□神社の総本社。4棟の本殿は国宝。（大阪府）

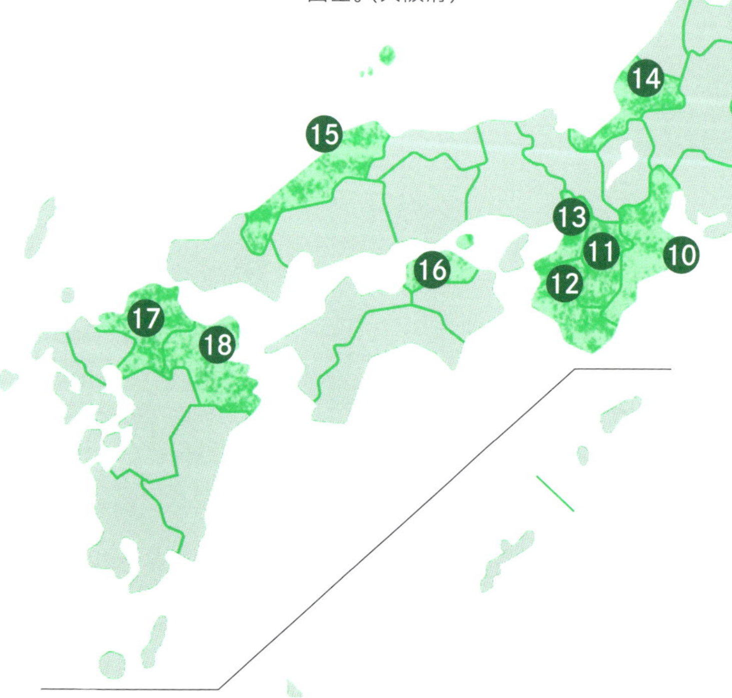

豆知識 今は気軽に神社や仏閣で押印・墨書してもらう「御朱印」ですが、もとは、お寺で写経をして奉納した証

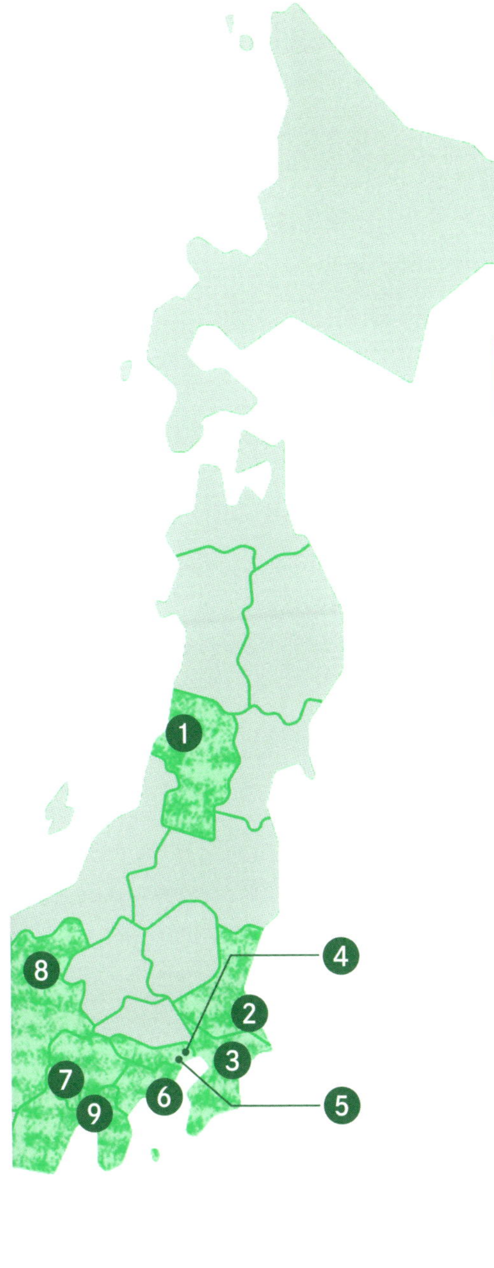

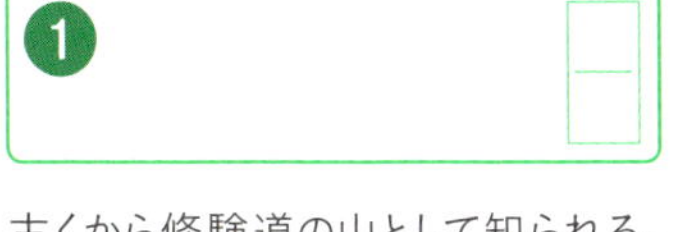

古くから修験道の山として知られる。羽黒山、月山、湯殿山それぞれに神を祀る。（山形県）

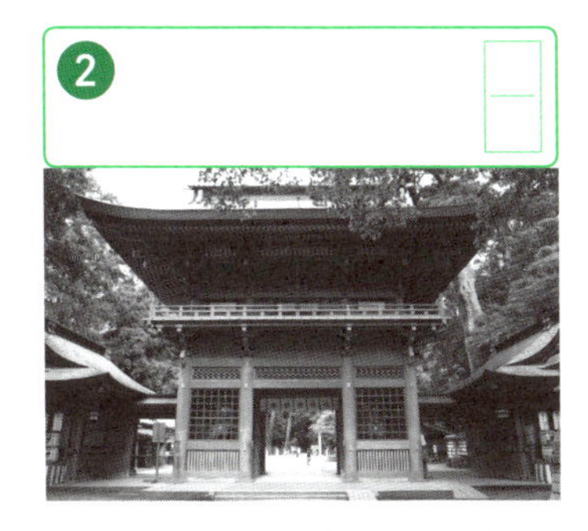

日本建国・武道の神タケミカヅチを祀る。神武天皇元年創建の長い歴史を誇る。（茨城県）

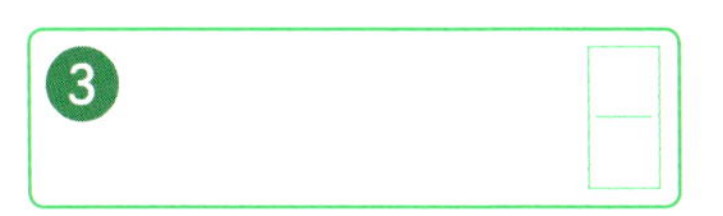

真言宗智山派の大本山のひとつ。節分の著名人の豆まきは風物詩として毎年報道される。（千葉県）

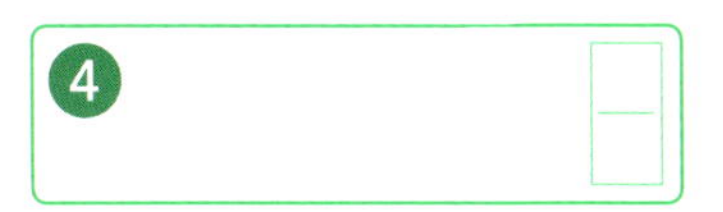

国内外からの観光客が参拝する東京都最古の寺。観音様を祀る。参道入り口の雷門がシンボル。（東京都）

5

渋谷区代々木にある天皇を祀る神社。初詣の参拝者数全国第1位を誇る。（東京都）

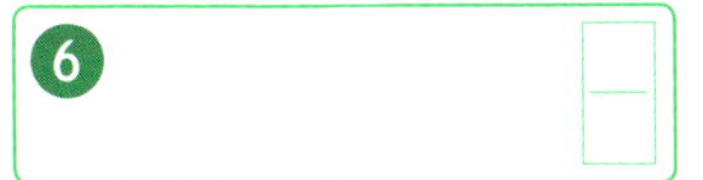

鎌倉にある、臨済宗の大本山のひとつ。けんちん汁の発祥の寺としても知られる。（神奈川県）

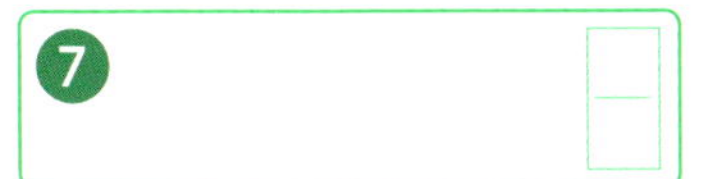

日蓮宗の総本山。鎌倉時代に開山した。（山梨県）

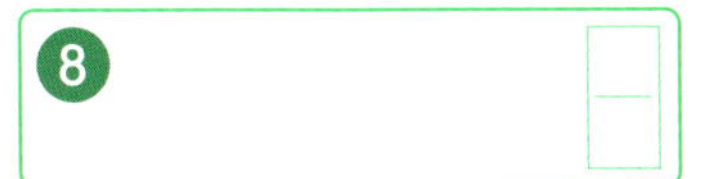

「牛にひかれて」「遠くとも一度は詣れ」のキャッチフレーズで有名。（長野県）

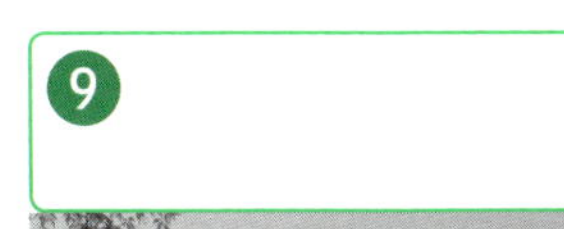

コノハナノサクヤヒメを祀る、□□神社の総本宮。日本一の山をご神体とする。（静岡県）

10

内宮、外宮など125の宮社からなる神社。正式名称は「神宮」。（三重県）

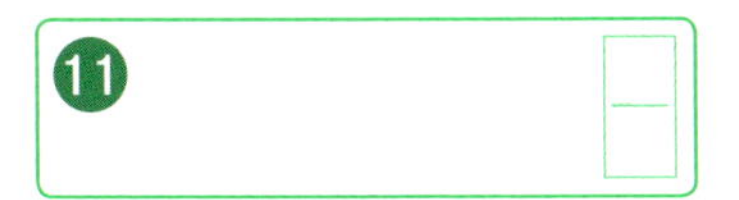

聖武天皇の発願による大仏で知られる。華厳宗の大本山。（奈良県）

としていただけるものでした。

Q16 各地の主な市場・商店街

解いた日 ／

旅先で、地元のおいしいものが集まる市場や商店街を散策するのも楽しいもの。
❶～❽にあてはまる名称を、リストから選んで書きましょう。

（答えは 148 ページ）

リスト

近江町市場（おうみちょういちば）／唐戸市場（からといちば）／巣鴨地蔵通り商店街（すがもじぞうどおりしょうてんがい）／仙台朝市（せんだいあさいち）／第一牧志公設市場（だいいちまきしこうせついちば）／天神橋筋商店街（てんじんばしすじしょうてんがい）／錦市場（にしきいちば）／和商市場（わしょういちば）

❻

全長2.6km、約600店の店が並ぶ、日本一長いアーケード商店街。（大阪府）

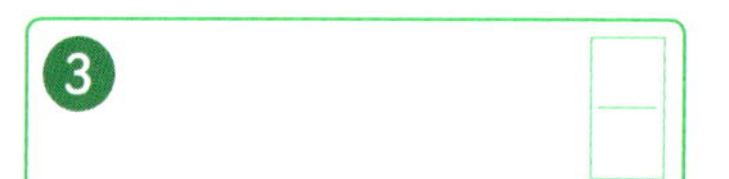

❸

通称「おばあちゃんの原宿」。商店街にある高岩寺の「とげぬき地蔵尊」などで知られる。（東京都）

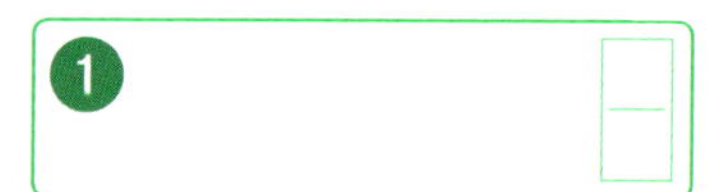

❶

北海の幸が揃う。どんぶり飯に好きな具を買い足していく「勝手丼」が名物。（北海道）

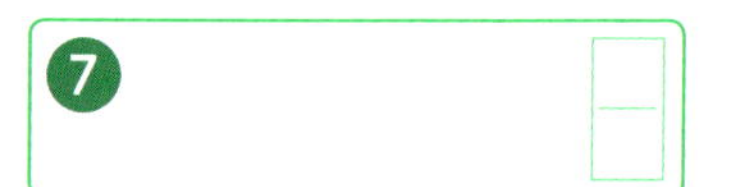

❼

ふぐの市場として有名。早朝はプロたちが、日中は市民や観光客でにぎわう。（山口県）

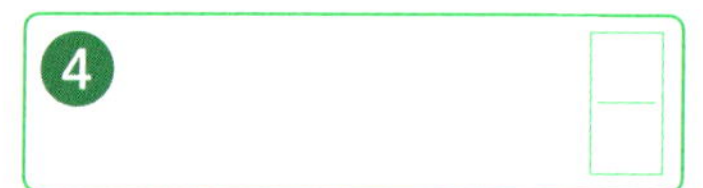

❹

地元では「おみちょ」と呼ばれる金沢の台所。日本海の旬を楽しみたい。（石川県）

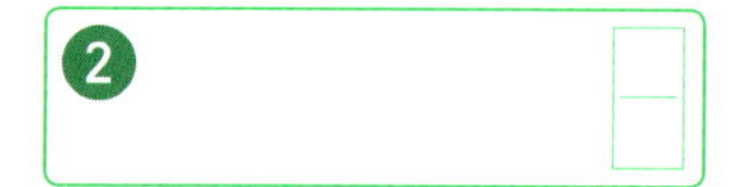

❷

駅近く、近代的な街の中に昔ながらの活気ある路面店が並ぶ。名前と異なり夕方までにぎやか。（宮城県）

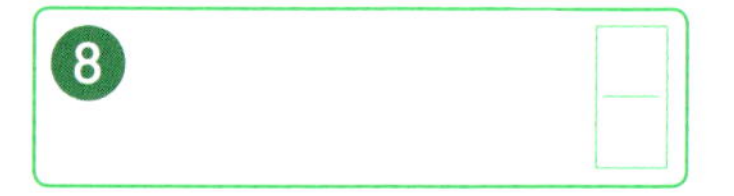

❽

色鮮やかな魚やフルーツ、肉、海藻などが並び、沖縄県の食文化が体感できる。（沖縄県）

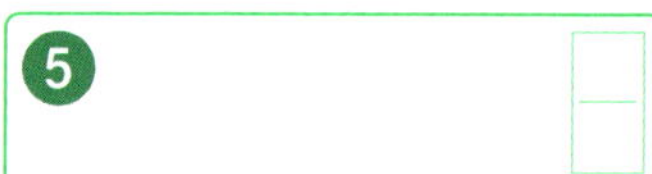

❺

1300年以上もの歴史をもつ京の台所。現在は、海外からの観光客でもにぎわう。（京都府）

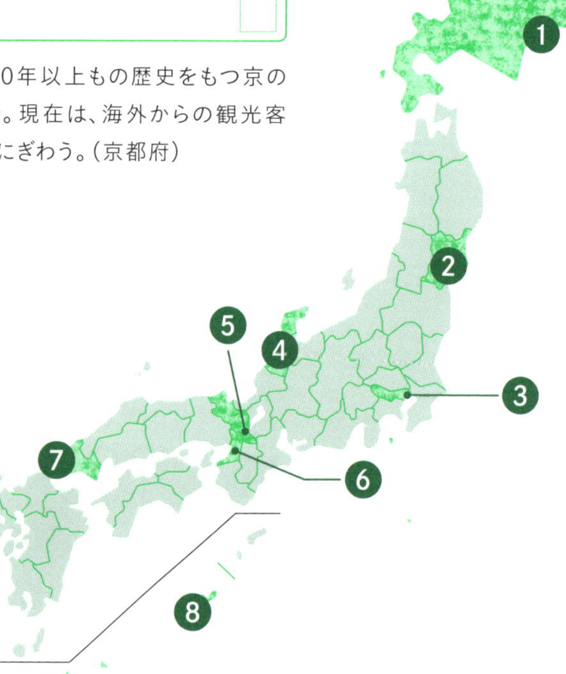

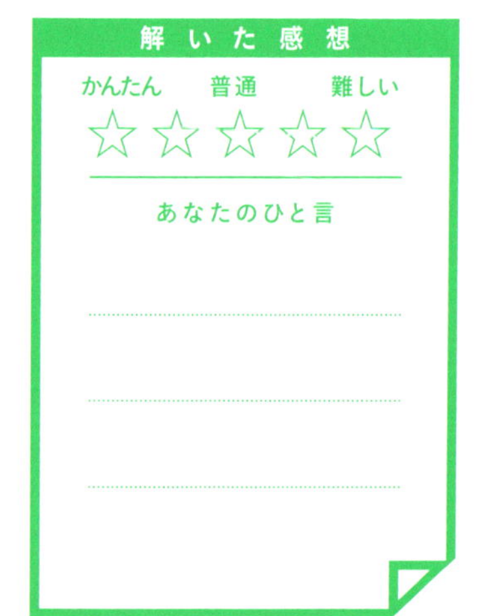

豆知識 ショッピングセンターや駅ビルなどを含むと、全国の商店街数は約1万2700。（2014年時）

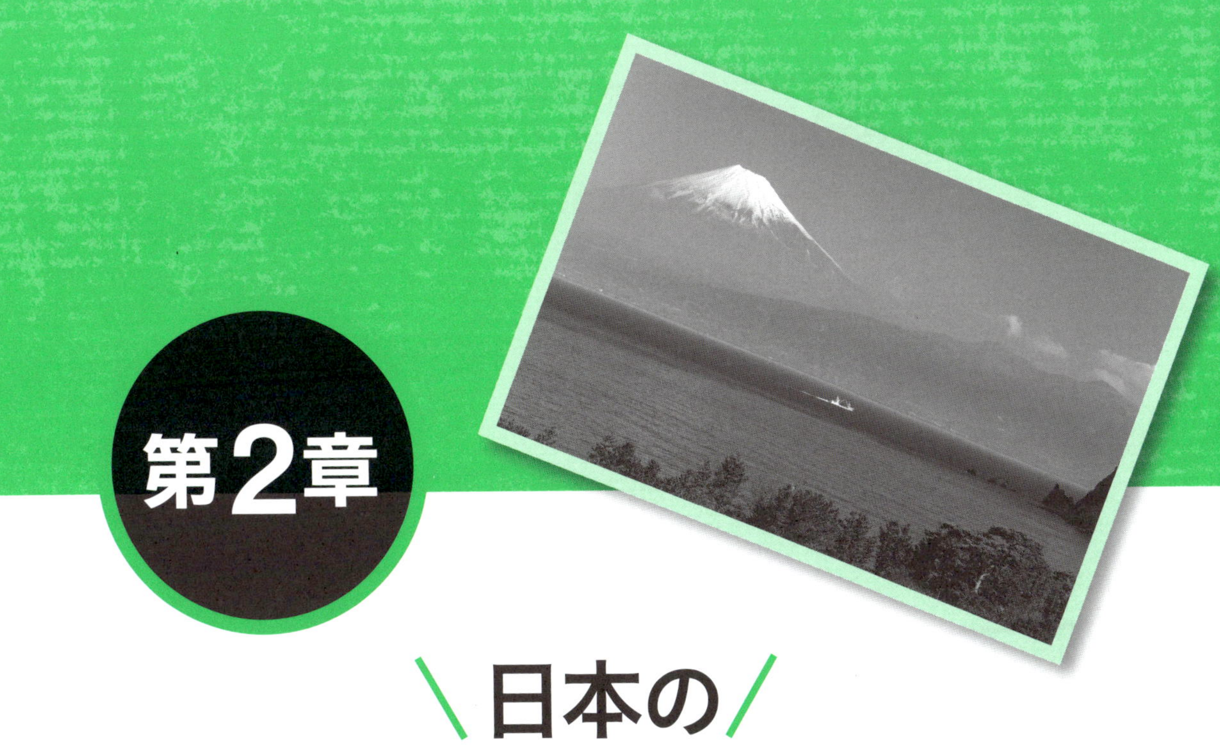

第2章

日本の地理

都道府県の名前や形、山や川などの地理や、
国内の産業などがクイズで登場です。

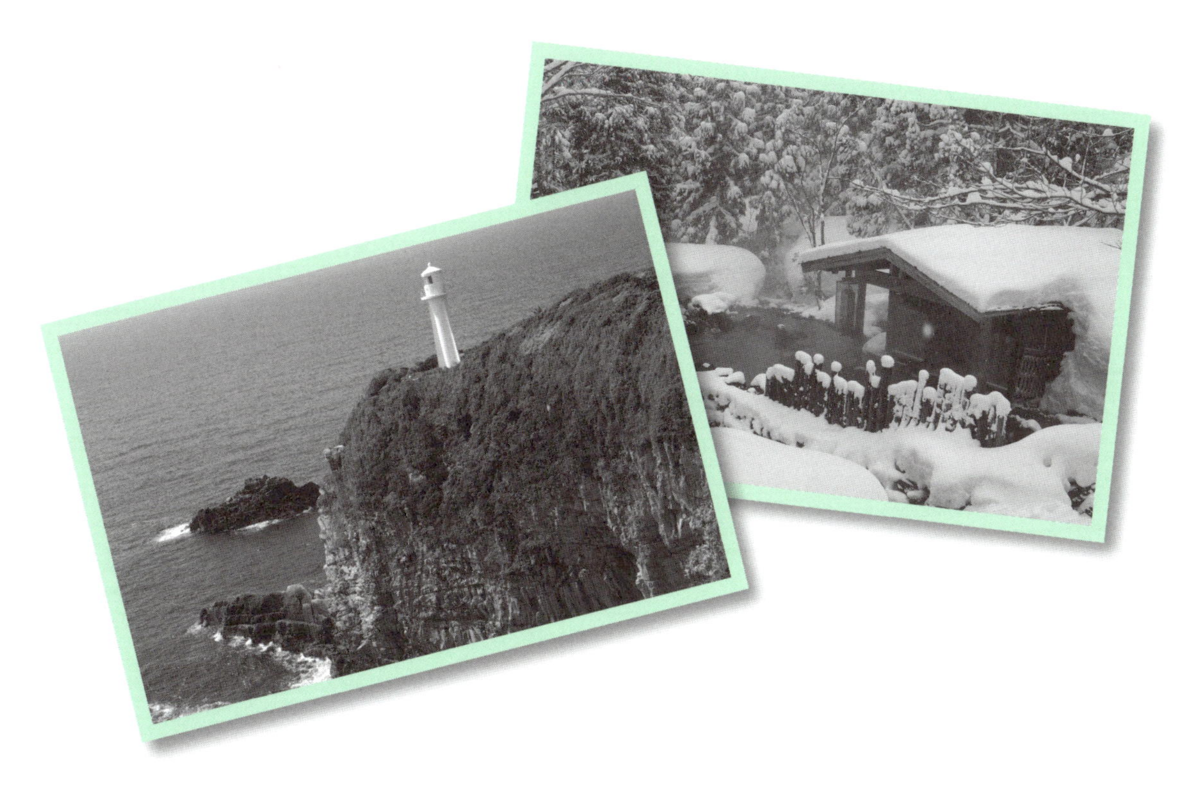

Q17

解いた日 ／

都道府県庁所在地

日本の 47 都道府県のうち都道府県庁の所在地が道県名と違うところが 18 あります。❶〜⓲にあてはまる都道府県庁所在地名を、リストから選んで書きましょう。

（答えは 148 ページ）

リスト

宇都宮（うつのみや）／大津（おおつ）／金沢（かなざわ）／甲府（こうふ）／神戸（こうべ）／さいたま／札幌（さっぽろ）／仙台（せんだい）／高松（たかまつ）／津（つ）／名古屋（なごや）／那覇（なは）／前橋（まえばし）／松江（まつえ）／松山（まつやま）／水戸（みと）／盛岡（もりおか）／横浜（よこはま）

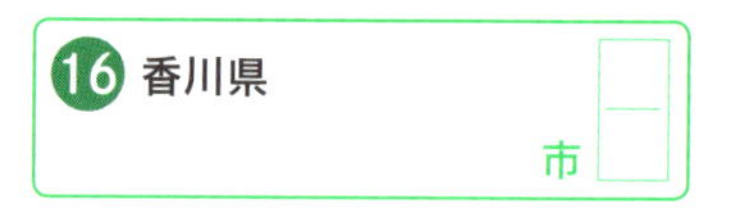

香川県の中心としてだけでなく、四国の中枢としても発展した市。源平合戦で知られる屋島がある。

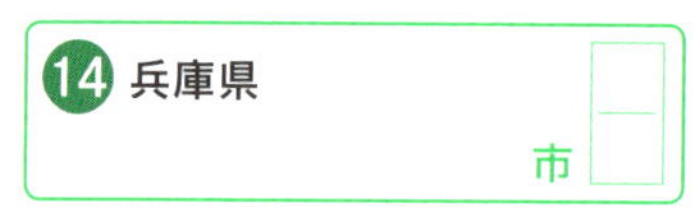

古くからの交易航路の要衝の地。幕末の開港を機に誕生した異人館街が有名。

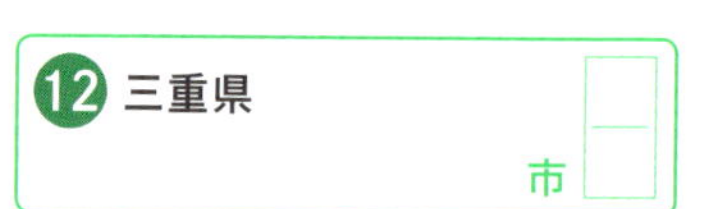

同じ三重県伊勢市にある伊勢神宮ゆかりの神社・仏閣がある、伊勢湾に面した市。

⓱ 愛媛県

市

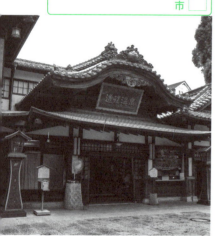

近代俳句の父、正岡子規生誕の地。市内に道後温泉があり、夏目漱石『坊っちゃん』の舞台としても有名。

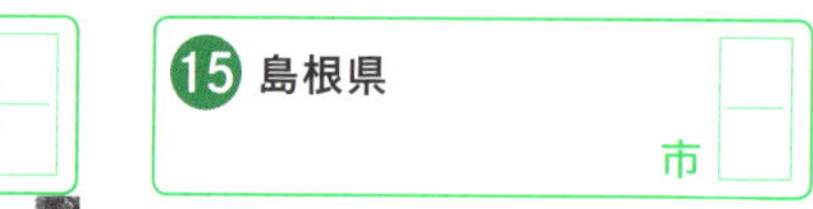

国宝である城を有する城下町。日本海や宍道湖、中海に面した地で、魚介類の宝庫。

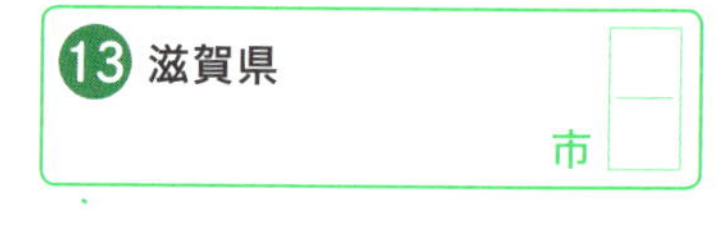

667年に天智天皇が遷都して都に定めた地。近くに琵琶湖と比叡山があり美しい景観を有する。

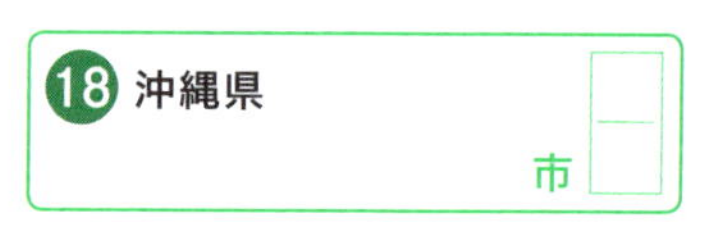

世界文化遺産「琉球王国のグスク及び関連遺産群」9件のうち、首里城跡など4件を有する。

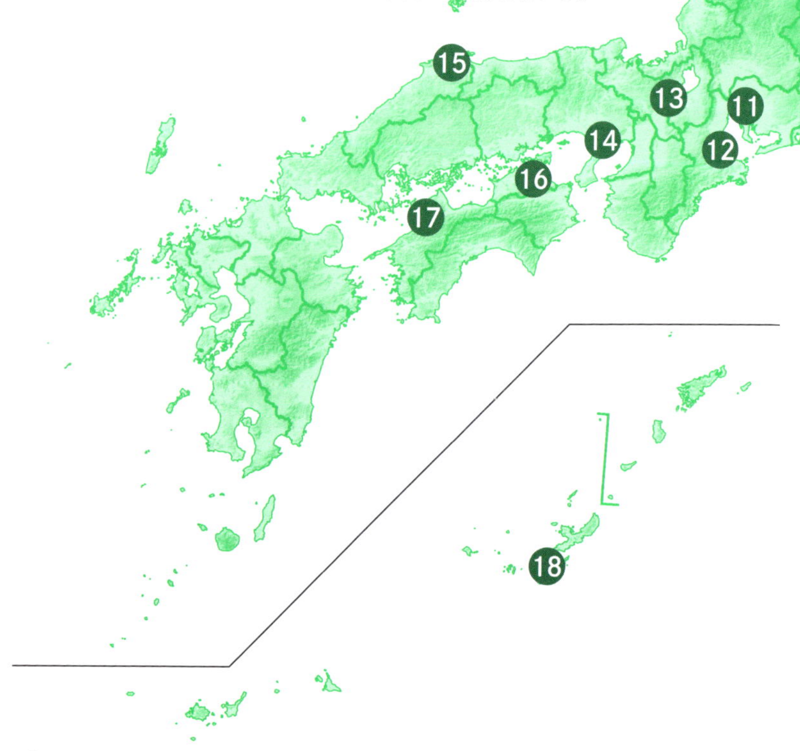

豆知識　日本には、明治21年（1888年）に7万1314もの町村がありましたが、明治の大合併や、昭和の大合

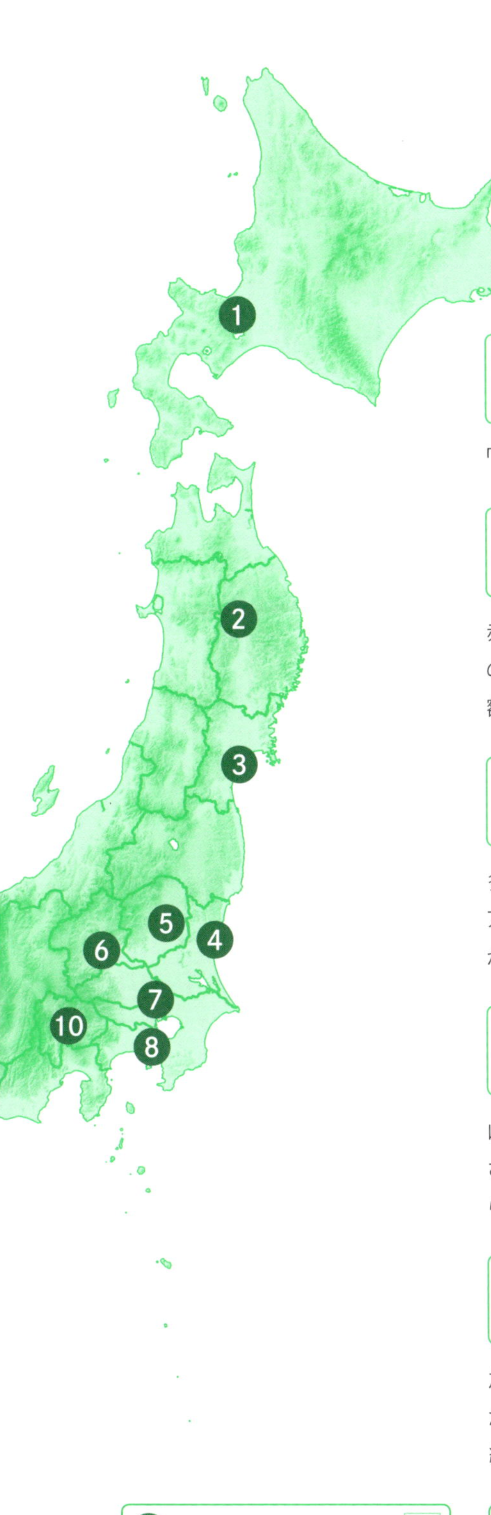

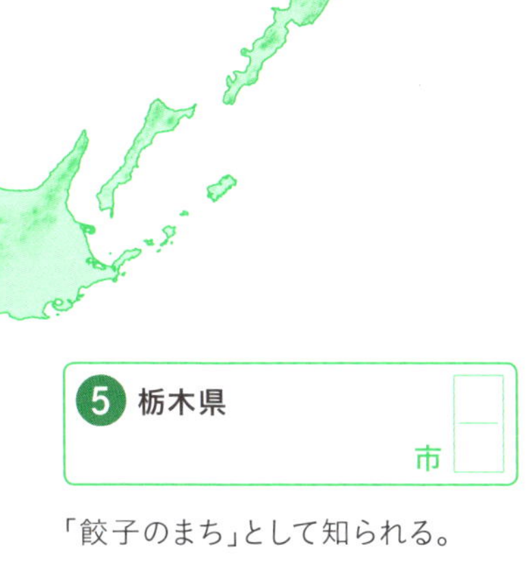

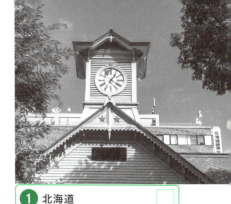

1 北海道　　市

2月には、大小の雪氷像が並ぶ大規模な雪まつりが開催されることで有名。時計台がシンボル。

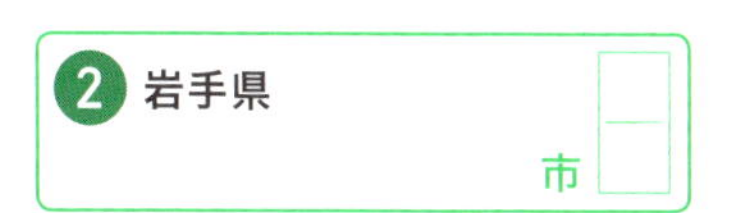

国の伝統的工芸品に指定されている南部鉄器の本場。石川啄木が過ごした地。

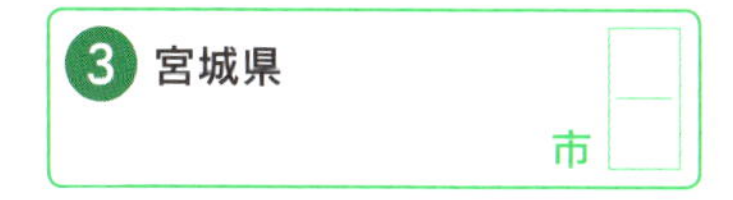

8月上旬に行われる七夕まつりは、街中が色鮮やかな七夕飾りに彩られる。

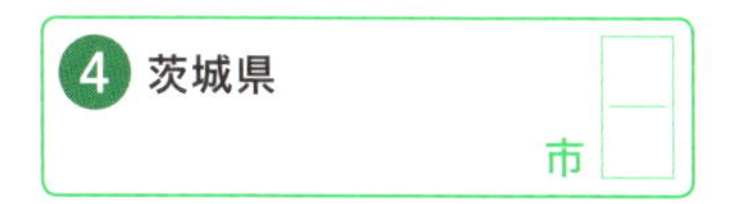

日本三大公園のひとつ「偕楽園」が有名。「水戸黄門」の名で知られる徳川光圀のお膝元。

5 栃木県　　市

「餃子のまち」として知られる。

6 群馬県　　市

赤城山麓の豊かな緑や利根川などの自然に恵まれた市。畜産の産出額は全国トップクラス。

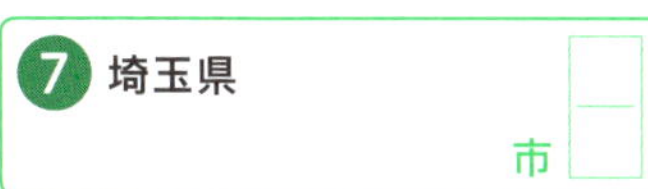

多くのイベントが行われるスーパーアリーナや、鉄道博物館などの施設がある。

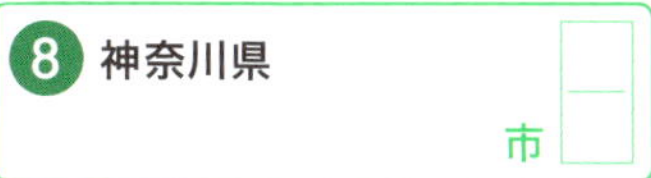

山下公園や中華街、元町などのさまざまな観光スポットを有する、古くからの港湾都市。

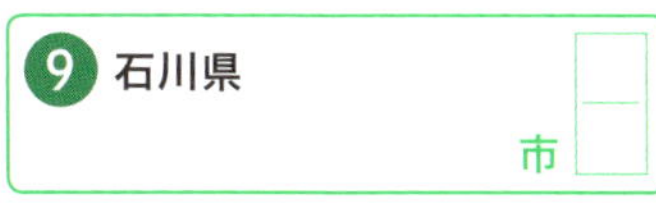

加賀藩前田家の城下町として栄えた市。加賀友禅や九谷焼などの伝統工芸品でも有名。

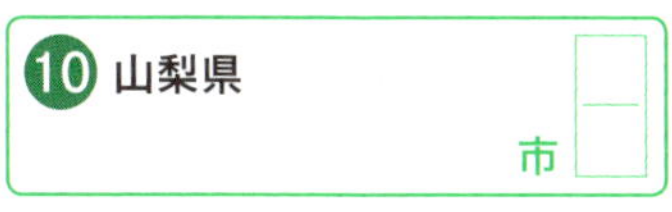

ぶどうの産地として有名。国産ワインの発祥の地といわれる。4月は信玄公祭りで賑わう。

11 愛知県　　市

徳川家康の築城によって市街地が形づくられた。以後、城下町として尾張藩の中心となり発展。

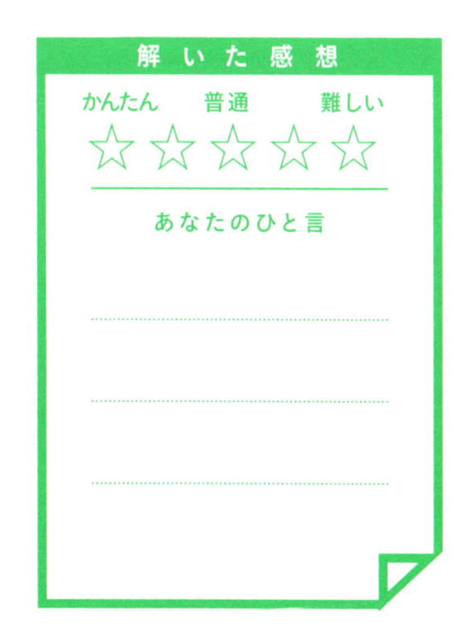

併などを経て、平成26年(2014年)には1718市町村にまで数が減りました。

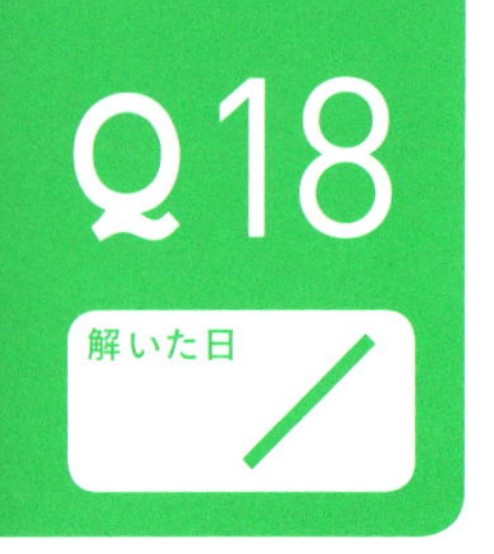

形で見る都道府県

日本の都道府県の形を見て、❶〜⓮にあてはまる都道府県名を、リストから選んで書きましょう。 （答えは 148 ページ）

リスト

青森（あおもり）／茨城（いばらき）／愛媛（えひめ）／岐阜（ぎふ）／高知（こうち）／鳥取（とっとり）／新潟（にいがた）／福井（ふくい）／福岡（ふくおか）／
宮城（みやぎ）／宮崎（みやざき）／山口（やまぐち）／山梨（やまなし）／和歌山（わかやま）

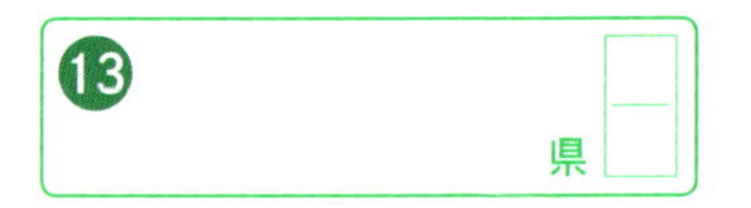

九州の東北端に位置する県。菅原道真を祀る太宰府天満宮は名所のひとつ。辛子明太子は土産の定番。

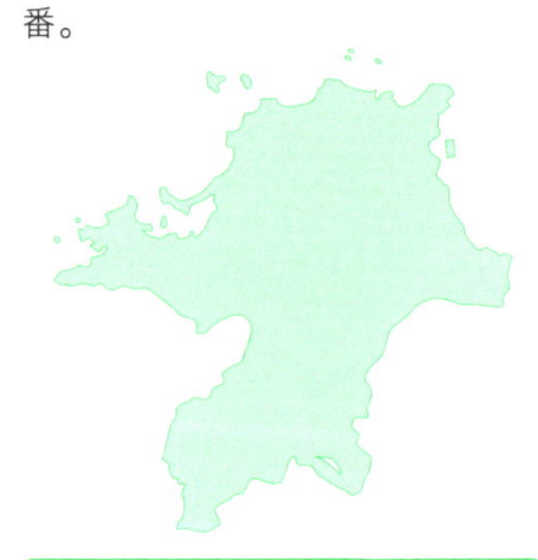

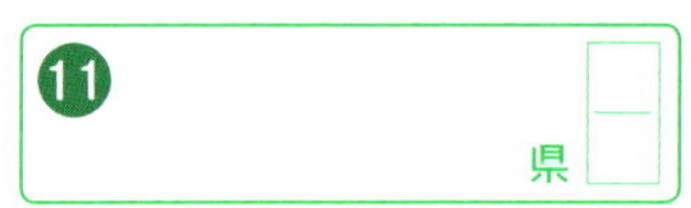

中部地方に属する県で、日本海に面する。離島には佐渡島がある。米の生産量は日本一。

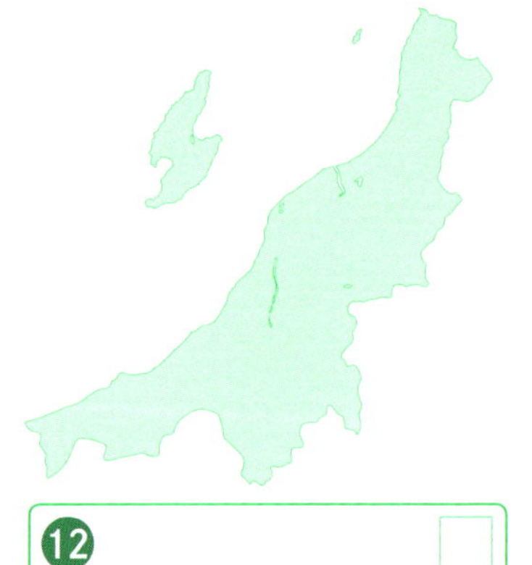

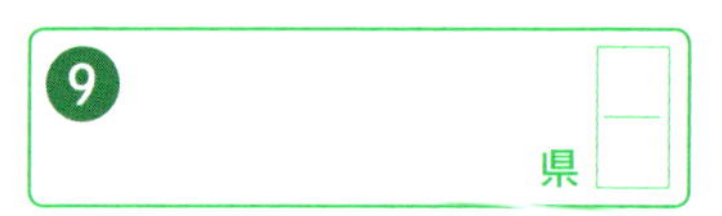

東北地方に属する県で、伊達政宗のお膝元。金メダリストの羽生結弦（はにゅうゆづる）の出身地。

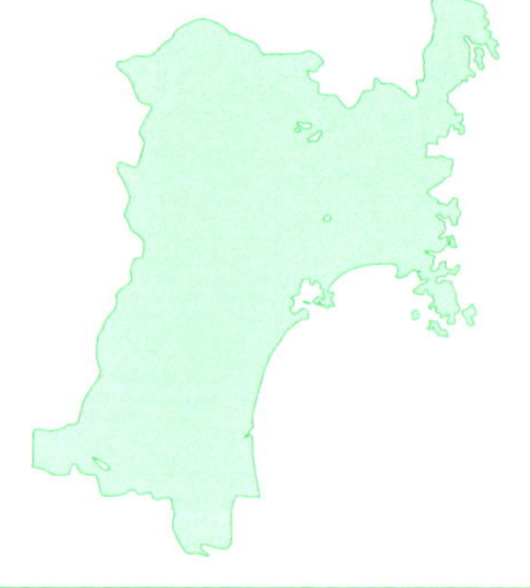

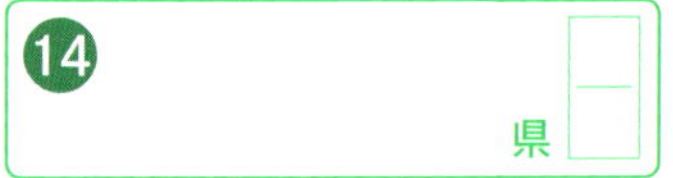

中部地方に属し、日本海に面する県。冬の名物の越前がにや、観光名所の東尋坊で知られる。

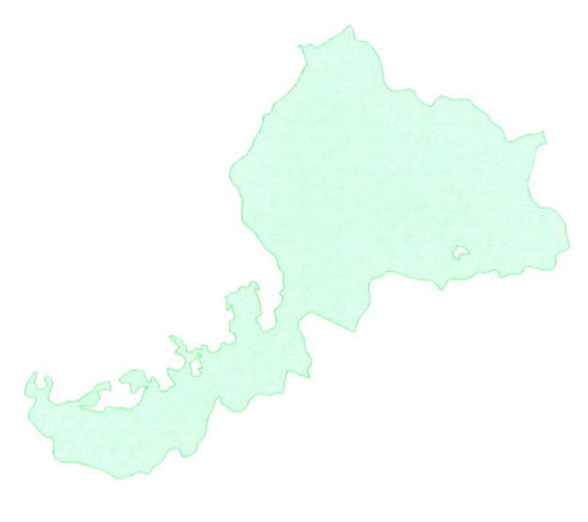

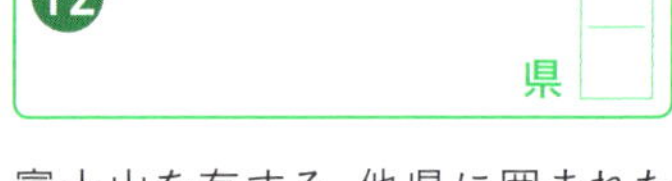

富士山を有する、他県に囲まれた県。武田信玄を祀る武田神社がある。信玄餅は土産の定番。

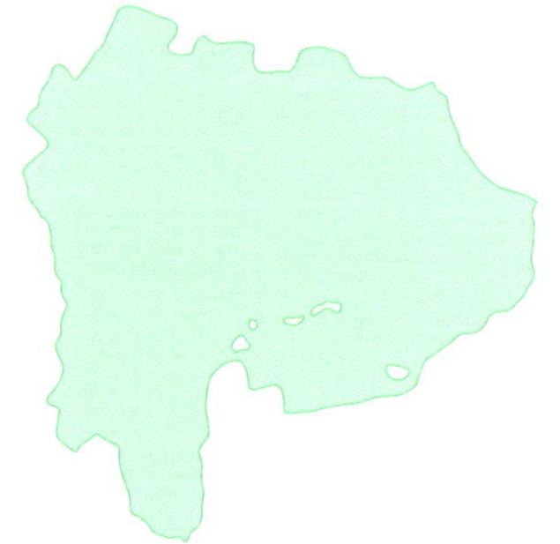

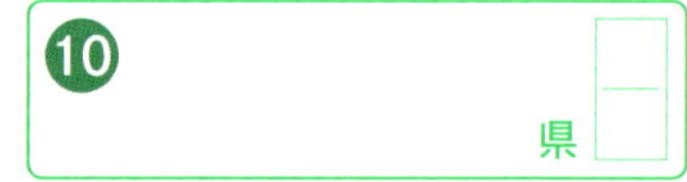

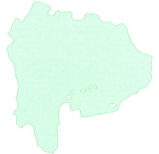

四国地方に属する県で、太平洋に面している。四国で最長の四万十川があり、坂本龍馬の出身地。

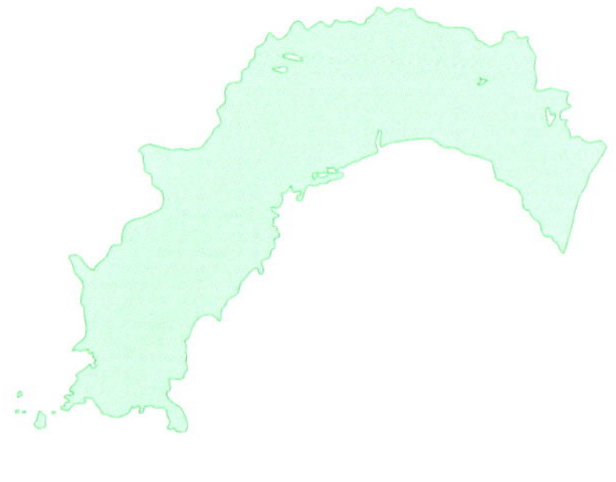

豆知識 都道府県の境目は、日本に昔からある川や峠などの地理的な条件で分けた「国」と、江戸幕府がつくっ

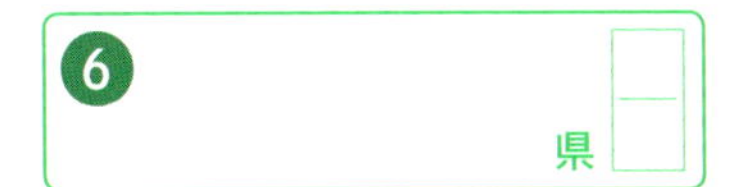

近畿地方の南西にある県。紀州梅が有名で、世界遺産の熊野三山への参拝道と高野山がある。

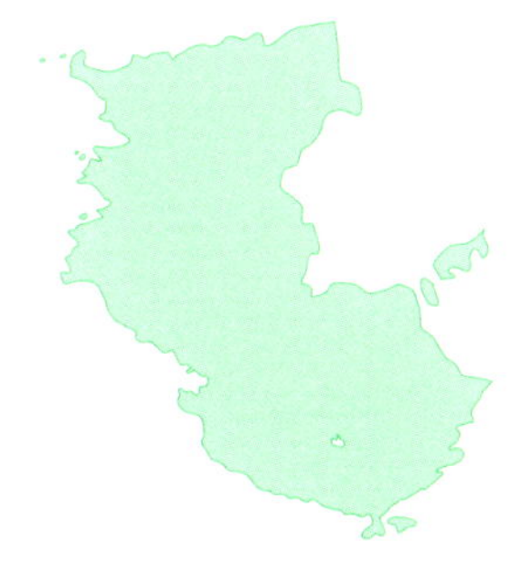

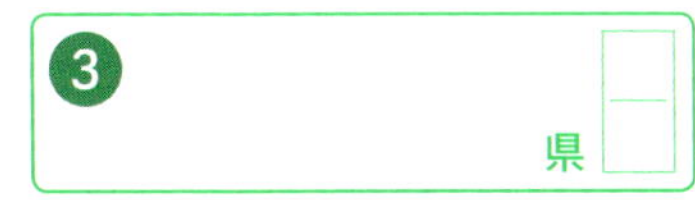

北関東の県のひとつ。水戸黄門でおなじみ、徳川光圀の出生地でもある。納豆のイメージが強い県。

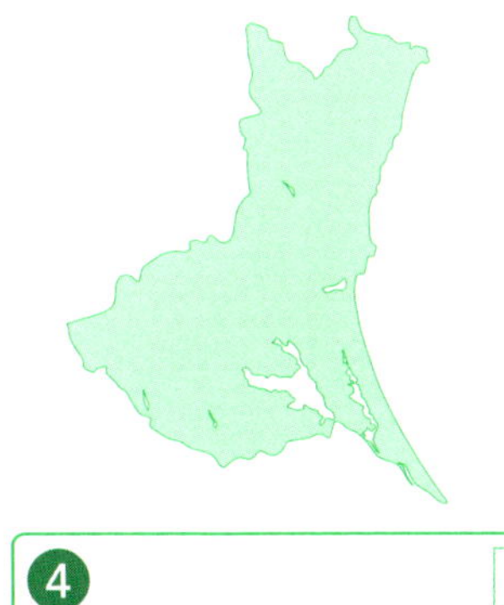

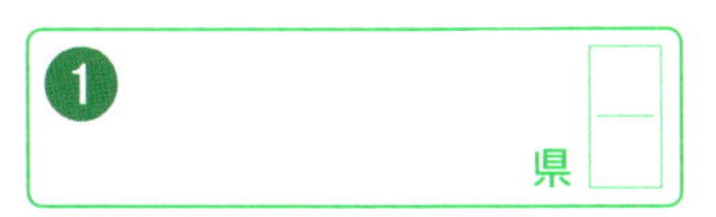

九州の南東部にある県。マンゴーや地鶏が有名。多くのプロスポーツチームのキャンプ地でもある。

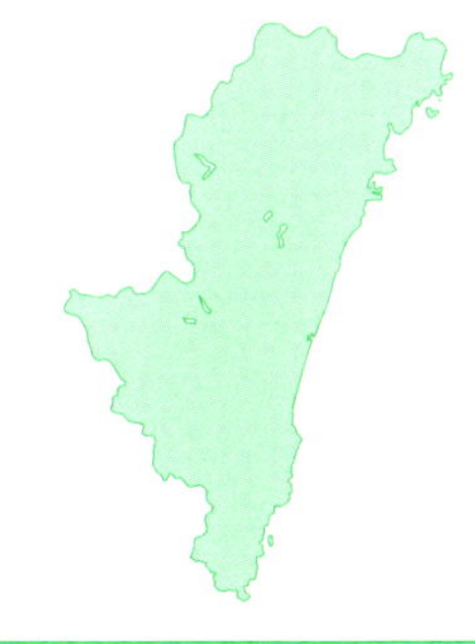

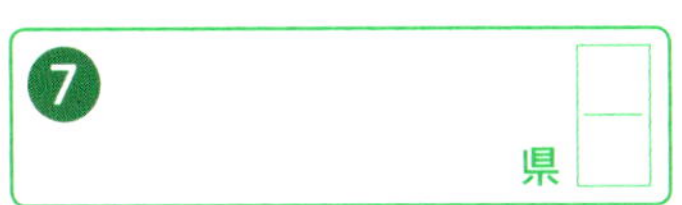

中部地方に属する、他県に囲まれた県。天下分け目の戦いの舞台となった関ヶ原はこの県にある。

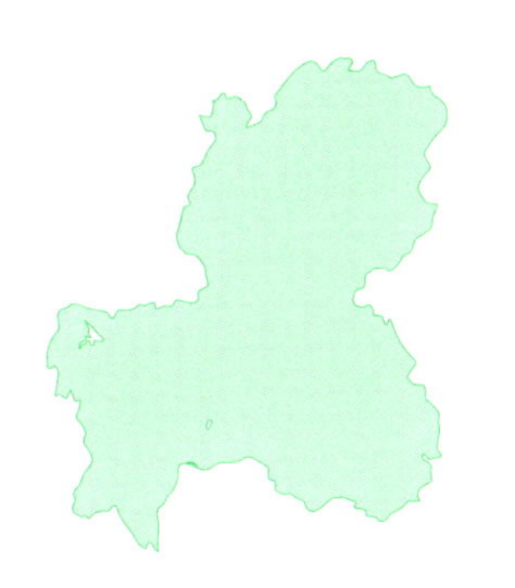

4 県

四国地方に属し、瀬戸内海に面する。宇和海での鯛の養殖は日本一。みかんの産地でもある。

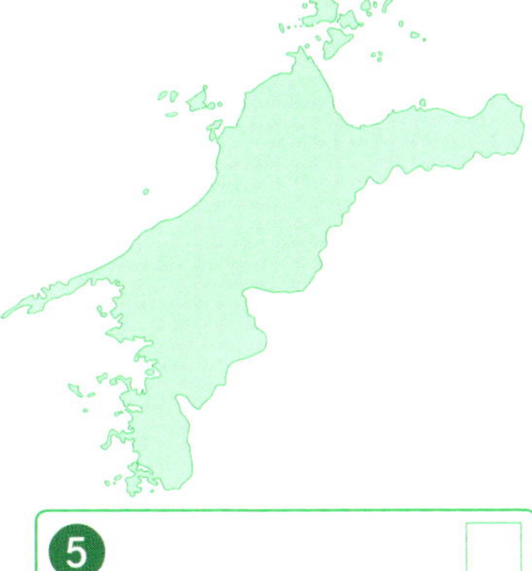

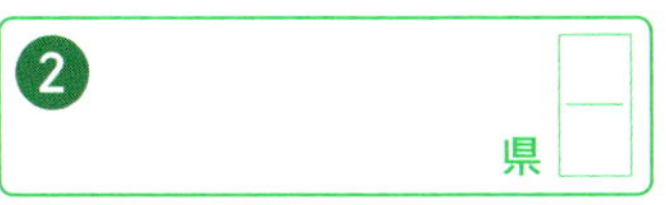

本州の最西端に位置する県。ふぐの産地として有名。日本最大級のカルスト台地・秋吉台がある。

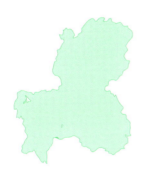

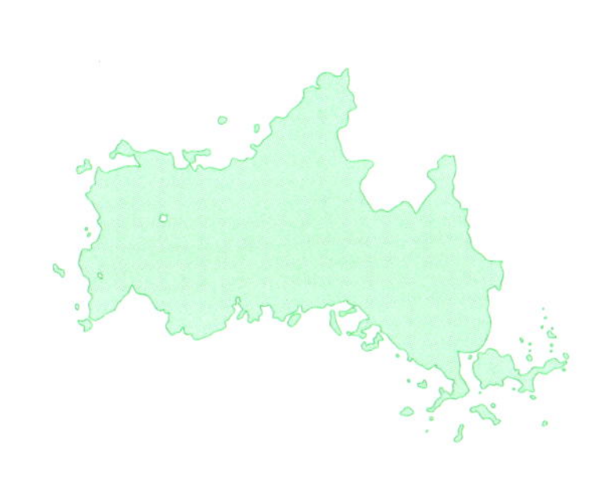

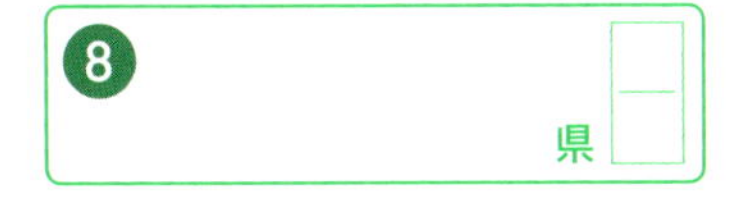

中国地方に属する県。日本海に面し、日本最大級の海岸砂丘を有する。松葉がにが有名。

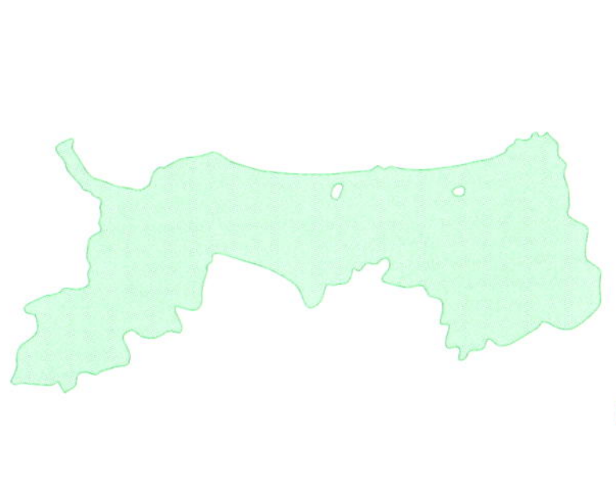

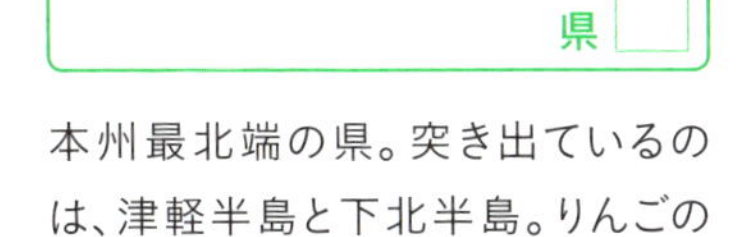

本州最北端の県。突き出ているのは、津軽半島と下北半島。りんごの生産量が日本一。

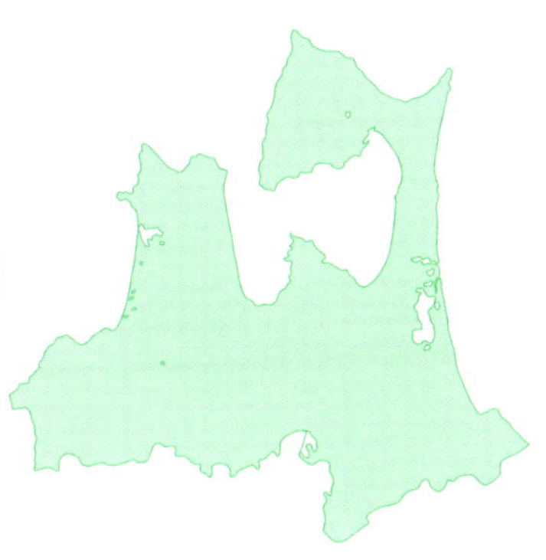

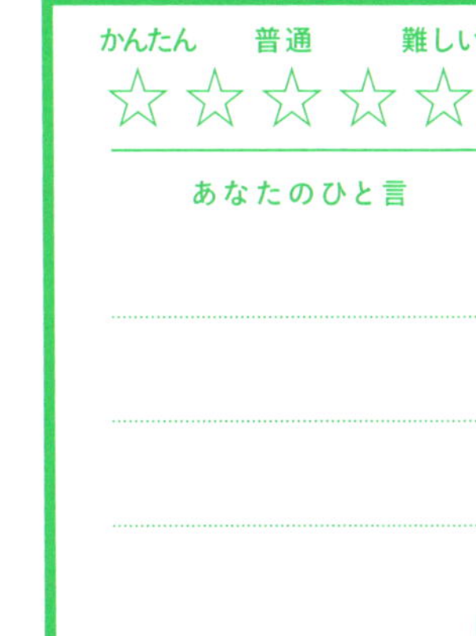

た区分「藩」をもとに、人口や文化を考慮して決められました。

Q19

解いた日 ／

日本の山脈・山地と平野

日本の国土の約 4 分の 3 は山地で背骨のように山が連なり、山から流れる川の周囲に肥沃な平野が広がります。❶～⓳にあてはまる名称を、リストから選んで書きましょう。 （答えは 148 ページ）

リスト

赤石山脈／石狩平野／越後山脈／奥羽山脈／大阪平野／関東平野／紀伊山地／木曽山脈／北上高地／北見山地／九州山地／四国山地／仙台平野／中国山地／筑紫平野／濃尾平野／日高山脈／飛騨山脈／両白山地

⓰

山陰と山陽を分ける。最高峰は氷ノ山（1510m）。

⓱

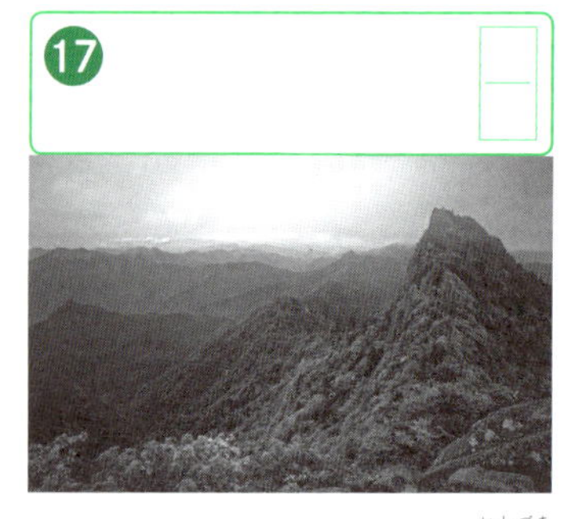

□□の中央を貫く。最高峰は石鎚山（1982m）。

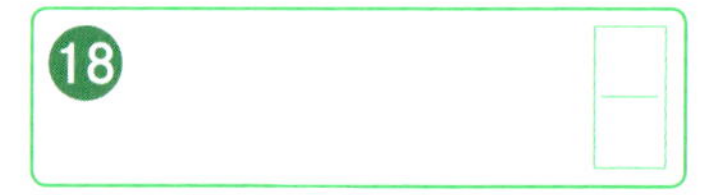

筑後川が流れる、有明海に面した九州最大の平野。米づくりが盛ん。

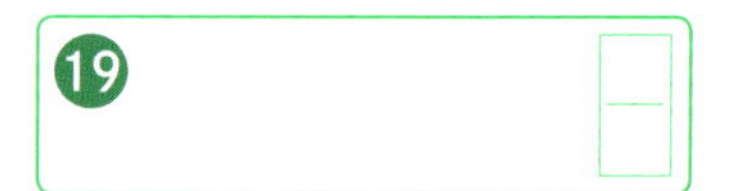

□□を北と南に分ける。最高峰は祖母山（1756m）。

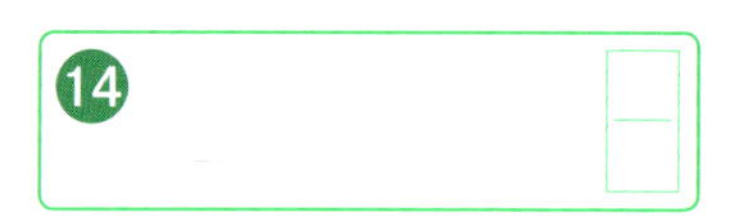

大きな半島の南部を占める。最高峰は八経ヶ岳（1915m）。

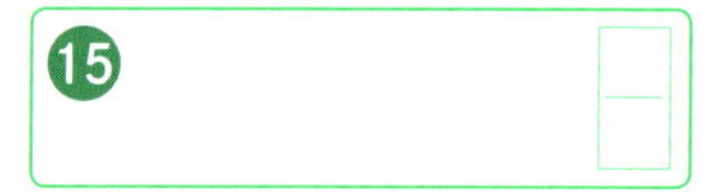

淀川が流れ、河内湾に土砂が堆積して形成された。近畿地方最大の平野。

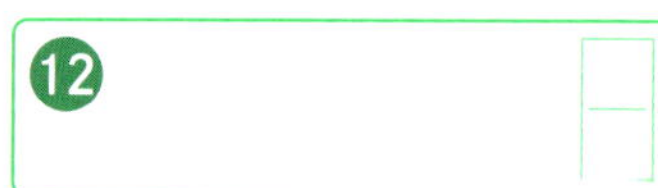

白山（2702m）を有する加越山地と、能郷白山（1617m）を最高峰とする越美山地からなる。

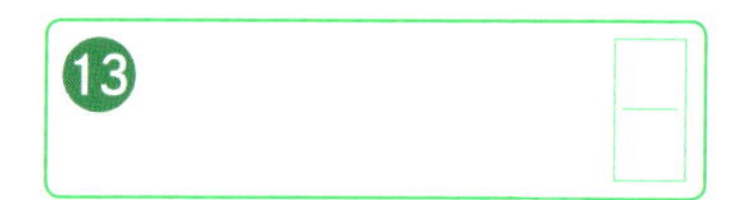

「木曽三川」が流れる平野。堤防で囲んだ地域「輪中」が点在する。

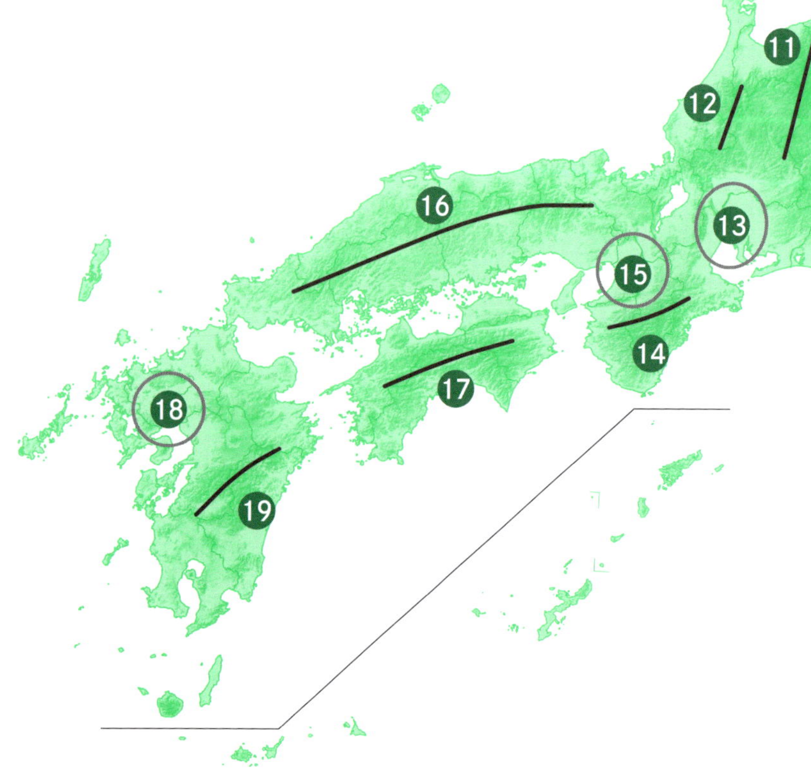

豆知識 日本は太平洋をとりまく環太平洋造山帯に属しており、山々のほとんどは火山活動でできたもの。桜島

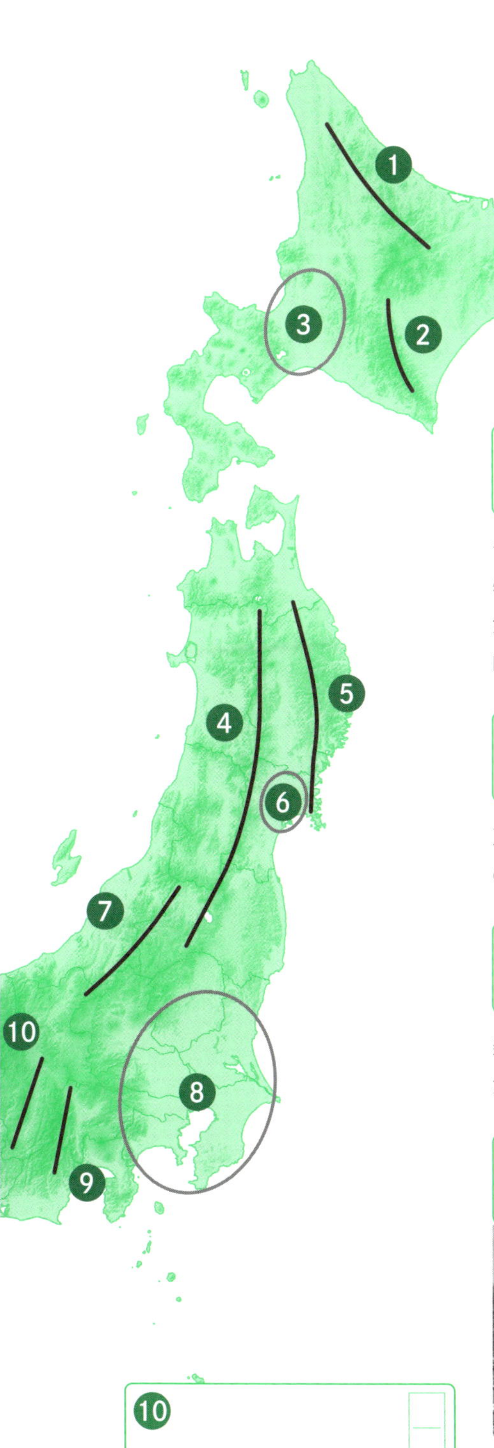
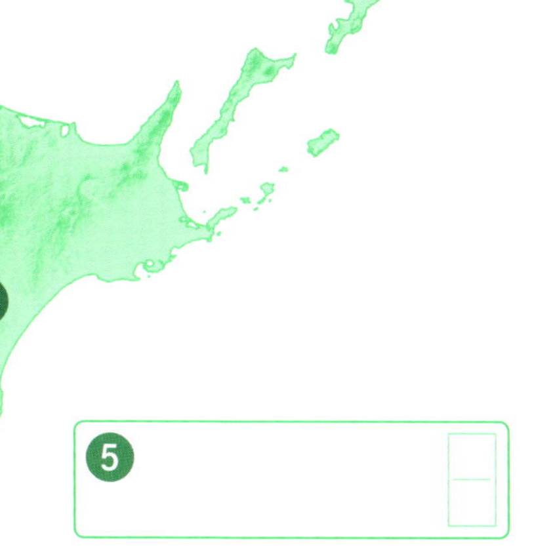

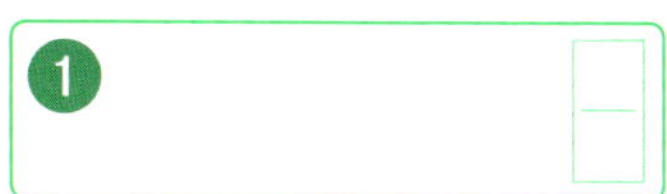

北海道最高峰の大雪山の隣の天塩岳(1558m)から稚内方向へ延びる。

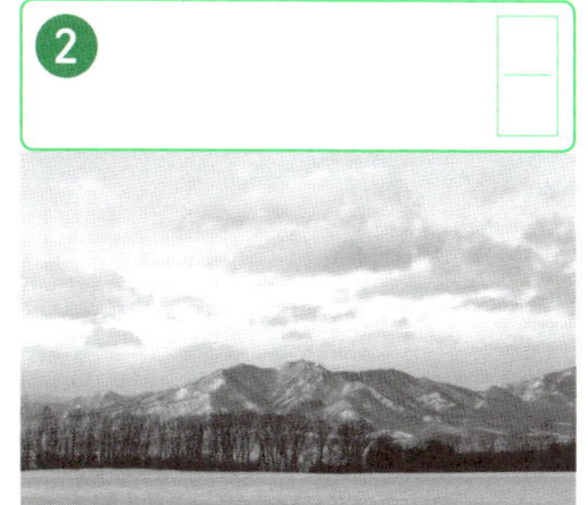

北海道中央部から襟裳岬まで150kmに連なる。主峰は幌尻岳(2052m)。

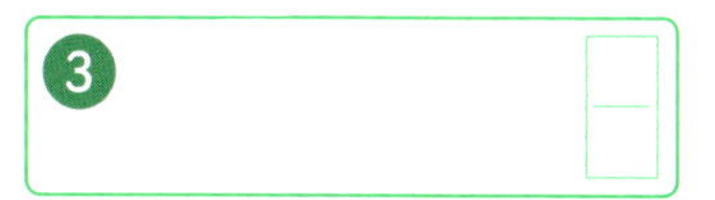

同名の川の流域にある。西部に大都市・札幌がある。

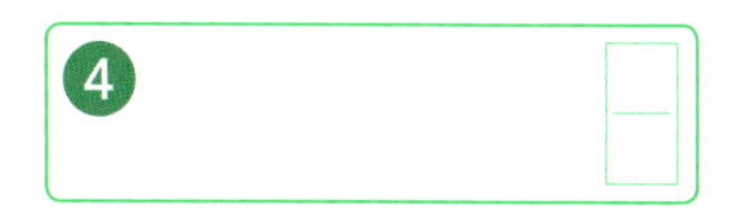

東北地方の中央部を走る日本一長い山脈。最高峰は岩手山(2038m)。

5

青森県の八戸付近から宮城県の牡鹿半島付近まで約250kmにわたるなだらかな山地。最高峰は早池峰山(1917m)。

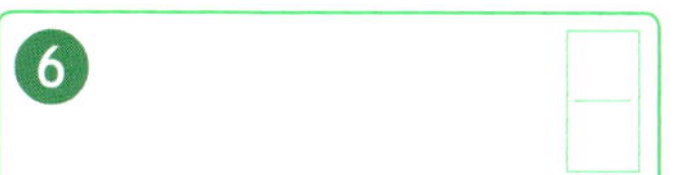

東北地方最大の平野は、東北最大の都市と同じ名前。

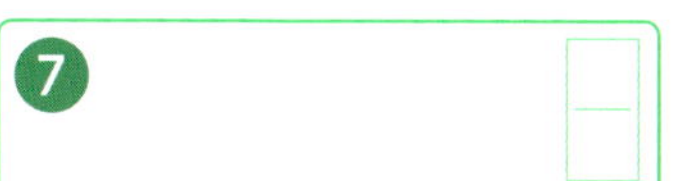

新潟県・群馬県・福島県の3県にまたがって連なる。

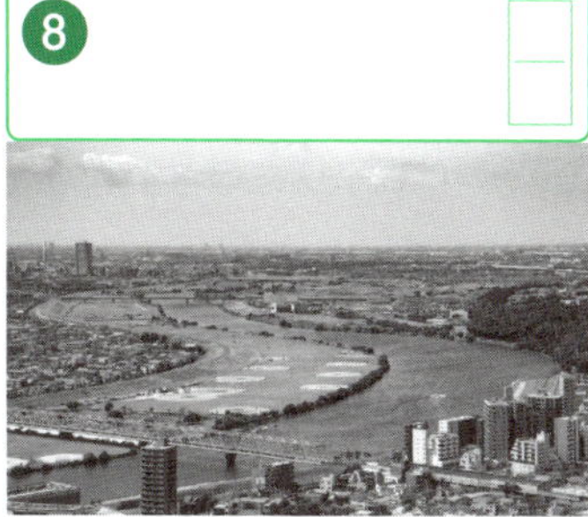

日本最大の平野。火山灰が風化した赤土「ローム」に覆われる。

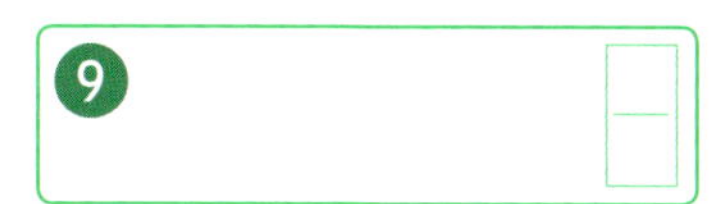

南アルプス。北岳(3193m)、間ノ岳(3190m)など3000m峰9山を有する。

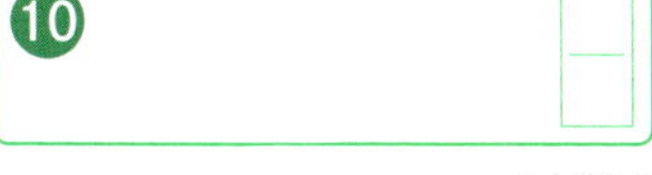

中央アルプス。最高峰は駒ケ岳(2956m)。

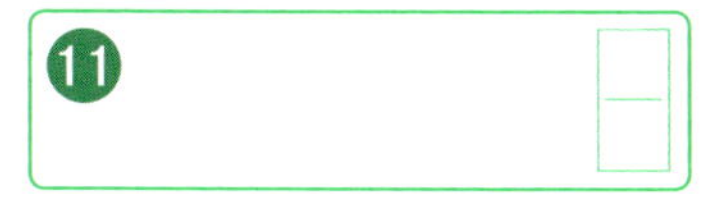

北アルプス。最高峰は奥穂高岳(3190m)。

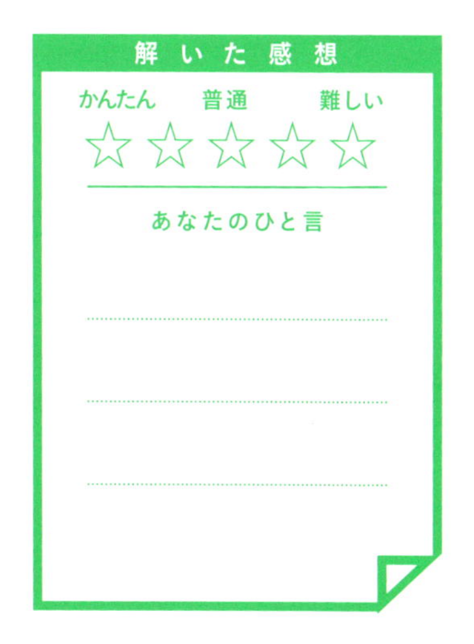

や阿蘇山、富士山、浅間山など、現在(2017年)でも111もの活火山があります。

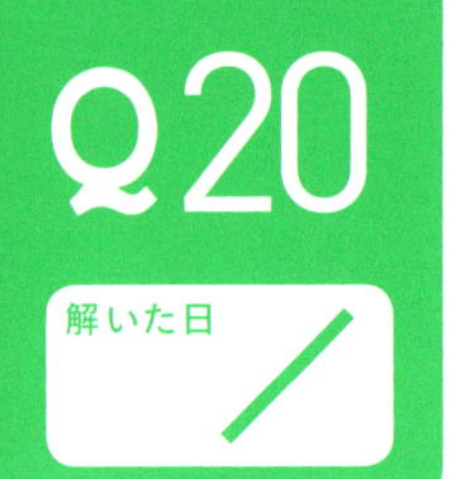

日本の川と湖

日本には景観や大きさ、名産などで有名な川や湖がたくさんあります。❶〜㉑にあてはまる川と湖沼の名前を、リストから選んで書きましょう。

＊地図上の川は主流のみ掲載

（答えは 148 ページ）

リスト

阿武隈川／猪苗代湖／霞ヶ浦／木曽川／北上川／紀の川／九頭竜川／サロマ湖／信濃川／四万十川／宍道湖／筑後川／天塩川／天竜川／利根川／中海／浜名湖／琵琶湖／最上川／吉野川／淀川

⑰

日本で5番めに広い湖。⑱とともにラムサール条約に登録された。（島根県・鳥取県）

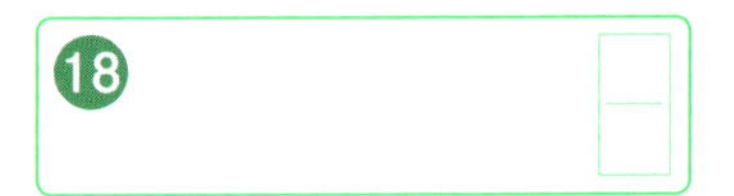

しじみ漁で有名な湖。2005年に湿地の保全を目的としたラムサール条約に登録された。（島根県）

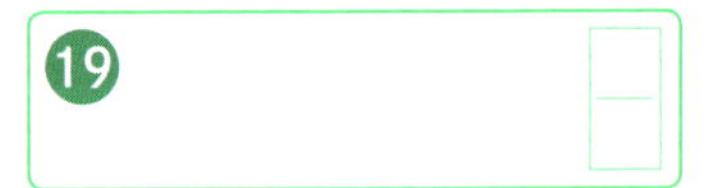

エメラルドグリーンの美しさを誇るが、「四国三郎」とも呼ばれる暴れ川。（徳島県・高知県）

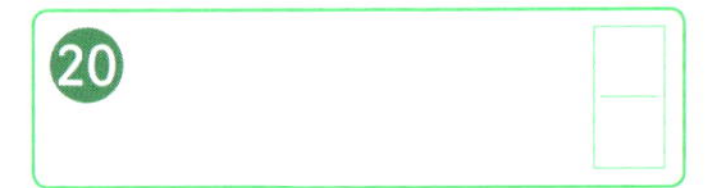

四国最長の川。自然のままの美しさは、日本の「最後の清流」。（高知県）

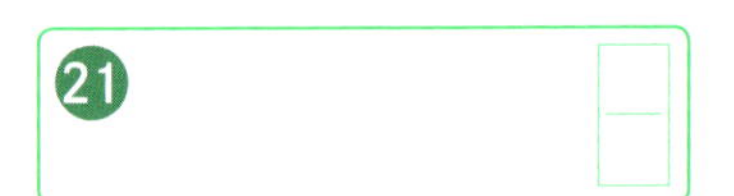

九州最長の川。「筑紫次郎」とも。筑紫平野を流れ、有明海へ。（熊本県・大分県・福岡県・佐賀県）

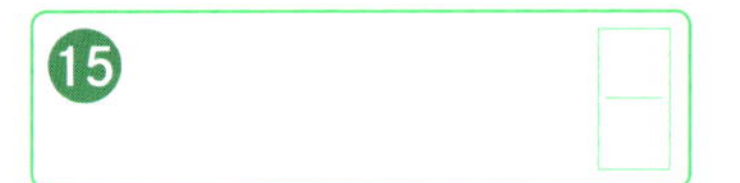

⑭から出る唯一の河川。瀬田川、宇治川などと名前を変えて流れる。（滋賀県・京都府・大阪府）

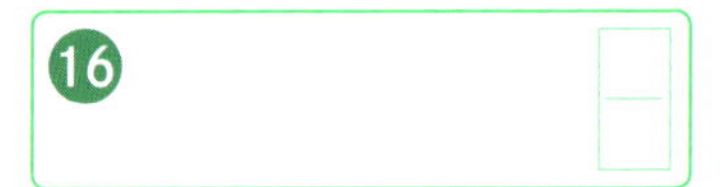

有吉佐和子の小説でも知られる。奈良県では「吉野川」とも。（奈良県・和歌山県）

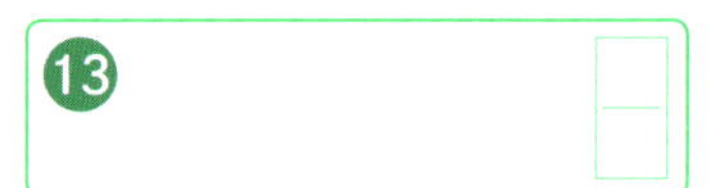

福井県北部を流れる。上流では水力発電が盛ん。（福井県）

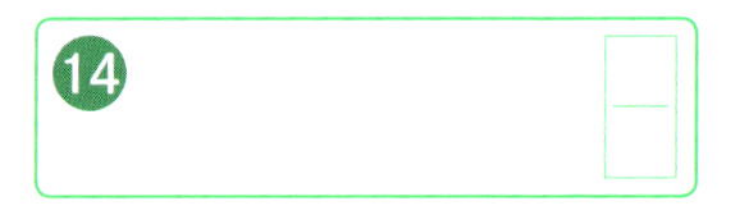

日本でいちばん広い湖。県総面積の約6分の1を占める。120以上もの川が流れ込む。（滋賀県）

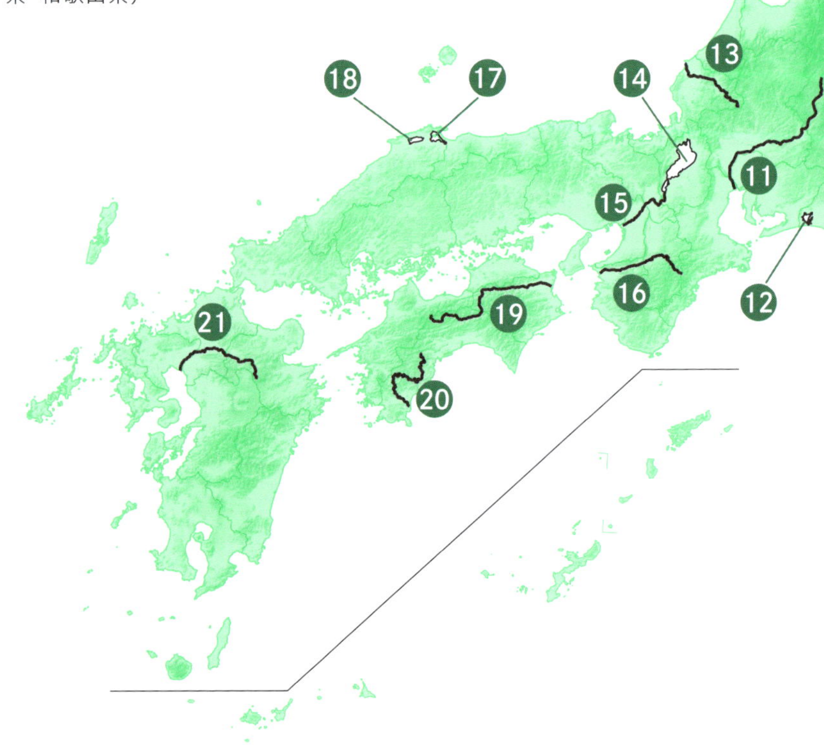

豆知識 自然にできた湖沼は、でき方によって3種に分けられます。火山活動などによってできたカルデラ湖をは

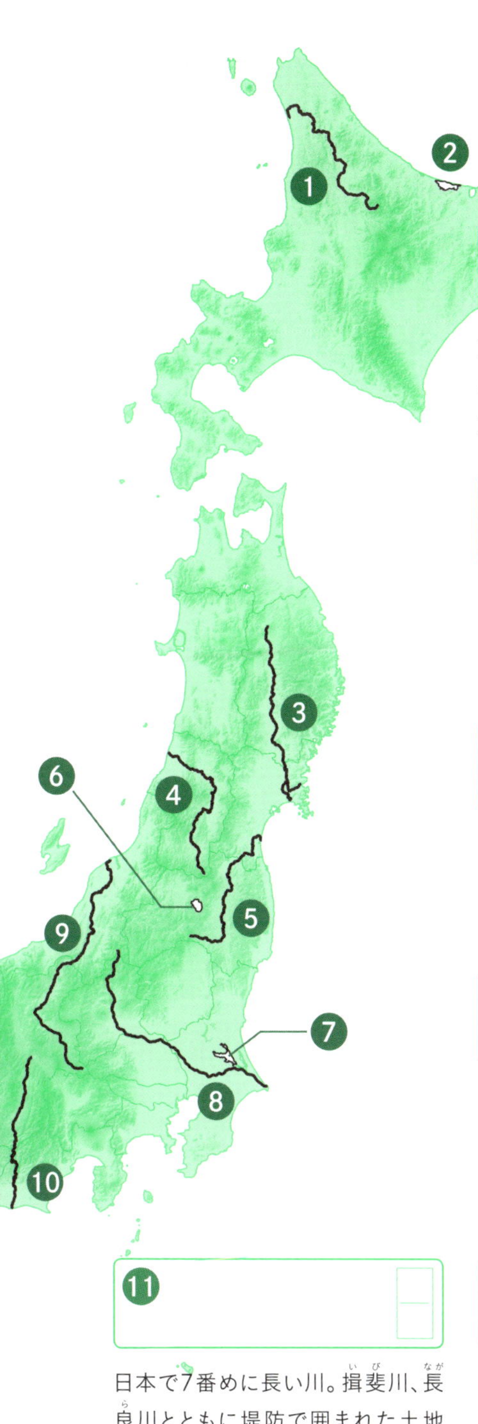

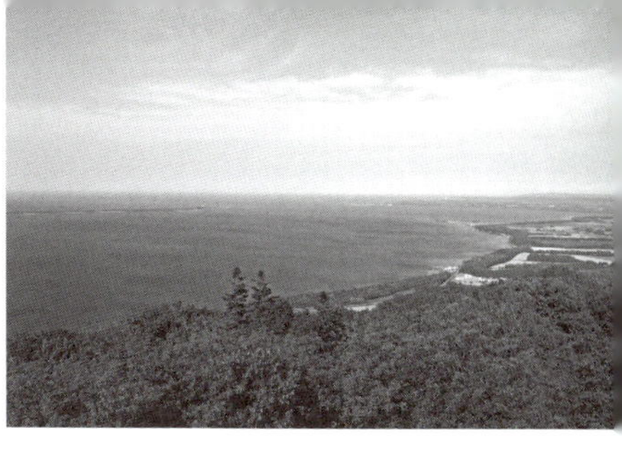

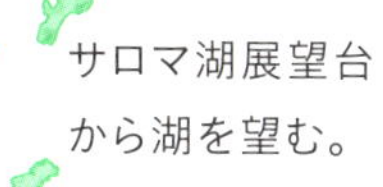
サロマ湖展望台から湖を望む。

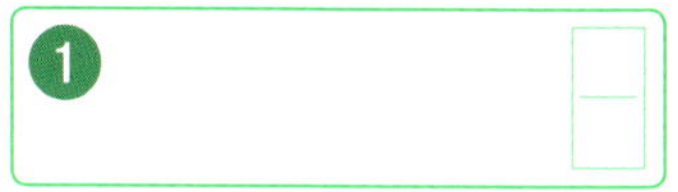

日本で4番めに長い川。冬になると凍り、氷に穴をあけて釣りをする地域もある。（北海道）

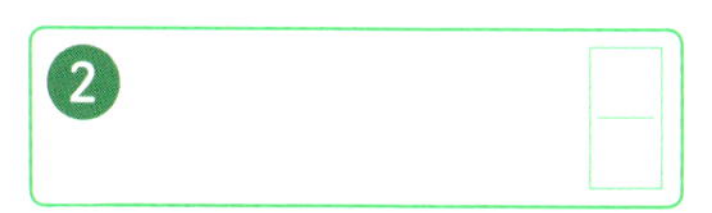

日本で3番めに広い湖。湾が海から切り離されてでき、湖水は海水のように塩分が強い。（北海道）

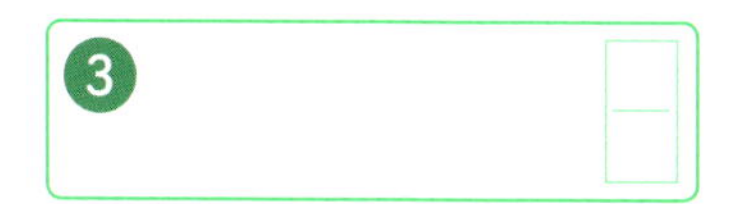

東北地方でいちばん、日本では5番めに長い川。石川啄木の歌でも知られる。（岩手県・宮城県）

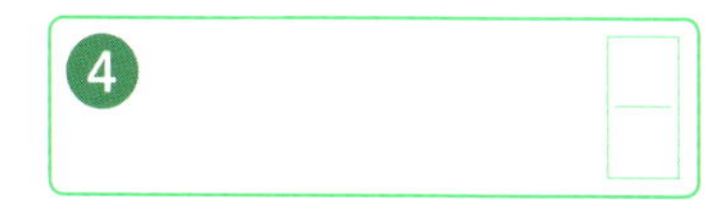

山形県では「母なる川」と呼ばれる県最大の川。松尾芭蕉の句にも詠まれた流れの速さが特徴。（山形県）

5

東北地方で3に次ぐ長さ。福島県の中央部を流れ、宮城県を通って太平洋に注ぐ。（福島県・宮城県）

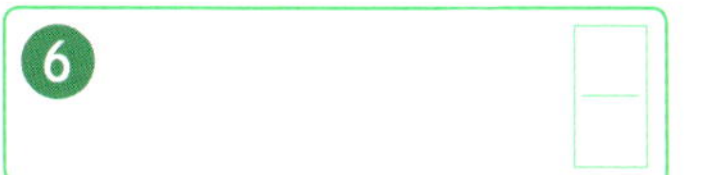

日本で4番めに広い湖で、湖面の標高の高さは日本有数。野口英世の生誕の地はこの湖畔。（福島県）

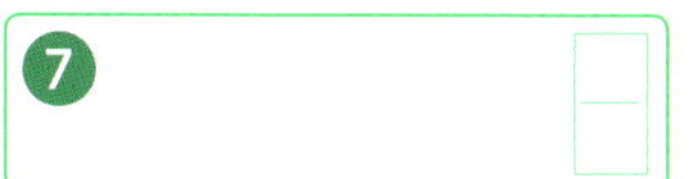

日本で2番めに広い湖。入海が切り離されて湖に。釣り場としても有名。（茨城県・千葉県）

流域面積は日本一で、長さは全国第2位の大河。「坂東太郎」とも呼ばれる。（群馬県・埼玉県・茨城県・千葉県）

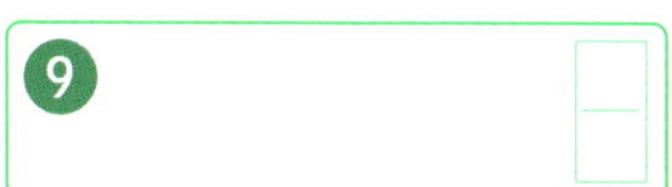

長野県と新潟県を流れる日本でいちばん長い川。上流部の長野県では、千曲川と呼ばれる。（長野県・新潟県）

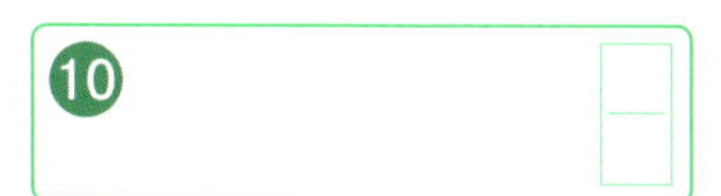

流れが急で短い日本の川。その中でも際立って急だといわれる。（長野県・愛知県・静岡県）

11

日本で7番めに長い川。揖斐川、長良川とともに堤防で囲まれた土地「輪中」で知られる。（長野県・岐阜県・愛知県・三重県）

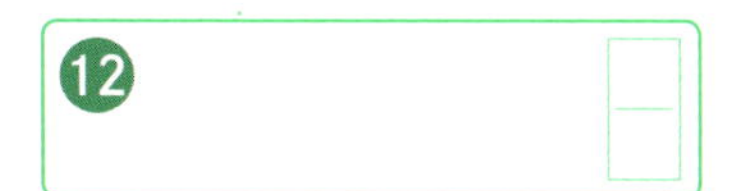

うなぎの養殖で有名な湖。流れ込む河川の栄養分によって多種の生物が育つ。（静岡県）

解いた感想

かんたん　普通　難しい

☆☆☆☆☆

あなたのひと言

じめとする湖沼、川などの浸食作用でできた湖沼、せきとめられて海から切り離された湖沼の三つです。

Q21

日本の島々と半島

解いた日 ／

日本は数々の島からなる島国です。広い範囲に島があり、排他的経済水域が広くなっています。❶～⑰にあてはまる島名・半島名を、リストから選んで書きましょう。＊島の面積の順位は、北海道・本州・四国・九州を除く

（答えは148ページ）

リスト

奄美大島（あまみおおしま）／淡路（あわじ）／伊豆（いず）／択捉（えとろふ）／隠岐（おき）／沖ノ鳥（おきのとり）／渡島（おしま）／紀伊（きい）／薩摩（さつま）／佐渡（さど）／下北（しもきた）／知床（しれとこ）／対馬（つしま）／能登（のと）／房総（ぼうそう）／南鳥（みなみとり）／与那国（よなぐに）

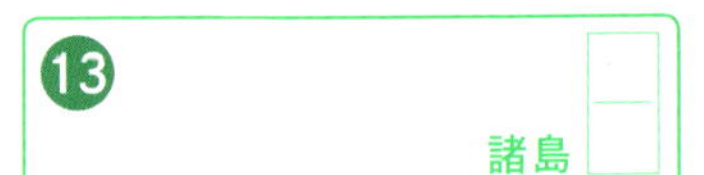
⑬ 諸島

島根半島の北50kmの位置にあり、大小約180の島からなる。神話「因幡の白兎」にも登場する。（島根県）

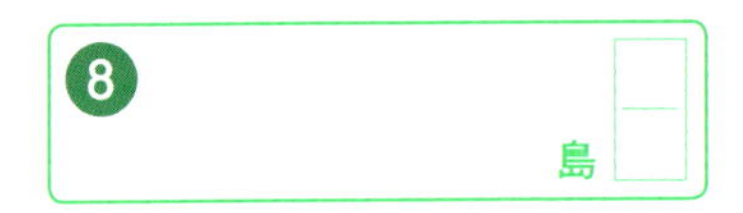
⑧ 島

日本で4番めに大きな、日本海に浮かぶ島。金山で栄えた島として知られている。（新潟県）

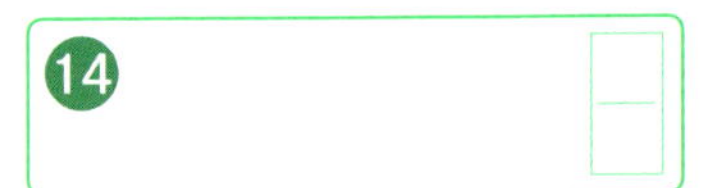
⑭

九州と韓国の間に浮かぶ「国境の島」。国指定天然記念物の島と同名のヤマネコはこの島だけに生息。（長崎県）

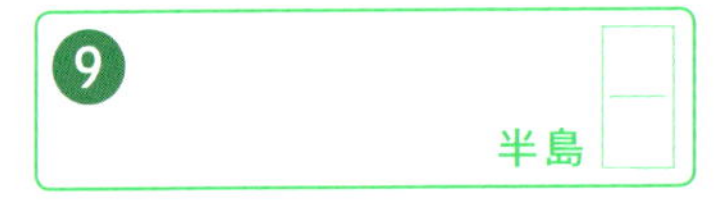
⑨ 半島

県の東部にある半島。火山が多い地域で、熱海、伊東などの温泉地で有名。（静岡県）

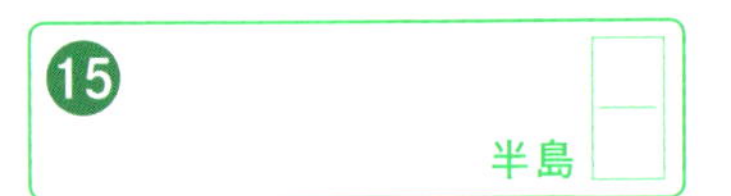
⑮ 半島

桜島を挟んだ向かい側は大隅（おおすみ）半島。温泉の街、指宿（いぶすき）はこの半島の先端にある。（鹿児島県）

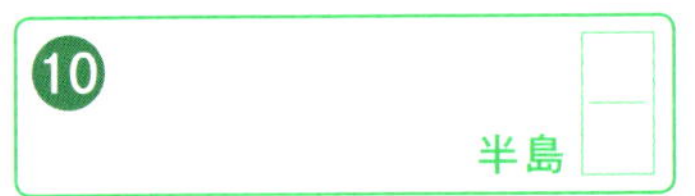
⑩ 半島

本州のほぼ真ん中で、日本海に突き出た半島。輪島市の輪島塗、七尾市の和倉温泉などで有名。（富山県・石川県）

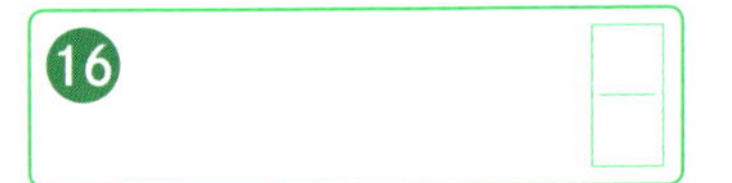
⑯

奄美群島で最も大きな島で、日本では5番めに大きな島。「東洋のガラパゴス」とも。（鹿児島県）

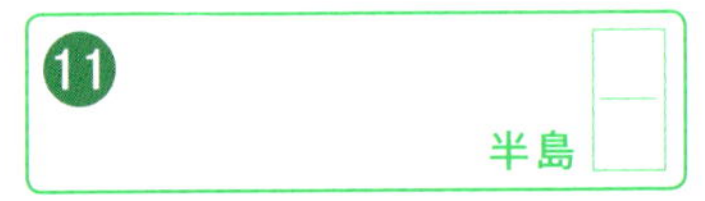
⑪ 半島

日本で最大の半島。世界文化遺産の熊野三山などの霊場や参詣道がある。（三重県・奈良県・和歌山県）

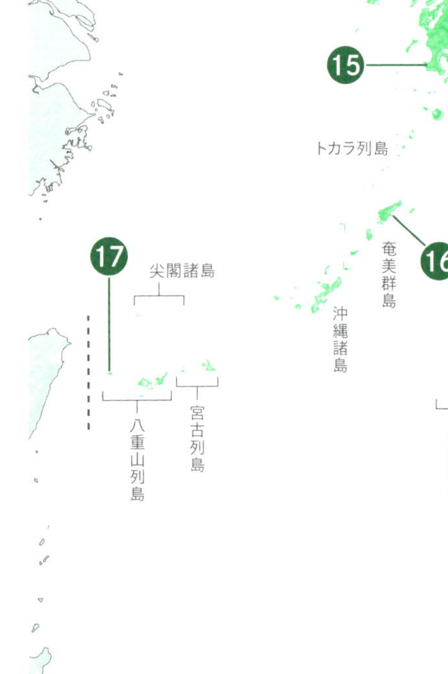

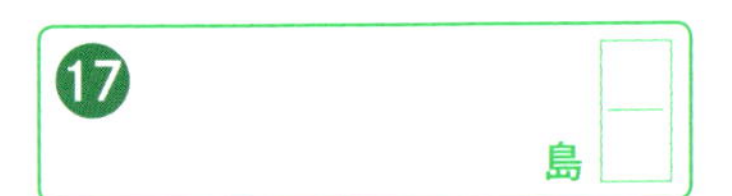
⑰ 島

八重山列島に属する日本の最西端の島。周囲の紺碧の海には、なぞの海底遺跡がある。（沖縄県）

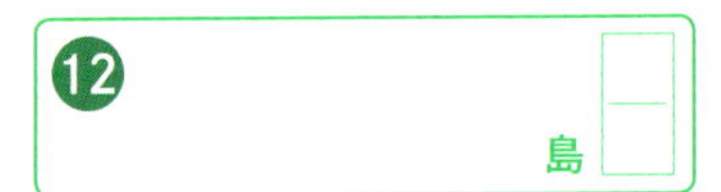
⑫ 島

瀬戸内海で最大の島。日本の国の始まりを伝える「国生み神話」で、最初に誕生したとされる。（兵庫県）

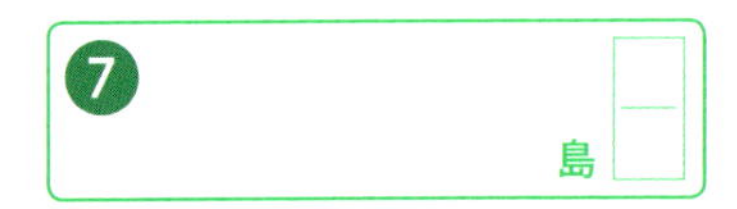
⑦ 島

日本最南端の島。排他的経済水域を守るために国により管理保全されている。（東京都）

豆知識 「島」の定義は難しいとされています。世界的に見ると、オーストラリアより小さな陸地を「島」と呼ぶの

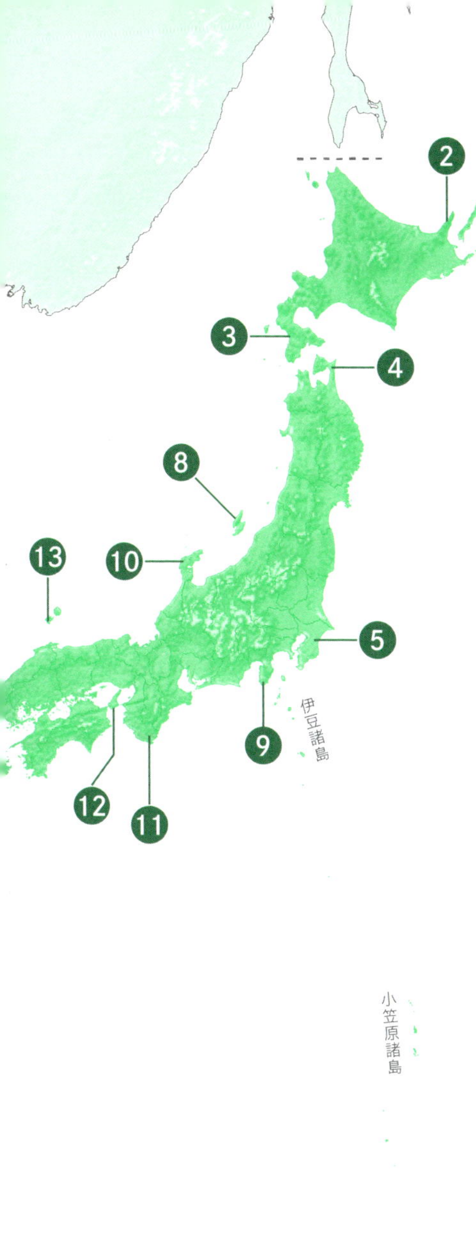

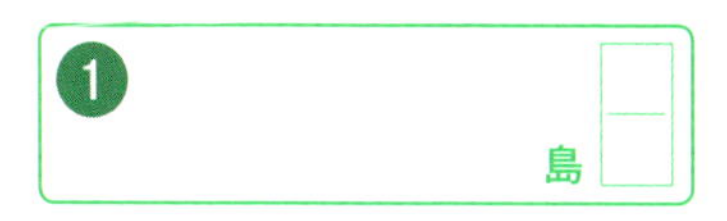

日本の最北端の島。日本は固有の領土としているが、ロシアに占拠されている北方領土のひとつ。（北海道）

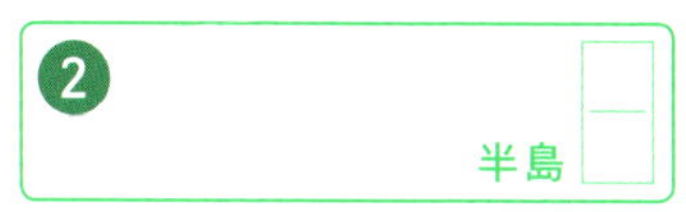

オホーツク海に突き出た細長い半島。一部は世界自然遺産に登録されている。（北海道）

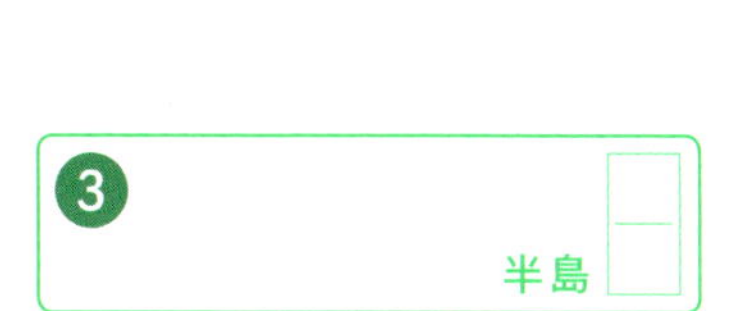

北海道の南部の半島。最南部は亀田半島と松前半島に分かれる。日本のブナの原生林の北限。（北海道）

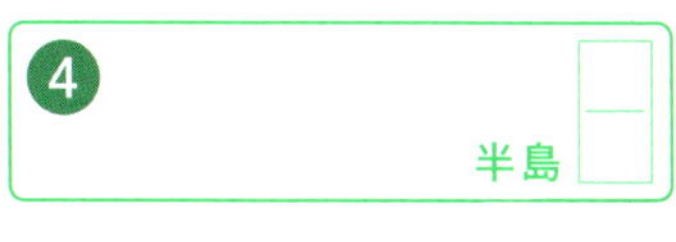

本州最北端の半島。中央部には、荒涼とした岩場の日本屈指の霊場、恐山（おそれざん）がある。（青森県）

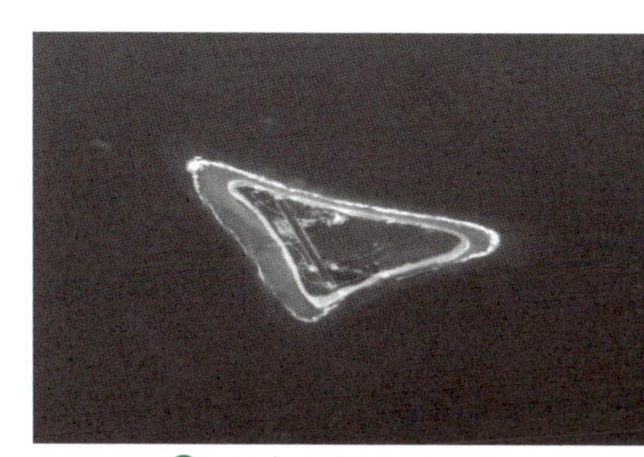

❻の日本最東端の島。サンゴが隆起した島で、周囲は浅いサンゴ礁だが、すぐ外側は深さ約1000mの断崖となる。

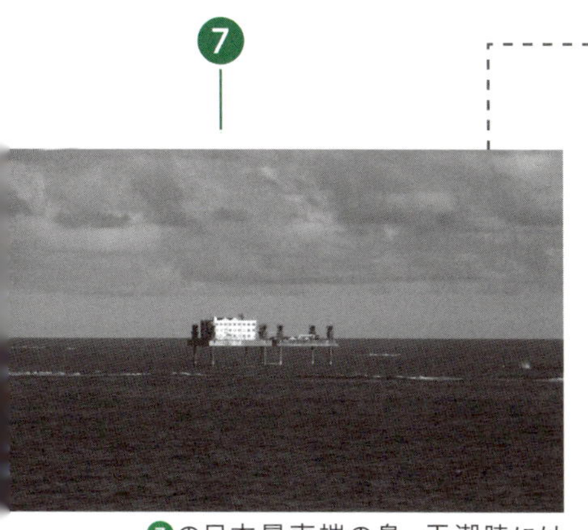

❼の日本最南端の島。干潮時には周囲11kmあるが、満潮時には2つの小島が残るのみとなる。写真の建物は観測施設で、2つの小島とは別に建つ。

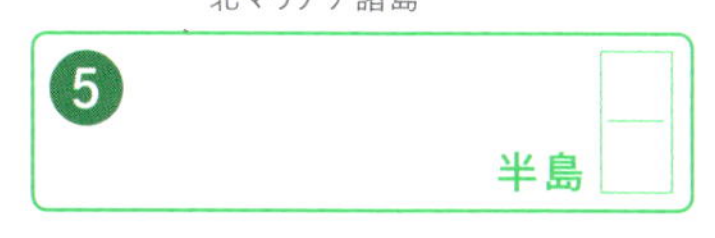

西側は東京湾、東側は太平洋に面した関東地方の半島。千葉県の大部分を占める。（千葉県）

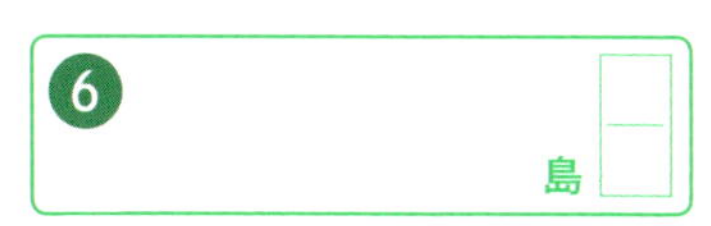

太平洋に浮かぶ日本の最東端の島。海上自衛隊と気象庁の施設はあるが、一般人は住んでいない。（東京都）

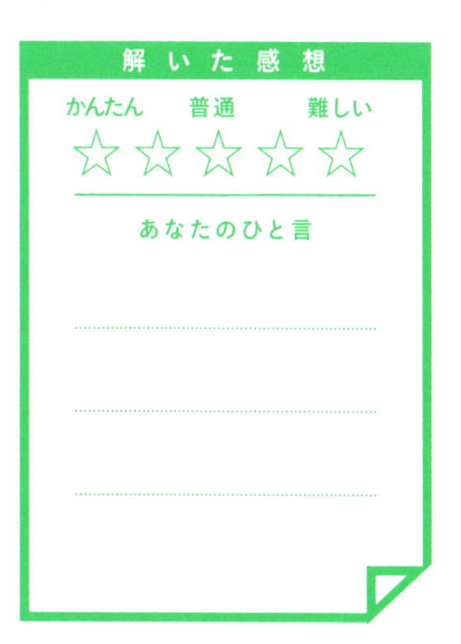

が一般的。その基準でいうと、日本の陸地はすべて「島」ということになります。

Q22

日本のさまざまな地形

解いた日　／

日本各地には、台地や盆地、湾、岬など、さまざまな地形があります。地形の名称が完成するように、❶〜⓲にあてはまるものを、リストから選んで書きましょう。

（答えは 149 ページ）

リスト

足摺（あしずり）／伊勢（いせ）／襟裳（えりも）／御前崎（おまえざき）／甲府（こうふ）／根釧（こんせん）／相模（さがみ）／下総（しもうさ）／駿河（するが）／宗谷（そうや）／土佐（とさ）／奈良（なら）／人吉（ひとよし）／富良野（ふらの）／松本（まつもと）／三次（みよし）／陸奥（むつ）／若狭（わかさ）

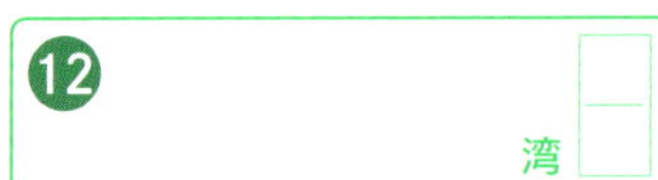

⑫　　　　湾

日本有数の天然とらふぐの産地。1959年に甚大な被害を及ぼした台風の名に。（愛知県・三重県）

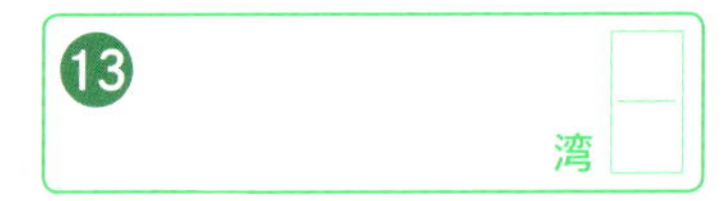

⑬　　　　湾

日本三景のひとつ天橋立（あまのはしだて）をはじめ、気比（けひ）の松原などの美しい景観で知られる。（福井県・京都府）

⑭　　　　盆地

「大和平野」とも呼ばれる。平城京の地で、古くから日本の中心として栄えた。（奈良県）

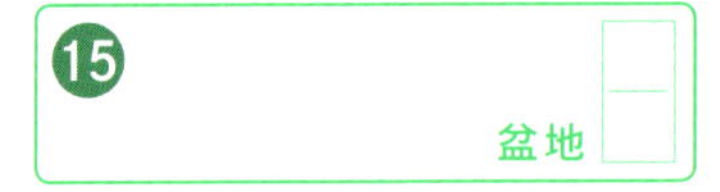

⑮　　　　盆地

神秘的な霧が立ちこめる「霧の海」で知られる県内最大の盆地。中国地方有数の古墳密集地でもある。（広島県）

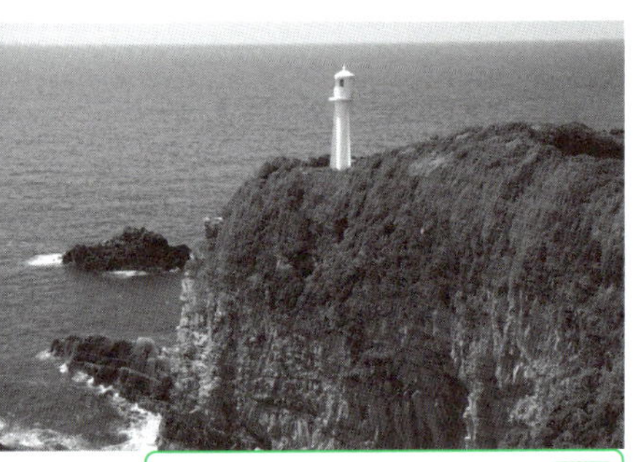

⑯　　　　岬

四国最南端。黒潮の本流が直接ぶつかってできた断崖がダイナミック。（高知県）

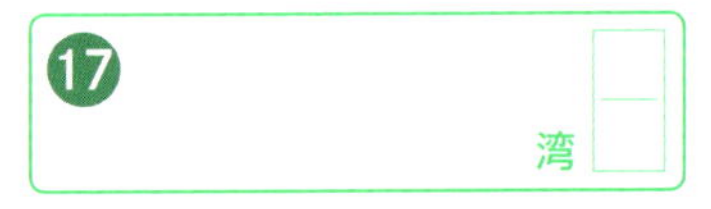

⑰　　　　湾

くじらのいる湾で、ホエールウォッチングが盛ん。かつおの一本釣りでも知られる。（高知県）

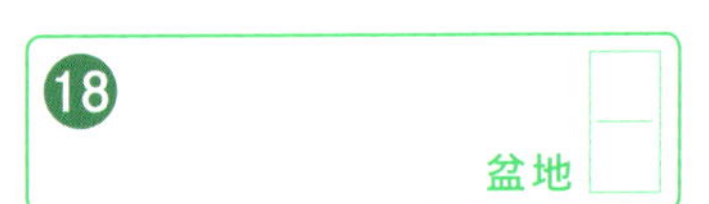

⑱　　　　盆地

球磨（くま）川が貫流する盆地。日本で4ブランドしかない産地呼称が認められた「球磨焼酎」の産地。（熊本県）

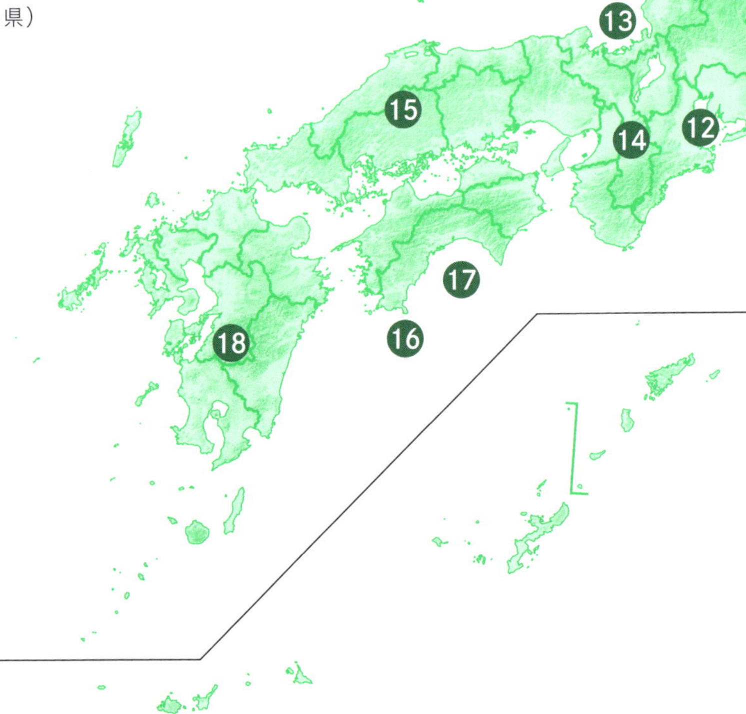

豆知識　盆地は山に囲まれた平地のこと、平野よりも標高が高いところにある平地を台地といいます。

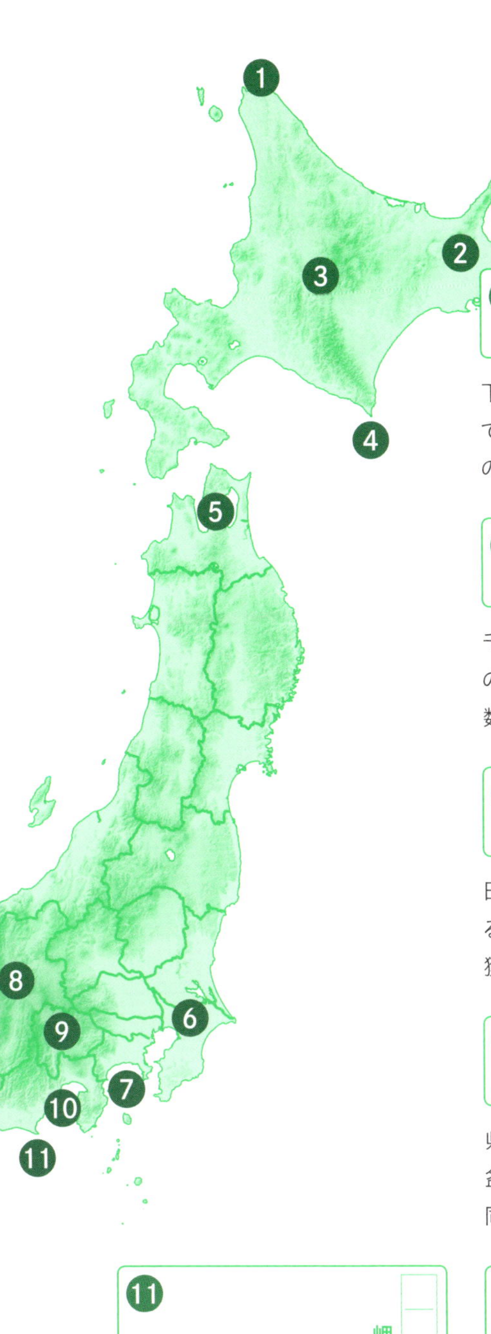

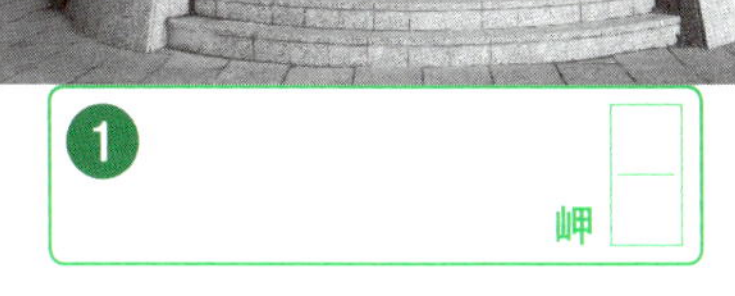

北方領土を除くと、日本の最北端にある岬。先端に日本最北端の地の記念碑が建つ。（北海道）

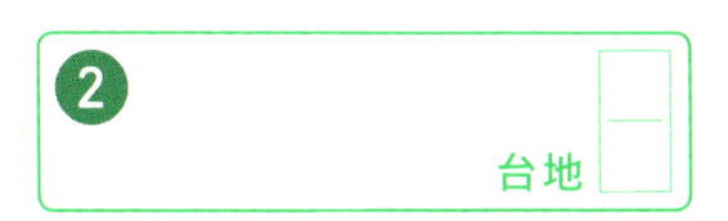

夏でも気温があまり上がらない。暑さに弱い乳牛に適する土地で、酪農が盛ん。（北海道）

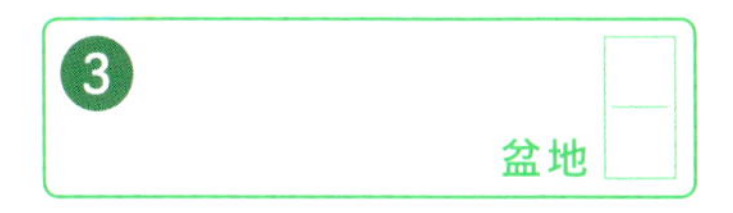

テレビドラマ『北の国から』の舞台として知られる。ラベンダーの栽培が盛ん。（北海道）

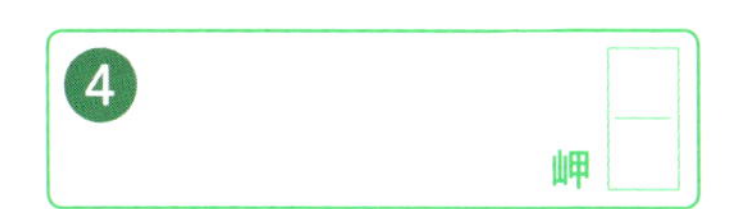

濃霧で知られ、ゼニガタアザラシの生息地でもある。有名な歌謡曲のタイトルにもなっている。（北海道）

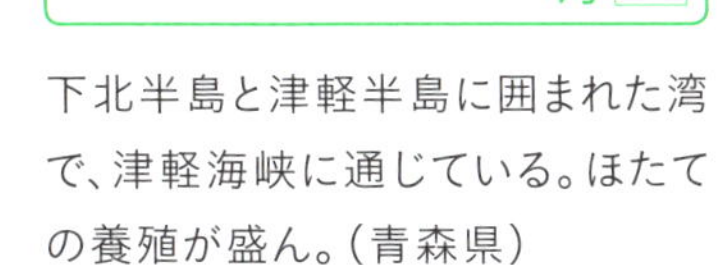

下北半島と津軽半島に囲まれた湾で、津軽海峡に通じている。ほたての養殖が盛ん。（青森県）

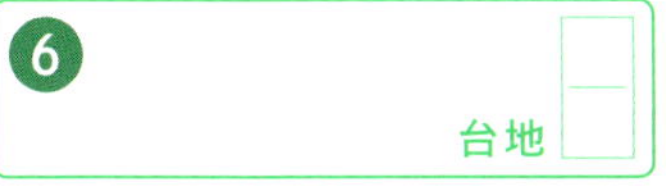

千葉県北部に広がる台地。県有数の農業地帯。野菜の栽培は日本有数の生産高を誇る。（千葉県）

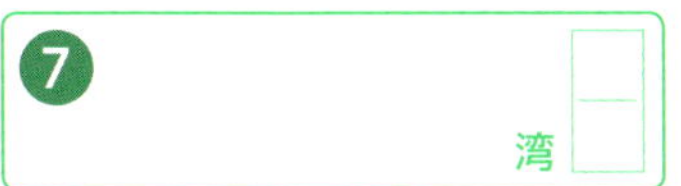

日本で⑩に次いで深い湾。日本で獲れる約4000種の魚のうち、約1300種が獲れる海産生物の宝庫。（神奈川県）

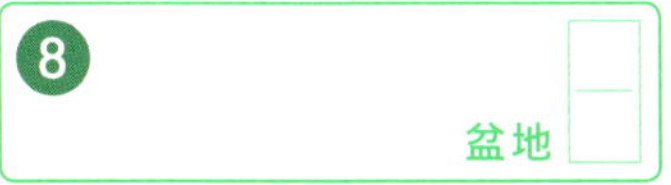

県の中西部に位置する南北に長い盆地。城下町の県内人口第2位の同名の市がある。（長野県）

⑪　　　　岬

岬の先には白亜の洋式灯台が建つ。遠州灘側には、太平洋側最大級の浜岡砂丘がある。（静岡県）

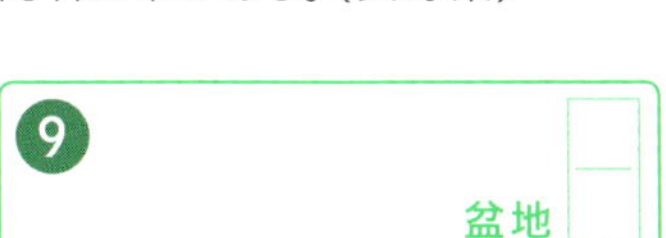

扇状地ではぶどうの栽培が盛ん。国産ワイン発祥の地である勝沼町もこの盆地にある。（山梨県）

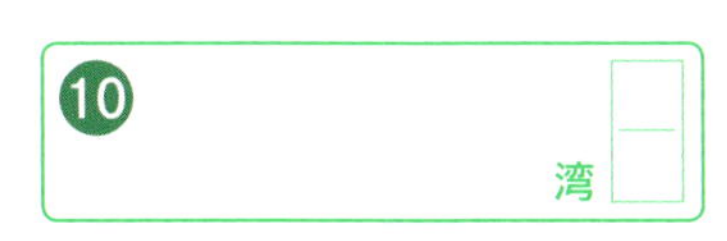

日本一深い湾。ここだけに生息するサクラエビをはじめ、しらす、あじなど、さまざまな魚が獲れる。（静岡県）

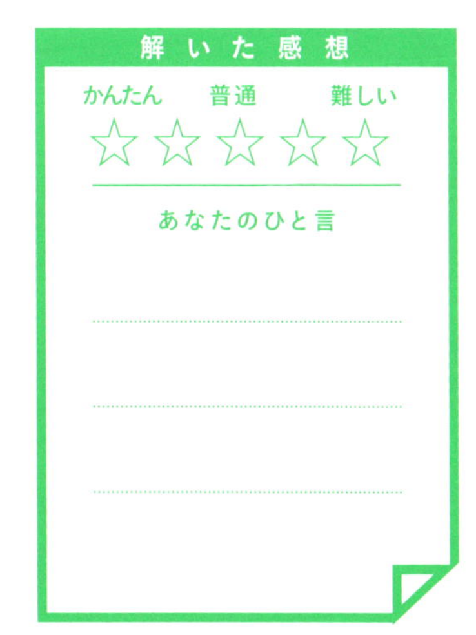

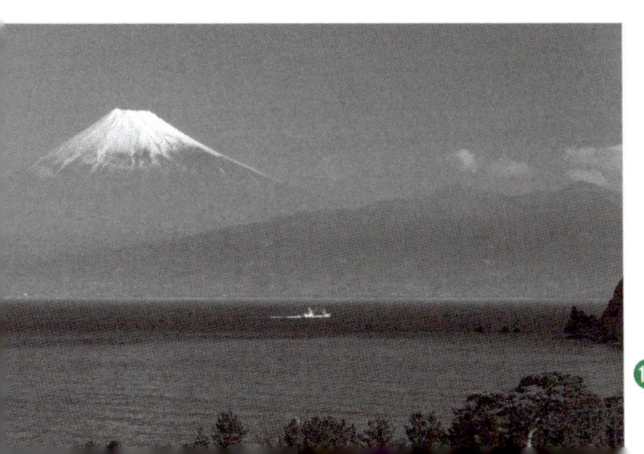

⑩の湾から見た富士山。

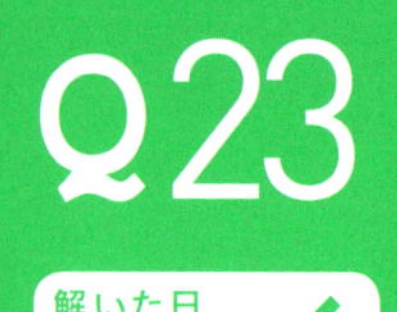

行ってみたい日本の温泉地

日本には3000か所以上もの温泉地があり、世界でも有数の温泉大国です。
❶～⓳にあてはまる温泉地名を、リストから選んで書きましょう。

（答えは149ページ）

リスト

有馬(ありま)／熱海(あたみ)／芦原(あわら)／指宿(いぶすき)／鬼怒川(きぬがわ)／城崎(きのさき)／銀山(ぎんざん)／草津(くさつ)／下呂(げろ)／玉造(たまつくり)／月岡(つきおか)／道後(どうご)／鳴子(なるこ)／乳頭(にゅうとう)／登別(のぼりべつ)／箱根湯本(はこねゆもと)／別府八湯(べっぷはっとう)／由布院(ゆふいん)／和倉(わくら)

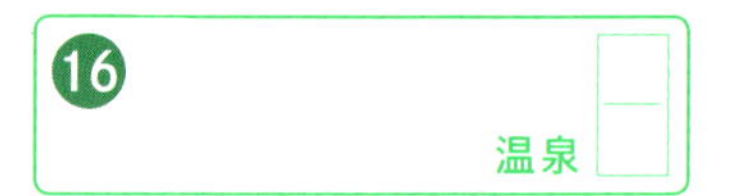

松山市にある温泉で、夏目漱石『坊っちゃん』にも登場する。（愛媛県）

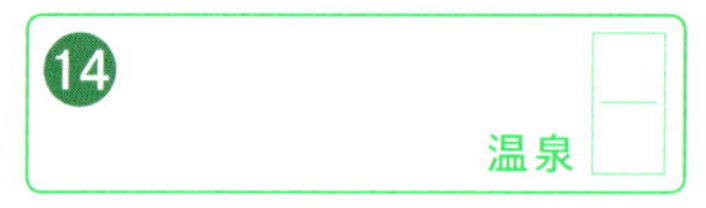

神戸市にある、日本書紀にも登場する日本三名泉のひとつ。（兵庫県）

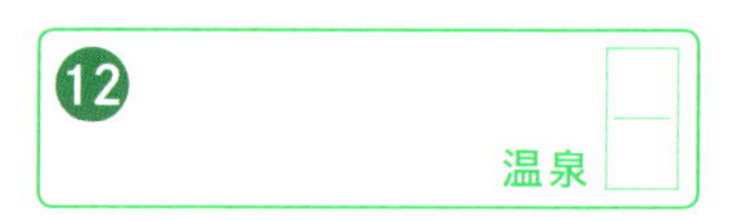

県北部にあり、施設ごとに井戸が違うので泉質も異なる。（福井県）

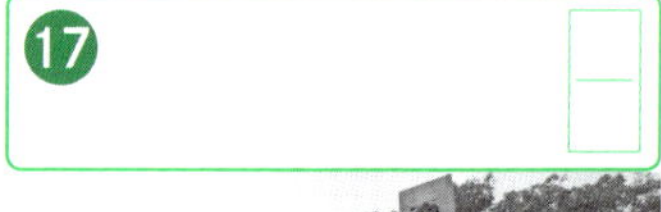

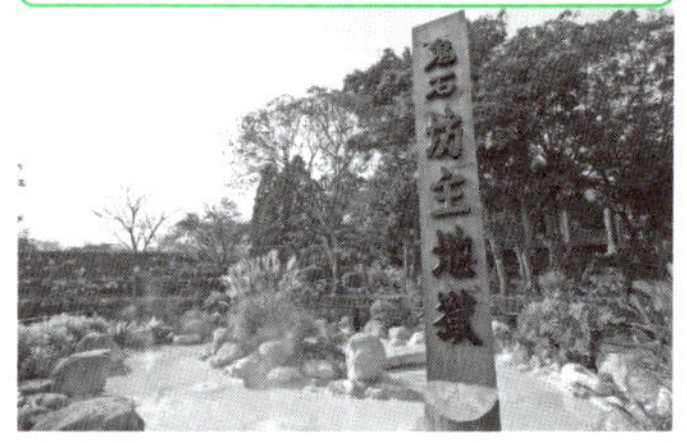

8箇所の温泉郷の総称で大分県東部にあり、湧出量・源泉数は日本一を誇る。「地獄めぐり」が有名。（大分県）

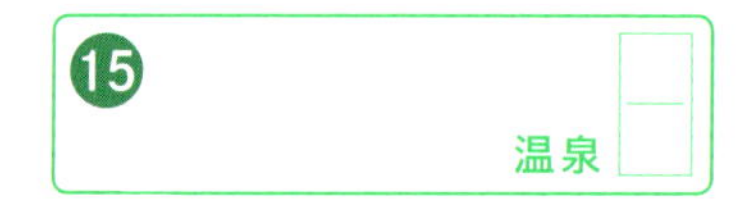

松江市にある温泉。温泉総選挙2016では、環境大臣賞とうる肌部門1位に輝く。（島根県）

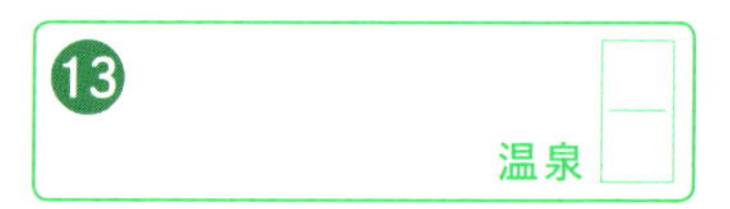

7つの外湯めぐりで知られる。志賀直哉の小説にも登場。（兵庫県）

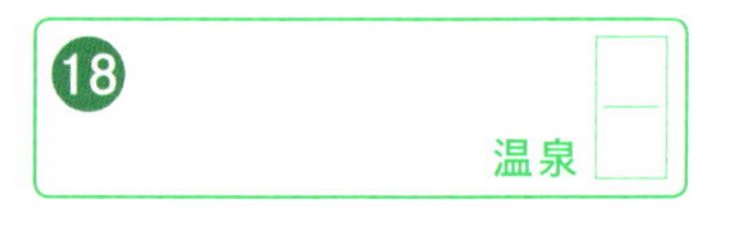

由布岳山麓にある温泉地で、立ち寄りで入浴できる施設も多くある。（大分県）

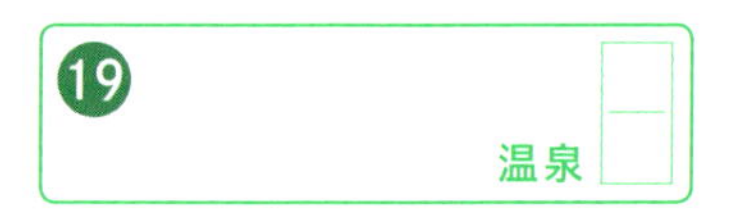

県の南部にある温泉地で、砂むし温泉などが楽しめる。（鹿児島県）

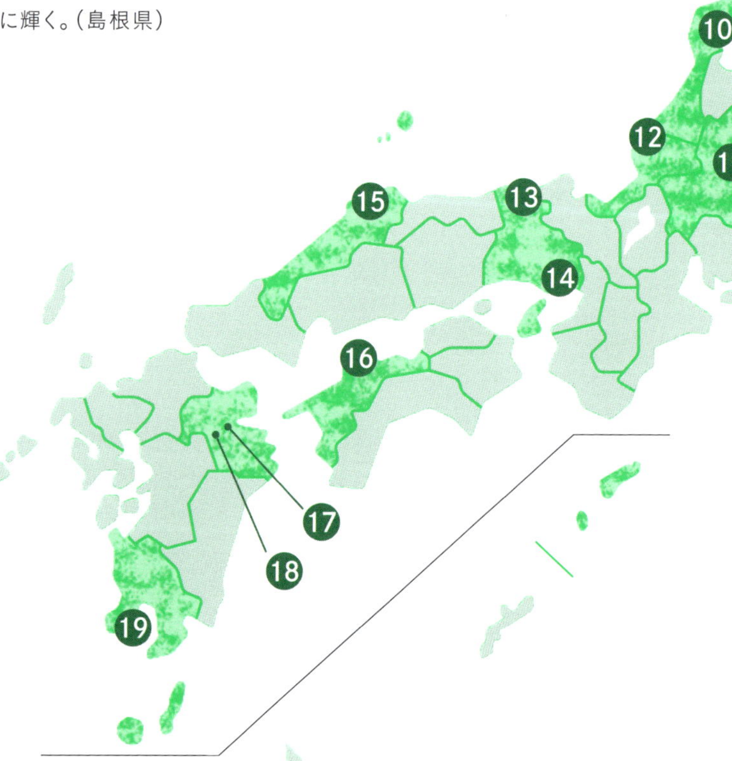

豆知識　長野県の北部にある「地獄谷野猿公苑」では、世界でも珍しい、雪の中で温泉につかる猿たちを見るこ

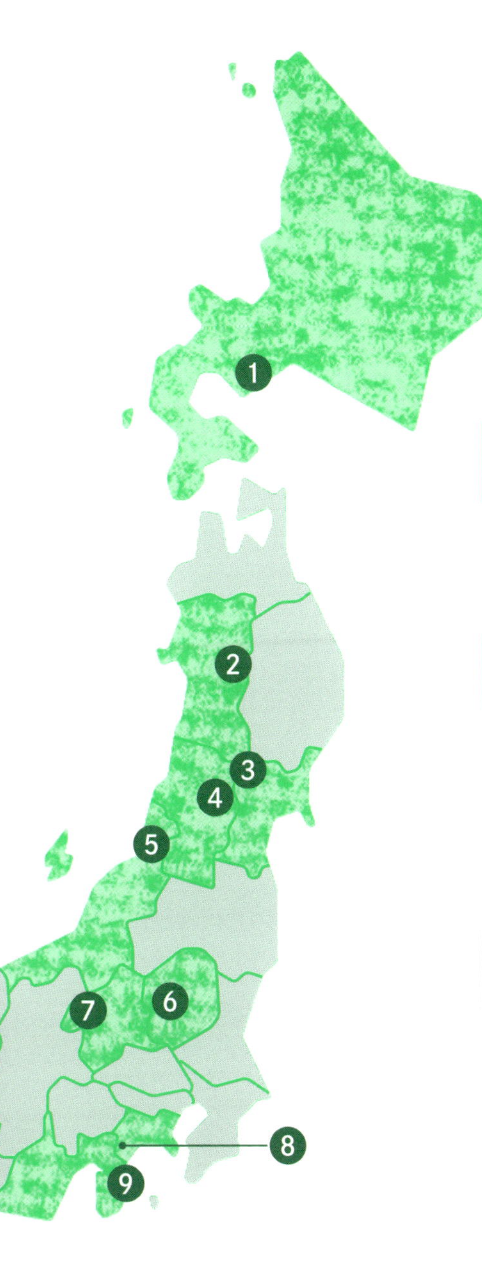

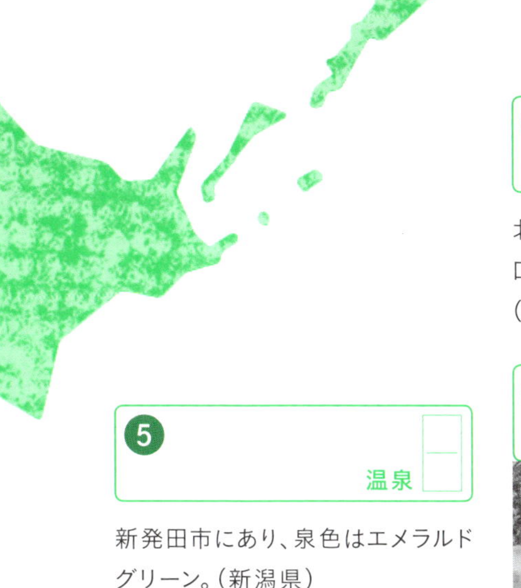

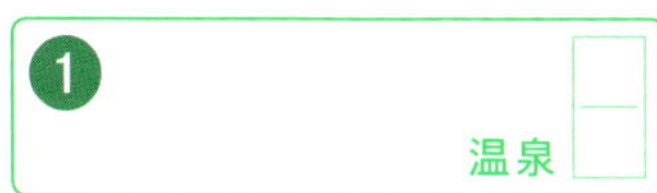
❶ ＿＿＿＿温泉

北海道の南西にある温泉。爆裂火口跡の地獄谷が最大の源泉エリア。（北海道）

❷ ＿＿＿＿温泉

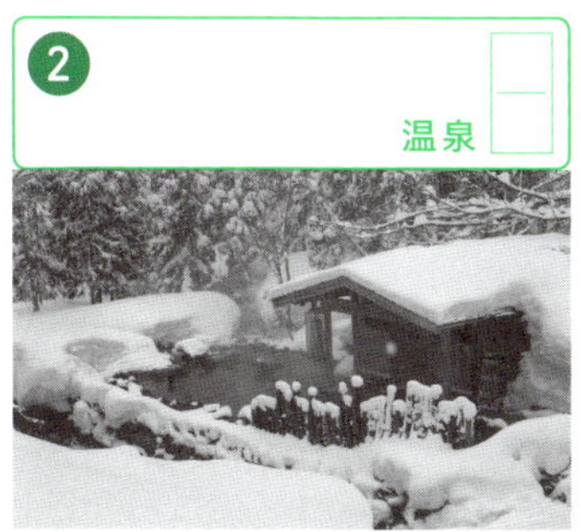

田沢湖周辺にある七湯を総称した温泉郷。にごり湯が特徴。（秋田県）

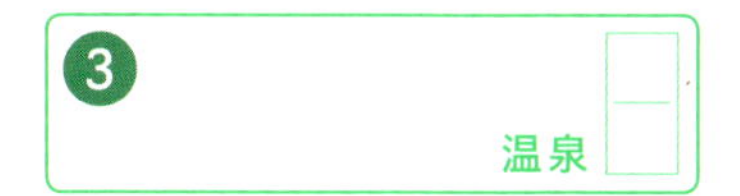
❸ ＿＿＿＿温泉

1000年の歴史がある温泉郷。源泉の数は約400ある。（宮城県）

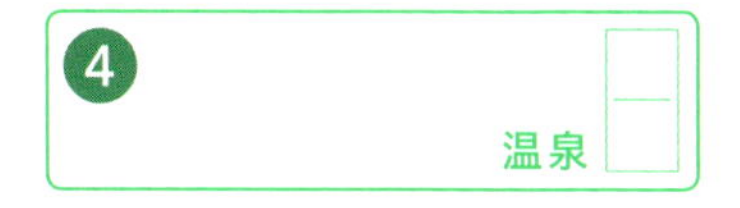
❹ ＿＿＿＿温泉

尾花沢市にある温泉。大正時代を思わせる町並みが特徴的。（山形県）

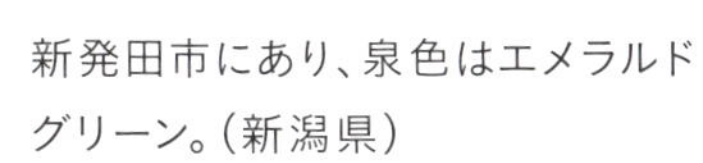
❺ ＿＿＿＿温泉

新発田市にあり、泉色はエメラルドグリーン。（新潟県）

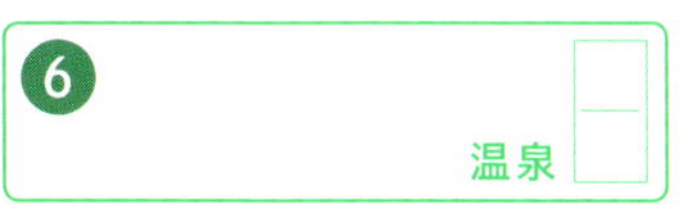
❻ ＿＿＿＿温泉

かつては日光詣の僧侶や大名だけが入浴を許された。（栃木県）

❼ ＿＿＿＿温泉

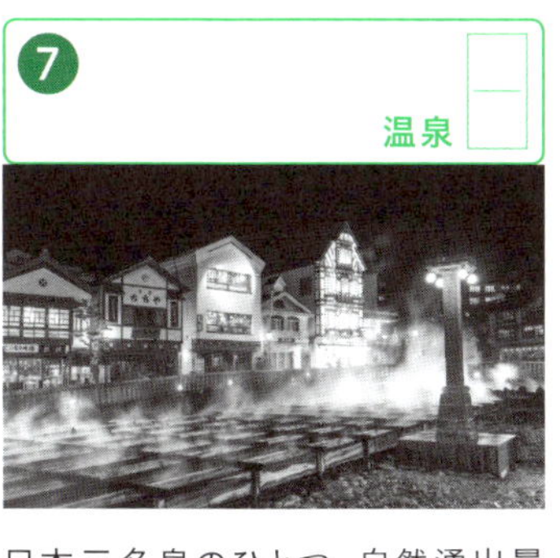

日本三名泉のひとつ。自然湧出量は日本一を誇り、湯畑や湯もみが有名。（群馬県）

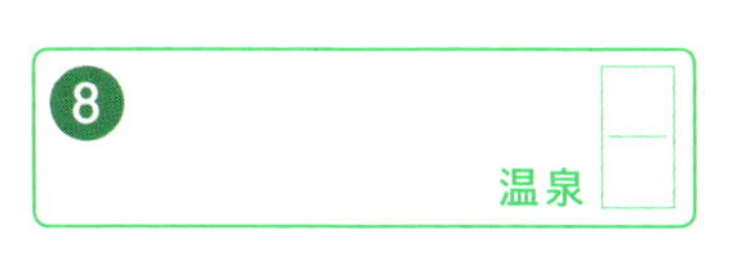
❽ ＿＿＿＿温泉

県西部にある20からなる温泉郷の中でも最も歴史があり、奈良時代に開湯した。（神奈川県）

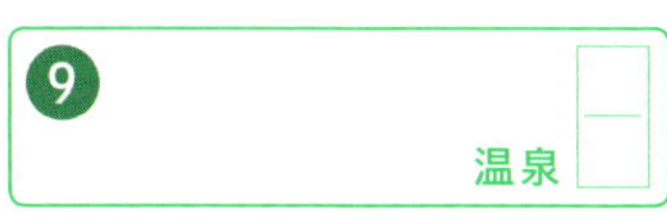
❾ ＿＿＿＿温泉

伊豆半島のつけねに位置する温泉。徳川家康が大名の見舞いとして運ばせたという湯。（静岡県）

❿ ＿＿＿＿温泉

能登半島にある温泉。海から温泉が湧き出ることで知られ、1200年の歴史がある。（石川県）

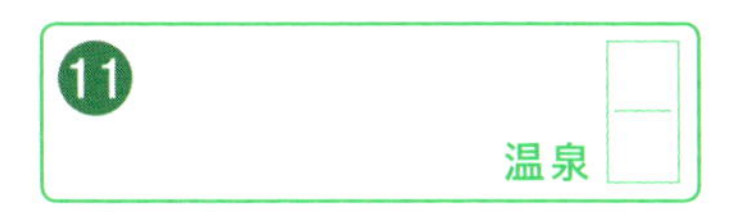
⓫ ＿＿＿＿温泉

日本三名泉のひとつ。「美人の湯」として知られる。（岐阜県）

とができ、世界中から多くの観光客が訪れます。

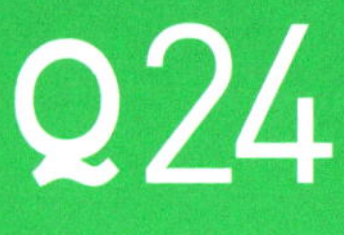

日本の漁港ランキング

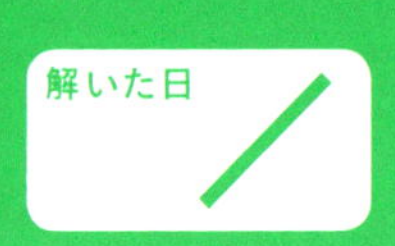

島国の日本には、2800を超える数の漁港があります。その中から水揚げ量の多い❶～⑳にあてはまる漁港名を、リストから選んで書きましょう。

（答えは149ページ）

リスト

網走（あばしり）／石巻（いしのまき）／大船渡（おおふなと）／女川（おながわ）／北浦（きたうら）／釧路（くしろ）／気仙沼（けせんぬま）／境（さかい）／銚子（ちょうし）／長崎（ながさき）／

奈屋浦（なやうら）／根室（ねむろ）／波崎（はさき）／八戸（はちのへ）／平内（ひらない）／枕崎（まくらざき）／松浦（まつうら）／紋別（もんべつ）／焼津（やいづ）／山川（やまがわ）

	漁港名	年間水揚げ量	ヒント
❶	港	275,577t	日本一の水揚げ量を誇る。まだい、かつお、まぐろ類、いわし類などさまざまな魚種が水揚げされる。（千葉県）
❷	港	150,853t	遠洋漁業が中心で日本有数のまぐろやかつおの水揚げ量を誇る巨大漁港。沿岸漁業では、さば類、あじ類なども。（静岡県）
❸	港	114,489t	たら類、まいわし、さば類などの水揚げ量が多い。水揚げ量日本一だったこともある。（北海道）
❹	港	98,776t	いか類の水揚げ量は日本一。江戸時代から「鮫浦みなと」と呼ばれ、漁港、交易の拠点として栄えた。（青森県）
❺	港	96,987t	薩摩半島の最南端。水揚げ量は九州一で、日本でもトップクラス。かつおで有名。（鹿児島県）
❻	港	95,210t	沖合漁業や沿岸漁業の漁港。日本海側最多の水揚げ量を誇る。べにずわいがにの水揚げ量は日本一。（鳥取県）
❼	港	91,881t	大型の真さば「金華さば」が有名。かきの養殖も盛ん。旧北上川の河口にある。（宮城県）
❽	港	79,570t	あじ類、さば類の水揚げ量は日本有数。「旬（とき）あじ」「旬さば」は、ここのブランド魚。（長崎県）
❾	港	75,092t	かつおの水揚げ量は日本一。さめの水揚げ量も日本一で、そのためフカヒレでも有名。（宮城県）
❿	港	67,552t	魚種の豊富さでは日本有数。あじ類、さば類、ぶり類などが多く水揚げされる。（長崎県）
⓫	港	61,443t	ほたて貝の生産量は日本一。陸奥湾にあり、小湊漁港、白砂漁港の総称で町名でもある。（青森県）
⓬	港	47,687t	さんまの水揚げ量は日本一。ロシアとの物流の拠点としての役割も担う。（北海道）

豆知識 「排他的経済水域」は、各国が自国の水産資源を守るために、1970年代に設定されました。海岸線か

13 港		45,933t	入り江につくられた漁港で、さば類、あじ類、いわし類の水揚げ量が多い。県内一の漁港。(三重県)
14 港		43,758t	利根川の河口部にあり、隣の❶の港の影響で自然発生的にできた漁港。いわし類の水揚げ量が多い。(茨城県)
15 港		39,744t	1549年にフランシスコ・ザビエルが日本で最初に上陸したといわれる港。かつおの水揚げが盛ん。(鹿児島県)
16 港		39,395t	リアス式の深く凹んだ湾になっている。さんま、さば類の水揚げ量が多い。(岩手県)
17 港		38,017t	牡鹿半島の付け根、さんまの水揚げ量は日本有数の港。さけ類の水揚げ量も多い。(宮城県)
18 港		35,720t	オホーツク海に面した港。ほたてやさけ、ますなどが水揚げされる。(北海道)
19 港		34,499t	沿岸漁業の基地として重要な港。世界自然遺産「知床」へのクルーズ船も寄港する。(北海道)
20 港		32,497t	うるめいわしの水揚げ量は、長崎の2つの漁港に次ぐ全国3位。(宮崎県)

＊農林水産省「水産物流通調査」(2016年)

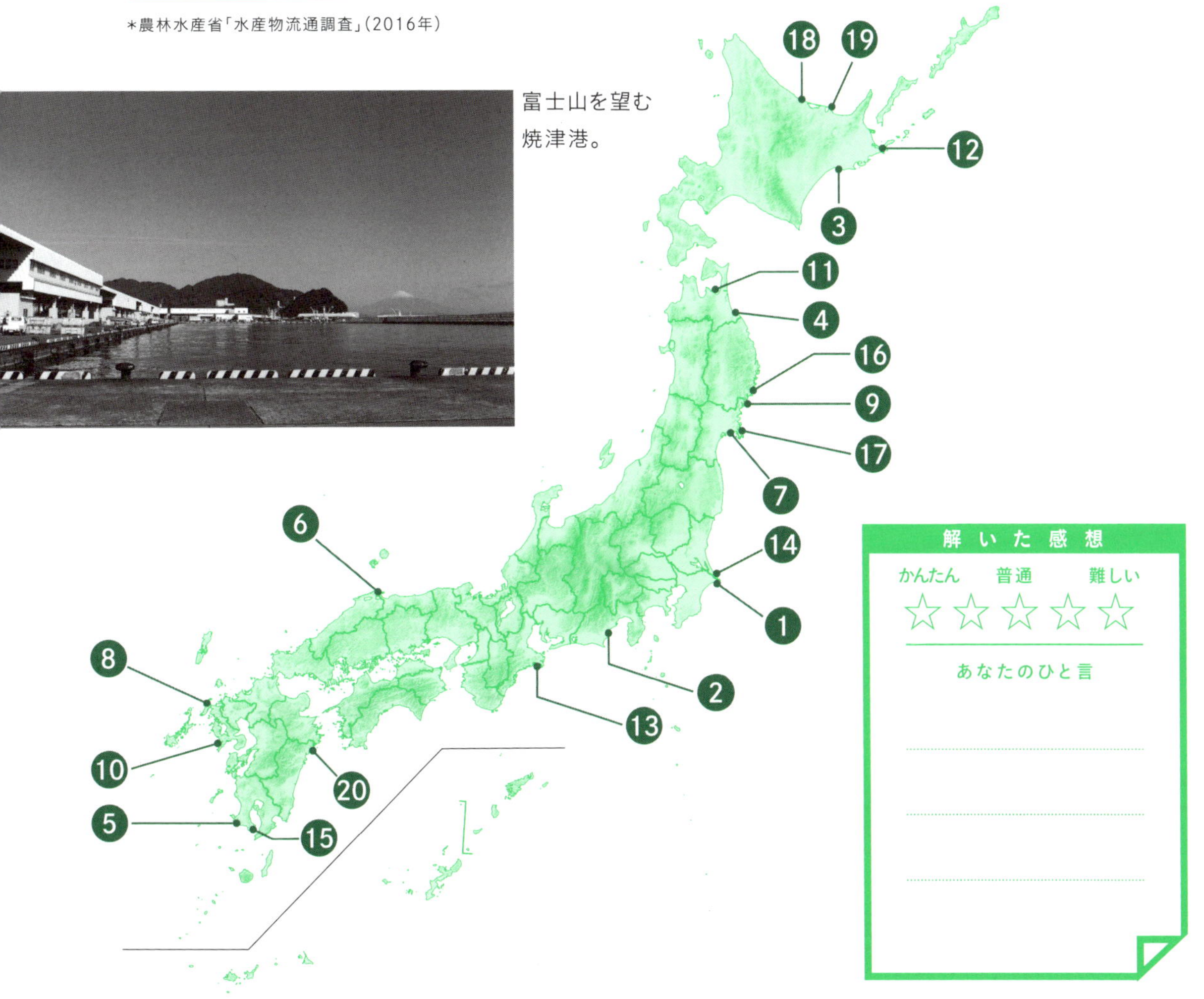

富士山を望む焼津港。

ら200海里(約370km)以内の海域のうち、領海を除く海域を指します。

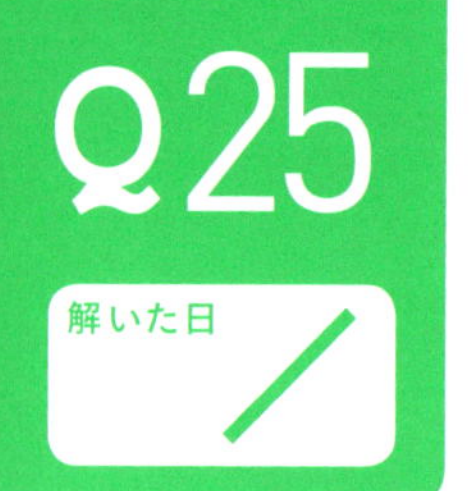

各地の特色ある工業製品

日本各地で、さまざまなその地独特の製品がつくられています。❶〜⓲にあてはまる工業製品を、リストから選んで書きましょう。　（答えは 149 ページ）

（答えは 149 ページ）

リスト

アルミサッシ／ウスターソース／かまぼこ／自動車／しょうゆ／タオル／たんす／漬けもの／デニム／バター／ピアノ／ひな人形／仏壇／船／米菓／包丁／眼鏡フレーム／ろうそく

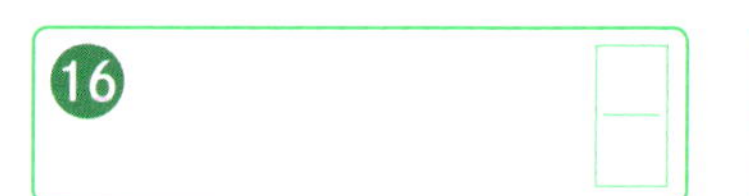

今治市は国内最大規模の産地。日本一の生産量を誇り、質のよさでも有名。（愛媛県）

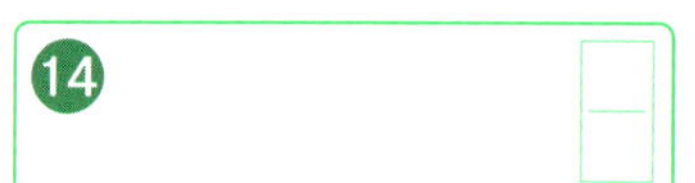

お好み焼きには欠かせないもの。生産量が多いだけでなく、消費量も多く、トップ3をキープ。（広島県）

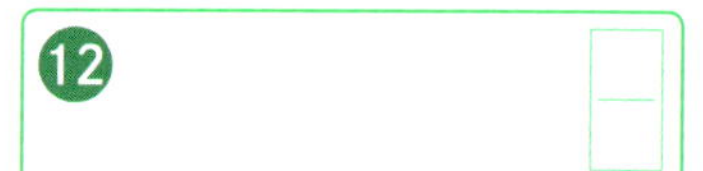

野菜や果実などでつくられる。紀州の梅干で有名なこの県は、この製品で全国シェア1位。（和歌山県）

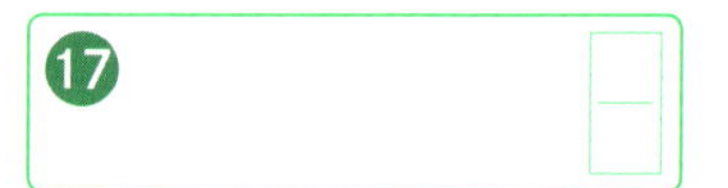

大川市とその周辺が日本の五大家具産地に数えられ、なかでもこの製品は最大の産地。（福岡県）

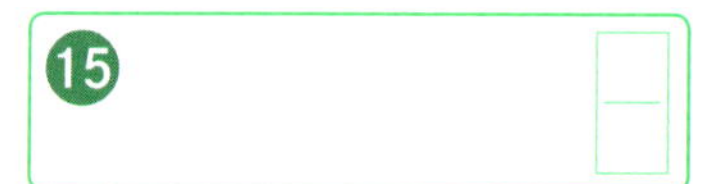

唐木を使った製品では、日本一の産地として知られている。（徳島県）

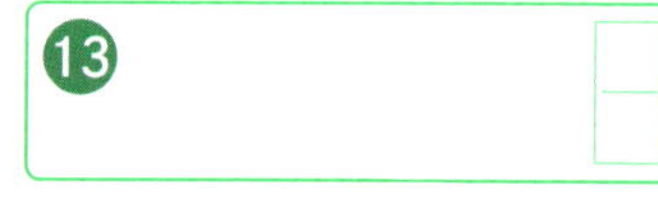

明治時代から繊維の町として栄えた倉敷市児島が日本での発祥の地。学生服の生産量も日本一。（岡山県）

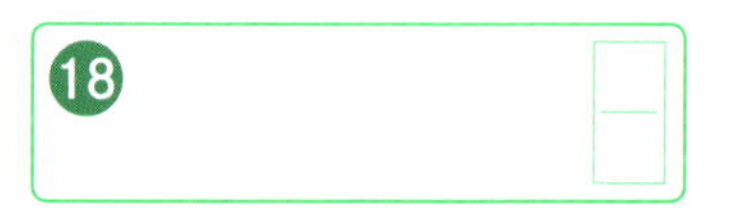

古くから佐世保市、長崎市などに大きな製造会社がある。県の主要な輸出品でもある。（長崎県）

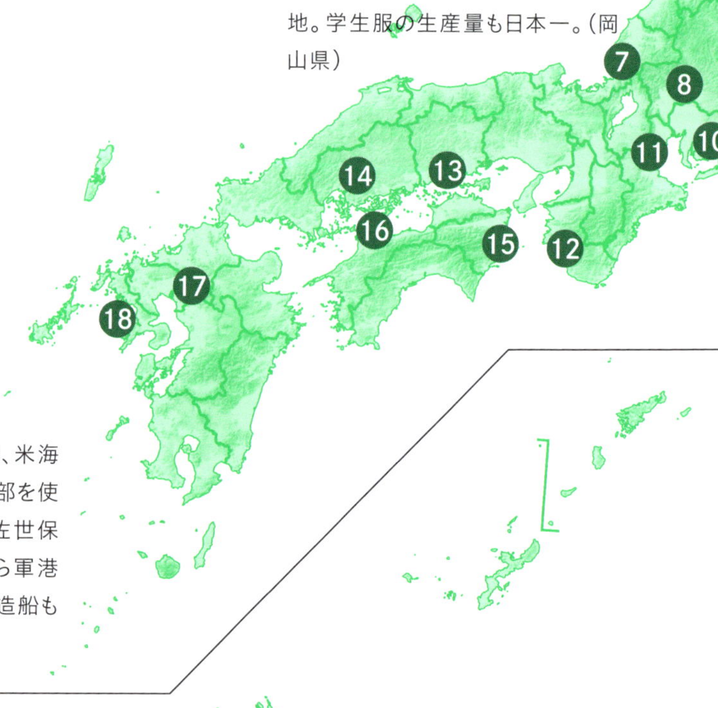

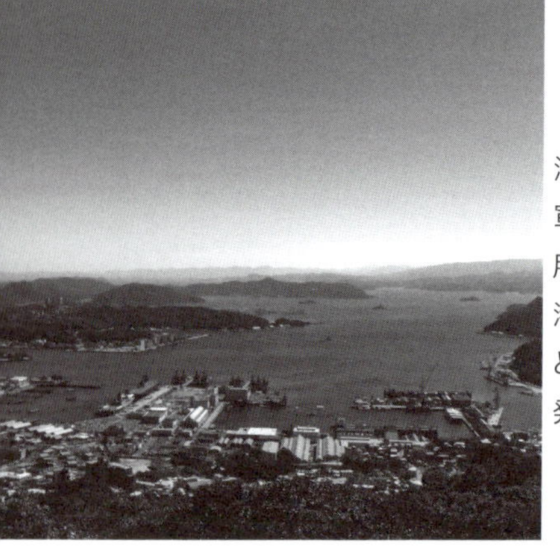

海上自衛隊、米海軍がその一部を使用している佐世保港は古くから軍港として栄え、造船も発達した。

豆知識　工業には、金属、機械、化学（化学肥料、薬品、ゴムなど）などの重化学工業と、食料品、繊維、紙製品、

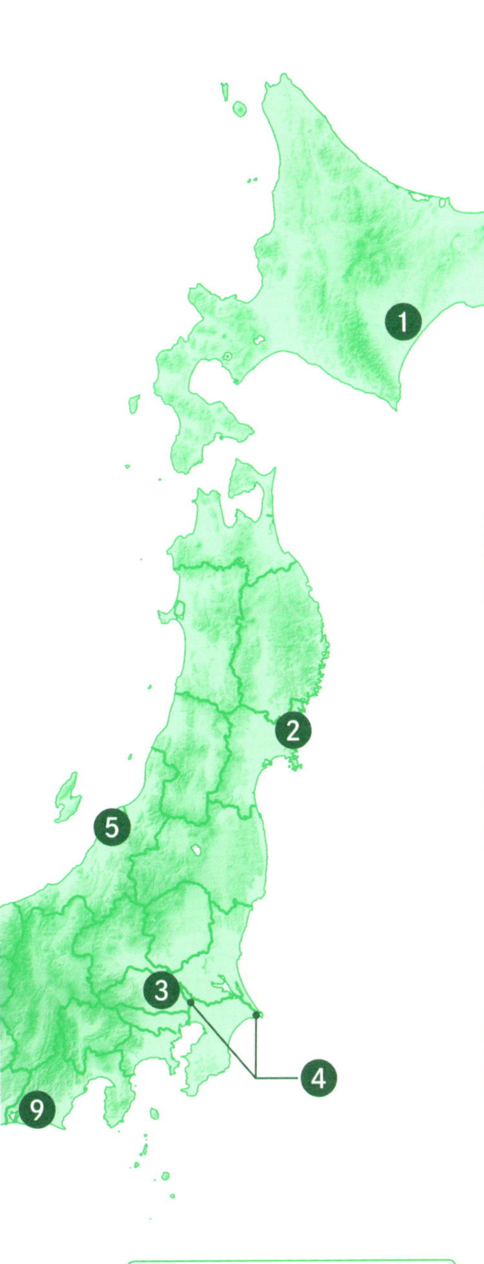

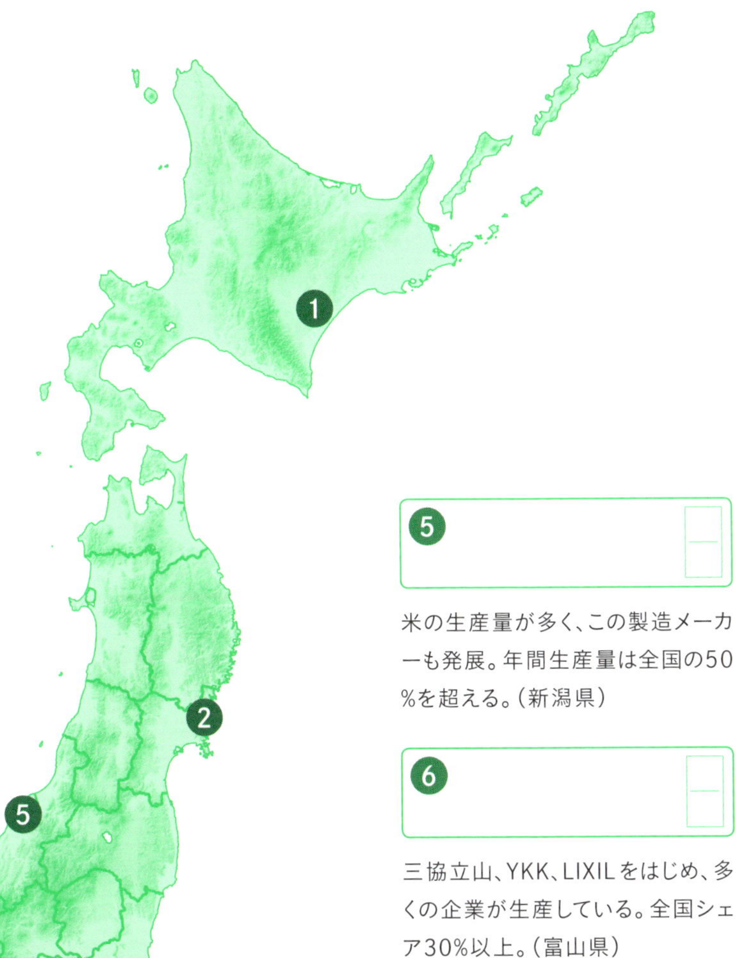

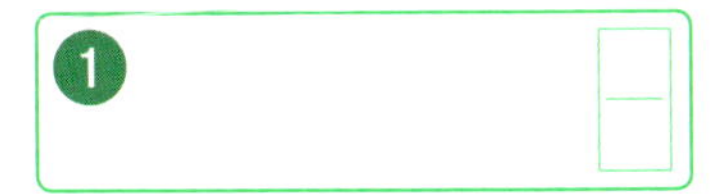

根釧台地などで酪農が盛んなため、全国に出回るものの8割以上が生産されている。(北海道)

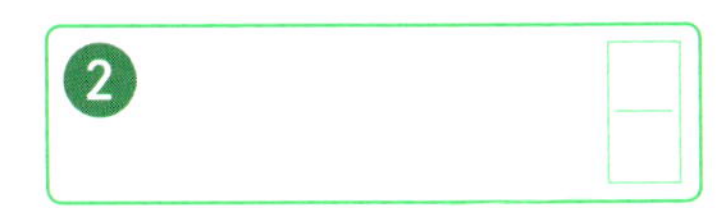

生産量の多さは全国3位。三陸沖でとれる魚を原料にした、笹の葉の形のものが名産。(宮城県)

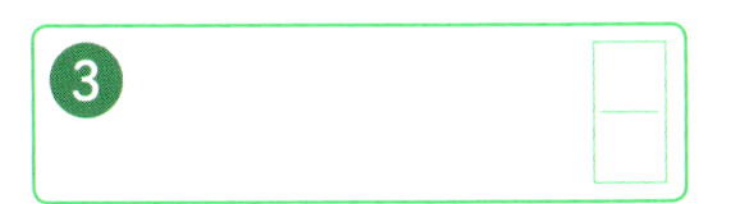

江戸時代からつくられ、さいたま市岩槻区産のものは伝統的工芸品に指定されている。(埼玉県)

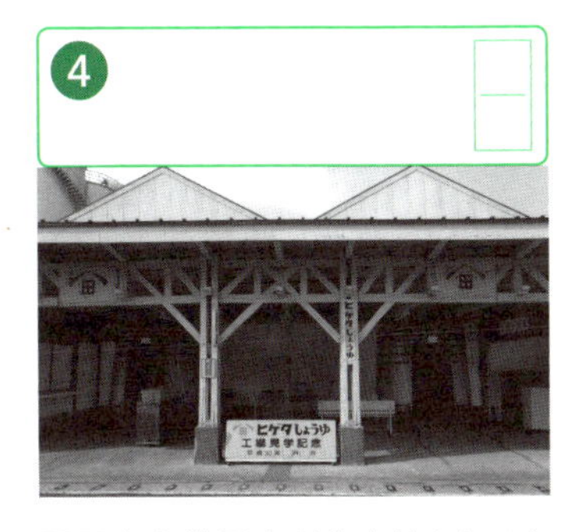

野田市や銚子市が生産地として有名。県全体で日本の生産量の約30%をつくる。写真は銚子のヒゲタしょうゆ史料館。(千葉県)

米の生産量が多く、この製造メーカーも発展。年間生産量は全国の50%を超える。(新潟県)

三協立山、YKK、LIXILをはじめ、多くの企業が生産している。全国シェア30%以上。(富山県)

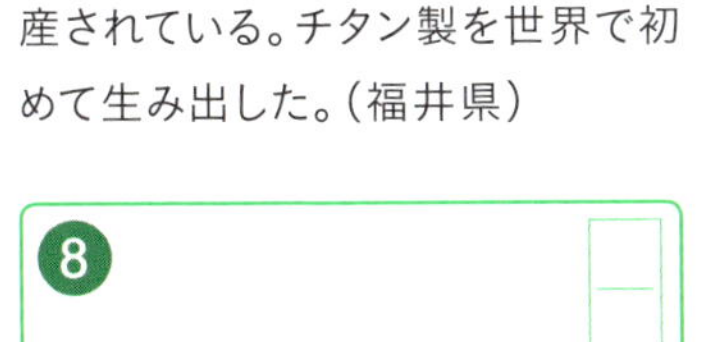

日本製の90%以上が鯖江市で生産されている。チタン製を世界で初めて生み出した。(福井県)

古くからの産地として関市が有名。はさみやアウトドアナイフもつくられている。(岐阜県)

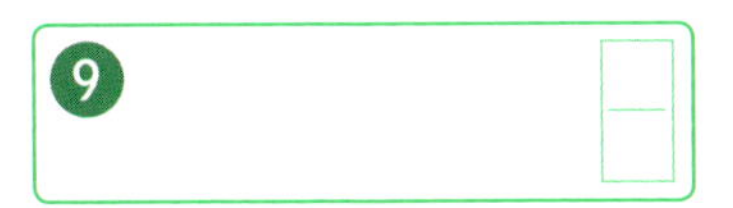

全国唯一の生産地で、浜松市にヤマハ、磐田市に河合楽器製作所などのメーカーがある。(静岡県)

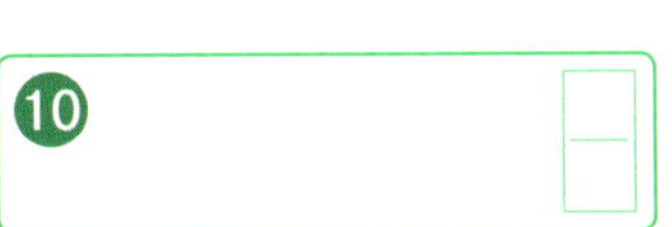

大手メーカーを抱え、関連産業が多く集まる。なかでも豊田市は□□□の町として有名。(愛知県)

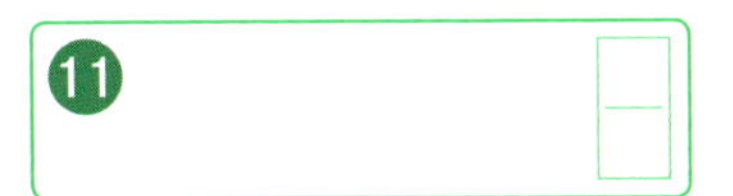

有名メーカー、カメヤマが亀山市に。結婚式のキャンドルサービスもここで始まった。(三重県)

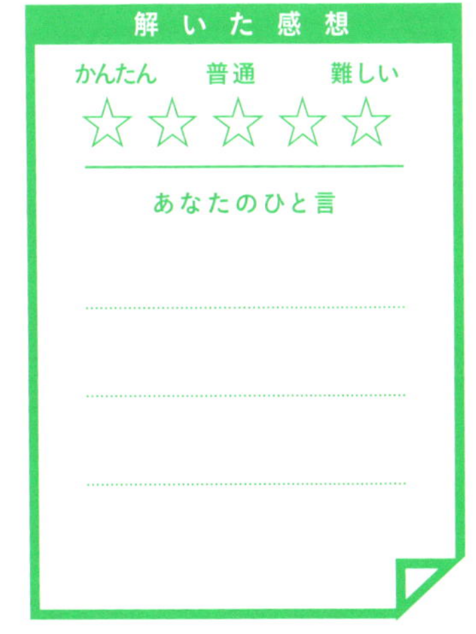

窯業などの軽工業があります。

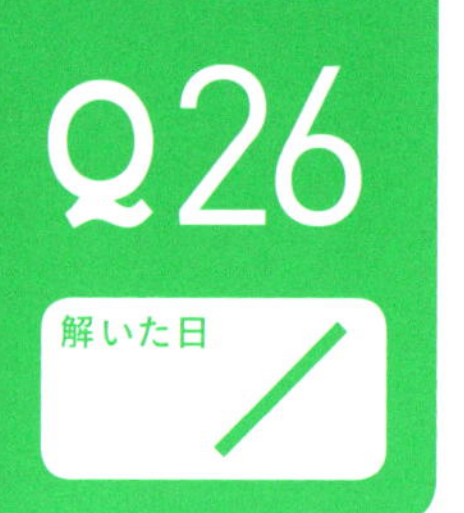

各地のさまざまな農産品

日本各地では、その土地の気候や地形に合ういろいろな農産品が生産されています。❶〜⑳にあてはまる農産品を、リストから選んで書きましょう。

（答えは 149 ページ）

リスト

いちご／梅（うめ）／キャベツ／きゅうり／さくらんぼ／さつまいも／さとうきび／じゃがいも／たけのこ／茶葉（ちゃば）／トマト／なす／なし／生（なま）しいたけ／ねぎ／ぶどう／メロン／落花生（らっかせい）／りんご／レタス

みなべ町で誕生した「南高」が最高級の品種。漬けものやジュースに加工される。（和歌山県）

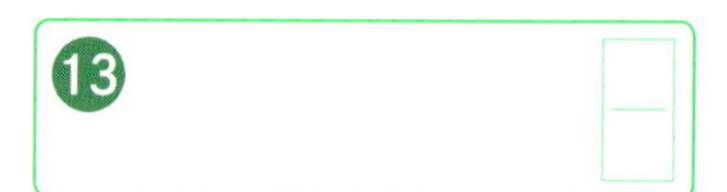

ジューシーで爽やかな味の品種「二十世紀」は特産品。（鳥取県）

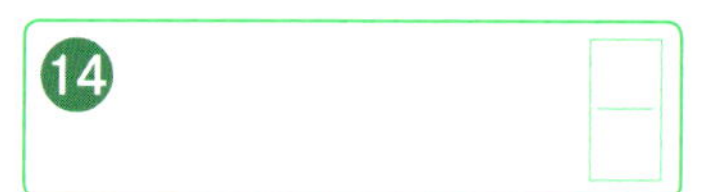

乾燥でうまみや香りが増すので、干したものも多く出回る。（徳島県）

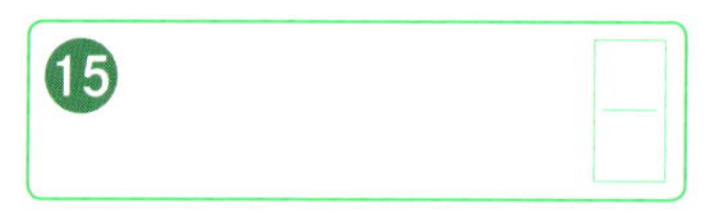

紫色の夏野菜。ハウス栽培でほぼ一年中収穫でき、生産量日本一。（高知県）

16

春の味覚。増える勢いで「雨後の……」ということわざも。北九州市合馬（おうま）地区産が有名。（福岡県）

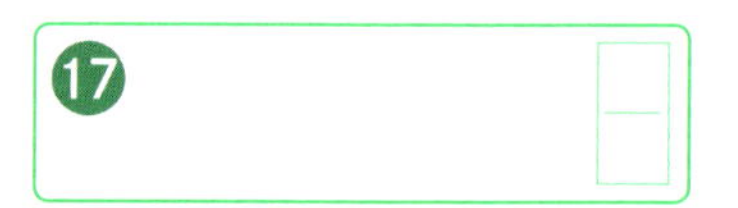

ミニや完熟などがある。八代や玉名地域産が冬春もので有名。（熊本県）

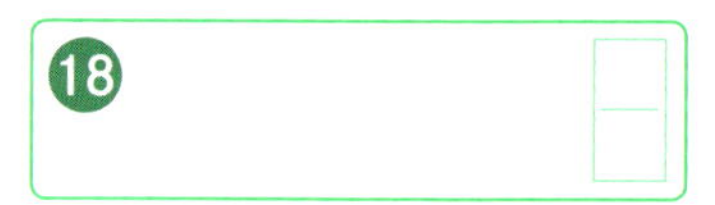

イボが痛いくらいが新鮮といわれる緑色の細長い野菜。冬春にも安定供給し生産量日本一。（宮崎県）

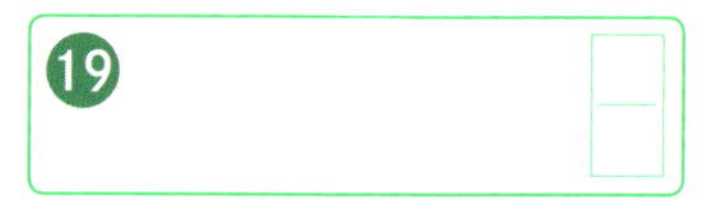

煮たり焼いたりして食べるほか、干して加工食品に。また焼酎の原料としても使われる。（鹿児島県）

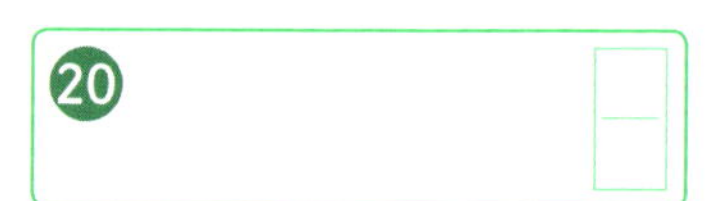

国内で収穫されているのは、沖縄県と鹿児島県の2県のみで、沖縄県のほうが生産量が多い。（沖縄県）

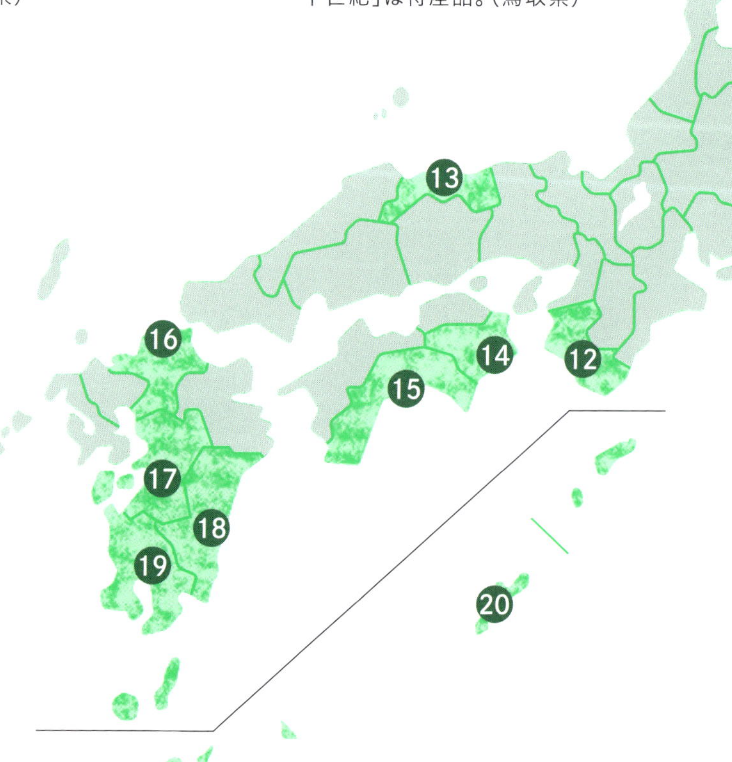

豆知識　日本の食料自給率は低下傾向にあります。1965年の73%をピークに、2000年以降は40%前後に低

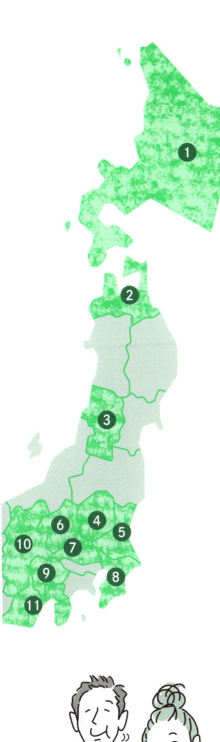

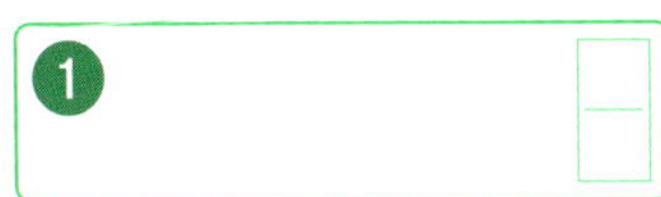

寒くて乾燥した環境でもよく育つため、盛んに栽培されるようになった。（北海道）

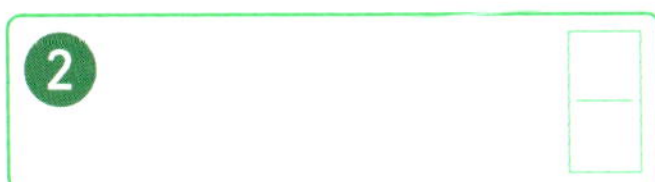

明治時代、内務省勧業寮から県に3本の苗木を贈られたことが始まりという。（青森県）

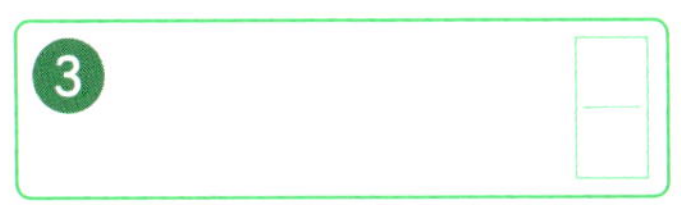

日本一の産地で、全国シェア70%を超える。「佐藤錦」が人気。（山形県）

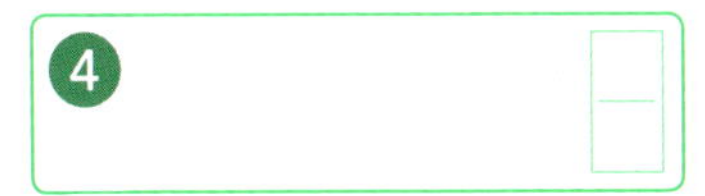

生産量日本一の栃木県産の品種には、「とちおとめ」や「スカイベリー」がある。（栃木県）

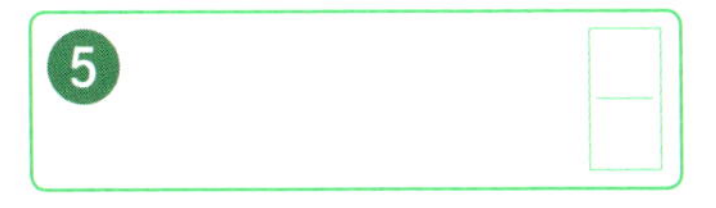

高級なイメージだが、地元では漬けものもある。鉾田市、茨城町、鹿嶋市が有名な産地。（茨城県）

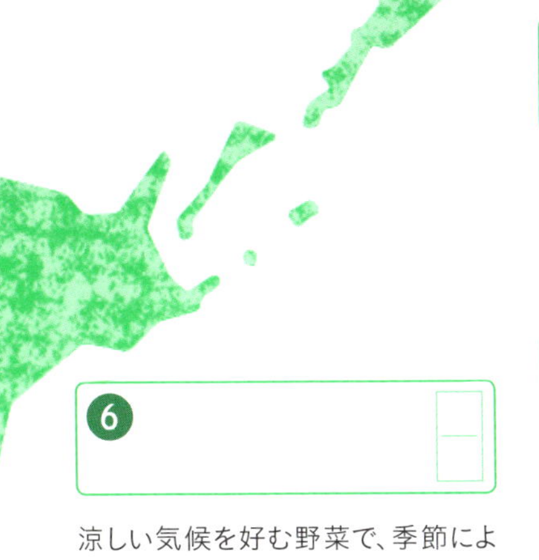

涼しい気候を好む野菜で、季節によって主な産地が異なる。夏の生産量はこの県が最多。（群馬県）

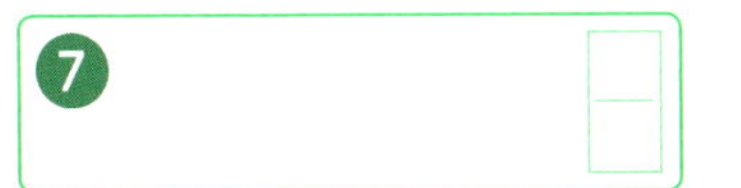

深谷市が有名な産地で「深谷□□」の名で広く知られる。群馬の下仁田産も有名。（埼玉県）

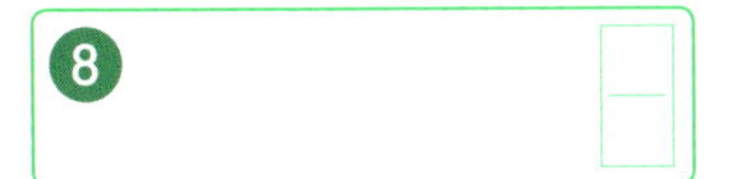

国内産のおよそ80%が千葉県産。炒ったものが出回るが、地元では収穫期にゆでて食べる。（千葉県）

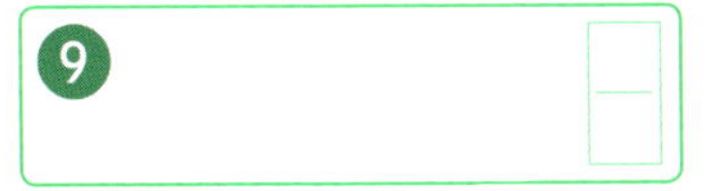

80ほどのワイナリーがあり、原料の生産量は日本一。（山梨県）

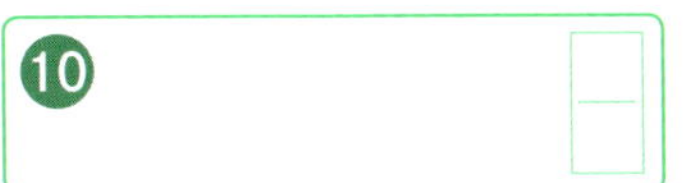

涼しい気候を好む高原野菜。川上村は、とくに栽培に適した気候で産地として有名。（長野県）

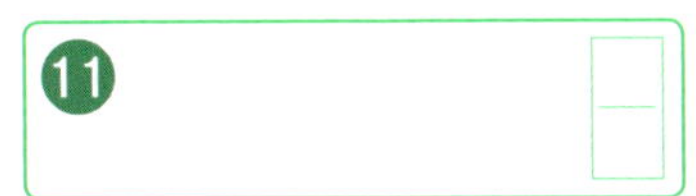

古くから名産地として知られる。富士山の麓に整然と広がる畑は絵になる風景。（静岡県）

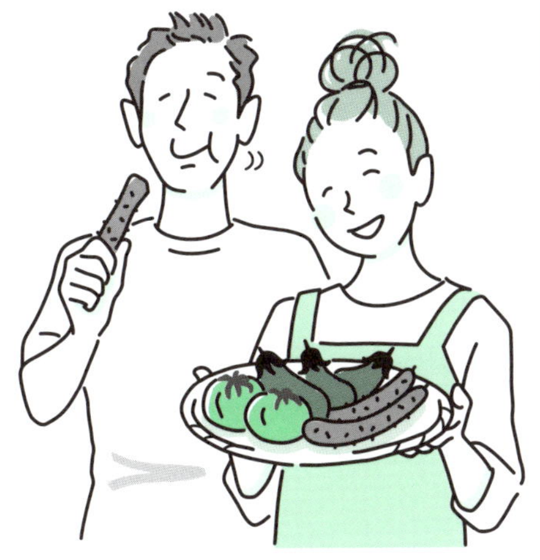

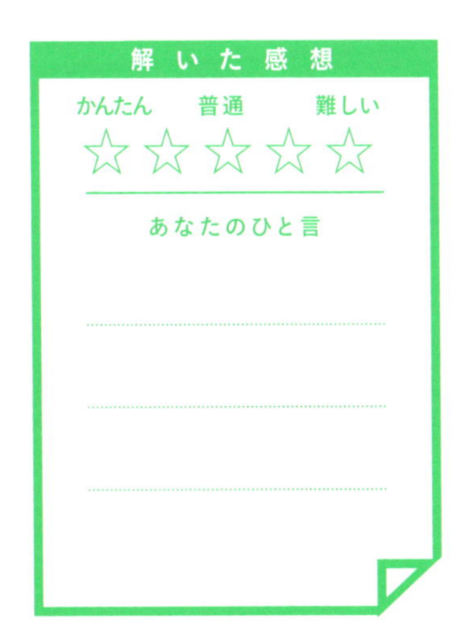

下しました。都道府県別では、畑作が盛んな北海道がいちばん高くなっています。

Q27

各地のブランド米

解いた日 ／

コシヒカリやササニシキだけでなく、全国各地から新しい品種・ブランド米が登場しています。❶～⓳にあてはまるブランド米を、リストから選んで書きましょう。

（答えは149ページ）

リスト

いちほまれ／銀河のしずく／くまさんの輝き／彩のかがやき／新之助／青天の霹靂／つくしろまん／つぶぞろい／つや姫／てんこもり／なすひかり／にこまる／ヒカリ新世紀／ひとめぼれ／ひゃくまん穀／ふくみらい／ふさおとめ／ゆめひたち／ゆめぴりか

⑯

コシヒカリの遺伝子を9割以上受け継ぐ品種。名前からも新しいコシヒカリであることがうかがえる。（鳥取県）

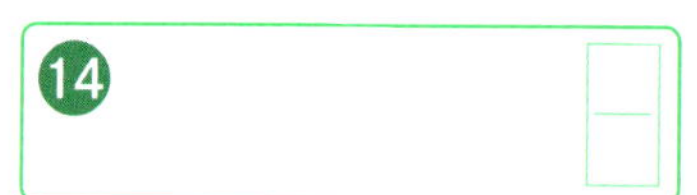

加賀百万石の伝統が感じられる県の米。食べると「百満足」するとも。（石川県）

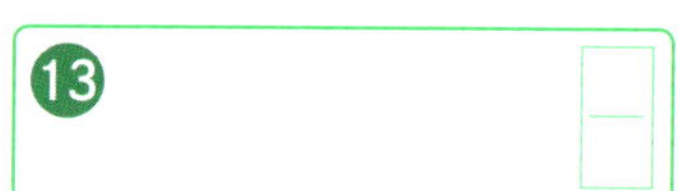

富山弁の「てっぺん」を意味する言葉と、米の頂点に立つことをイメージして命名。山盛りにして食べたい。（富山県）

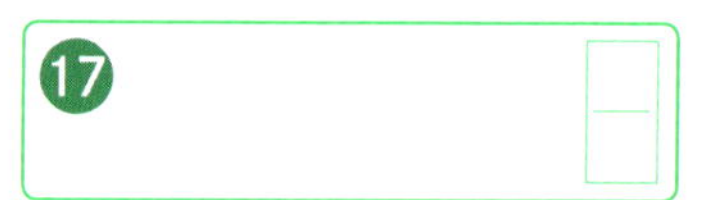

縄文時代から米をつくっていたといわれる福岡県で誕生。県の旧国名を名前に入れている。（福岡県）

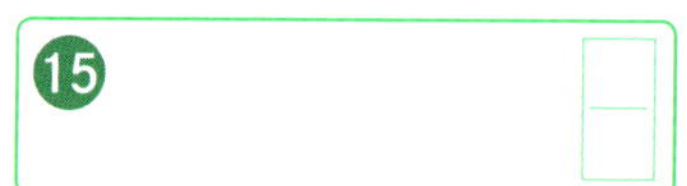

コシヒカリ発祥の地、福井県で誕生。日本一おいしい誉れ高き米との思いが込められている。（福井県）

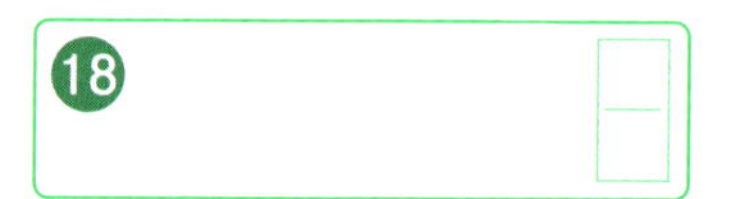

丸くて粒が大きく、笑みがこぼれるほどおいしいという名。県期待のブランド米。（長崎県）

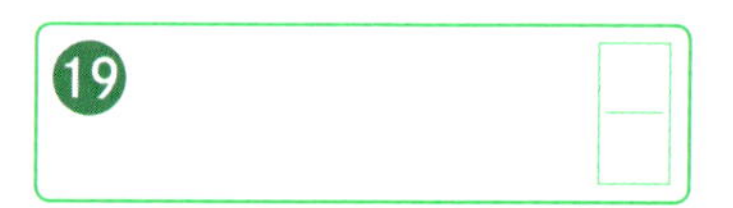

県名と、輝きのある米の美しさを表現した名前。つやつや、ぴかぴかの炊きあがり。（熊本県）

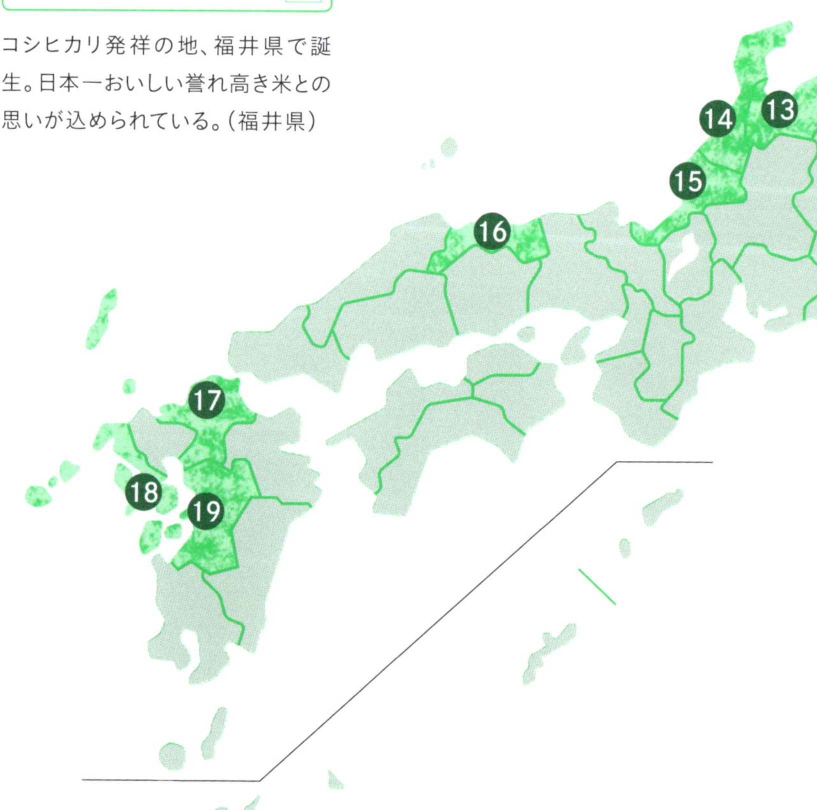

豆知識　米は日本の主食。ところがパンやめん類などを多く食べるようになったことなどから、米の消費量はど

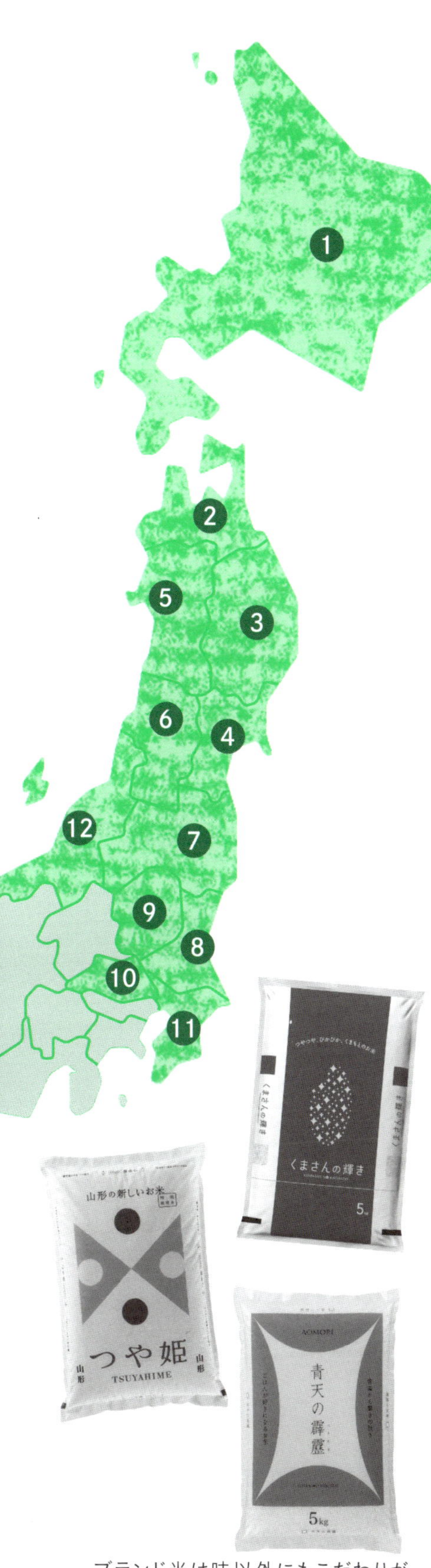

ブランド米は味以外にもこだわりが。パッケージもモダンなデザインが多い。

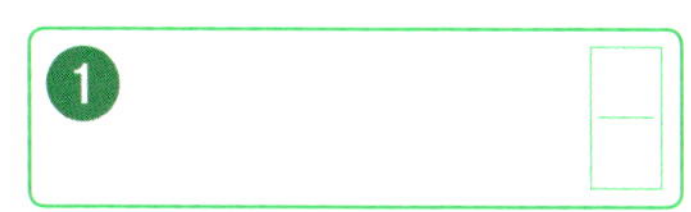

日本一おいしい米を、という道民の「夢」と、アイヌ語の「美しい」を意味する言葉を合わせて名づけられた。（北海道）

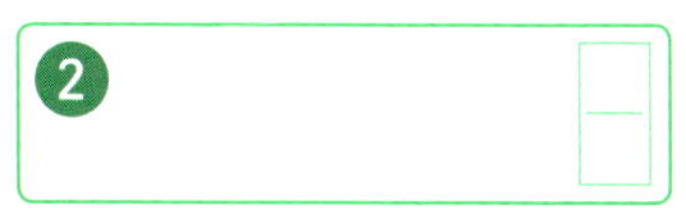

名前には、驚くようなおいしさの米という意味が込められている。（青森県）

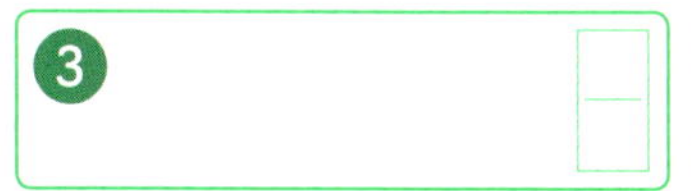

米の輝きを表現した名前。この県出身の宮沢賢治の作品のタイトルにもある言葉が使われている。（岩手県）

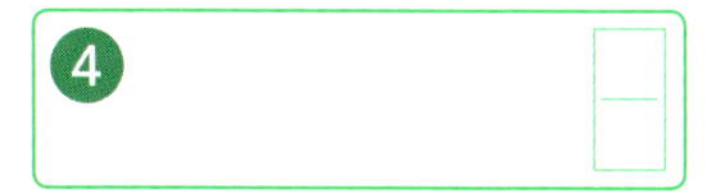

ひと口でおいしいと思う米に出あった感激を、一度見ただけで好きになるという言葉に込めた名前の米。（宮城県）

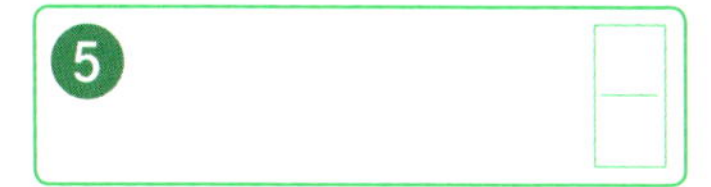

米のおいしさと、ひと粒ひと粒が大きいという特徴から名づけられた。（秋田県）

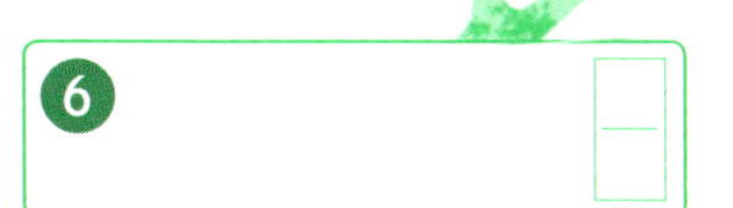

粘りと柔らかさのバランスが絶妙。つややかな白く輝く炊きあがりが名前に表されている。（山形県）

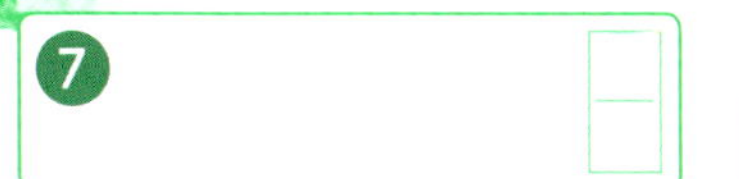

県の未来を担う米になってほしい、幸福な未来をもたらしてほしいという思いが込められている。（福島県）

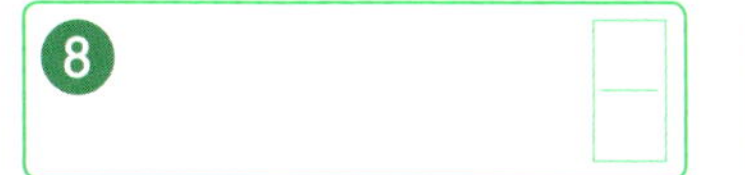

県の北東部にあたる旧国名を入れて名づけられた。夢のようなおいしい米という意味もある。（茨城県）

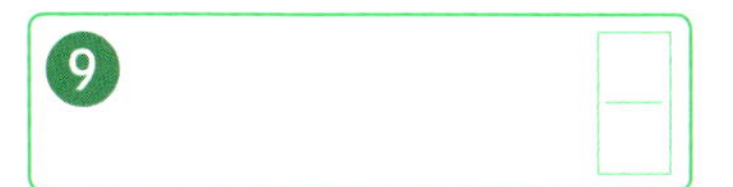

県内の高原の名を織り込んだ。耐冷性が強く、高原のある県中・北部での栽培に適する。（栃木県）

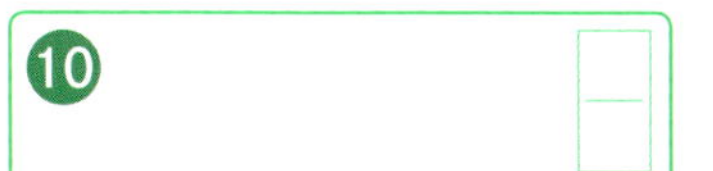

埼玉県の愛称が名前に入っている。学校給食にも採用される県を代表する米。（埼玉県）

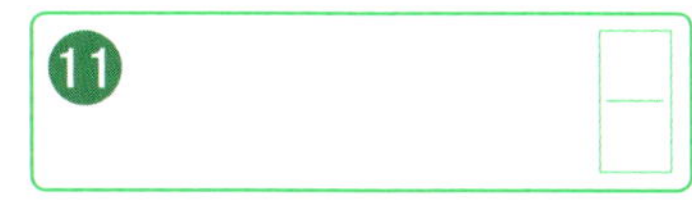

房総半島の「房」と白くふっくらした炊きあがりから命名。関東で最も早く収穫される。（千葉県）

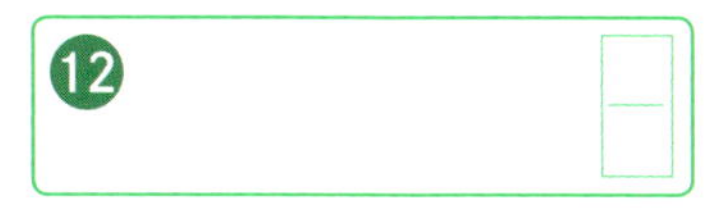

米どころの新しいブランド米。誠実で芯が強い、現代的な日本男児をイメージした名前。（新潟県）

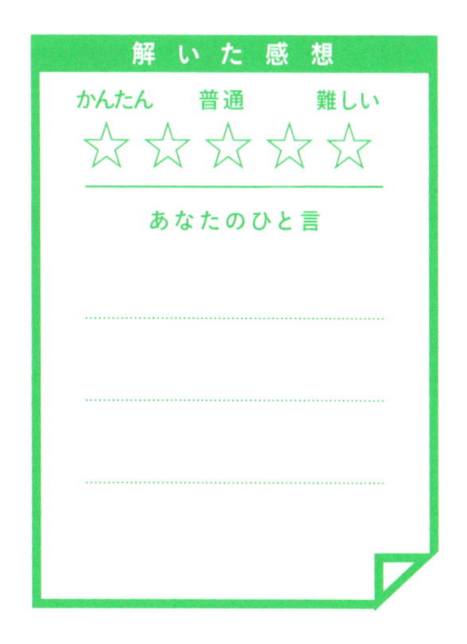

んどん減っています。2014年には、1962年の半分程度にまで減少しています。

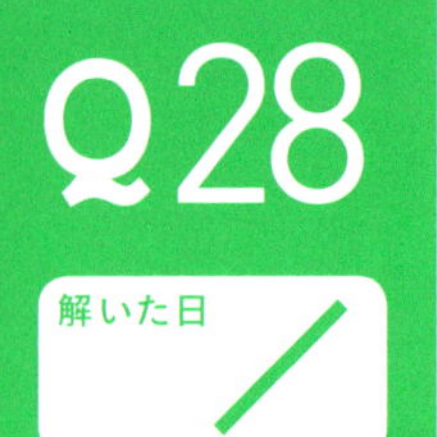

Q28 各地のブランド肉

解いた日 ／

牛肉・豚肉・鶏肉それぞれに、各地でさまざまなブランドが生まれています。❶〜⓳にあてはまるブランド肉を、リストから選んで書きましょう。

（答えは 150 ページ）

リスト

アグーブランド豚／天草大王／阿波尾鶏／近江牛／奥久慈しゃも／黒部名水ポーク／高座豚／神戸ビーフ／薩摩地鶏／TOKYO X ／土佐あかうし／長州黒かしわ／名古屋コーチン／能登豚／飛騨牛／比内地鶏／前沢牛／松阪牛／米沢牛

⓰

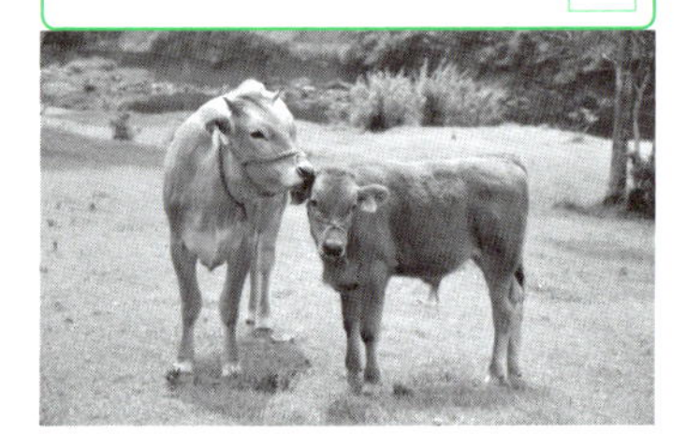

県内産褐毛和種。うまみのある赤身で、さしは控えめ。熟成牛のブームで脚光を浴びている。（高知県）

⓱

背丈90㎝にも及ぶ日本最大級の地鶏。絶滅した品種を苦心のすえに復元した。（熊本県）

⓲

天然記念物・薩摩鶏から生まれ、きめが細かく柔らかい。「かごしま黒豚」も有名。（鹿児島県）

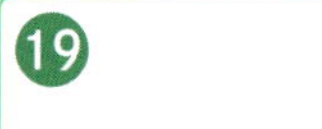

⓳

県固有の肉質が優れた貴重な豚。体を大きくするため、西洋豚と交配したものも含まれる。（沖縄県）

⓮

天然記念物の鶏の血を引く。のびのびと育てられ、適度な歯ごたえでうまみが多い。（山口県）

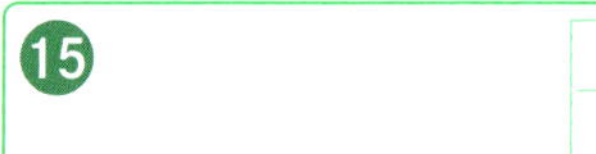

⓯

県の有名な盆踊りにちなんだ名の地鶏。ほどよい弾力のある肉質で、強いコクが特徴。（徳島県）

⓬

繊細なサシと特有の香りが特徴。自然の中で肥育される、日本を代表する牛肉のひとつ。（滋賀県）

⓭

純血の但馬牛で一定の基準を満たした肉。世界的に有名で高級和牛の代名詞にも。（兵庫県）

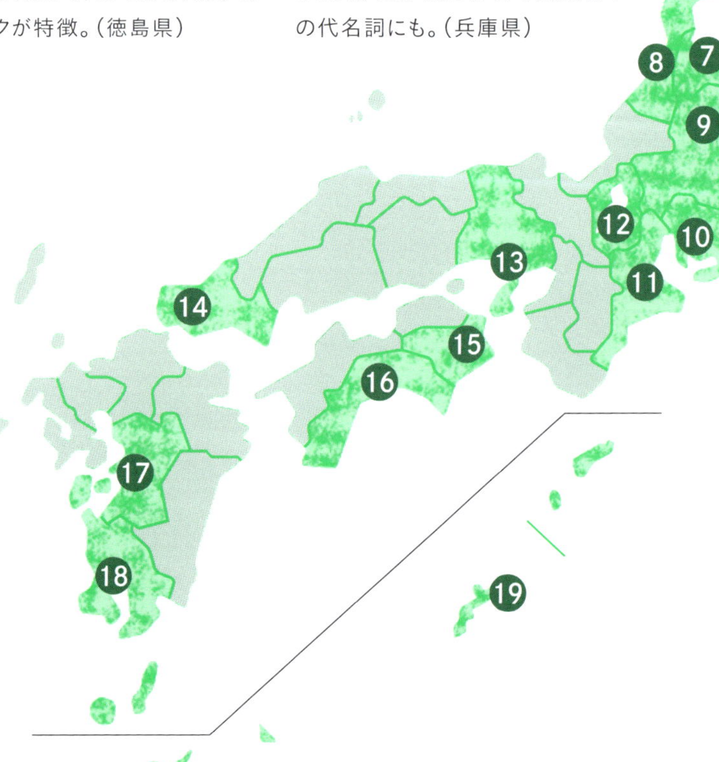

豆知識　日本三大和牛とは、神戸ビーフ・松阪牛・米沢牛・近江牛のうちの3ブランドのことをいい、日本三大地

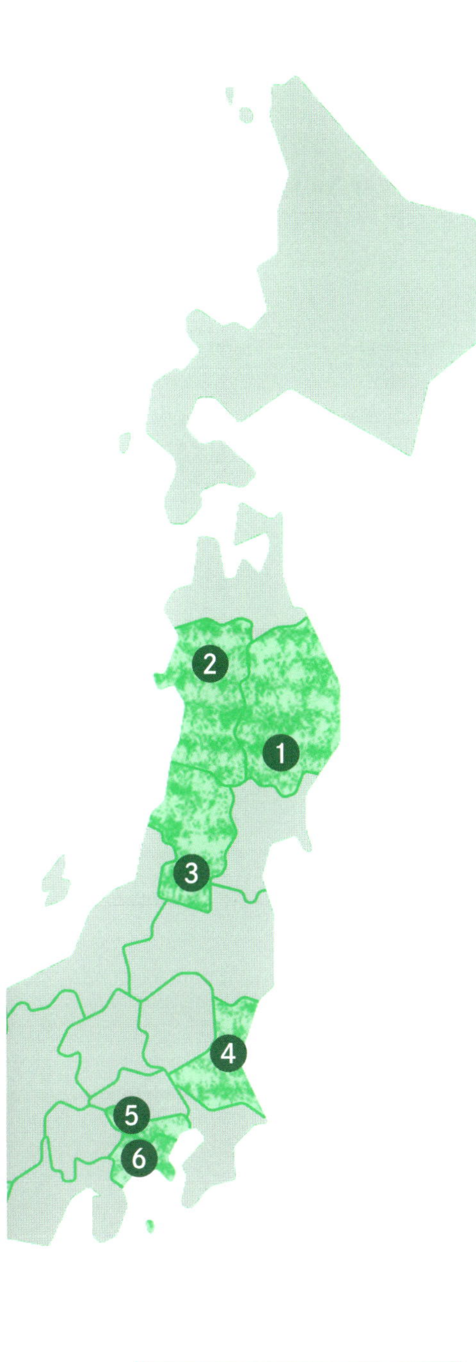

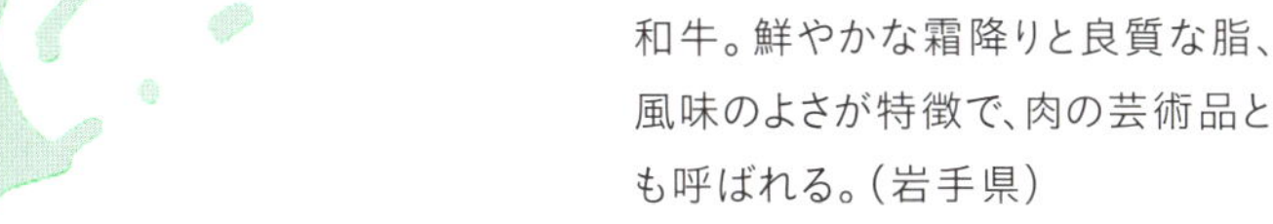

奥州市の一地区で生産された黒毛和牛。鮮やかな霜降りと良質な脂、風味のよさが特徴で、肉の芸術品とも呼ばれる。（岩手県）

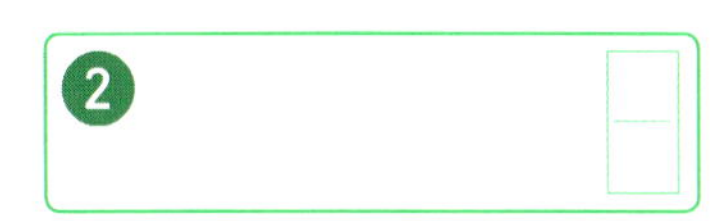

淡泊で美味。年貢に納められていた地鶏。郷土料理、きりたんぽ鍋には欠かせない。（秋田県）

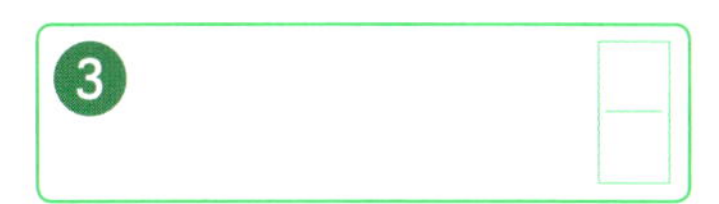

県南部の山に囲まれた盆地で生産される。冬は豪雪に覆われる地で良質の黒毛和牛が育つ。（山形県）

4

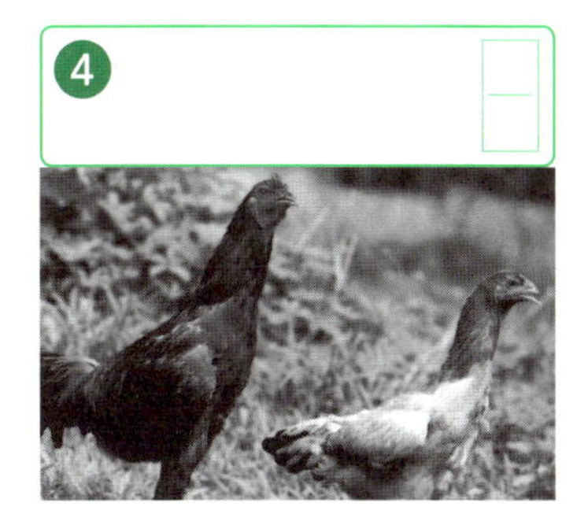

闘鶏用の鶏に改良が加えられた。100日を超える期間、ゆっくりと肉質よく育てられる。（茨城県）

5

北京黒豚、バークシャー、デュロックの3種からよいところを取り込んで生まれた東京産の豚。（東京都）

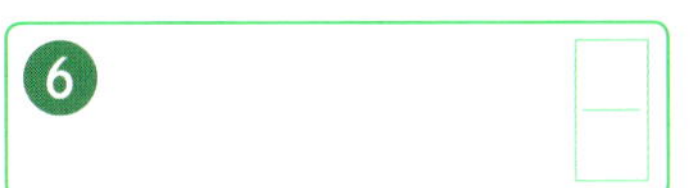

「かながわ名産100選」に選ばれた、綾瀬市や藤沢市などで生産される豚。ハムなどに加工されることも多い。（神奈川県）

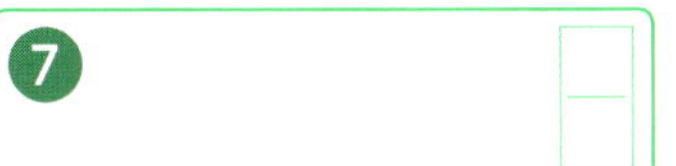

富山県産の特に優良な品種をかけ合わせた豚。地元の川の伏流水で育てられたことから命名。（富山県）

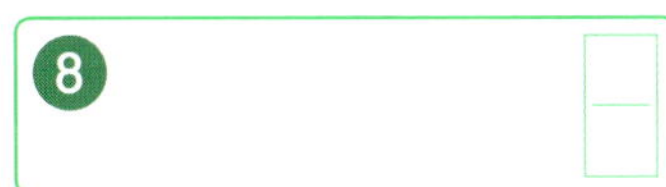

天然水で、ていねいに育てられたこだわりの豚。（石川県）

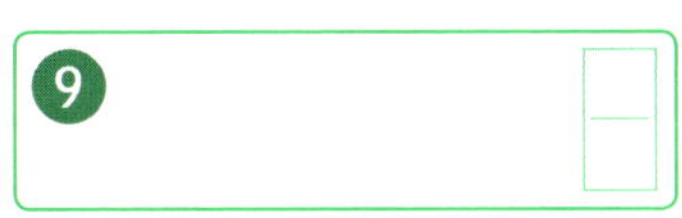

県内で肥育された、とても柔らかい黒毛和牛。全国の和牛の大会で連覇した。（岐阜県）

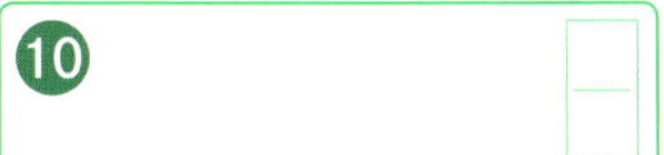

赤身を帯びた肉でうまみが強く、地鶏の王様と呼ばれる。黄身が濃厚な卵も特産品。（愛知県）

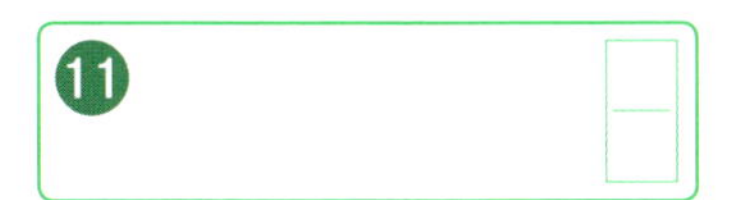

飼育される市名を冠する黒毛和牛。高級牛の代名詞。（三重県）

鶏は、比内地鶏・さつま地鶏・名古屋コーチンだといわれています。

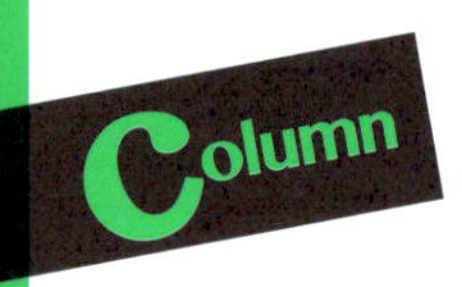

全国飲食の消費額ランキング

国土が長い日本は、地域により気候風土に大きな差があり、作物、ひいては食の傾向も違います。それが顕著に現れるのが、一世帯当たりの年間消費額。県庁所在地及び政令指定都市の52市のランキングのなかから興味深いものをピックアップ。あなたのお宅は、いくらくらいでしょうか。

＊総務省統計局家計調査　2015～2017年平均

肉類

トップ3が東西でみごとに分かれた。肉じゃがやカレーに使われる肉も東では豚、西では牛が一般的。

牛肉

順位	都市	金額
1	京都市	38,018円
2	和歌山市	37,752円
3	奈良市	37,330円
(52	長野市	9,965円)

豚肉

順位	都市	金額
1	横浜市	34,967円
2	福島市	33,239円
3	さいたま市	32,694円
(52	高知市	23,414円)

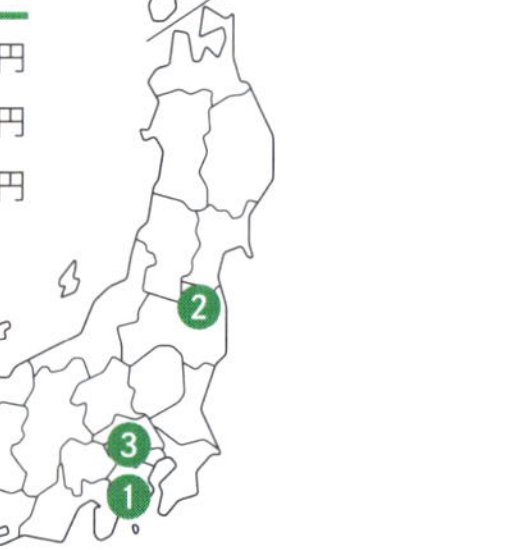

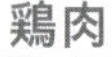

鶏肉

順位	都市	金額
1	岡山市	19,082円
2	福岡市	18,992円
3	大分市	18,978円
(52	前橋市	10,917円)

魚類

多く獲れる場所での消費額が多い傾向。太平洋を南北に移動するかつおは、消費額も散らばった。

さば

順位	都市	金額
1	和歌山市	1,658円
2	鹿児島市	1,617円
3	北九州市	1,496円
(52	山形市	488円)

さんま

順位	都市	金額
1	盛岡市	1,833円
2	青森市	1,810円
3	秋田市	1,755円
(52	宮崎市	538円)

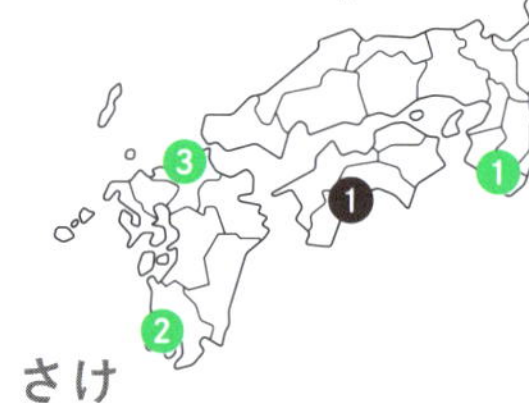

さけ

順位	都市	金額
1	青森市	6,674円
2	札幌市	6,391円
3	横浜市	6,086円
(52	高知市	2,965円)

かつお

順位	都市	金額
1	高知市	7,828円
2	福島市	3,872円
3	浜松市	3,206円
(52	大分県	640円)

外食

それぞれの1位は評判通りの都市に。どれも52位との金額の差が大きい傾向。

順位	日本そば・うどん		中華そば		すし（外食）		ハンバーガー		喫茶代		飲酒代	
1	高松市	13,240円	山形市	16,318円	金沢市	23,123円	那覇市	5,511円	岐阜市	16,013円	高知市	40,320円
2	福井市	9,833円	新潟市	11,707円	岐阜市	20,813円	川崎市	4,914円	名古屋市	12,350円	東京都区部	28,028円
3	宇都宮市	8,962円	福島市	11,188円	福井市	20,551円	名古屋市	4,843円	東京都区部	10,195円	熊本市	25,291円
52	那覇市	1,913円	和歌山市	2,585円	那覇市	6,375円	長崎市	1,772円	青森市	2,036円	堺市	11,187円

酒類

酒類総合ランキングは①新潟市、②青森市、③秋田市、④山形市、⑤盛岡市と、雪国が占めている。

順位	清酒		焼酎		ビール		ウイスキー		ワイン	
1	福島市	10,500円	宮崎市	14,630円	京都市	15,833円	山形市	3,726円	東京都区部	7,928円
2	新潟市	10,480円	鹿児島市	12,835円	札幌市	14,582円	青森市	3,268円	横浜市	6,676円
3	秋田市	9,778円	青森市	10,246円	秋田市	14,047円	仙台市	2,903円	甲府市	5,772円
52	那覇市	1,213円	福井市	4,112円	津市	7,580円	鹿児島市	514円	津市	1,606円

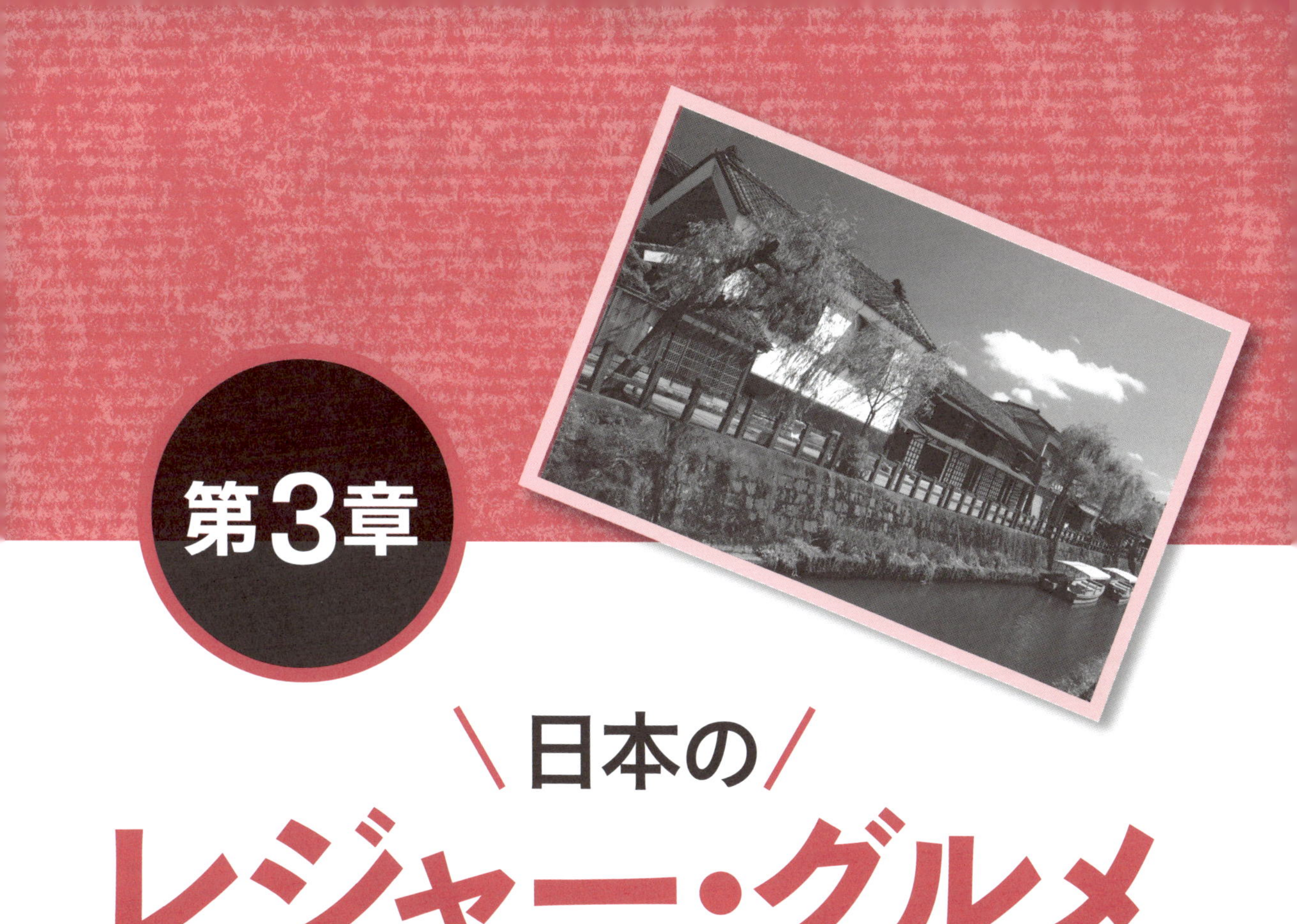

第3章

＼日本の／
レジャー・グルメ

日本の名所、特産品、料理など、行きたくなる
食べたくなるような楽しいクイズです。

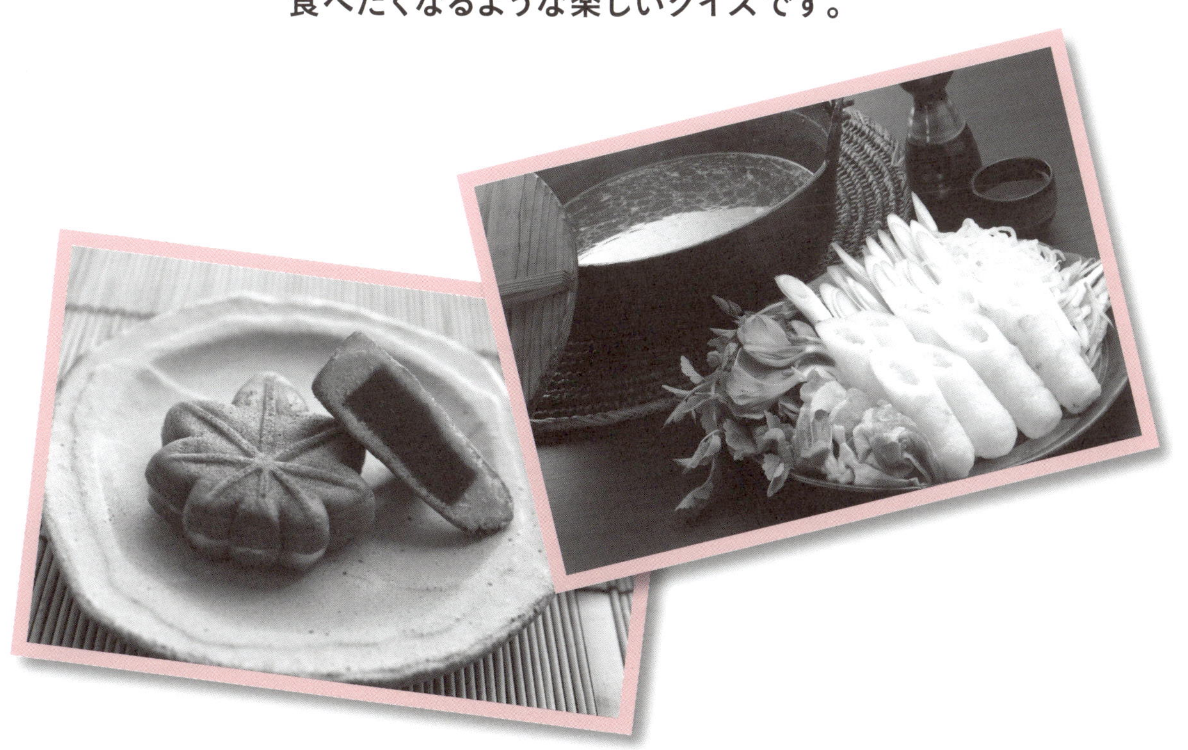

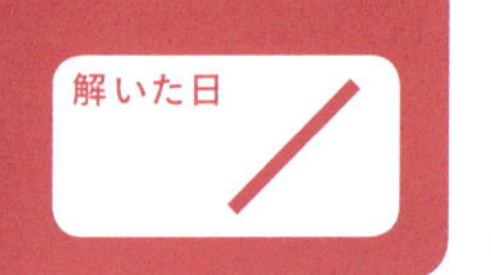

Q29

解いた日 ／

全国のレジャー施設

動物園や水族館、テーマパークなど全国各地の人気スポットを厳選しました。❶～⑯にあてはまる施設の名称を、リストから選んで書きましょう。

（答えは150ページ）

リスト

旭山動物園／アドベンチャーワールド／上野動物園／沖縄美ら海水族館／志摩スペイン村／しものせき水族館／スパリゾートハワイアンズ／ツインリンクもてぎ／加茂水族館／東映太秦映画村／東京ディズニーリゾート／東武動物公園／ハウステンボス／恐竜博物館／富士サファリパーク／ユニバーサル・スタジオ・ジャパン

⑭

フグ目魚類を常時100種類展示しており、世界一を誇る。（山口県）

⑫

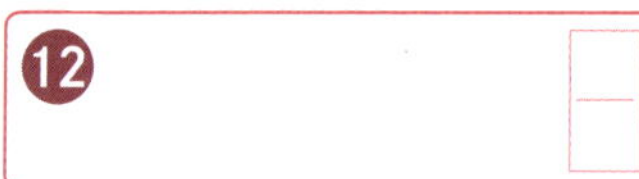

ハリウッド映画をテーマにしたアトラクションやショーが楽しめる。（大阪府）

⑪

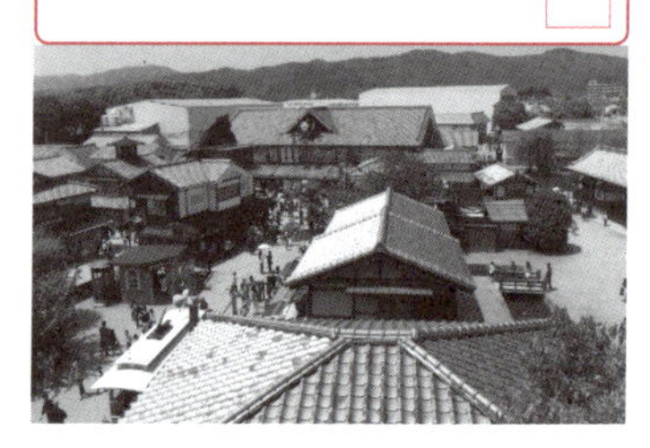

テレビや映画の時代劇の撮影見学や、時代劇の世界を体験できる。（京都府）

⑮

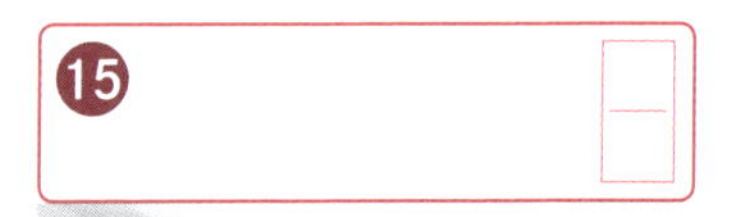

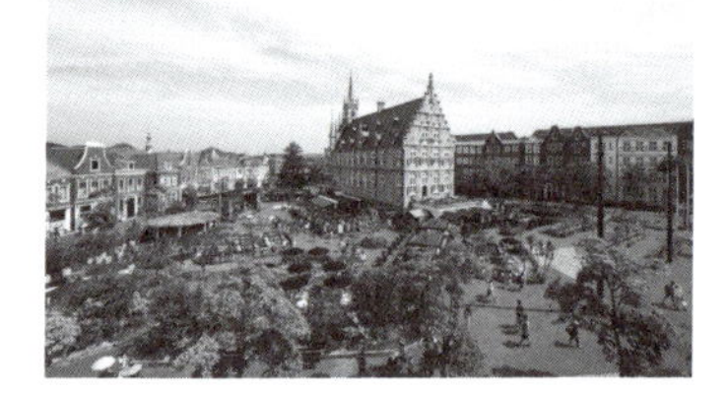

ヨーロッパの街並みを再現し、季節の花やイルミネーションなどのイベントが多彩。（長崎県）

⑬

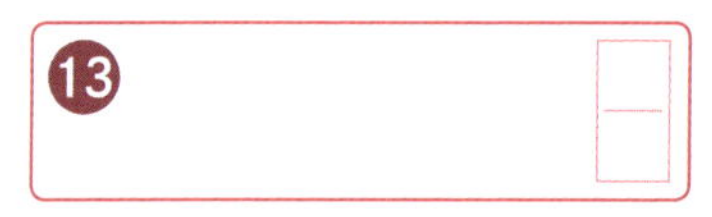

ジャイアントパンダの飼育頭数5頭（2017年現在）。水族館、遊園地も併設。（和歌山県）

⑯

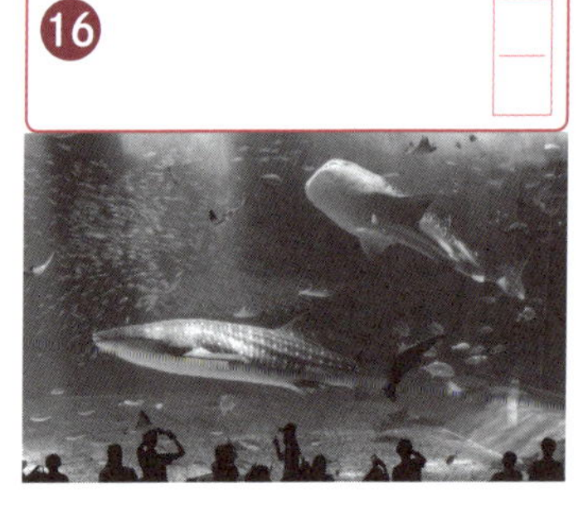

美しい海を望む海洋博公園にある水族館。世界最大級の水槽で、ジンベエザメやマンタを飼育。（沖縄県）

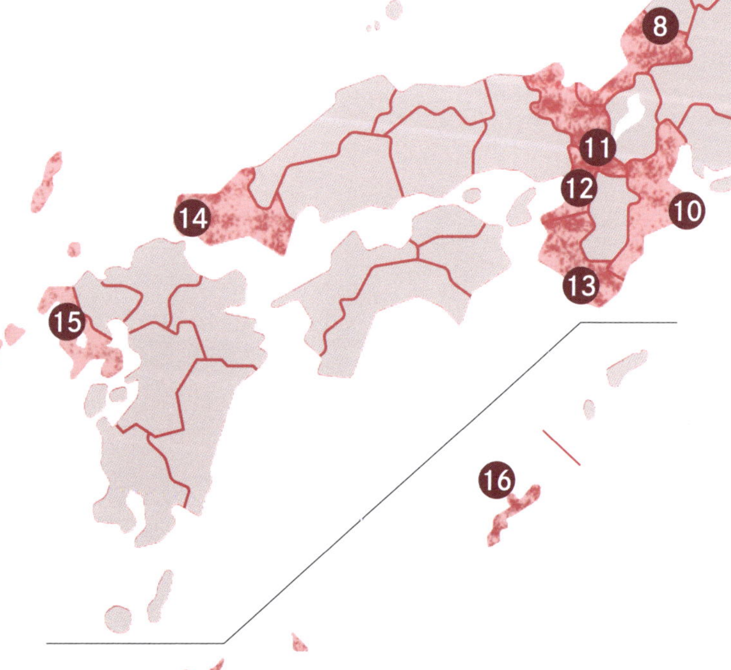

豆知識　2016年のテーマパーク入場者数2位は「ユニバーサル・スタジオ・ジャパン（USJ）」で約1460万人、3

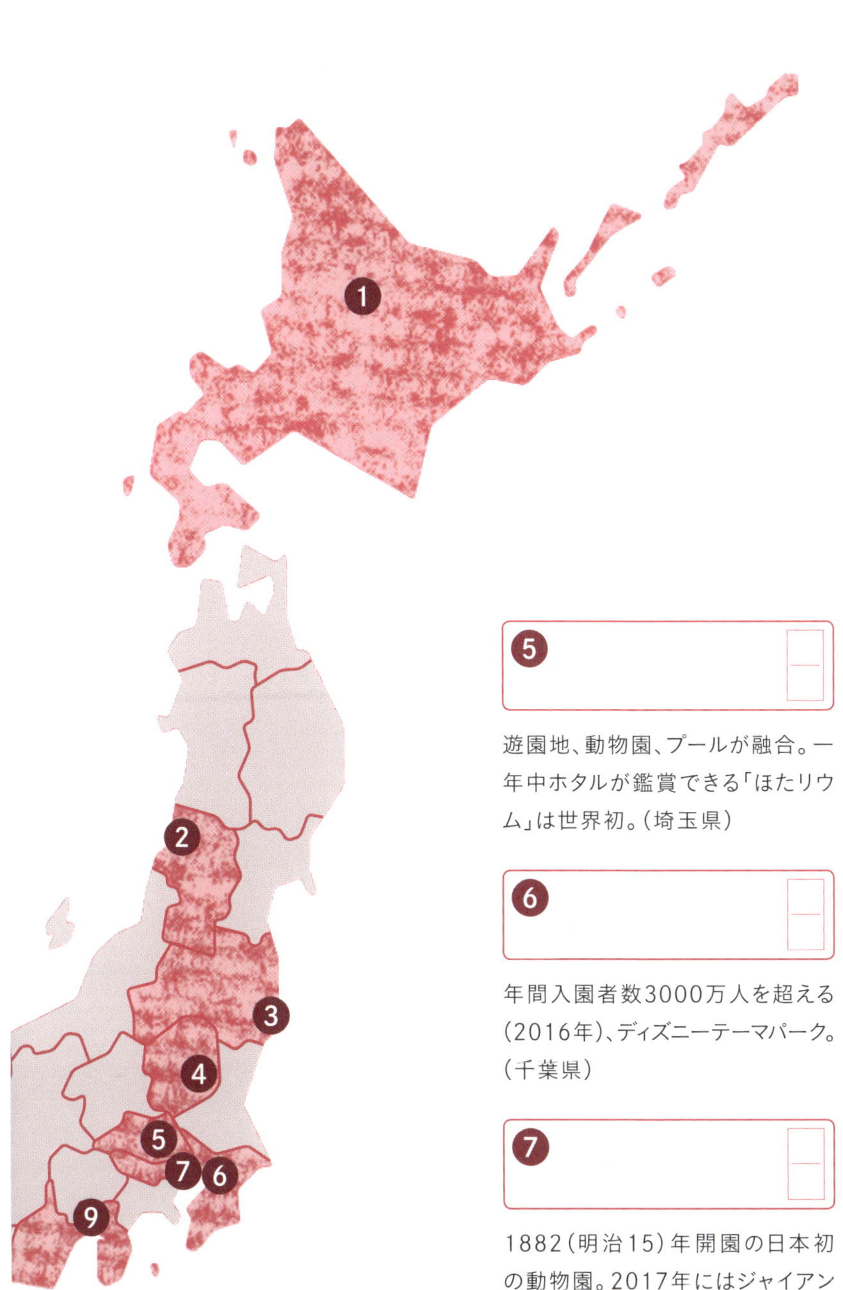

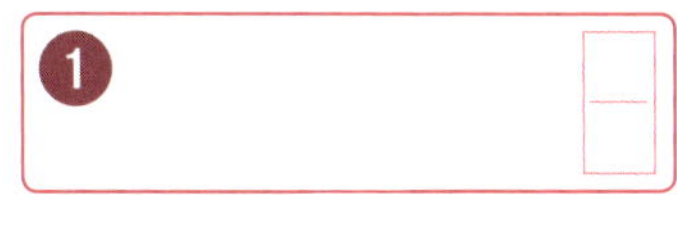

日本最北の動物園。動物本来の行動を引き出す行動展示を全国に先駆けて取り入れた。(北海道)

2

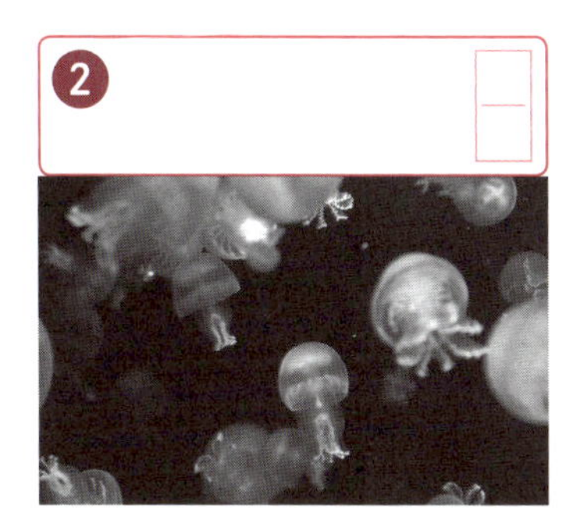

日本海に面し、50種類以上のクラゲを展示している。「クラゲドリーム館」とも呼ぶ。(山形県)

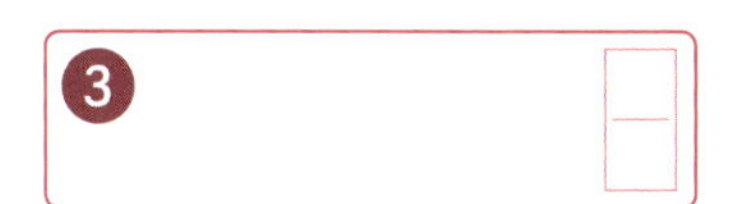

フラダンスなどのショーや温泉、プールが一年中楽しめる、ハワイをイメージした施設。(福島県)

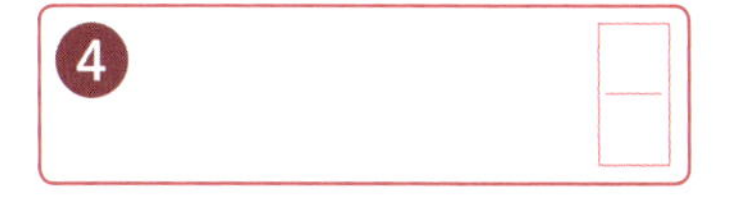

モータースポーツやアウトドアレジャーで遊べる。サーキットでは世界的なレースも。(栃木県)

5

遊園地、動物園、プールが融合。一年中ホタルが鑑賞できる「ほたリウム」は世界初。(埼玉県)

6

年間入園者数3000万人を超える(2016年)、ディズニーテーマパーク。(千葉県)

7

1882(明治15)年開園の日本初の動物園。2017年にはジャイアントパンダの「シャンシャン」が誕生。(東京都)

8

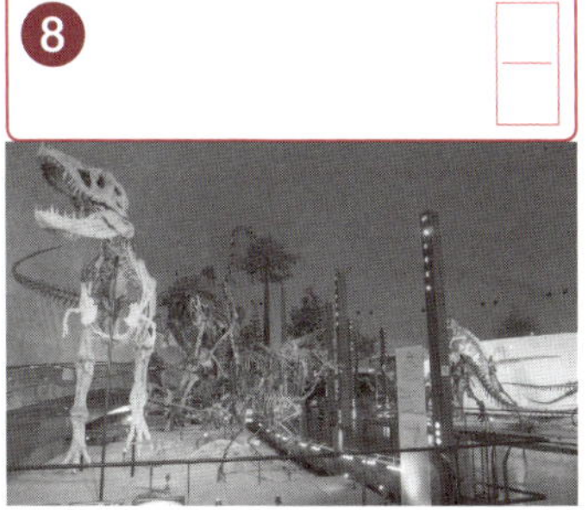

恐竜化石の一大発掘地である福井県勝山市に開館。日本初の恐竜を中心とする博物館。(福井県)

9

富士山を望む園内を、車で周遊しながら野生動物の観察ができる。(静岡県)

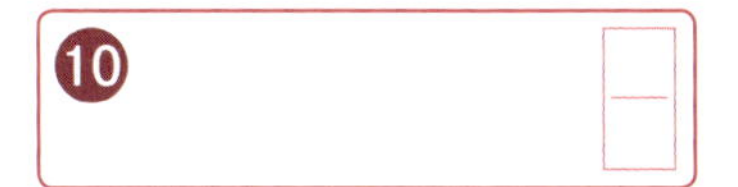

スペインの街並みや空間を再現した、ホテルなどを有する施設。アトラクションも楽しめる。(三重県)

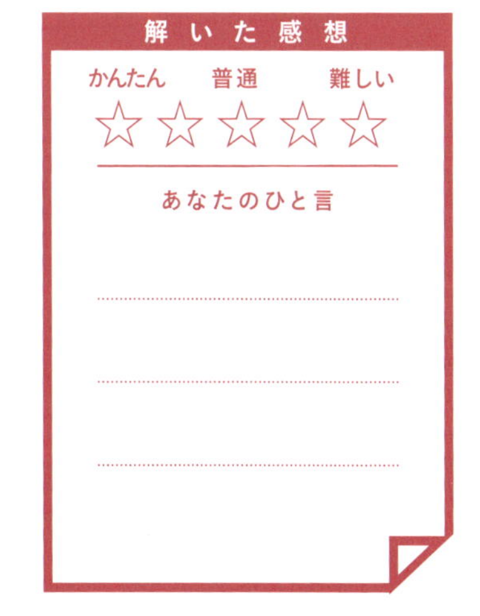

位は「ハウステンボス」で約289万人です。(綜合ユニコム報道資料より)

Q30

解いた日 ／

美しさに癒やされる 花の名所

お花見はもちろん全国の美しい花を愛でに出かけませんか。❶～⓰にあてはまる花の名所を、リストから選んで書きましょう。　（答えは150ページ）

リスト

あしかがフラワーパーク／偕楽園／兼六園／後楽園／国営備北丘陵公園／四季彩の丘／高遠城址公園／津南ひまわり広場／砺波チューリップ公園／延岡城址公園／桧木内川堤／弘前公園／牧野植物園／山田池公園／吉野山／栗林公園

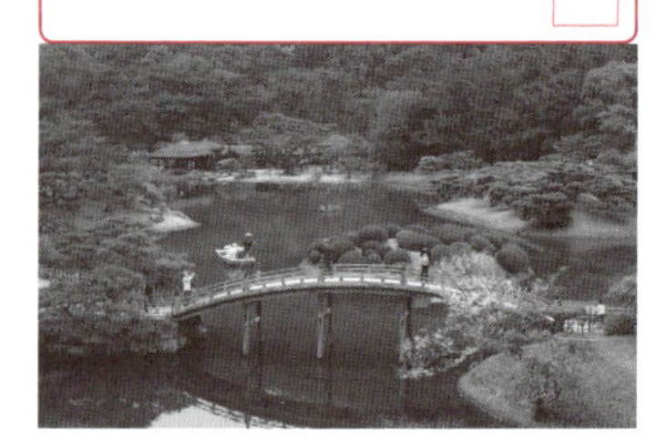

約300本の桜と、手入れの行き届いた1000本もの松が美しい。特別名勝に指定。（香川県）

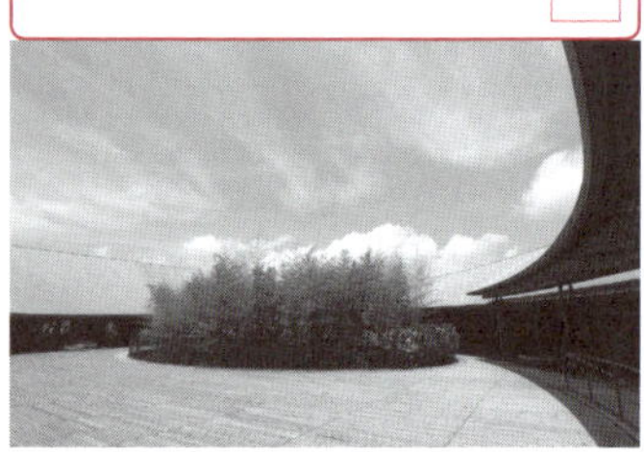

高知が生んだ、日本の植物分類学の父、牧野富太郎博士の業績を顕彰し開園。約3000種類もの植物が四季を彩る。（高知県）

日本三大ヤブツバキ群のひとつで、3300本もが自生する。（宮崎県）

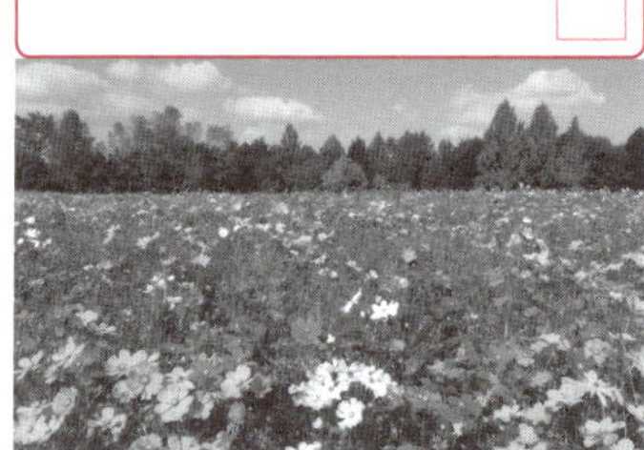

中国地方初の国営公園。秋に満開となるコスモスは、100品種90万本以上。（広島県）

⓫

古くから桜の名所として知られ、約3万本の桜が山下から山上へと開花。（奈良県）

日本三名園のひとつ。梅や桜、つつじ、花菖蒲、椿など四季折々に咲く花を楽しめる。（岡山県）

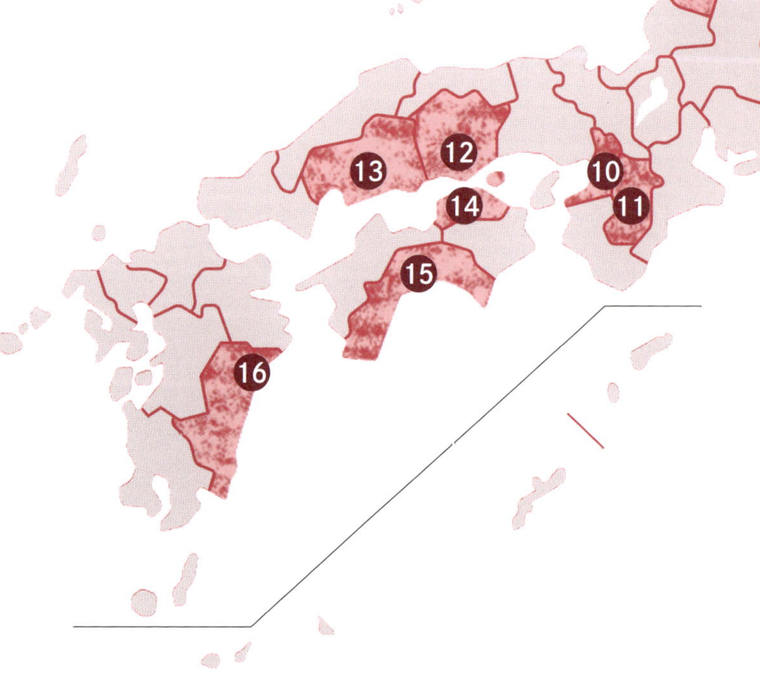

豆知識　日本三大桜名所といわれているのは、青森県の弘前公園、長野県の高遠城址公園、奈良県の吉野山

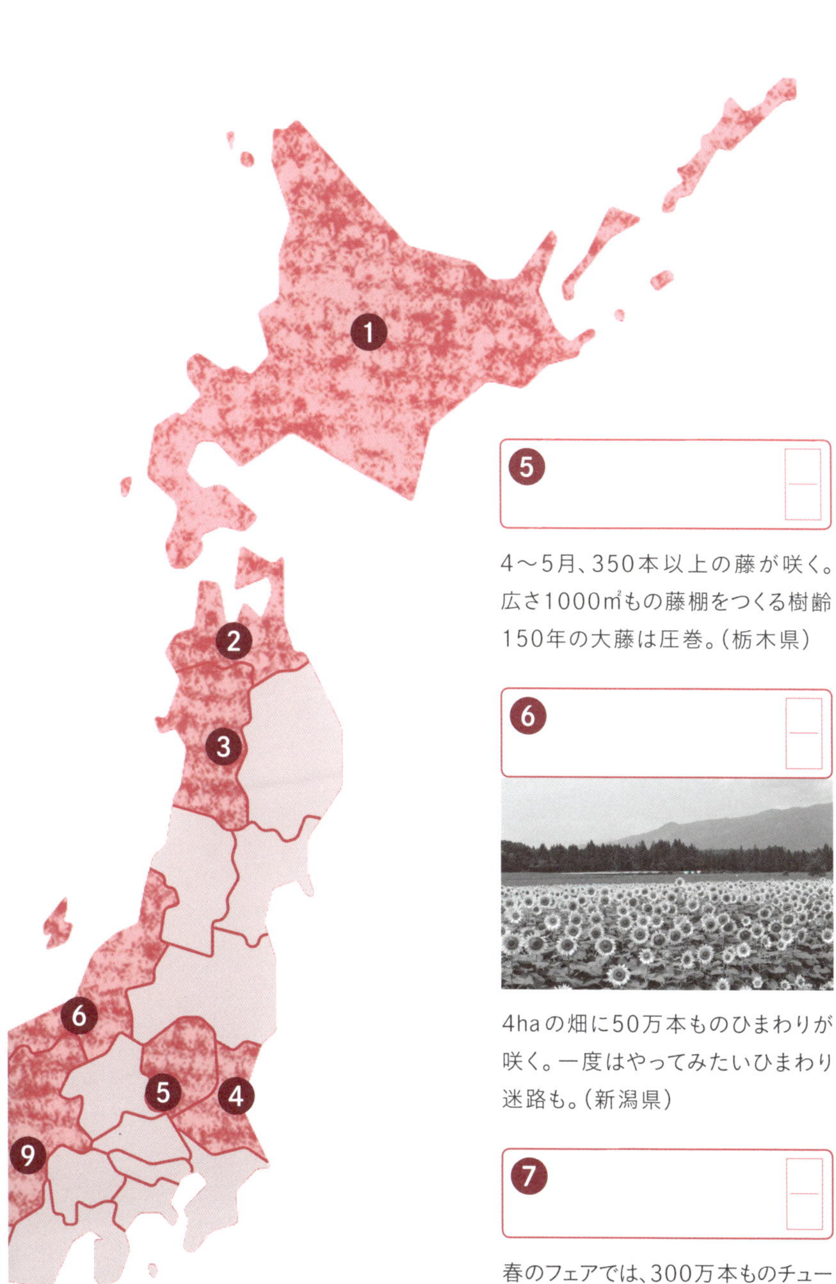

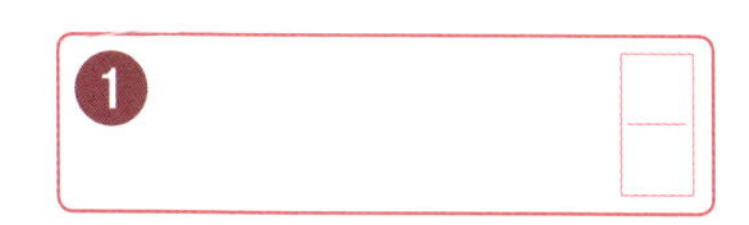

1

大雪山連峰を背景にしたなだらかな美瑛の丘に、花のじゅうたんが広がる。（北海道）

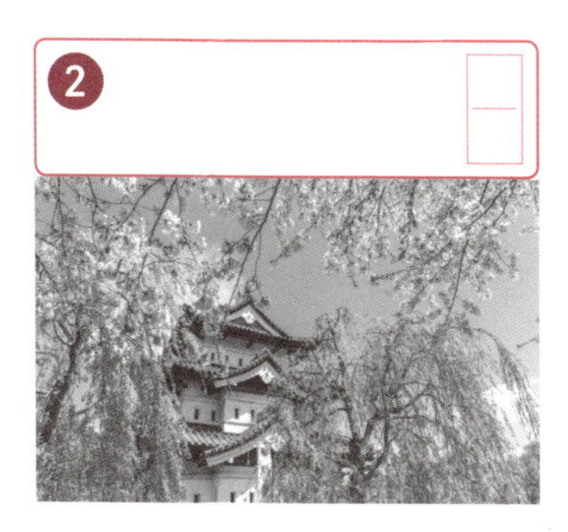

2

春には弘前城一帯に約2600本の桜が咲き誇り、お堀沿いの桜はトンネルのよう。（青森県）

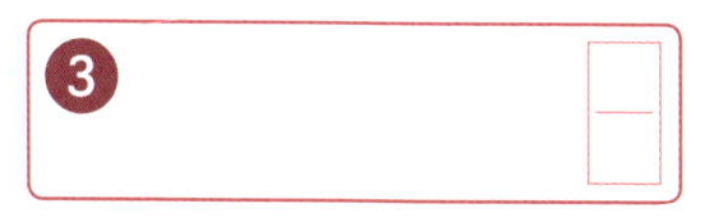

3

仙北市角館町の西側を流れる桧木内川沿い2kmに渡って、約400本の桜が咲き誇る。（秋田県）

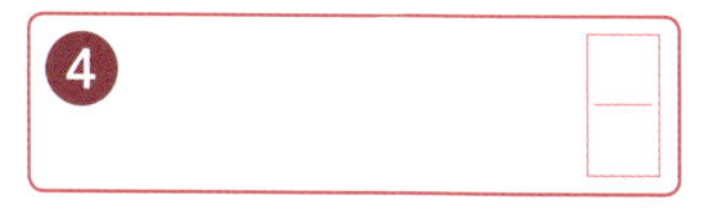

4

日本三名園のひとつで、「梅園」として全国に知られる。2〜3月は「水戸の梅まつり」の会場となる。（茨城県）

5

4〜5月、350本以上の藤が咲く。広さ1000㎡もの藤棚をつくる樹齢150年の大藤は圧巻。（栃木県）

6

4haの畑に50万本ものひまわりが咲く。一度はやってみたいひまわり迷路も。（新潟県）

7

春のフェアでは、300万本ものチューリップが楽しめる。（富山県）

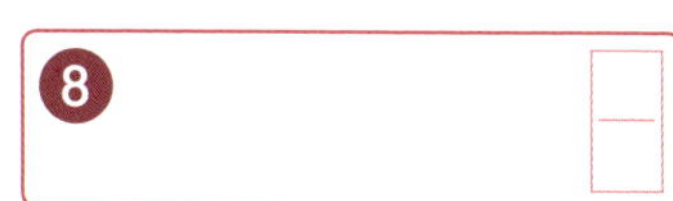

8

日本三名園のひとつ。春は桜、秋は紅葉、冬は重い雪から木を守る雪吊りが風物詩。（石川県）

9

中央・南アルプスを背景に、約1500本のタカトオコヒガンザクラが咲き、城址を埋めつくす。（長野県）

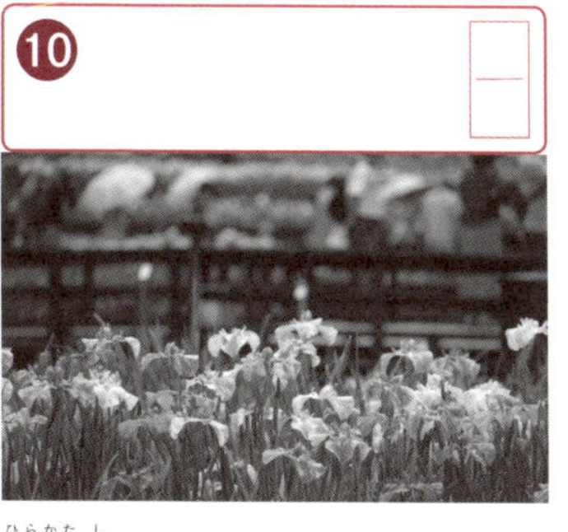

10

枚方市にあり、あじさい、菖蒲、睡蓮などが水辺を美しく彩る。梅林の梅は約300本。（大阪府）

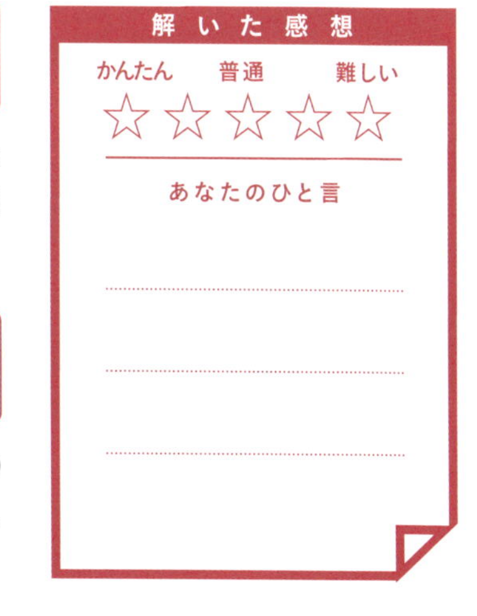

の3ヵ所。吉野山は「古今集」の詩歌にも登場する古くからの桜の名所です。

Q31

解いた日　／

全国の駅めぐり

風情のある駅舎やその土地ならではの特徴がある駅を集めました。❶～⓳にあてはまる駅名を、リストから選んで書きましょう。　（答えは 150 ページ）

リスト

油日駅／出雲大社前駅／宇治山田駅／海芝浦駅／青海川駅／北浜駅／木造駅／後免駅／下灘駅／たびら平戸口駅／土合駅／西大山駅／野辺山駅／東根室駅／ほっとゆだ駅／真岡駅／門司港駅／弥彦駅／湯野上温泉駅

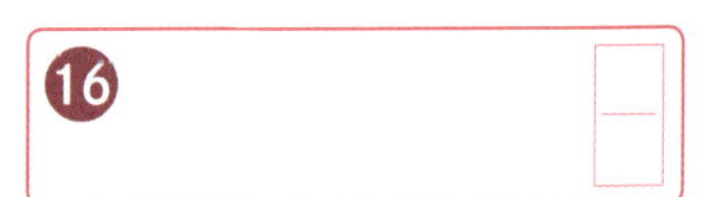

南国市にある駅。旧町名で、江戸時代に「税の免除」があったことに由来しているといわれる。（高知県）

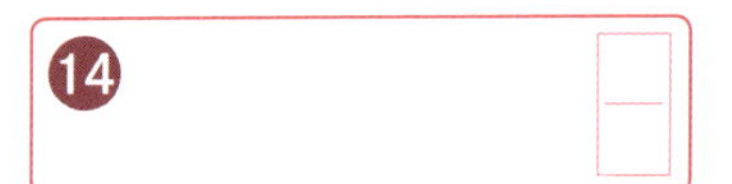

昭和初期に建てられた、緑色の半円形の屋根がモダンな駅舎。ステンドグラスも。（島根県）

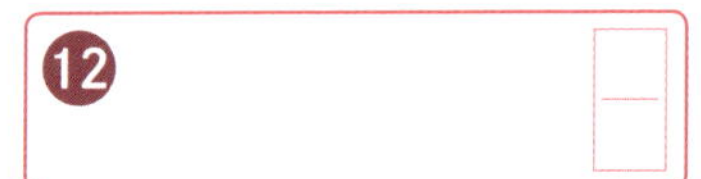

伊勢市にある、国の登録有形文化財に登録されている昭和レトロな駅舎。（三重県）

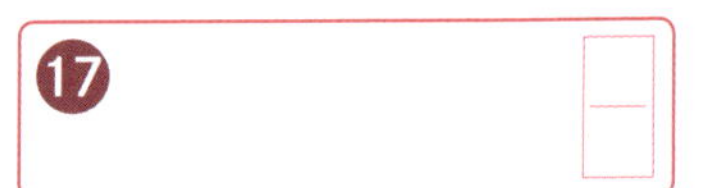

ネオ・ルネッサンス調のモダンでレトロな駅舎。駅舎として初の重要文化財に指定された。（福岡県）

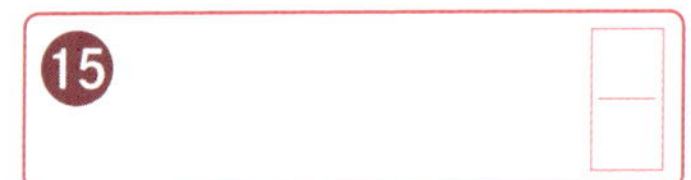

かつて「青春18きっぷ」のポスターに使われた。ホームの目の前には瀬戸内海が広がる。（愛媛県）

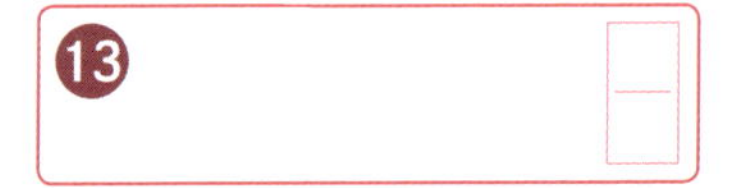

町内の小学生がデザインした駅舎。甲賀市にちなみ、忍者がモチーフ。（滋賀県）

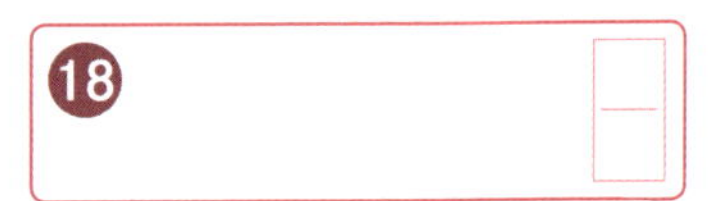

平戸市にある、普通鉄道の日本最西端の駅。駅舎内には鉄道博物館もある。（長崎県）

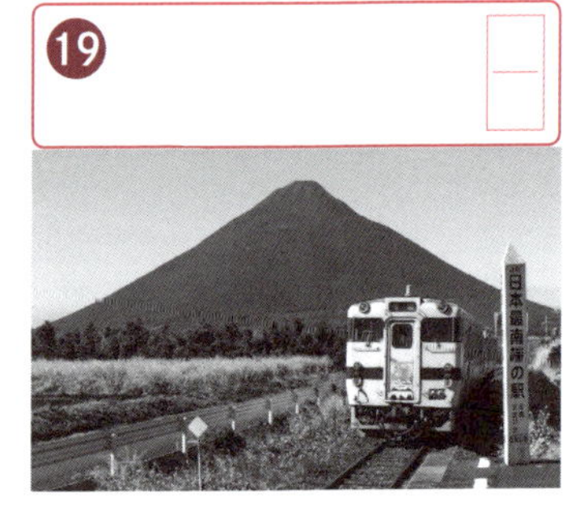

JR日本最南端の駅。ホームからは薩摩富士とも呼ばれる開聞岳を望むことができる。（鹿児島県）

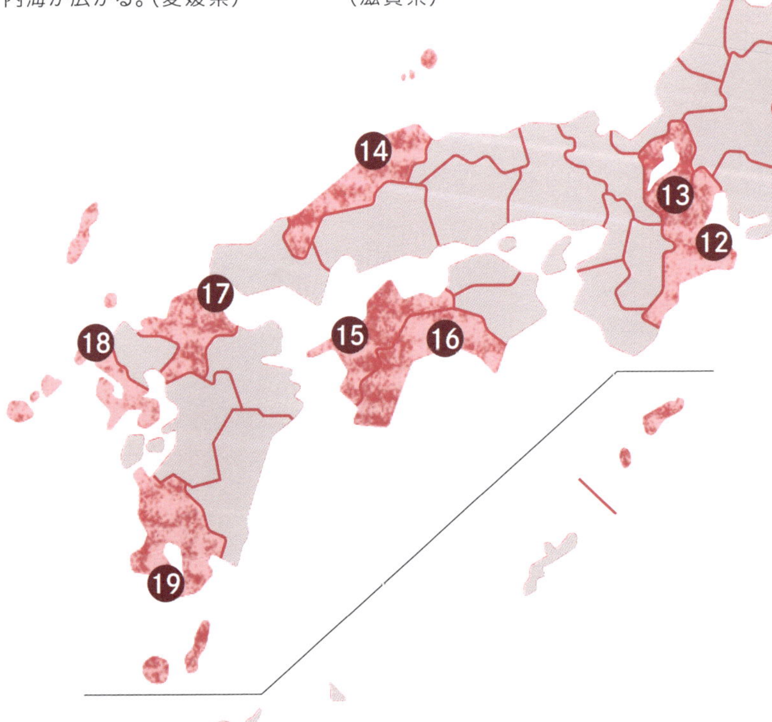

豆知識　日本最北端の駅は北海道の「稚内駅」、本州最北端の駅は青森県の「下北駅」です。

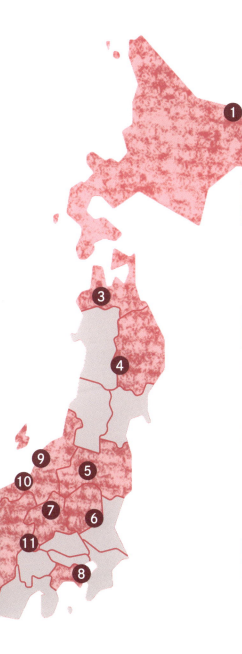
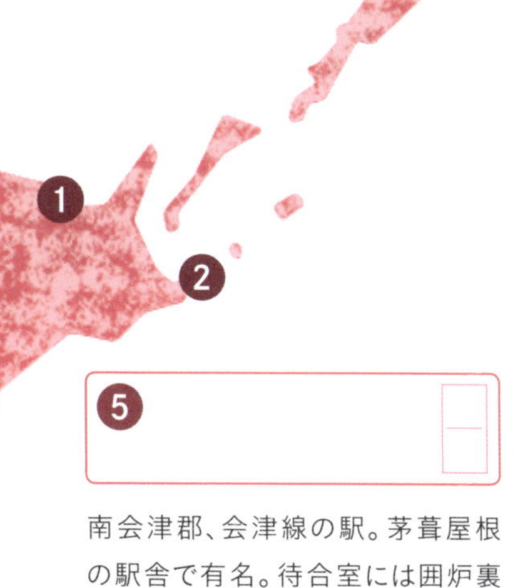

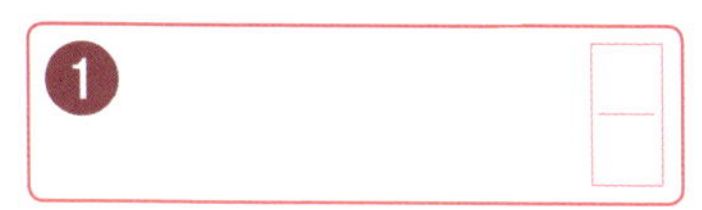

オホーツク海に最も近く、流氷を見ることができる駅。(北海道)

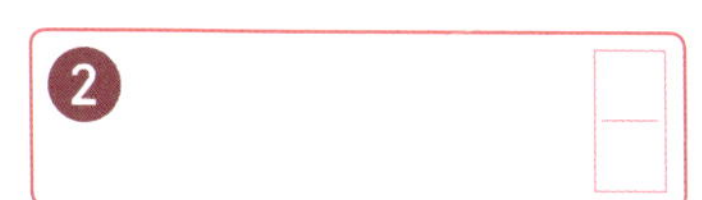

日本で最も東に位置している駅。駅舎はなくホームのみ。(北海道)

5

南会津郡、会津線の駅。茅葺屋根の駅舎で有名。待合室には囲炉裏も。(福島県)

6

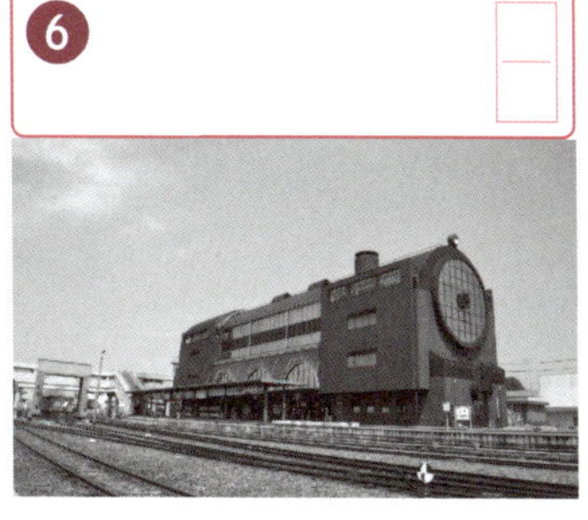

蒸気機関車の形をした駅舎。情報センターや交番も入る複合施設にもなっている。(栃木県)

3

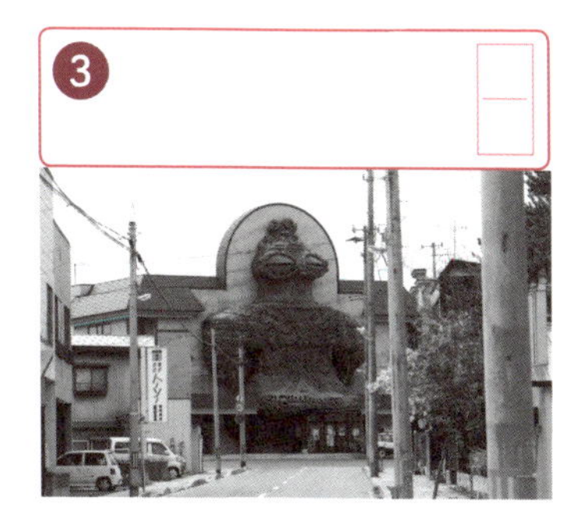

駅舎には亀ヶ岡石器時代遺跡から出土した土偶にちなんだ、「しゃこちゃん」がそびえる。(青森県)

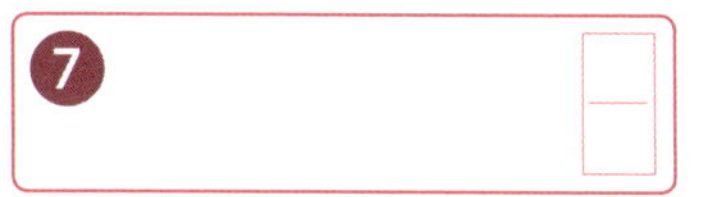

ホームから出口改札口へは462段もの階段を上らなければならない日本一のモグラ駅。(群馬県)

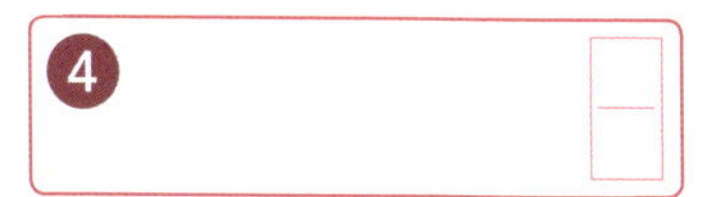

とんがり屋根の時計台が目印で、温泉つきの駅舎。待ち時間に入浴が可能。(岩手県)

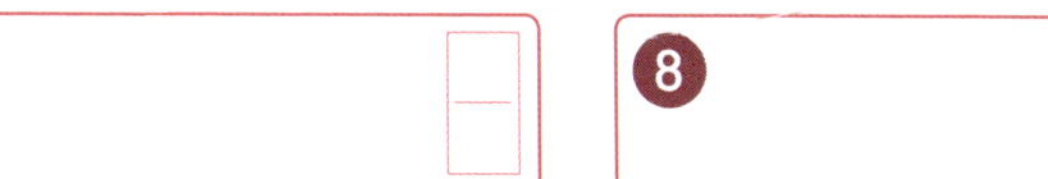

ホームからは日本海の水平線が、視界いっぱいに広がって見える駅。(新潟県)

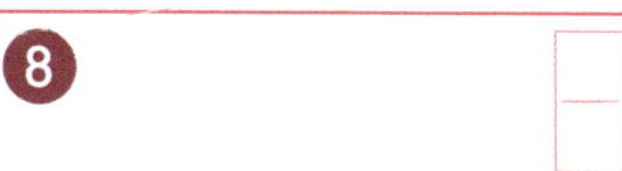

工場で働く人のための駅。一般の人は許可なく改札を出られないが、海を望める。(神奈川県)

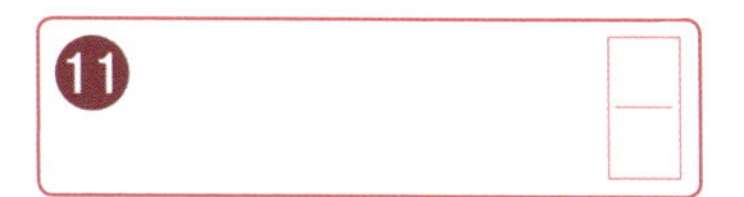

標高1345.67m。普通鉄道の駅の中で、日本一高い場所にある駅。(長野県)

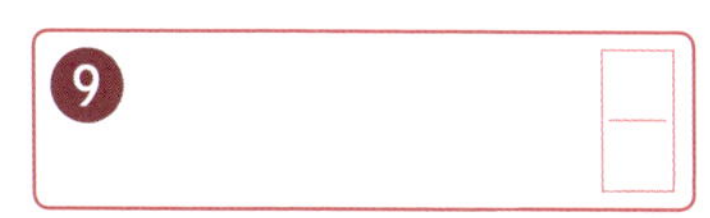

県を代表する彌彦神社(やひこじんじゃ)を模した駅舎。立派な屋根瓦、朱塗りの柱などは神社そのもの。(新潟県)

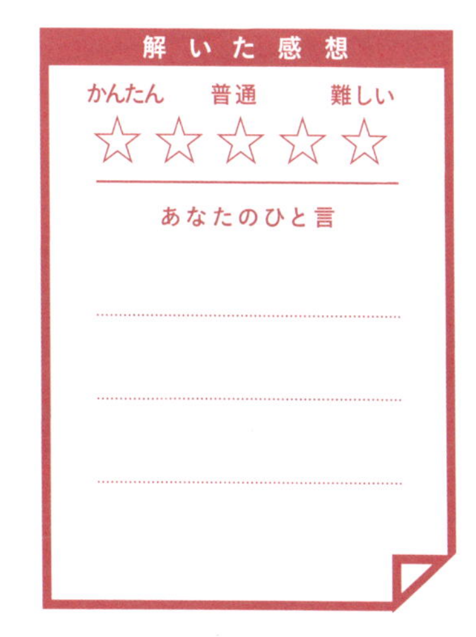

Q32 各地の小京都めぐり

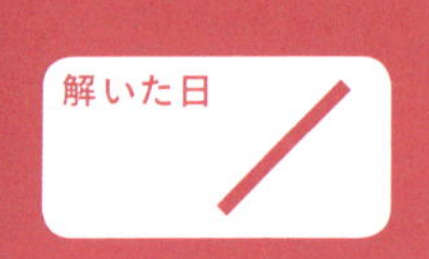

小京都として、「全国京都会議」に加盟している市町を紹介します。❶〜⑯にあてはまる市町名を、リストから選んで書きましょう。　（答えは 151ページ）

リスト

足利（あしかが）／伊賀上野（いがうえの）／伊万里（いまり）／岩出山（いわでやま）／尾道（おのみち）／小浜（おばま）／角館（かくのだて）／郡上八幡（ぐじょうはちまん）／倉吉（くらよし）／高岡（たかおか）／龍野（たつの）／知覧（ちらん）／津和野（つわの）／中村（なかむら）／萩（はぎ）／日田（ひた）

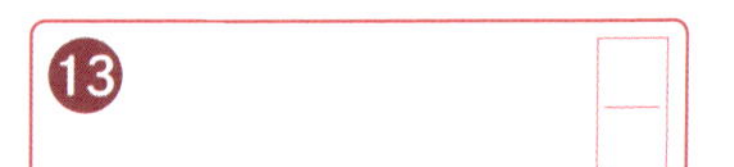

碁盤の目状の町並み、祇園（ぎおん）や鴨川（かもがわ）などの地名がある「土佐の小京都」。（高知県）

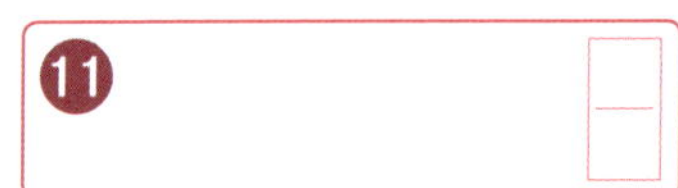

江戸時代に北前船の寄港地として栄えた町。多くの豪商が誕生し、寺院を建立した。（広島県）

10

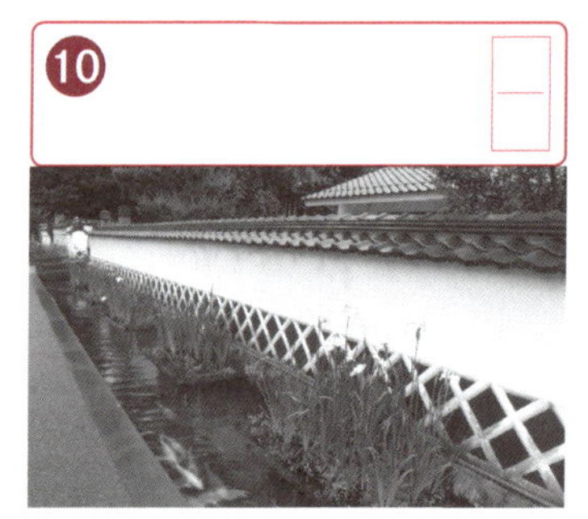

「山陰の小京都」と呼ばれる、山陰を代表する観光地。白い土塀沿いの掘割に多くの鯉が泳ぐ。（島根県）

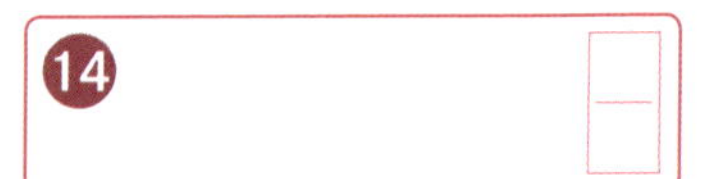

佐賀鍋島藩の御用窯が置かれ、肥（ひ）前磁器（ぜんじき）の積み出し港として栄えた。（佐賀県）

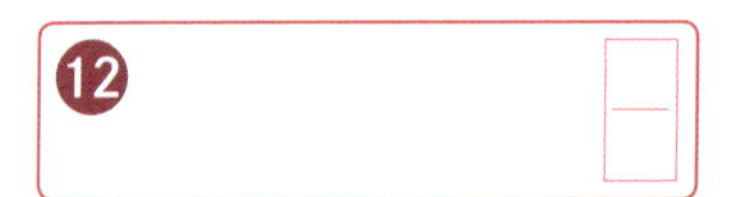

1604年に毛利氏が城を築き、36万石の城下町となる。幕末の志士を多く輩出した。（山口県）

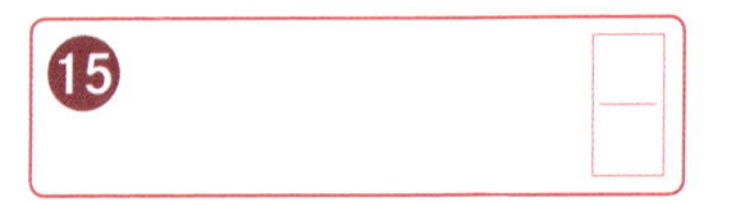

江戸時代、幕府の直轄地である「天領」として、九州の中心となり栄華を極めた。（大分県）

16

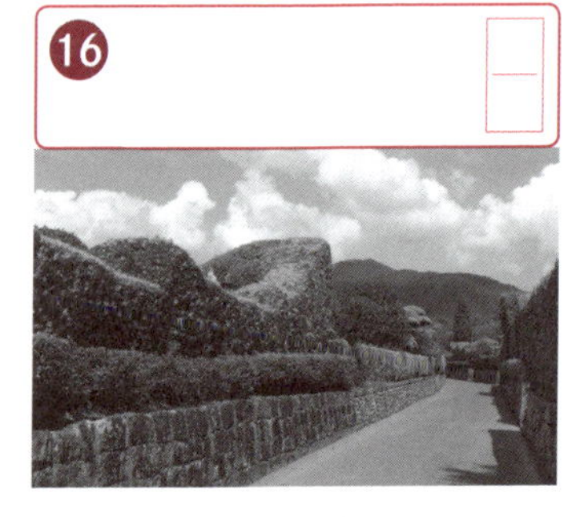

整然と並ぶ武家屋敷が残る。石垣と生垣が連なる様が見事な「薩摩（さつま）の小京都」。（鹿児島県）

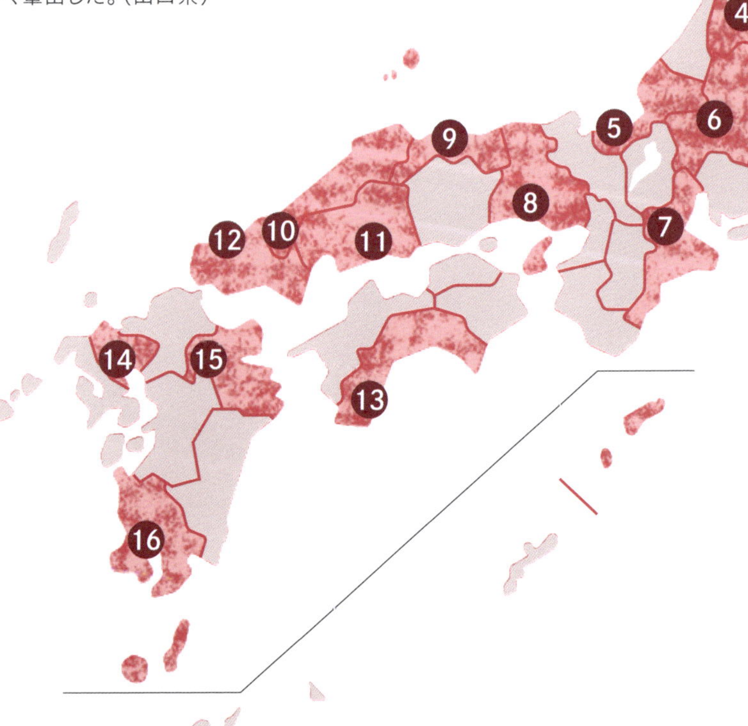

豆知識 「全国京都会議」の加盟条件は、「京都に似た自然景観、町並み、たたずまい」「京都との歴史的なつな

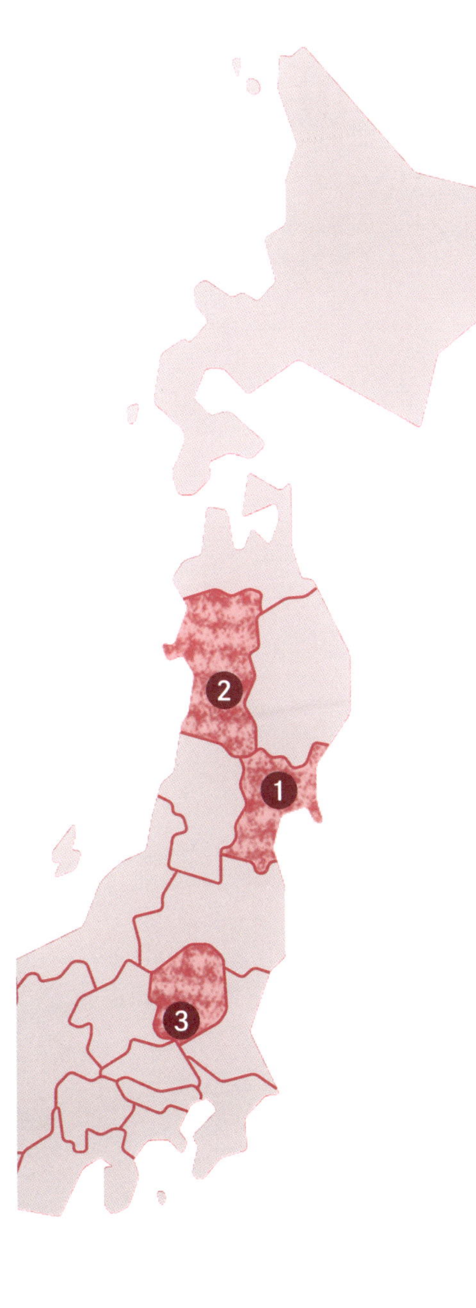

伊達政宗が仙台青葉城へ移るまでの12年間、居城とした岩出山城址がある城下町。（宮城県）

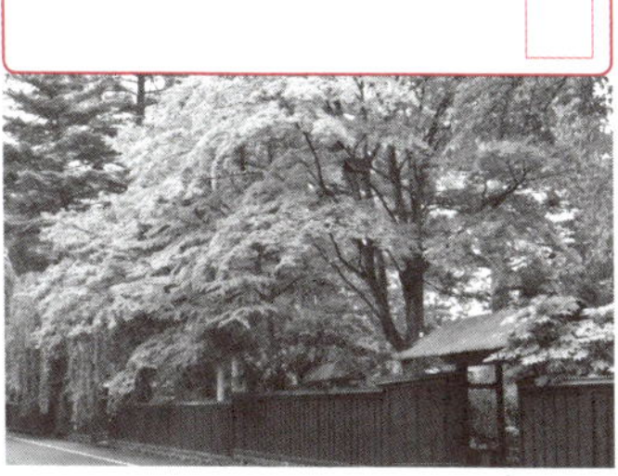

桜の町でもある「みちのくの小京都」。山に囲まれた城下町で武家屋敷が多く残る。（秋田県）

室町幕府の将軍家、足利氏発祥の地で、「東の小京都」と呼ばれる。（栃木県）

加賀藩ゆかりの城下町として発展。鋳物が盛んで、大仏も有名。（富山県）

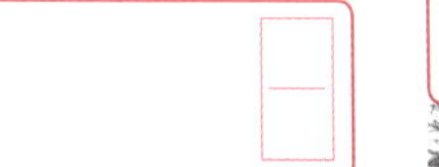

奈良時代から天皇家に食料を運ぶ「御食国」として、都の食文化を支えてきた。（福井県）

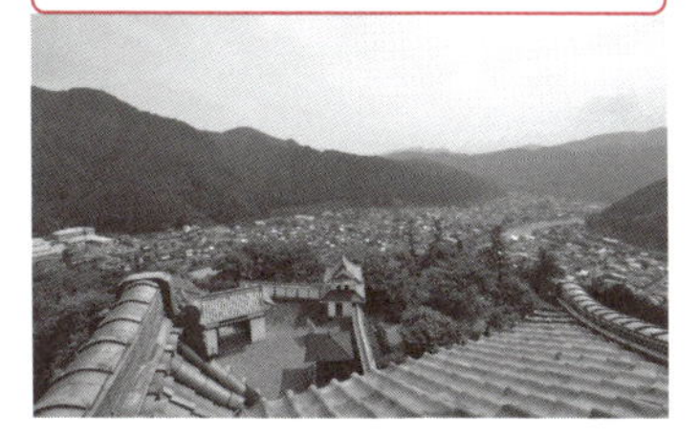

美しい川と水路のある城下町。夏には夜通し踊る「郡上おどり」が開催される。（岐阜県）

碁盤の目のように整備された城下町。伊賀忍者、伊賀流忍術発祥の地。（三重県）

8

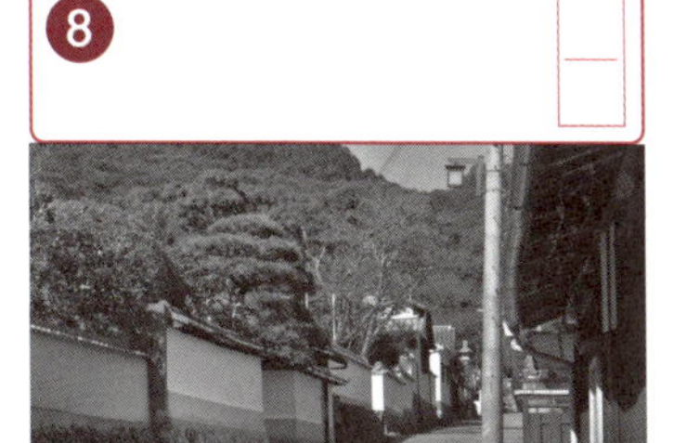

武家屋敷、白壁の土蔵が残る「播磨の小京都」。揖保川の清流と古い町並みが美しい。（兵庫県）

9

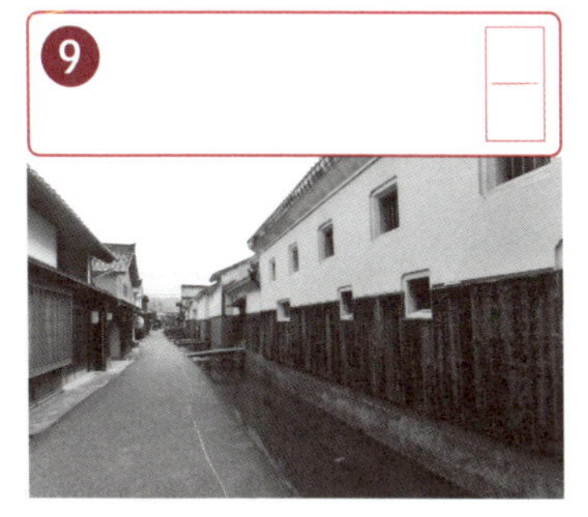

古代から栄えていた歴史のある町。南北朝時代には打吹城が築かれ城下町として発展。（鳥取県）

解いた感想

かんたん　普通　難しい

☆☆☆☆☆

あなたのひと言

がり」「伝統的な産業や芸能」のいずれかを有することです。

Q33 情緒ある日本の町並み

解いた日 ／

「重要伝統的建造物群保存地区（重伝建）」に選定されている、情緒豊かな町並みを紹介します。❶〜⓱にあてはまる地名を、リストから選んで書きましょう。

（答えは 151ページ）

リスト

今井町（いまいちょう）／雲仙（うんぜん）／近江八幡（おうみはちまん）／大内宿（おおうちじゅく）／金沢（かなざわ）／川越（かわごえ）／祇園新橋（ぎおんしんばし）／妻籠宿（つまごじゅく）／倉敷（くらしき）／佐原（さわら）／関宿（せきじゅく）／竹富島（たけとみじま）／函館（はこだて）／飛騨高山（ひだたかやま）／弘前（ひろさき）／美馬（みま）／六合赤岩（ろくごうあかいわ）

⓮

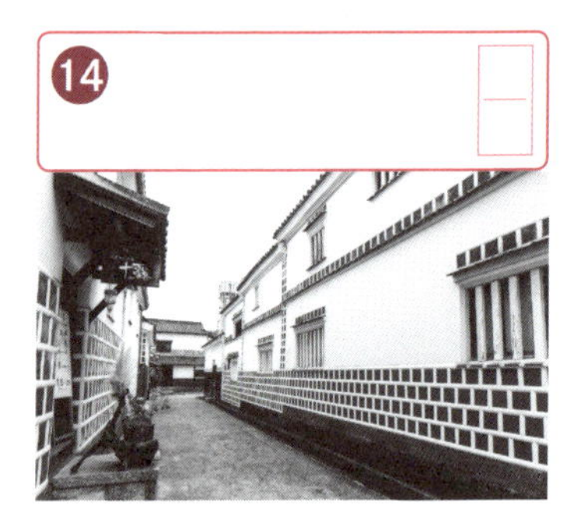

白壁の土蔵や町屋など、400年にも及ぶ歴史の町が美しく残る。（岡山県）

⓯

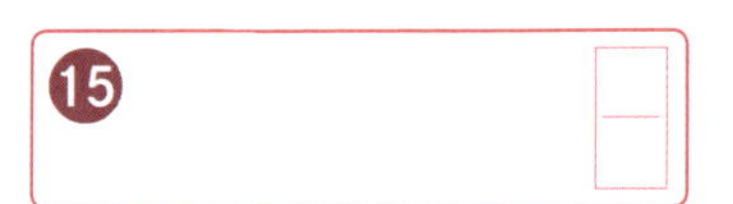

讃岐越えの峠道に面した町。かつての繁栄を示す大規模な商家が並ぶ「うだつの町並み」がある脇町南町が保存地区。（徳島県）

⓰

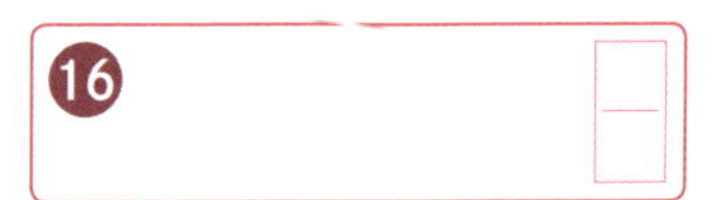

島原半島に位置する、神代小路（こうじろくうじ）が保存地区。鍋島（なべしま）氏の屋敷を中心とし、石垣や生垣が連なる。（長崎県）

⓱

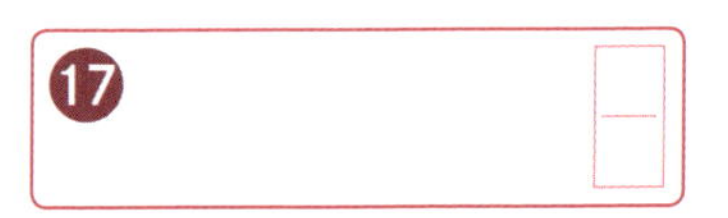

赤瓦と白い漆喰の屋根、屋敷を強風から守るための石垣など、独特な風景の農村集落。（沖縄県）

⓬

350年も前から続く日本一と称される花街。石畳と調和した茶屋様式の町屋が整然と並ぶ。（京都府）

⓭

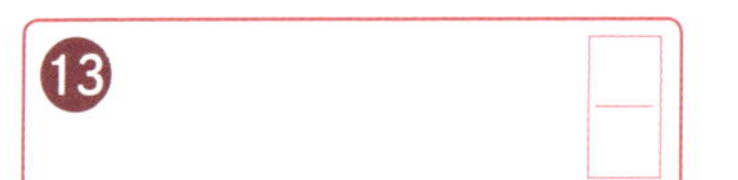

伝統的建造物が全国で最も多く残り、東西約600m、南北約300mの地区内に民家や商家が密集する。（奈良県）

⓫

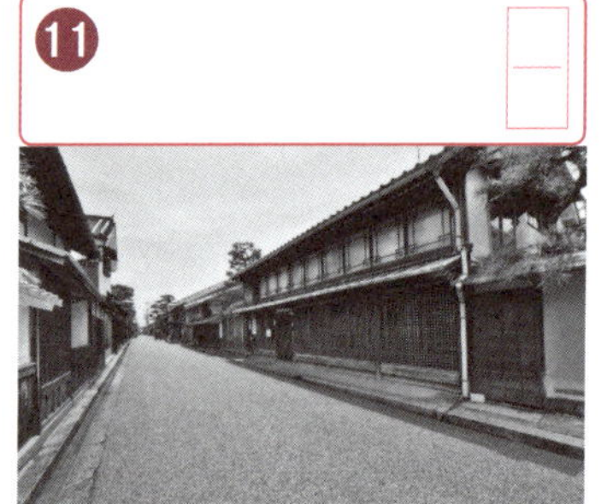

碁盤の目状の整然とした街路、瓦屋根の商家や町屋、土蔵などが残る近江商人の故郷。（滋賀県）

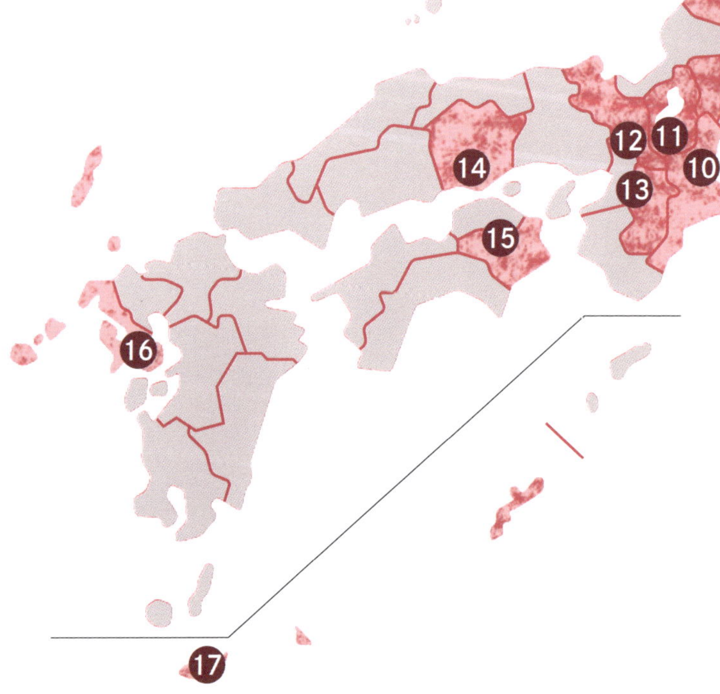

豆知識 「重要伝統的建造物群保存地区」とは日本の文化財保護法に規定する文化財種別のひとつで、2017

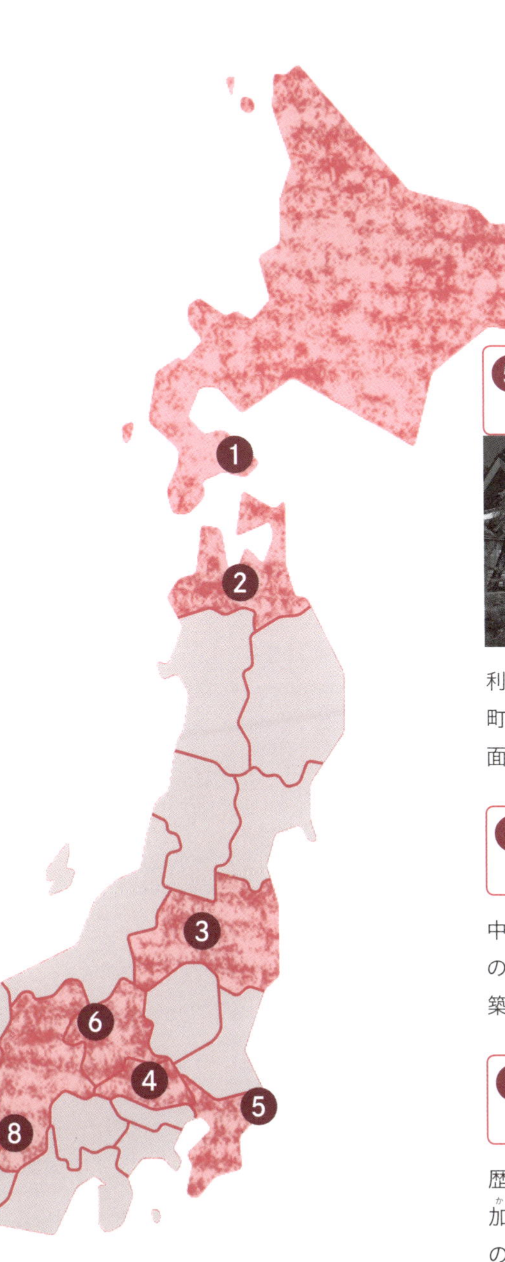

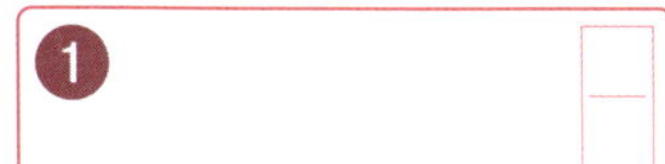

1

異国情緒があり、明治・大正のハイカラ文化が息づく町並みが残る。夜景の美しい港町。（北海道）

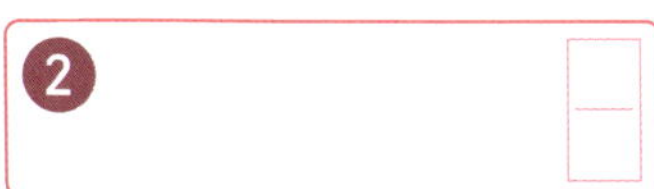

2

城の北側に残る武家屋敷街、仲町が保存地区。ほかにも明治・大正期の洋風建築が多く残る町。（青森県）

3

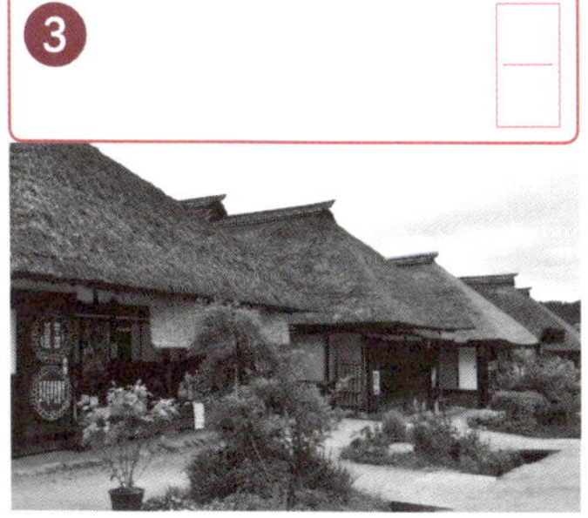

江戸時代の宿場の町並みを残す会津西街道の宿場町。茅葺屋根の家が30軒以上並ぶ。（福島県）

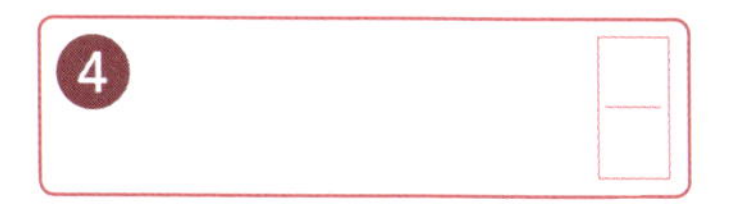

4

江戸時代、城下町として発展。蔵造りの町並みが「小江戸」と称される。（埼玉県）

5

利根川水運の中継地として栄えた町。小野川沿岸や香取街道にその面影が残る。（千葉県）

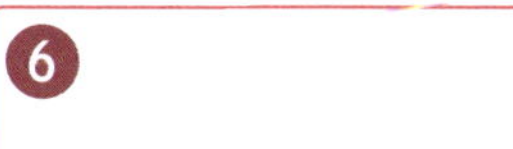

6

中之条町にある明治時代以前からの山村の養蚕集落。農家や農業建築、宗教施設が残る。（群馬県）

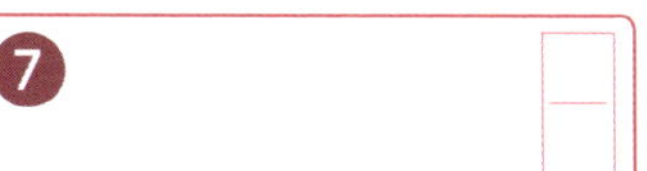

7

歴史と文学、伝統工芸に彩られた加賀（かが）百万石の城下町。市内に4つの重伝建地区がある。（石川県）

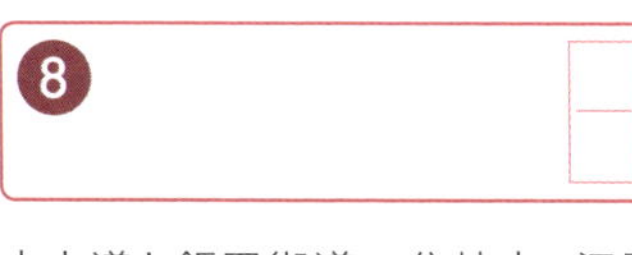

8

中山道と飯田街道の分岐点。江戸時代の伝統的な町並みを保存した郷愁ただよう宿場町。（長野県）

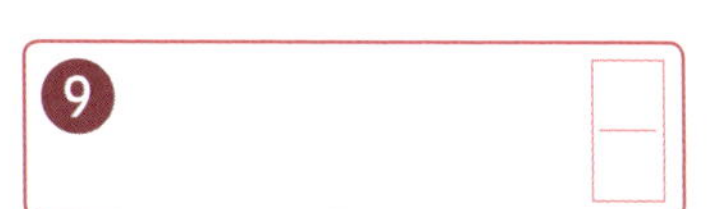

9

高山盆地の城下町、商人の町として発達。千本格子など表戸に統一感がある町屋が並ぶ。（岐阜県）

10

東海道五十三次の宿場。江戸後期から明治にかけての町屋が200棟以上残り、1.8kmにわたって続く。（三重県）

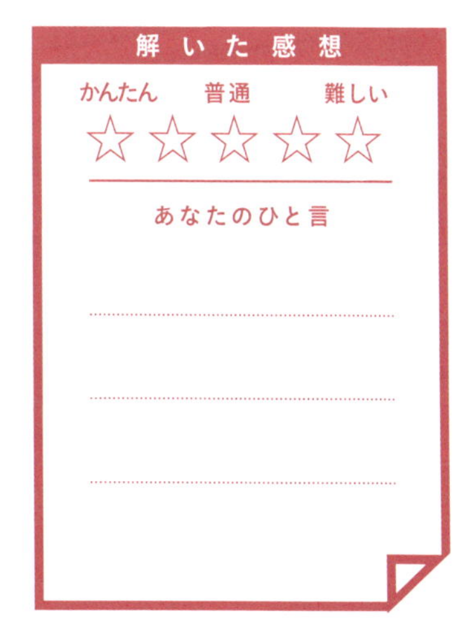

年11月現在、117地区が選定されています。

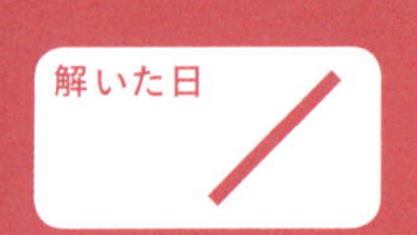

味わい深い各地の陶磁器

日本では古くから焼物づくりが行われ、各地に味わい深い特徴のある産地があります。❶〜⓱にあてはまる焼物の名称を、リストから選んで書きましょう。

（答えは151ページ）

リスト

有田焼・伊万里焼／越前焼／大堀相馬焼／小鹿田焼／笠間焼／唐津焼／京焼・清水焼／九谷焼／小久慈焼／信楽焼／瀬戸焼／壺屋焼／常滑焼／砥部焼／萩焼／備前焼／美濃焼

⓮

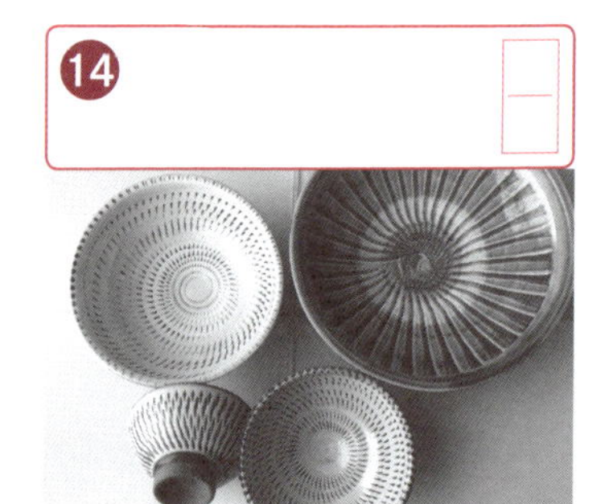

「飛び鉋」や「刷毛目」などの技法が特徴の素朴な陶器。日田市の山あいが産地。（大分県）

⓬

毛利輝元が御用窯を開いたのが起源。貫入という細かいひびのような模様が特徴。（山口県）

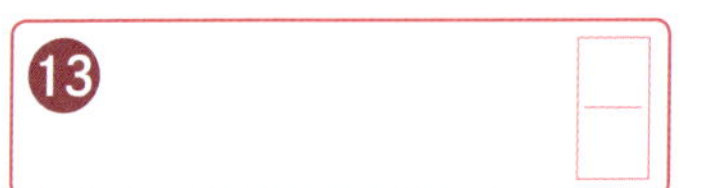
⓭

白磁の表面に、藍色で模様を描くのが特徴。厚みがあり、硬くて丈夫。（愛媛県）

⓫

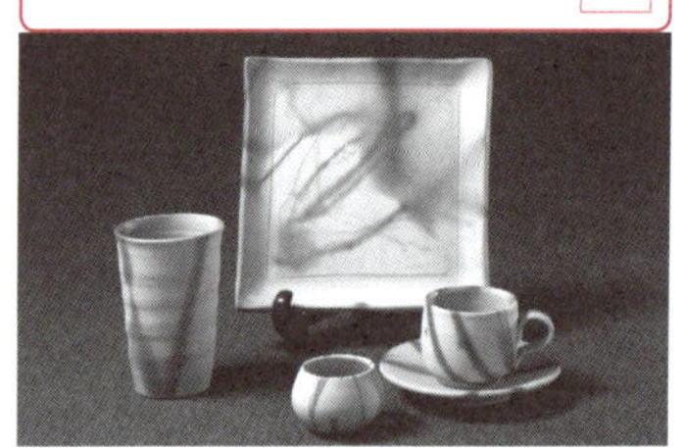

釉薬を用いず、絵つけもせずに焼き上げる。素朴な赤みのある焼き上がりが特徴。（岡山県）

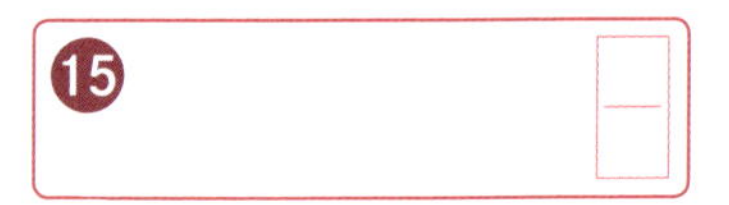
⓯

西日本では焼物のことを「からつもの」と呼ぶほど。素朴な焼き上がりが特徴。（佐賀県）

⓰

日本を代表する磁器の産地。透き通るように美しい白磁の上に絵つけを施す。（佐賀県）

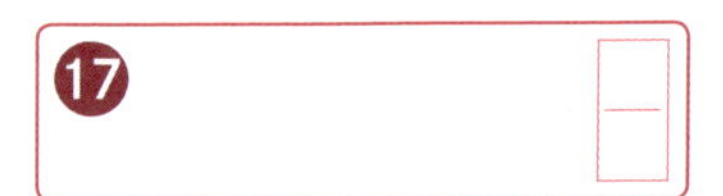
⓱

沖縄の言葉で焼物は「やちむん」といい、330年もの歴史がある。独特の色使いと艶が美しい。（沖縄県）

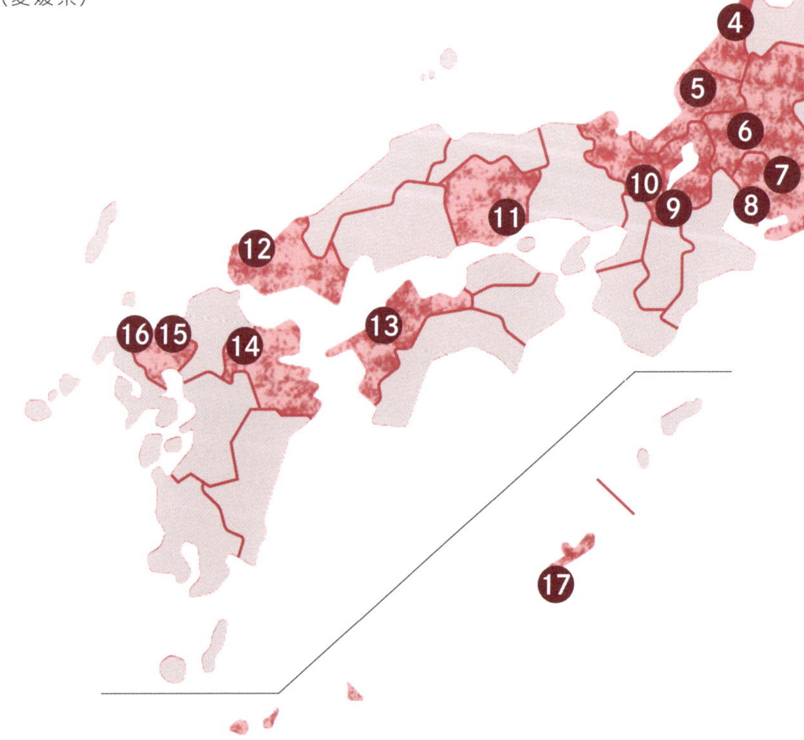

豆知識 鎌倉時代以前より継続し、日本を代表する陶磁器となった、瀬戸焼、常滑焼、越前焼、信楽焼、丹波

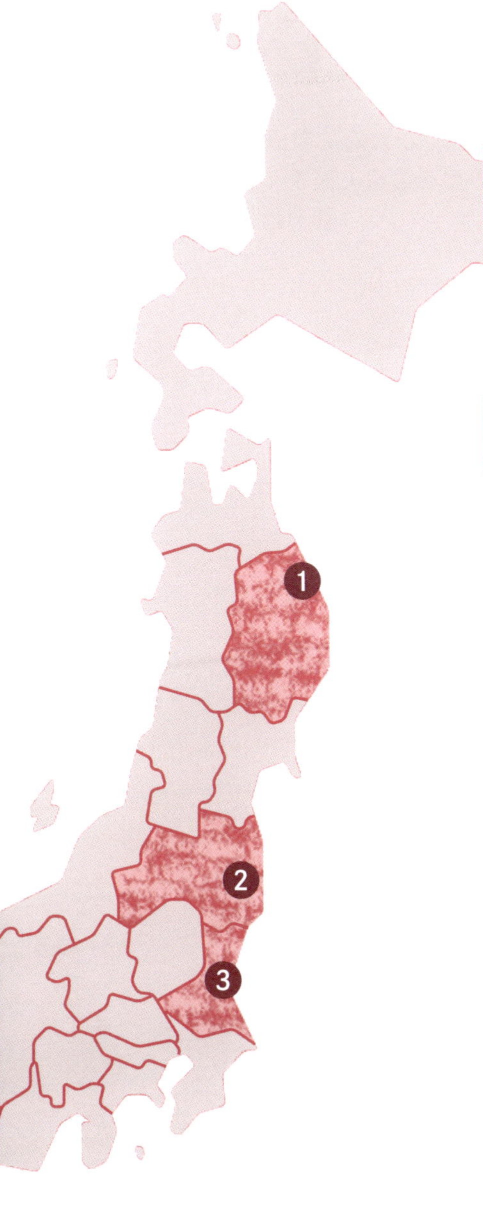

地元でとれる粘土と釉薬で主に生活用の器がつくられ、八戸藩に納められた記録も残る。（岩手県）

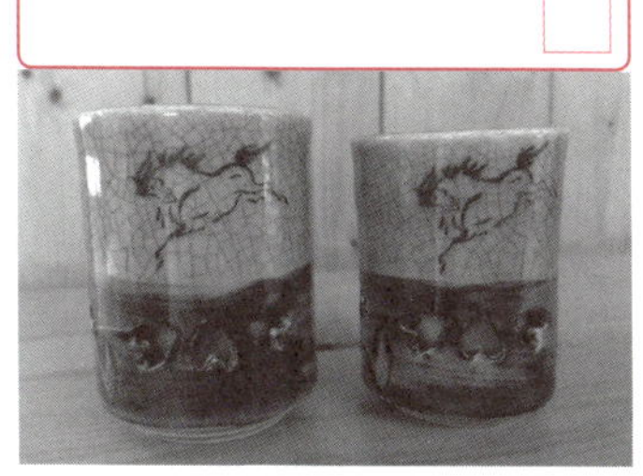

全体に入る青ひび、相馬藩の神馬を描いた走り駒、入れた湯が冷めにくい二重焼が特徴。震災後、浪江町から二本松市等に移り再開。（福島県）

伝統を守りながらも新たな技法「笠間火器」を開発。多くの陶芸家や窯元がいる一大産地。（茨城県）

4

県内の各地で生産される伝統工芸品。鮮やかで精緻に施された絵つけが特徴。（石川県）

5

平安時代の末期から始まるとされる。硬くて丈夫、表面が赤褐色のものが代表的。（福井県）

土岐市、多治見市、瑞浪市、可児市一帯で生産される。志野、黄瀬戸、織部などの種類がある。（岐阜県）

7

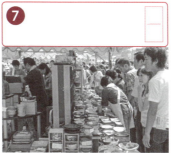

千年以上の歴史と伝統がある日本を代表する焼物。「セト・ノベルティ」として海外でも有名。毎年開かれる「せともの祭」には数十万人が訪れる。（愛知県）

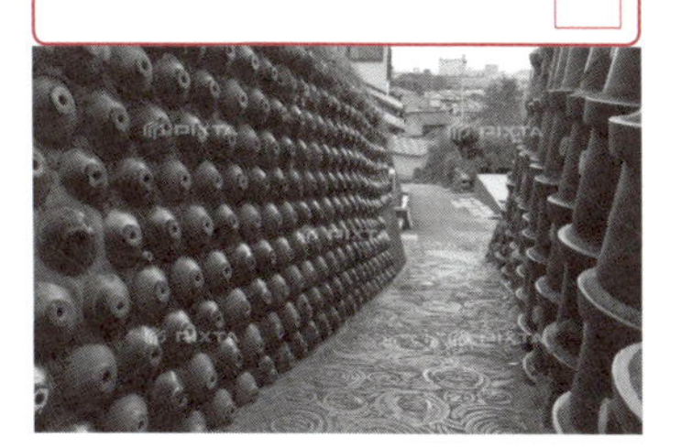

平安時代には3000基もの穴窯があったという歴史を誇る。赤くなめらかな急須の焼物が有名。町にはやきもの散歩道があり、写真は土管坂。（愛知県）

9

屋根瓦や火鉢などの大物やたぬきの置物が名物。ほのかな赤みと部分的な黒褐色が特徴。（滋賀県）

焼成後に優雅で繊細な絵柄がつけられる。東山一帯、山科、宇治などで生産されている。（京都府）

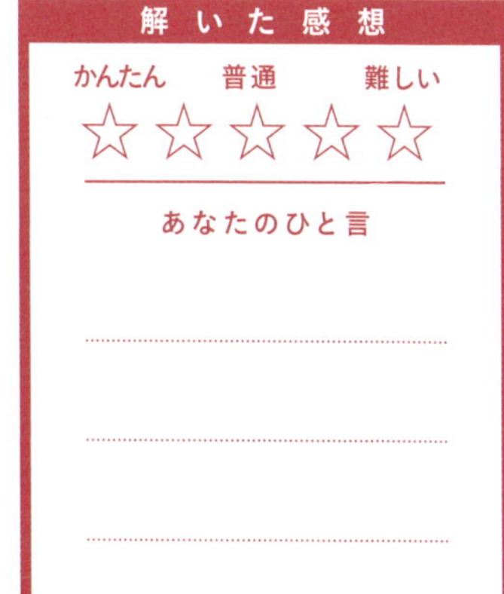

焼、備前焼の6つの窯業地を指して、「日本六古窯」といいます。

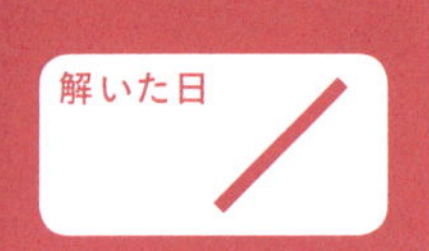

Q35 土産にしたい伝統工芸品

解いた日 ／

職人の技によって生み出される、その土地ならではの伝統工芸品。一見の価値があります。❶～⓰にあてはまる名称を、リストから選んで書きましょう。

（答えは 151ページ）

リスト

会津塗／江戸切子／大館曲げわっぱ／加賀友禅／紀州漆器／熊野筆／甲州印伝／天童将棋駒／南部鉄器／箱根寄木細工／播州そろばん／肥後象嵌／別府竹細工／丸亀うちわ／宮城伝統こけし／弓浜絣

⓮

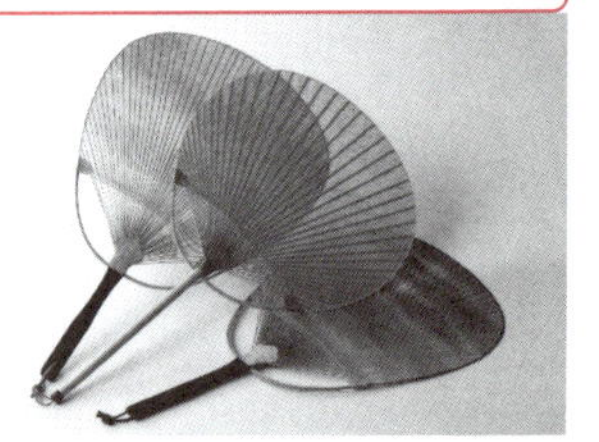

柄と骨が1本の竹からつくられているのが特徴。朱赤の地に丸金印のものが有名。（香川県）

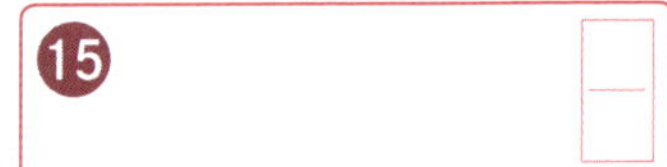
⓯

良質のマダケで花かごや盛りかごなどをつくる。（大分県）

⓰

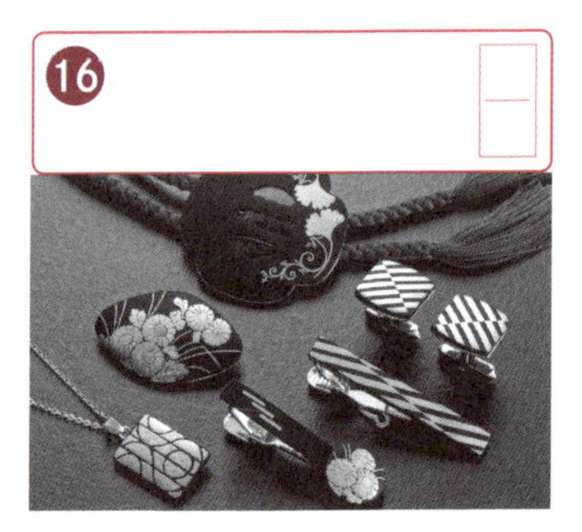

江戸時代、鉄砲や刀のつばに施したのが始まりとされる金工芸。現在の主流は、黒地に金銀が映えるモダンなデザイン。（熊本県）

⓬

藍色の地に白で模様が織り込まれている。もとは農家の自家用で素朴な風合いが魅力。（鳥取県）

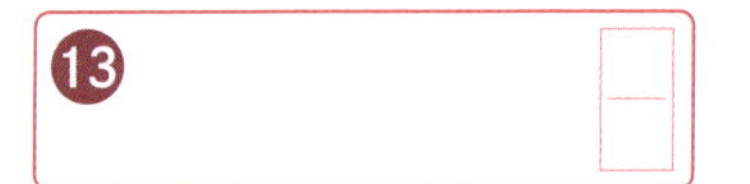
⓭

江戸時代、筆の行商をしていた農家が技術を導入したのが始まり。近年は化粧用も人気。（広島県）

❿

江戸時代には商業の繁栄とともに商人になくてはならない計算道具で、必須の技術だった。（兵庫県）

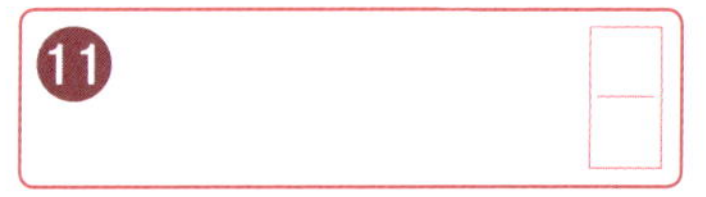
⓫

日常使いの漆器として庶民も愛用。ところどころ黒漆が出る「根来塗」が特徴。（和歌山県）

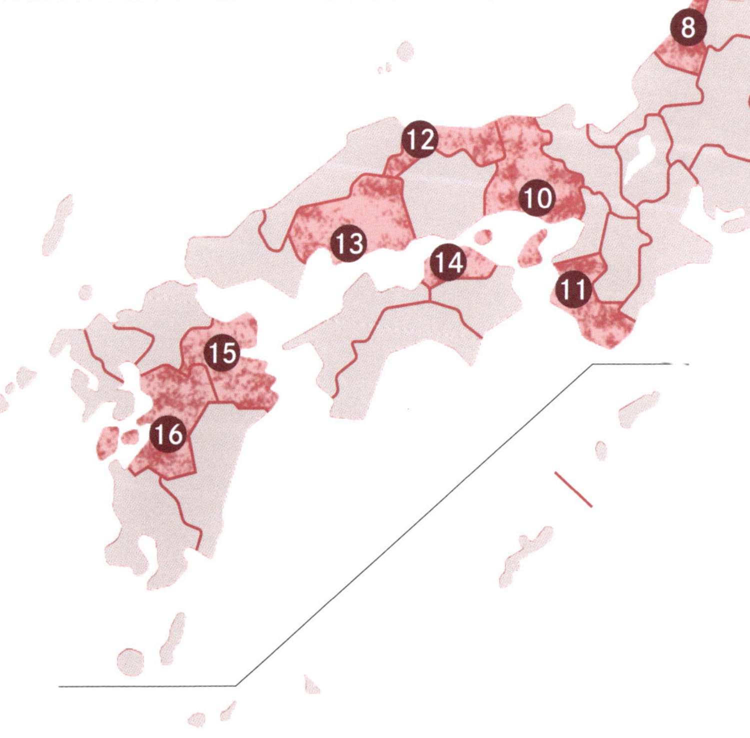

豆知識 「伝統的工芸品」としての指定を受けるためには、製造工程の主要部分が手作業であること、伝統的な

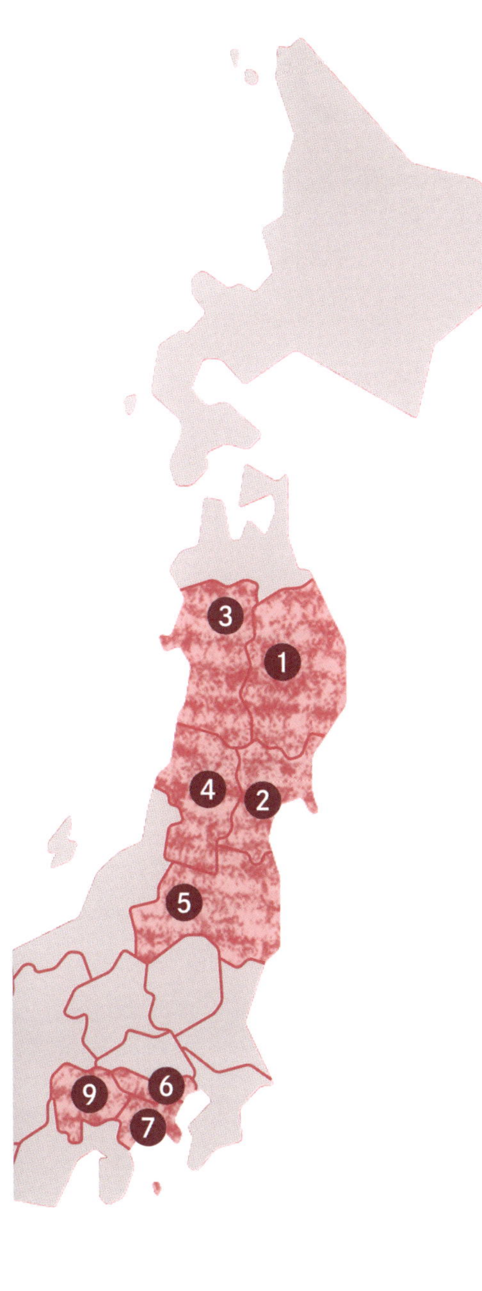

❶

溶かした鉄を型に流し込み、冷まして固める鋳造で、鉄瓶や鉄鍋、急須などを製造。（岩手県）

❷

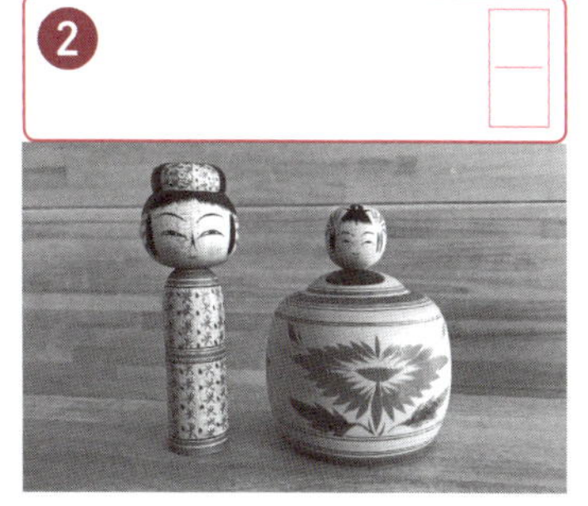

江戸後期に東北地方で子どものおもちゃとしてつくられるようになった。（宮城県）

❸

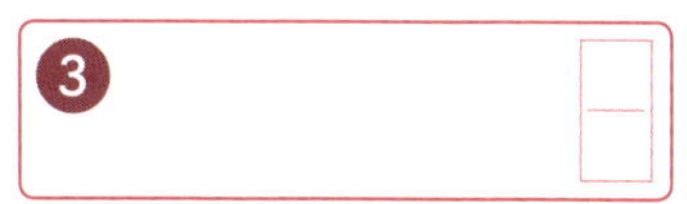

杉や檜（ひのき）などの弾力性を生かした木目も美しい円形の器。吸湿性があり弁当箱に最適。（秋田県）

❹

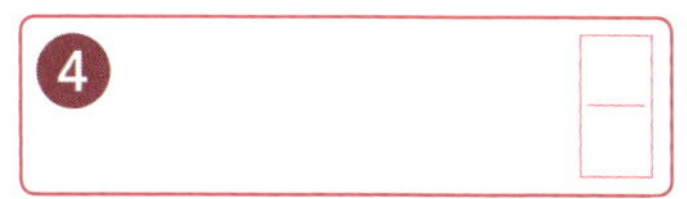

江戸時代、天童市で藩の経済政策として生産された。生産量日本一を誇る。（山形県）

❺

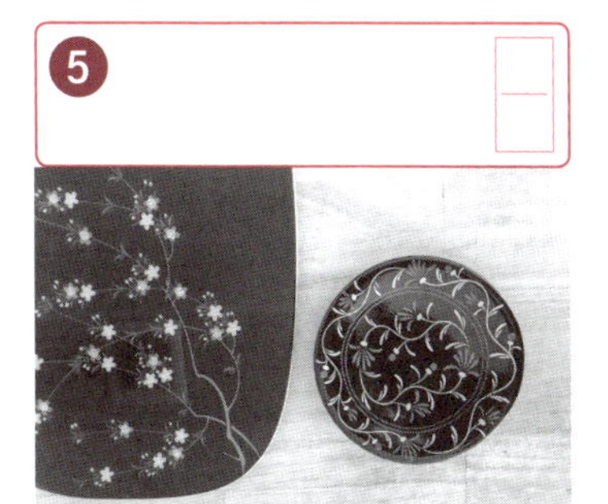

日本を代表する漆器のひとつ。独特の技法や絵柄が施されている。（福島県）

❻

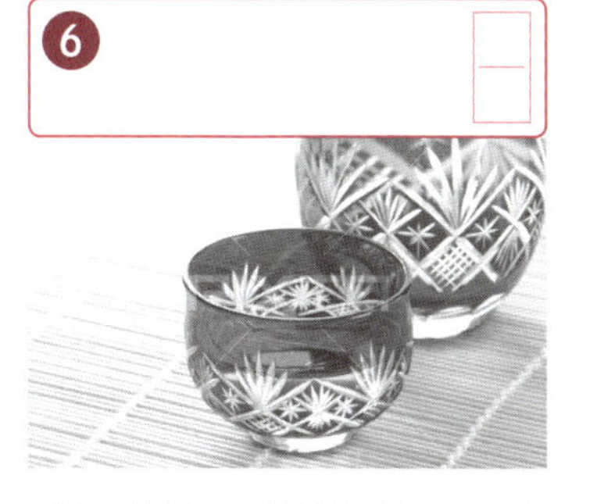

ガラス製品に切子細工を施したもの。繊細で複雑な深い切り込みが華やか。（東京都）

❼

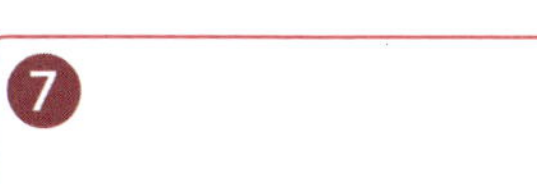

天然木の色を生かした幾何学模様と、開けるための仕掛けがなされている箱。（神奈川県）

❽

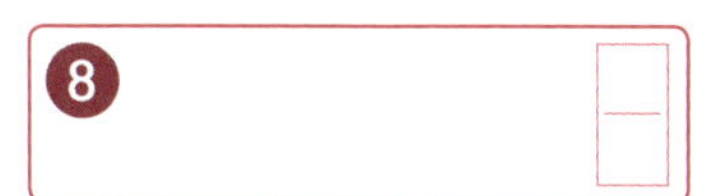

日本三友禅のひとつで、江戸元禄の頃に始まったとされる。草花模様などが鮮やかに描かれる。（石川県）

❾

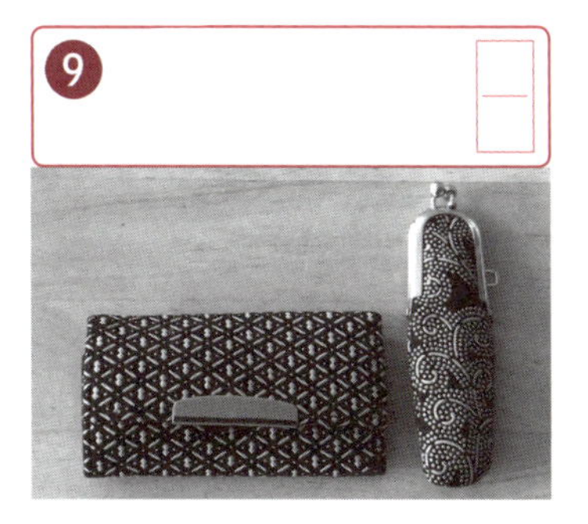

なめして染色した鹿の皮に、漆で模様を描いてからバッグや財布などに加工する。（山梨県）

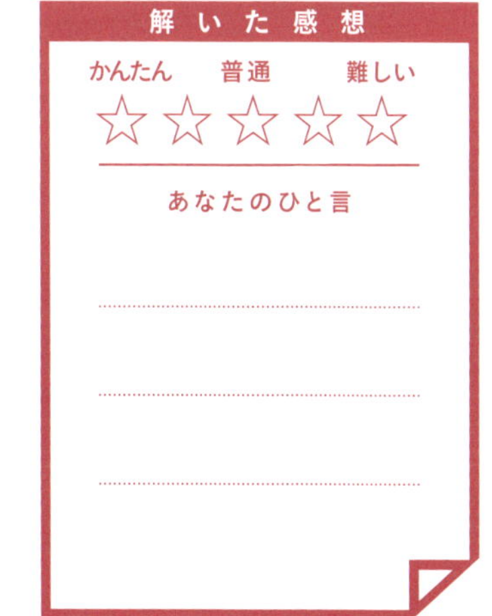

技法による製造であることなどいくつかの要件を満たすことが必要です。

Q36

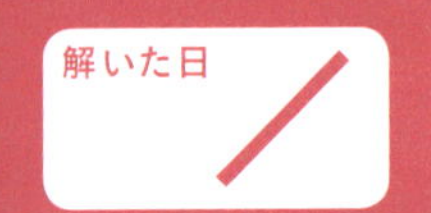

うまいぞ！ 全国駅弁大会

列車の旅には欠かせない駅弁。全国的に有名な駅弁、人気の駅弁を集めました。❶〜⓯にあてはまる駅弁の名称を、リストから選んで書きましょう。

（答えは 152ページ）

リスト

網焼き牛たん弁当／有田焼カレー／いかめし／えび千両ちらし／蟹としじみのもぐり寿し／かれい川／牛肉どまん中／シウマイ弁当／四国お遍路さん弁当／しゃもじかきめし弁当／峠の釜めし／八戸小唄寿司／ひっぱりだこ飯／ますの寿司／モー太郎弁当

❿

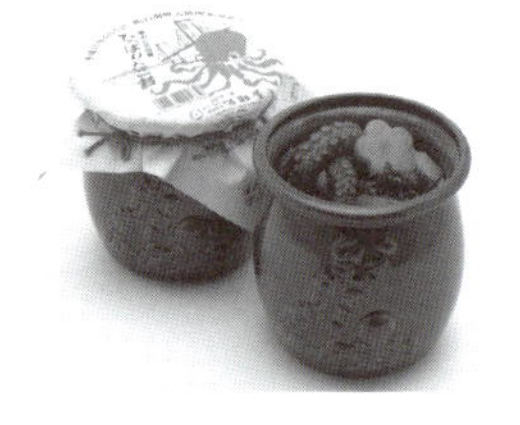

器はたこ壺風の陶器。名物のたこのうま煮や穴子のしぐれ煮などがたこのだし汁で炊いたごはんの上にのる。西明石駅他。（兵庫県）

⓫

酢飯に、境港で揚がったかにと、名産のしじみのしぐれ煮がのる。松江駅他。（島根県）

⓬

牡蠣めし、牡蠣フライなど。容器は厳島神社の宮島杓子をかたどったもの。広島駅他。（広島県）

⓭

包み紙にお遍路さんの絵と御詠歌が。中はおにぎりと鶏肉の照り焼きなど。高松駅他。（香川県）

⓮

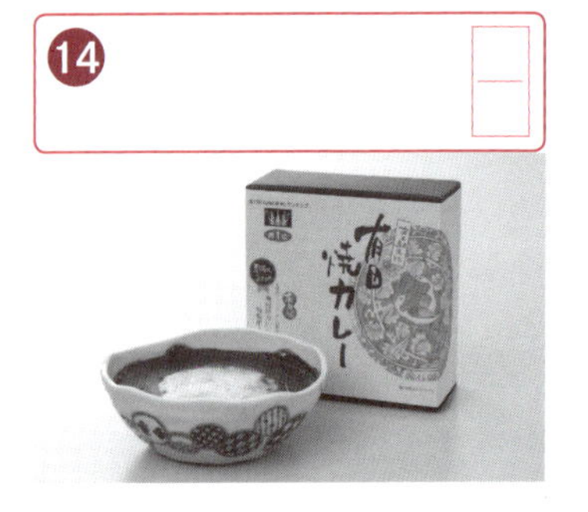

九州では知名度抜群。食べ終わった器は食器として使えるのもうれしい。有田駅他。（佐賀県）

⓯

地元の食材を使ったおかずがたっぷり。現地でしか手に入らない駅弁。嘉例川駅。（鹿児島県）

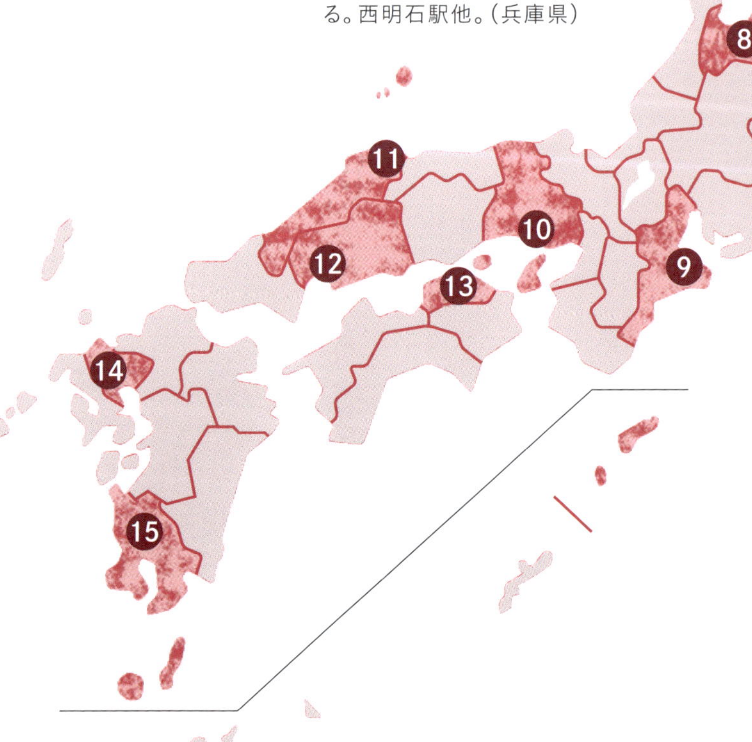

豆知識 駅弁の誕生については諸説あるが、一般的には1885年（明治18年）宇都宮の旅館がおにぎりに、た

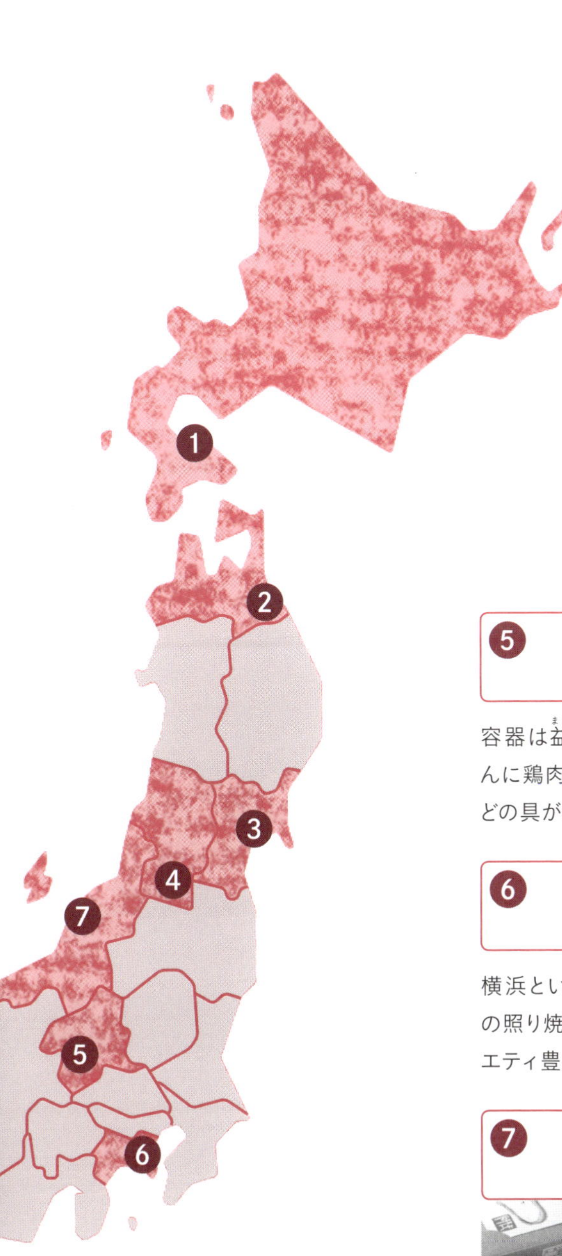

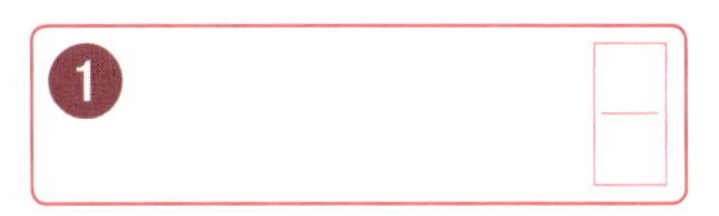

全国的な人気を誇る。小ぶりないかにもち米をぎっしり詰め、甘く煮上げた。森駅他。(北海道)

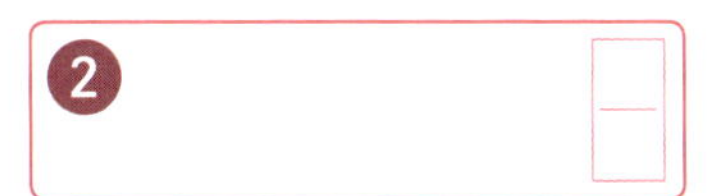

八戸駅の名物、ロングセラー駅弁。酢飯の上にしめさばとしめ紅鮭をのせた押しずし。(青森県)

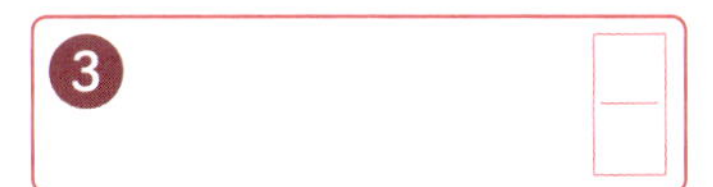

麦飯の上に牛たんがのる。加熱式の容器で、温かくして食べられる。仙台駅他。(宮城県)

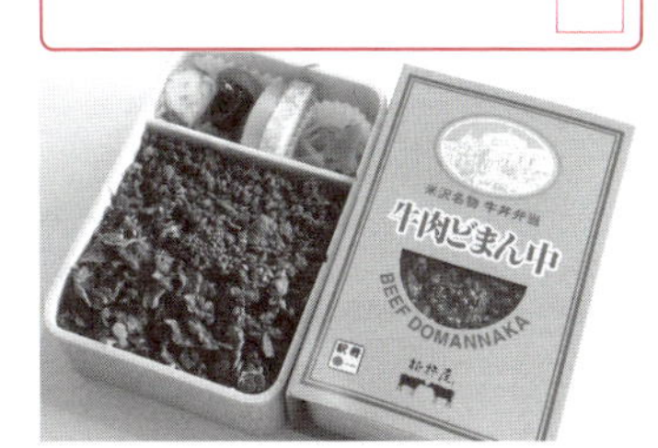

山形県産米「どまんなか」のごはんに、牛そぼろと牛肉煮をのせた牛丼風。米沢駅他。(山形県)

5

容器は益子焼(ましこやき)の釜。炊き込みごはんに鶏肉、うずらの卵、栗、あんずなどの具がのる。横川駅他。(群馬県)

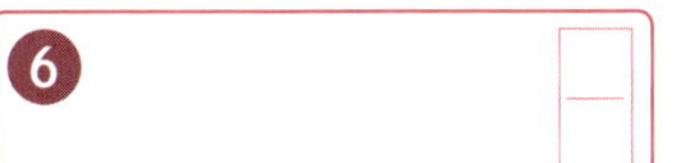

横浜といえば。焼売のほか、まぐろの照り焼きや鶏のから揚げなどバラエティ豊か。(神奈川県)

7

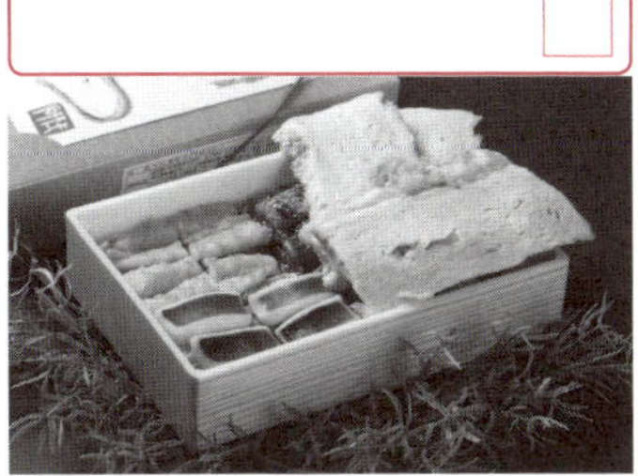

えびやうなぎ、いかなどが厚焼き玉子の下にしきつめられた豪華なちらし。新潟駅他。(新潟県)

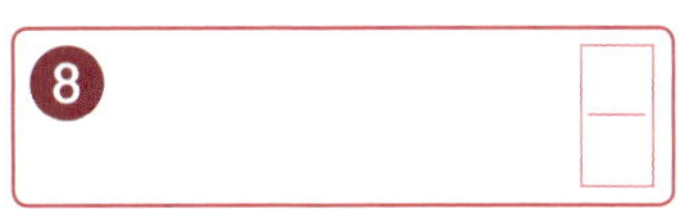

笹の葉に包まれた富山県の名物。笹の葉の香りと鱒の香りが食欲をそそる。富山駅他。(富山県)

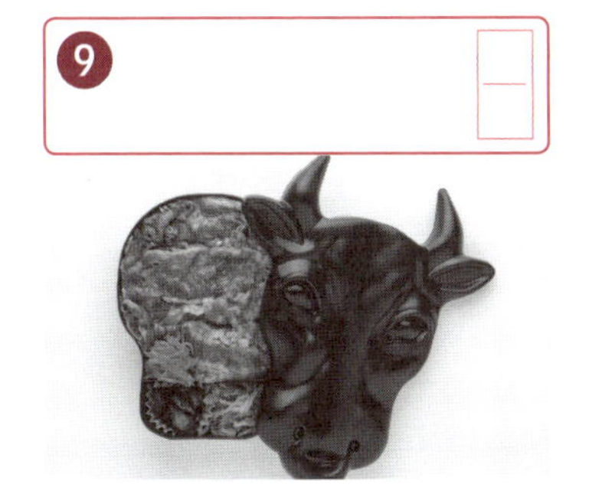

牛の顔をしたふたを開けると唱歌「ふるさと」のメロディーが流れる。中は牛肉煮がぎっしり。松阪駅他。(三重県)

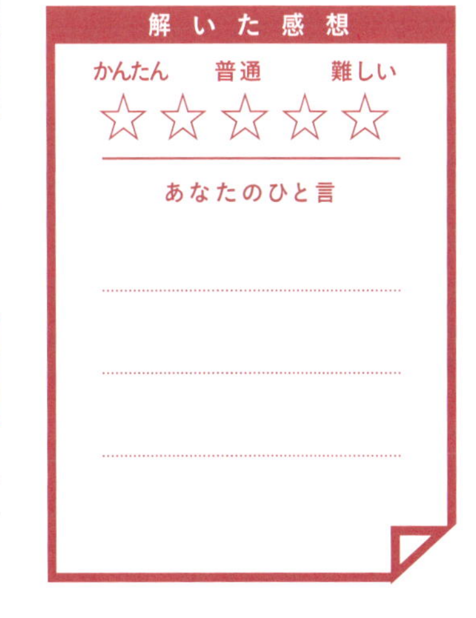

くあん2切れを添えて竹の皮に包んで販売したのがはじまりといわれています。

Q37

解いた日 ／

一度は食べたいご当地メニュー

地域に根づいている独特な味わいや町おこしの一環として開発された料理を紹介します。❶～⓰にあてはまるメニューを、リストから選んで書きましょう。

（答えは152ページ）

リスト

あごカツ／宇都宮ぎょうざ／ゼリーフライ／佐世保バーガー／山賊焼き／スープカレー／そばめし／タコライス／デミカツ丼／徳島ラーメン／広島風お好み焼き／富士宮やきそば／ペラ焼き／じゃじゃ麺／もんじゃ焼き／横手やきそば

⓮

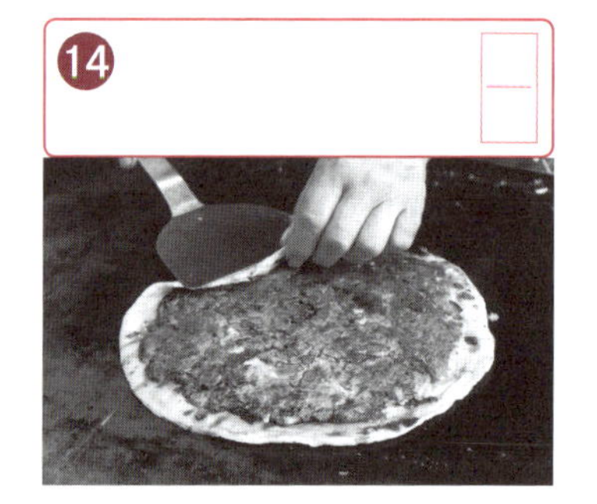

小麦粉の生地の上に、ねぎと刻んだじゃこ天をのせて焼いた、お好み焼きのようなもの。（高知県）

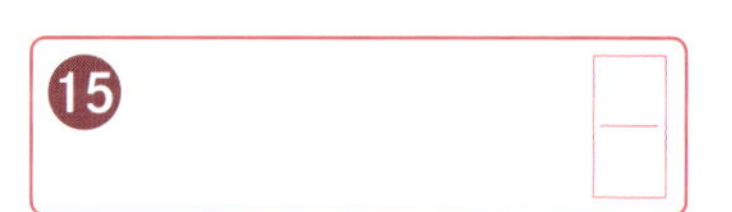

アメリカ海軍基地から伝わってつくり始めたのが発祥。バンズも具もビッグサイズ。（長崎県）

⓰

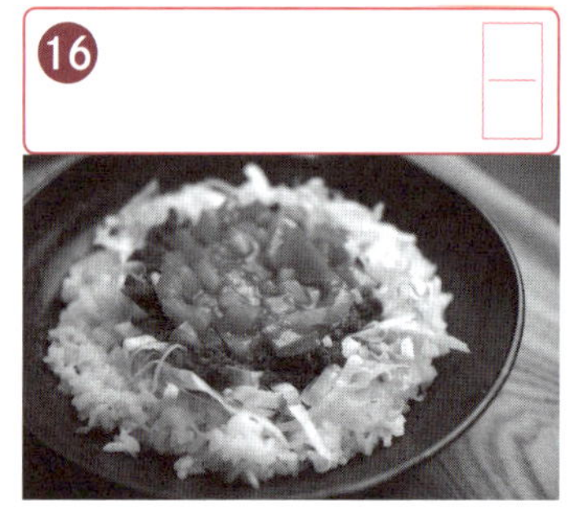

元はメキシコ料理のタコス。ひき肉、野菜、チーズをごはんにのせサルサソースをかける。（沖縄県）

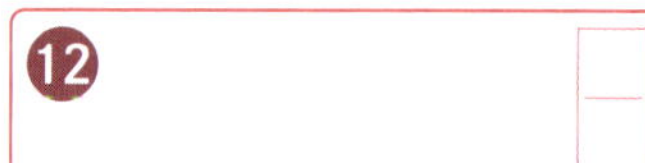

小麦粉の生地を鉄板にのばし、豚肉やキャベツ、焼きそば、卵などをのせて焼くお好み焼き。（広島県）

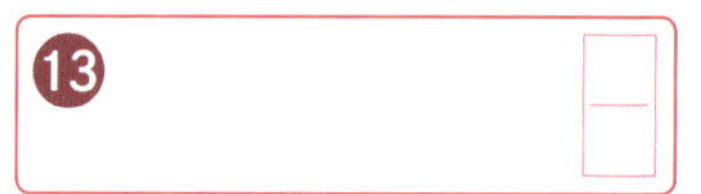

豚骨スープにしょうゆで味つけしたラーメン。チャーシューと生卵がトッピングされる。（徳島県）

⓫

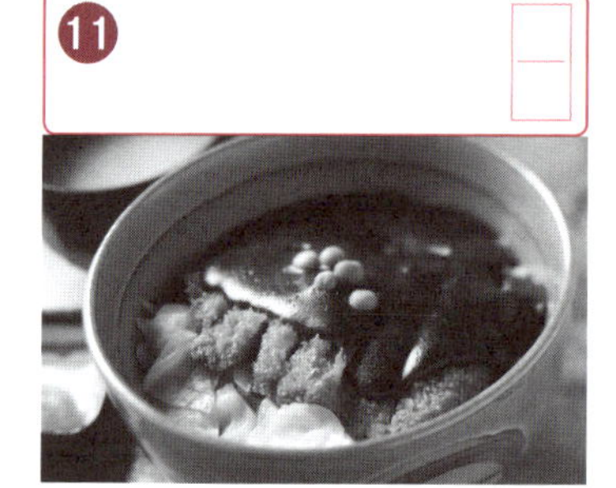

卵とじのカツ丼ではなく、ごはんの上のカツにデミグラスソースをかけたカツ丼。（岡山県）

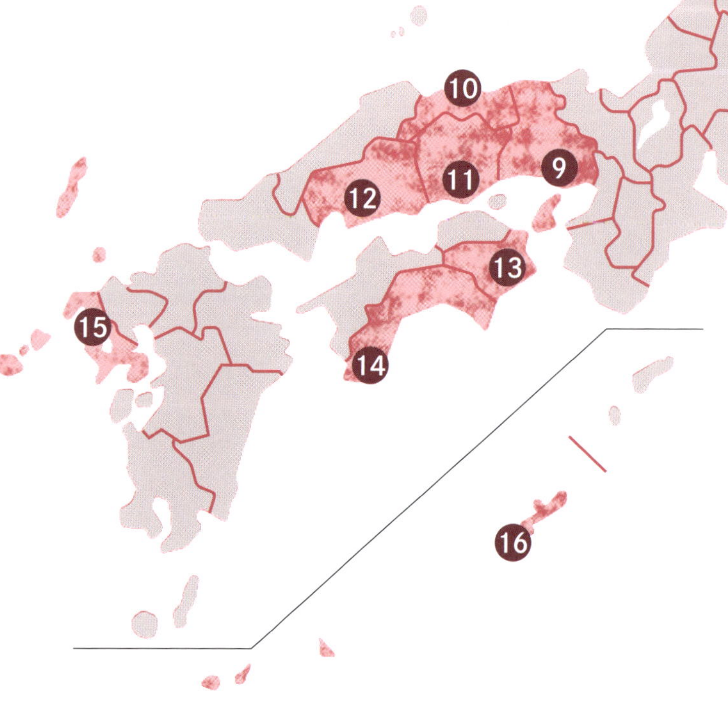

豆知識 イギリス発祥のウスターソースは幕末から明治の頃に輸入され、1890年代に大阪の「ミツ矢ソース」

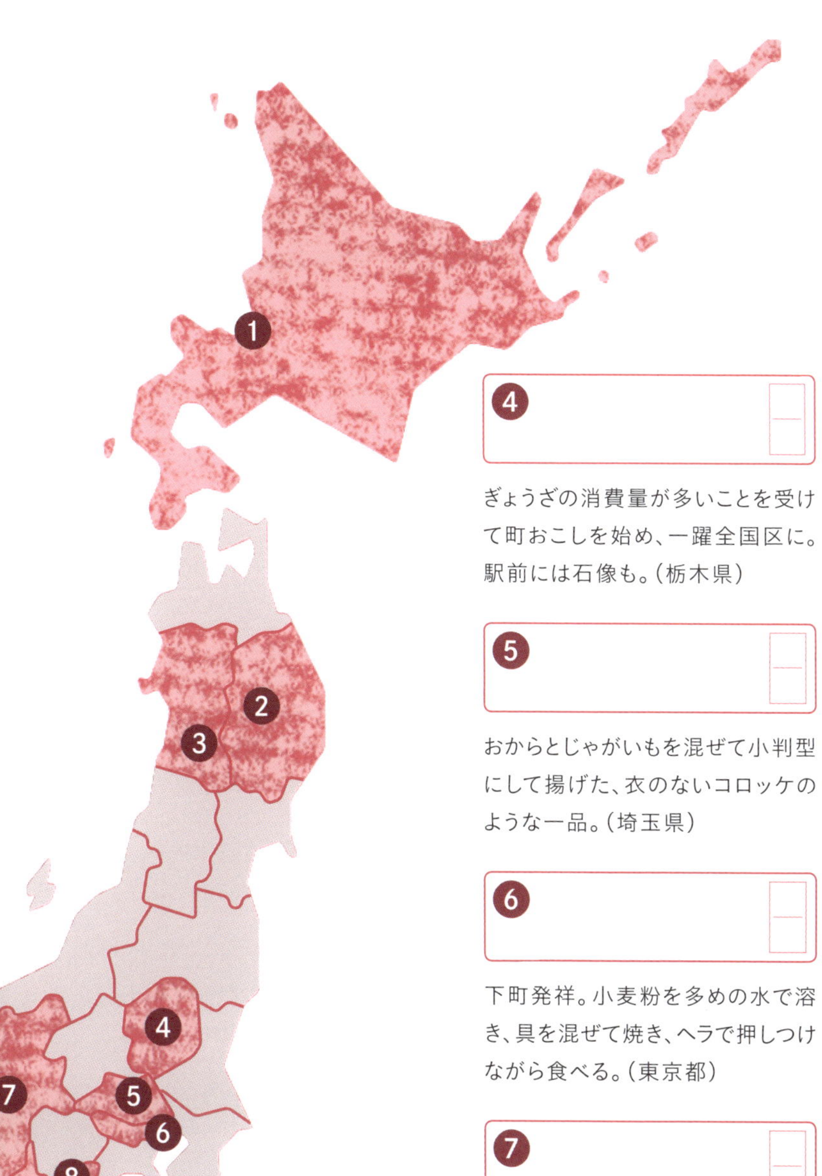

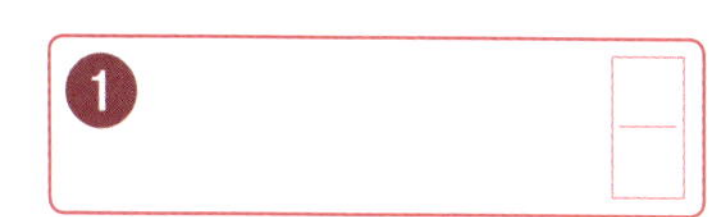

とろみが少なく汁気の多い、スープ状のカレー。じゃがいもなどがごろごろ入る。(北海道)

②

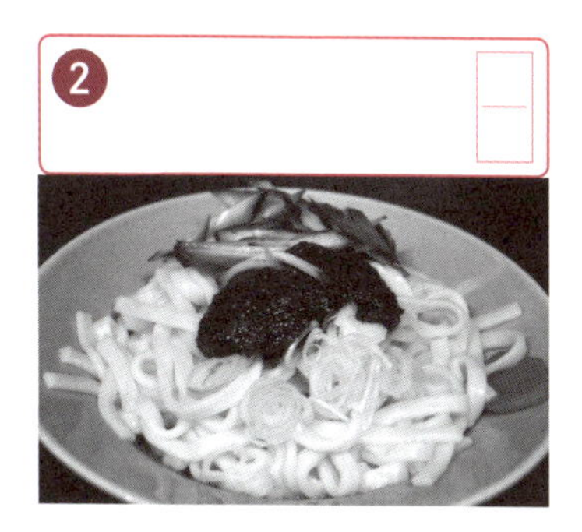

きしめんのような平たい麺に、肉みそやきゅうりなどをのせ、からめて食べる汁なし麺。(岩手県)

③

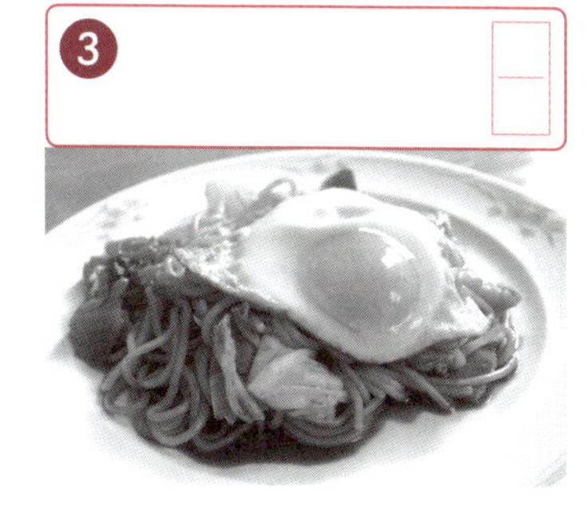

太くてまっすぐな焼きそば麺と甘めのソース、具はキャベツとひき肉が一般的。(秋田県)

④

ぎょうざの消費量が多いことを受けて町おこしを始め、一躍全国区に。駅前には石像も。(栃木県)

⑤

おからとじゃがいもを混ぜて小判型にして揚げた、衣のないコロッケのような一品。(埼玉県)

⑥

下町発祥。小麦粉を多めの水で溶き、具を混ぜて焼き、ヘラで押しつけながら食べる。(東京都)

⑦

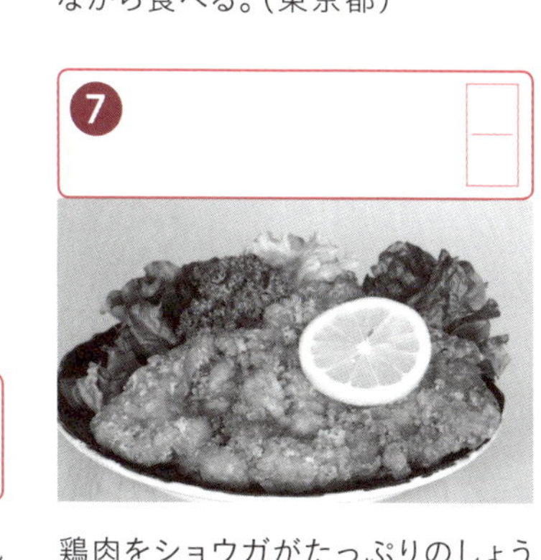

鶏肉をショウガがたっぷりのしょうゆだれに漬け込み、片栗粉をまぶして揚げる。(長野県)

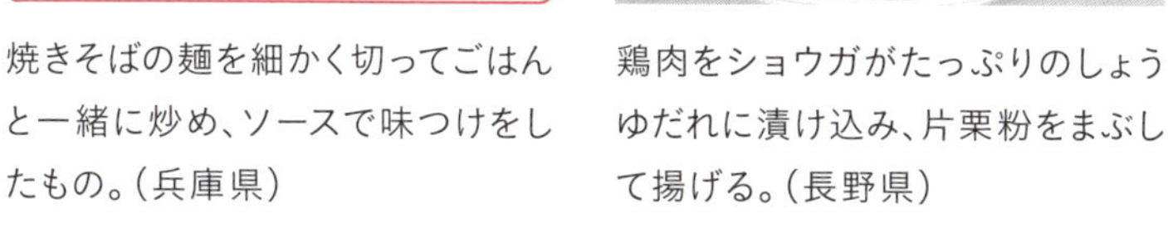

⑨

焼きそばの麺を細かく切ってごはんと一緒に炒め、ソースで味つけをしたもの。(兵庫県)

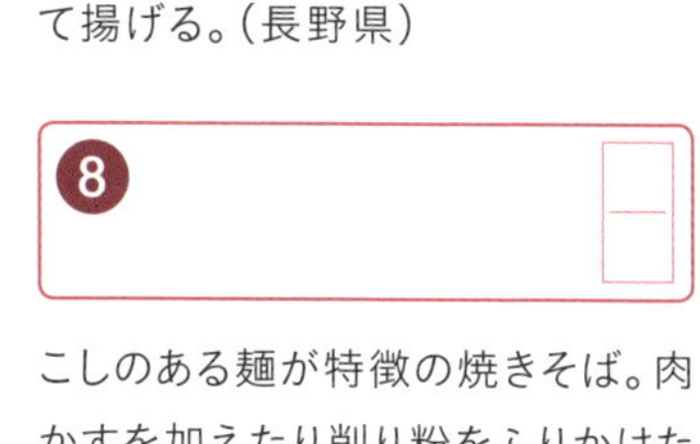

⑩

「あご」と呼ばれるトビウオをすり身にしてまとめ、衣をつけて揚げた料理。(鳥取県)

⑧

こしのある麺が特徴の焼きそば。肉かすを加えたり削り粉をふりかけたりする。(静岡県)

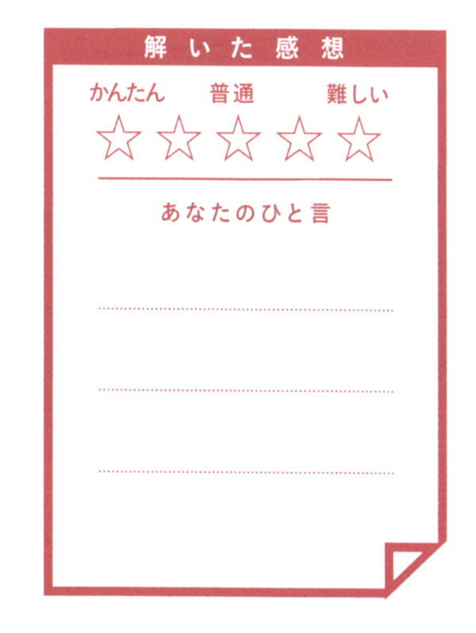

「イカリソース」などが人気に。その後、日本独自の味に改良が重ねられました。

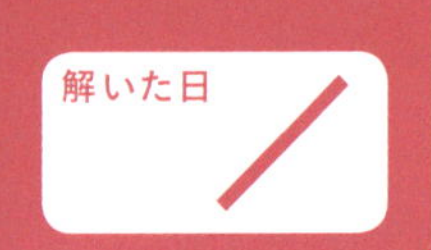

Q38 おやつにいかが 全国のスイーツ

解いた日　／

おいしいお茶とともにいただきたい全国各地のスイーツが大集合しました。❶～⑰にあてはまる名称を、リストから選んで書きましょう。（答えは 152 ページ）

リスト

赤福餅（あかふくもち）／ういろう／カステラ／雷（かみなり）おこし／かるかん／きびだんご／五家寶（ごかぼう）／笹（ささ）だんご／じろあめ／ちんすこう／南部（なんぶ）せんべい／萩（はぎ）の月（つき）／マルセイバターサンド／もみじまんじゅう／八（や）ツ橋（はし）／若草（わかくさ）／和三盆（わさんぼん）

⑭

サトウキビの搾り汁を煮詰めた砂糖の一種を、さまざまな形に押し固めた干菓子。（香川県・徳島県）

⑮

室町時代に、ポルトガルから長崎に伝わったといわれている焼き菓子。（長崎県）

⑯

米粉とすりおろした自然薯（じねんじょ）、砂糖を蒸し上げた、その名の通り軽いようかんのような菓子。（鹿児島県）

⑰

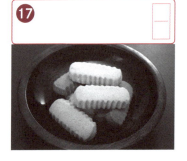

小麦粉、砂糖、ラードでつくるビスケットのような焼き菓子。琉球王朝時代からの伝統がある。（沖縄県）

⑬

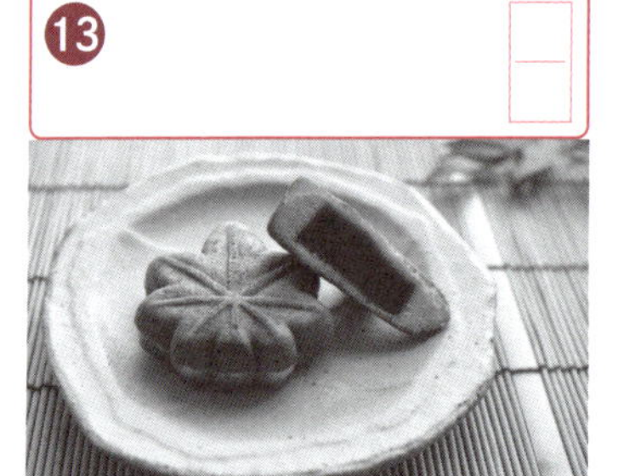

県の木であるもみじの形をした広島土産の定番。こしあんをカステラ生地で包んだ菓子。（広島県）

⑪

その名の通り美しい若草色の餅菓子。やわらかな求肥に薄緑のそぼろがまぶされている。（島根県）

⑫

昔話「桃太郎」にまつわる和菓子。もち米、砂糖、水あめのシンプルな味わい。（岡山県）

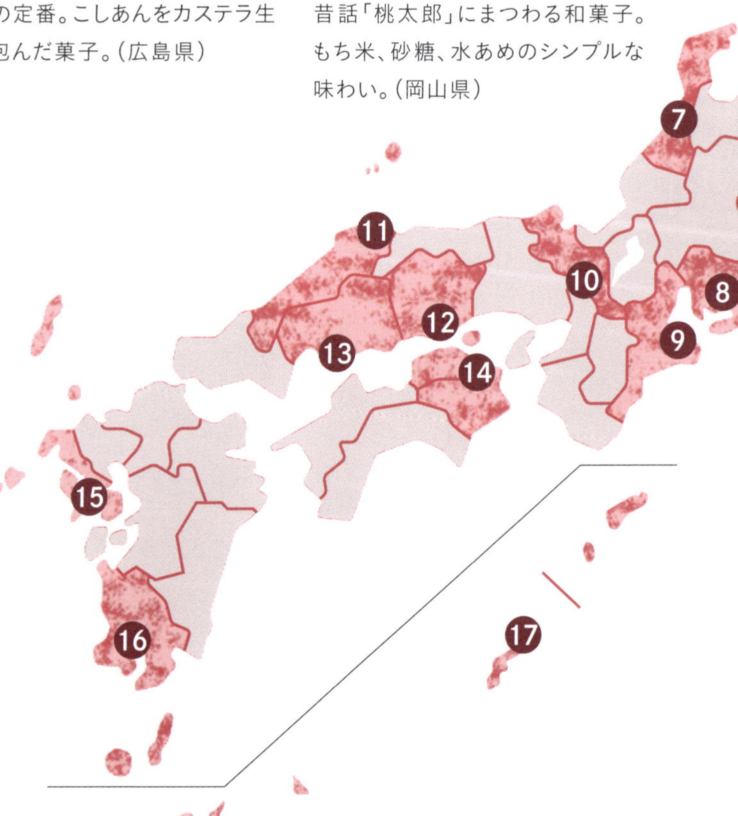

豆知識 お菓子に欠かせない砂糖が日本に入ってきたのは奈良時代で、中国の唐の僧・鑑真が、天皇への献上

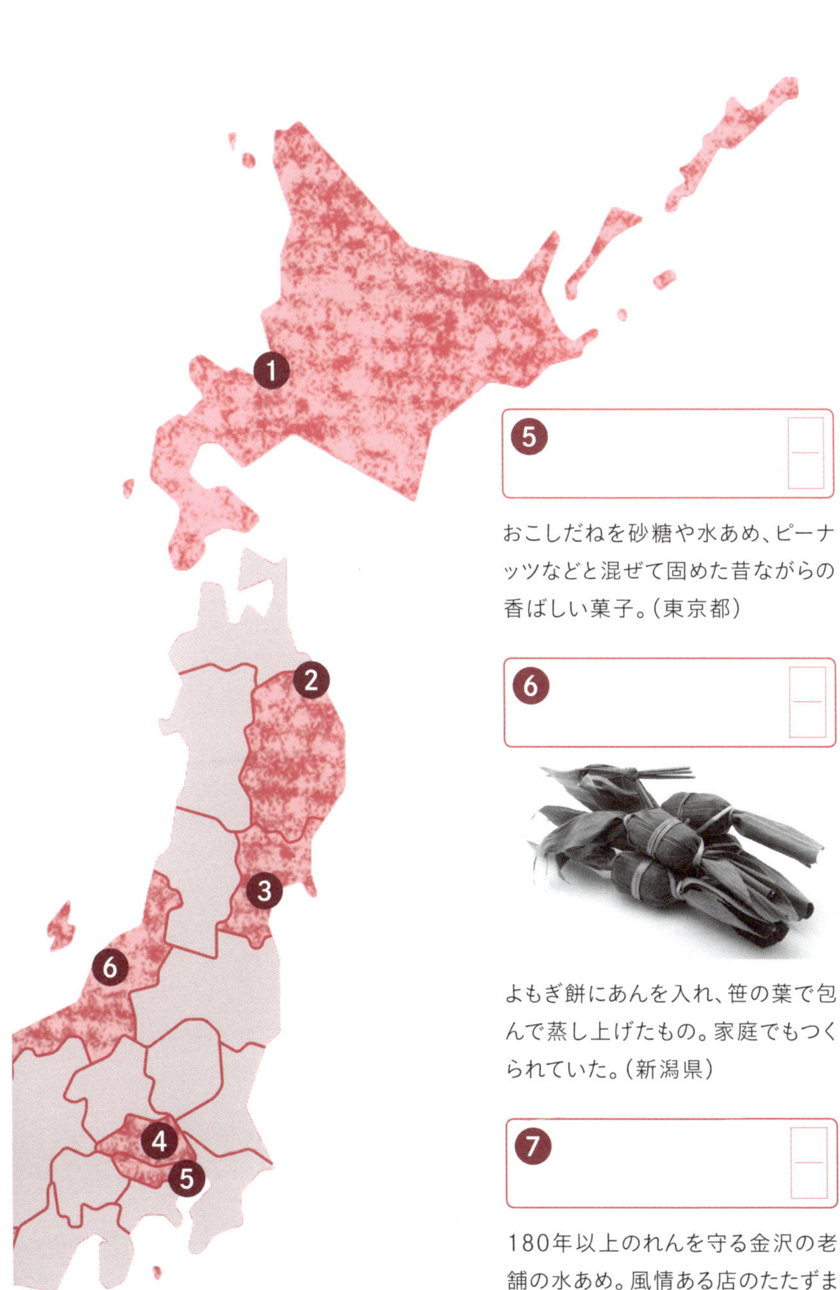

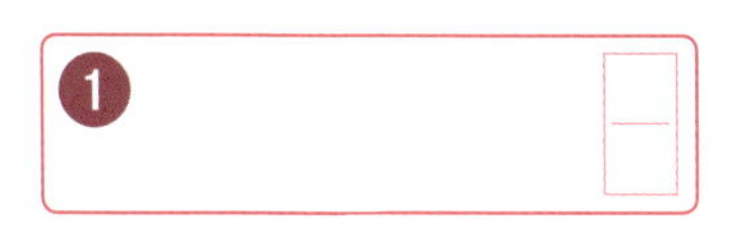

❶

サクサクのビスケットに特製クリームとレーズンがサンドされた、北国の銘菓。（北海道）

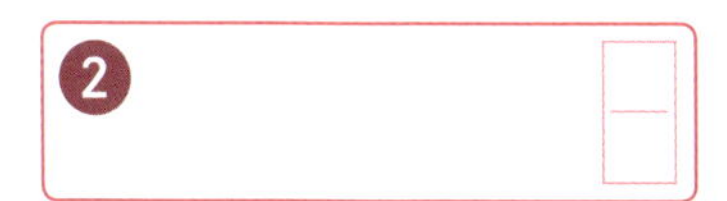

❷

水で溶いて味つけをした小麦粉を、南部鉄器の型に入れて焼いたせんべい。（岩手県）

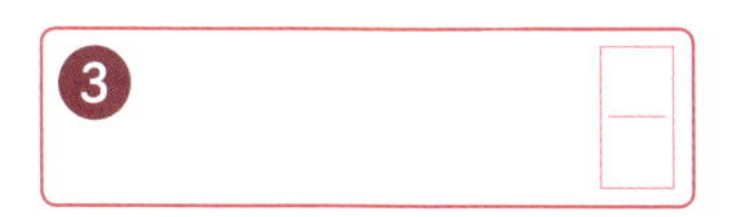

❸

ふわふわのカステラ生地の中にカスタードクリームがたっぷり。個包装の先駆け。（宮城県）

❹

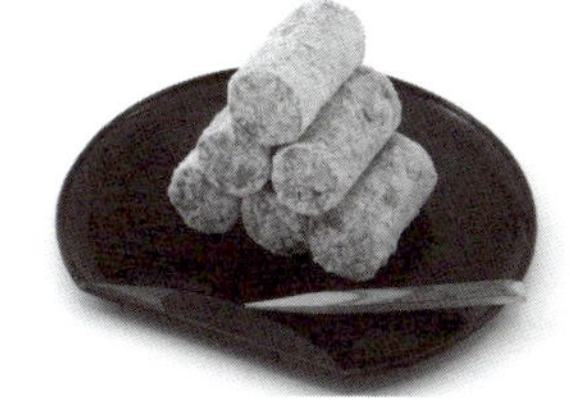

米を蒸して煎ったおこしだねを棒状に固め、きな粉をまぶした和菓子。熊谷市の銘菓。（埼玉県）

❺

おこしだねを砂糖や水あめ、ピーナッツなどと混ぜて固めた昔ながらの香ばしい菓子。（東京都）

❻

よもぎ餅にあんを入れ、笹の葉で包んで蒸し上げたもの。家庭でもつくられていた。（新潟県）

❼

180年以上のれんを守る金沢の老舗の水あめ。風情ある店のたたずまいは観光ポスターにも。（石川県）

❽

米粉に砂糖などを入れて蒸し、ようかんのように仕上げた蒸し菓子。（愛知県）

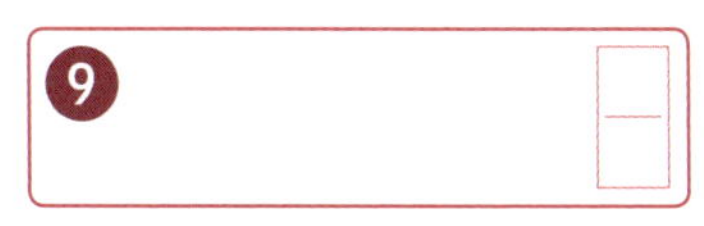

❾

やわらかな餅に、なめらかなこしあんをのせた餅菓子。伊勢神宮門前の名物。（三重県）

❿

ニッキの香りでおなじみの京都土産の定番。生のものと焼いたものがある。（京都府）

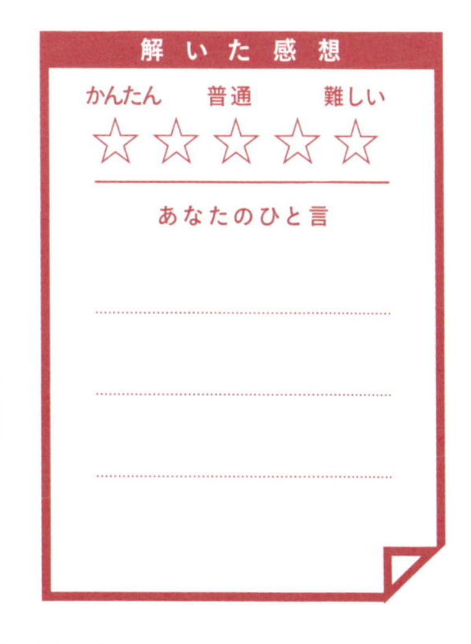

解いた感想

かんたん　普通　難しい

☆☆☆☆☆

あなたのひと言

品として持ってきたといわれています。その後、遣唐使によって少しずつ日本に入りました。

Q39 ふるさとの味 郷土料理

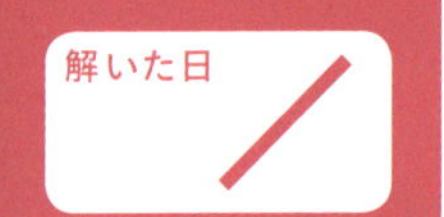

解いた日 ／

その地域でよくつくられている家庭料理や、全国的にも有名な郷土料理を紹介します。❶〜⑯にあてはまる料理名を、リストから選んで書きましょう。

（答えは 152 ページ）

リスト

いかなごのくぎ煮／芋煮／おっきりこみ／おやき／かきの土手鍋／柿の葉寿司／きりたんぽ／こづゆ／ゴーヤーチャンプルー／皿鉢料理／ジンギスカン／なめろう／ひっつみ／冷や汁／ほうとう／朴葉みそ

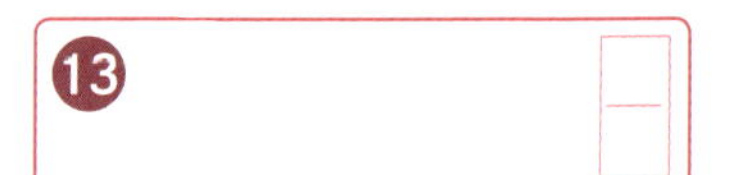

⑬

土鍋の周囲にみそを土手のように塗り、かきや野菜、豆腐などを煮ながら食べる。（広島県）

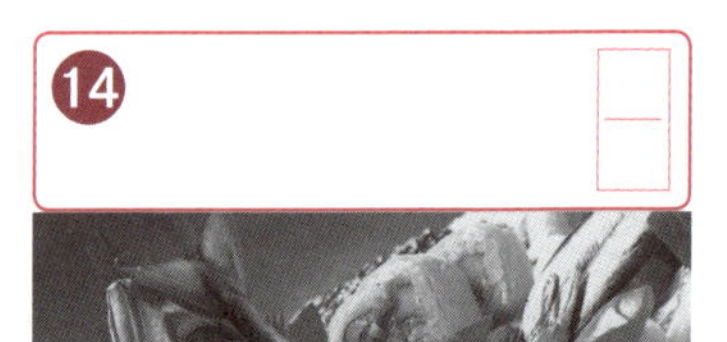

⑭

大きな皿に刺身やすし、煮物など山海の幸を豪快に盛った料理。冠婚葬祭などで供される。（高知県）

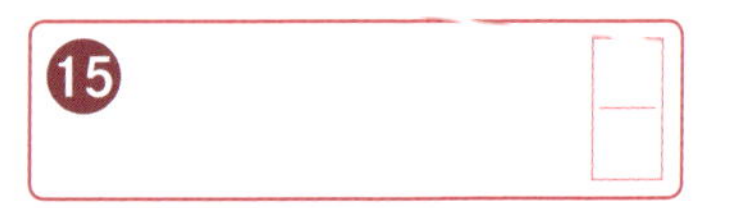

⑮

だしとみそで味をつけ、きゅうりやごま、焼いてほぐしたアジの干物などを入れた夏の汁物。（宮崎県）

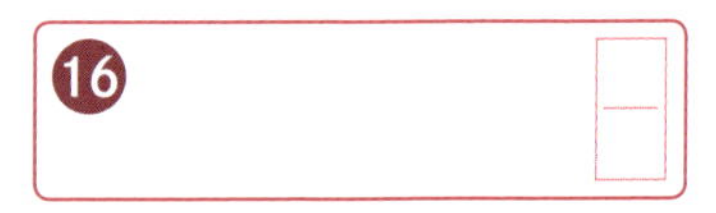

⑯

ゴーヤーと豆腐、卵、豚肉などを炒めた家庭料理。チャンプルーとは「ごちゃ混ぜ」の意。（沖縄県）

⑫

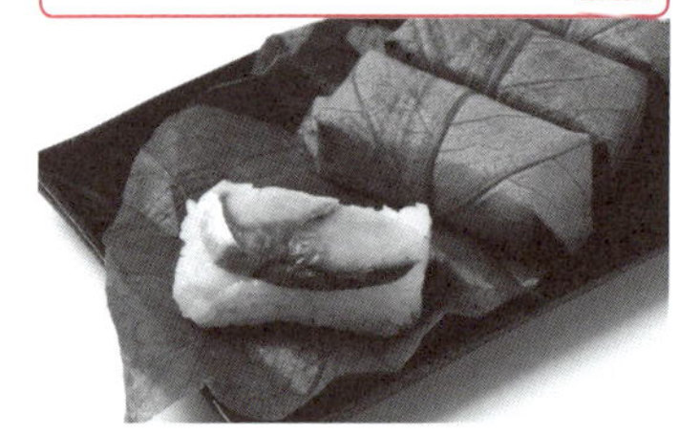

柿の産地であることから、さばやたいなどのすしを柿の葉で包むようになった。（奈良県）

⑩

みそにねぎやきのこ、山菜などを混ぜ込み、朴の葉の上にのせて炭火で焼いたもの。（岐阜県）

⑪

煮上がった姿がくぎに似ていることから命名された。春の風物詩。（兵庫県）

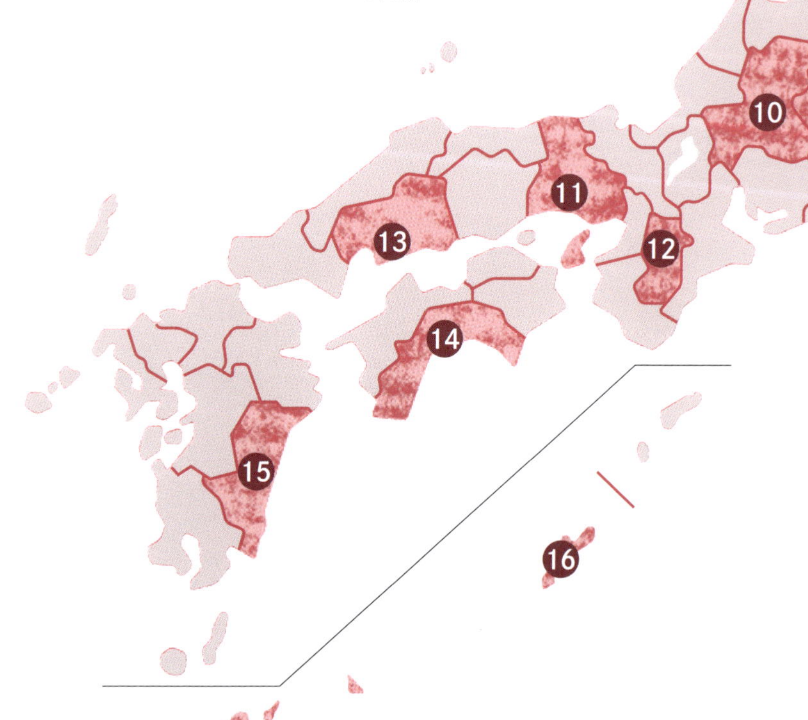

豆知識 郷土料理とは、地方の特産品が用いられていたり、風土に合っていたりする料理で、独特の調理方法

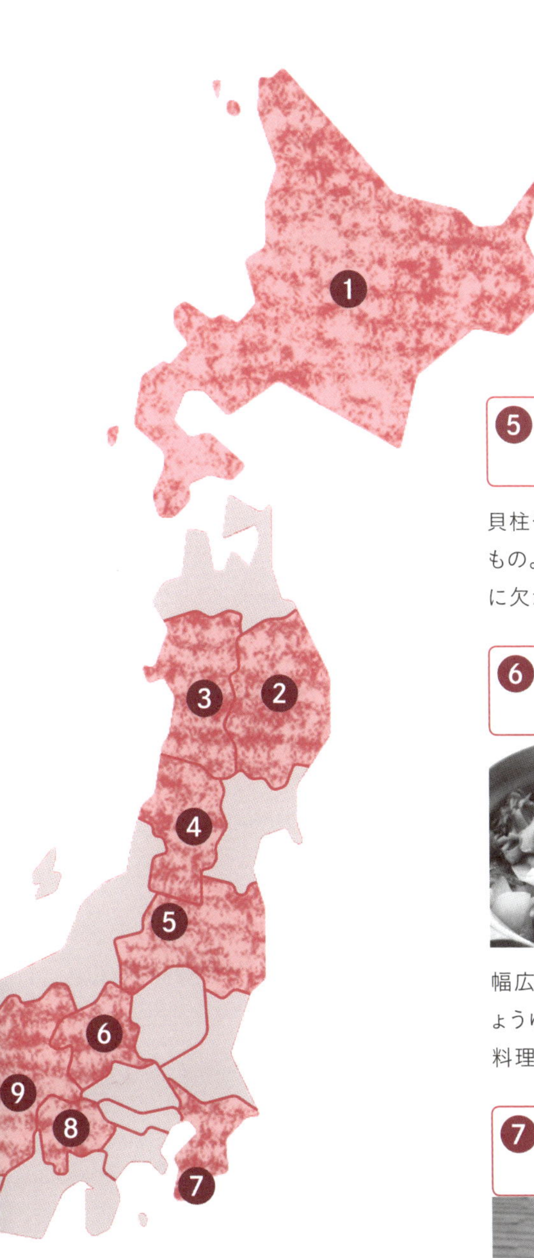

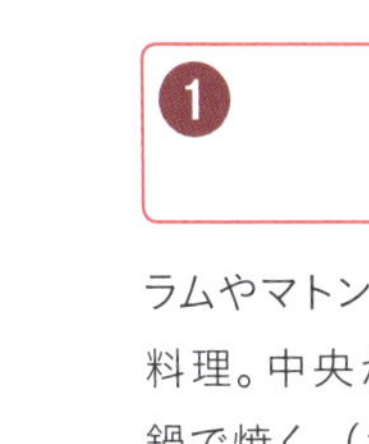

1

ラムやマトンなど羊肉を用いた焼肉料理。中央が盛り上がった独特の鍋で焼く。（北海道）

2

小麦粉を水で練り、煮汁に入れて煮る。すいとんの一種で「とって投げ」とも呼ぶ。（岩手県）

3

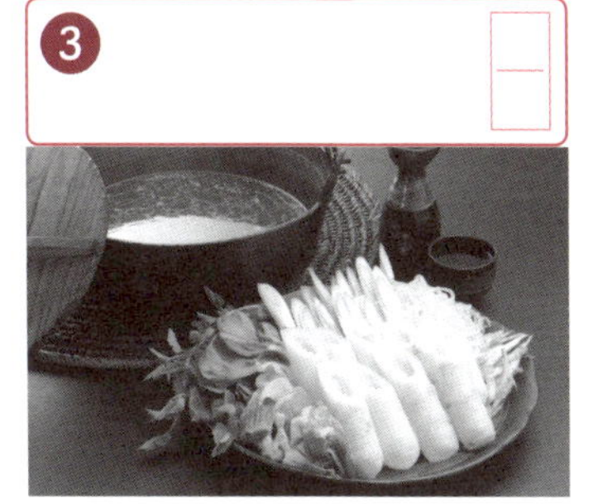

すりつぶしたごはんを太い串にちくわ状につけて焼いたもの。鍋に入れる。（秋田県）

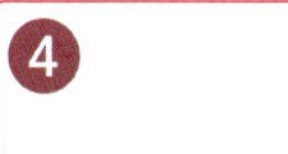

4

牛肉や里いも、野菜を入れた鍋料理。秋になると河川敷などで催しが行われる。（山形県）

5

貝柱や干ししいたけ、野菜などの汁もの。会津地方の冠婚葬祭や宴会に欠かせない料理。（福島県）

6

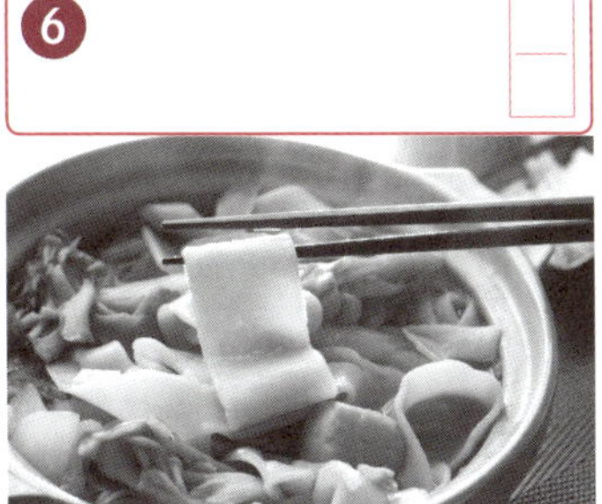

幅広のうどんと野菜、きのこなどをしょうゆ味やみそ味の汁で煮込んだ料理。（群馬県）

7

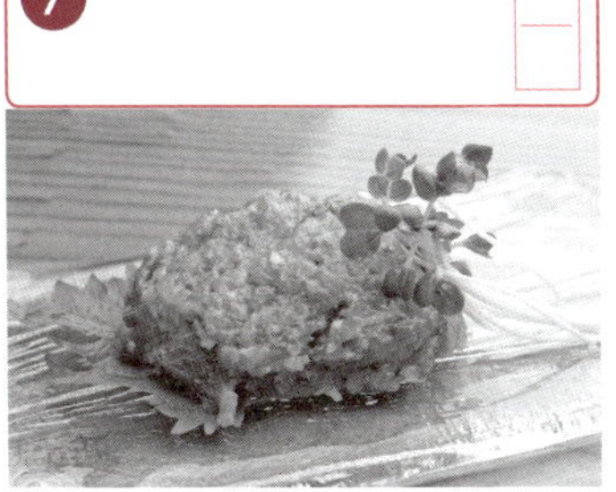

近海でとれるあじやいわしの身をなめらかになるまでたたき、味つけをした生魚料理。（千葉県）

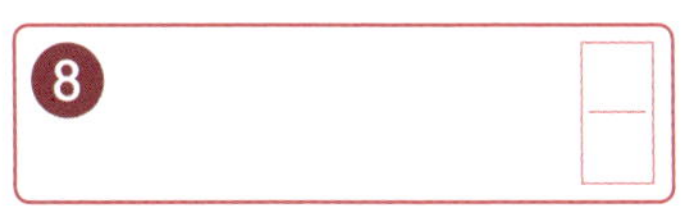

8

みそ仕立ての汁に、幅広のうどんを入れた煮込み。かぼちゃや鶏肉などが入る。（山梨県）

9

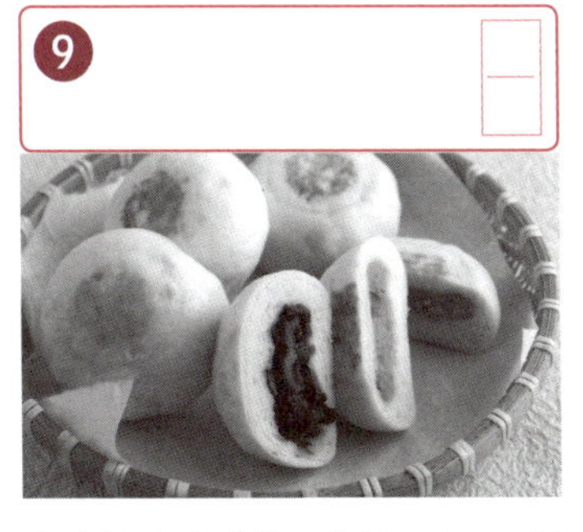

小麦粉やそば粉の生地の中に、信州名物の野沢菜や山菜などのあんを入れて焼いたもの。（長野県）

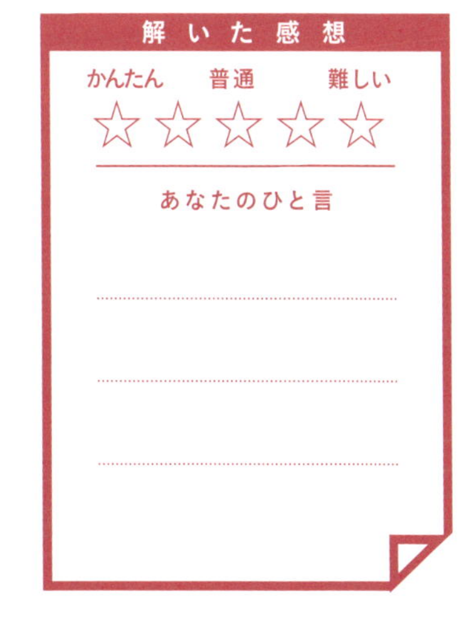

でつくられています。社会の情報化の発達で全国的に有名になった郷土料理も多くあります。

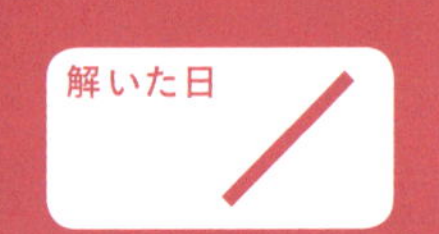

Q40 今宵も一杯 全国の銘酒

解いた日 ／

日本中でつくられている日本酒や焼酎。誰もが知っている銘柄、人気の酒を集めました。❶～⑳にあてはまる銘柄名を、リストから選んで書きましょう。

（答えは 153 ページ）

リスト

新政（あらまさ）／磯自慢（いそじまん）／雲海（うんかい）／菊正宗（きくまさむね）／黒霧島（くろきりしま）／月桂冠（げっけいかん）／越乃寒梅（こしのかんばい）／十四代（じゅうよんだい）／酔鯨（すいげい）／獺祭（だっさい）／出羽桜（でわざくら）／天狗舞（てんぐまい）／田酒（でんしゅ）／富乃宝山（とみのほうざん）／鍋島（なべしま）／二階堂吉四六（にかいどうきっちょむ）／美少年（びしょうねん）／飛露喜（ひろき）／森伊蔵（もりいぞう）／れんと

⑯

宮崎県と鹿児島県に位置する火山・霧島山が名前の由来となっている芋焼酎。（宮崎県）

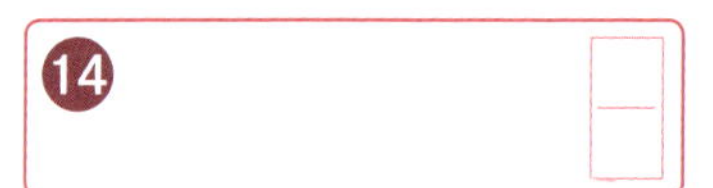

⑭

ふくよかなコクと旨みに加え、命名のインパクトもあり全国で人気に。（熊本県）

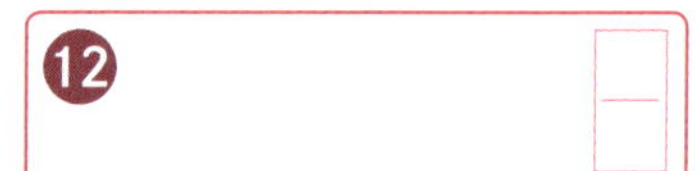

⑫

古くから捕鯨が盛んなことで有名な土地で生まれた、南国土佐の名酒。（高知県）

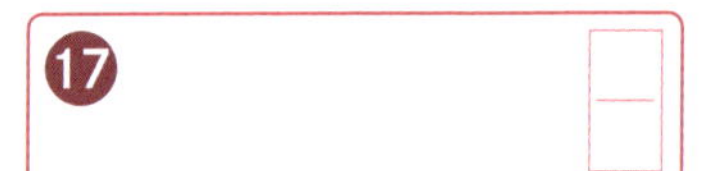

⑰

九州山地の山あいに広がる、神々しい雲の海から名づけられたそば焼酎。（宮崎県）

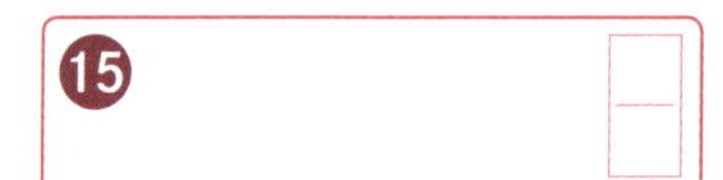

⑮

地元にまつわる民話、「吉四六さん」にちなんだ名をもつ麦焼酎。（大分県）

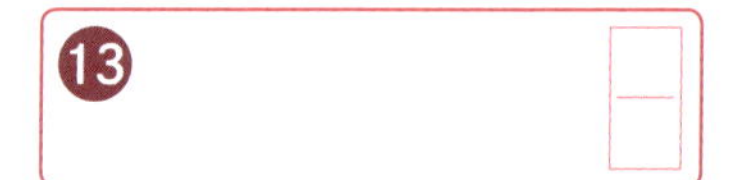

⑬

江戸時代、300年にわたって佐賀藩を統治した藩主にちなんで命名された名酒。（佐賀県）

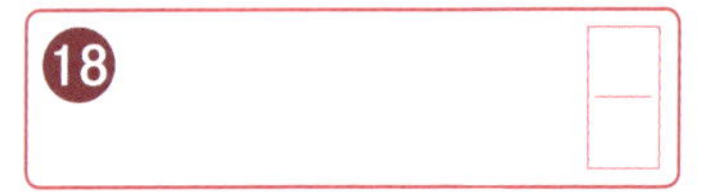

⑱

芋焼酎の本場、鹿児島県の有名銘柄。電話による抽選予約が必要なほど。（鹿児島県）

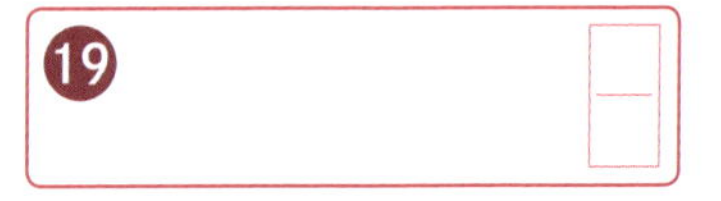

⑲

甘くやわらかな味わいで、焼酎ブームの火つけ役ともいわれる芋焼酎。（鹿児島県）

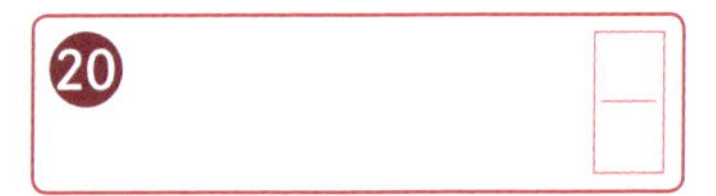

⑳

奄美大島の蔵で、音響熟成という独自の製法でつくられている黒糖焼酎。（鹿児島県）

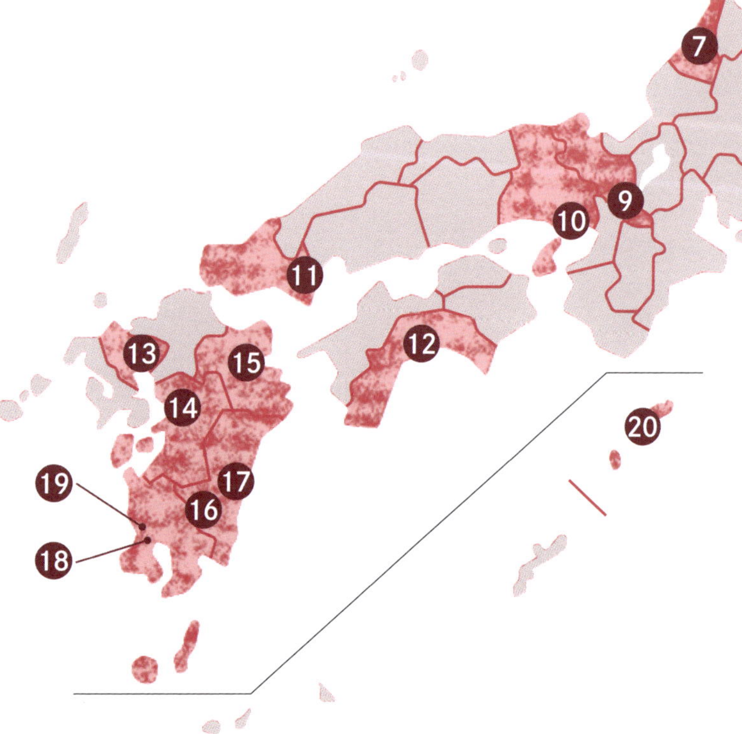

豆知識 日本酒は米と麹菌を原料として発酵させる醸造酒、焼酎は芋や麦などを原料として醸造した後に蒸留

した酒です。

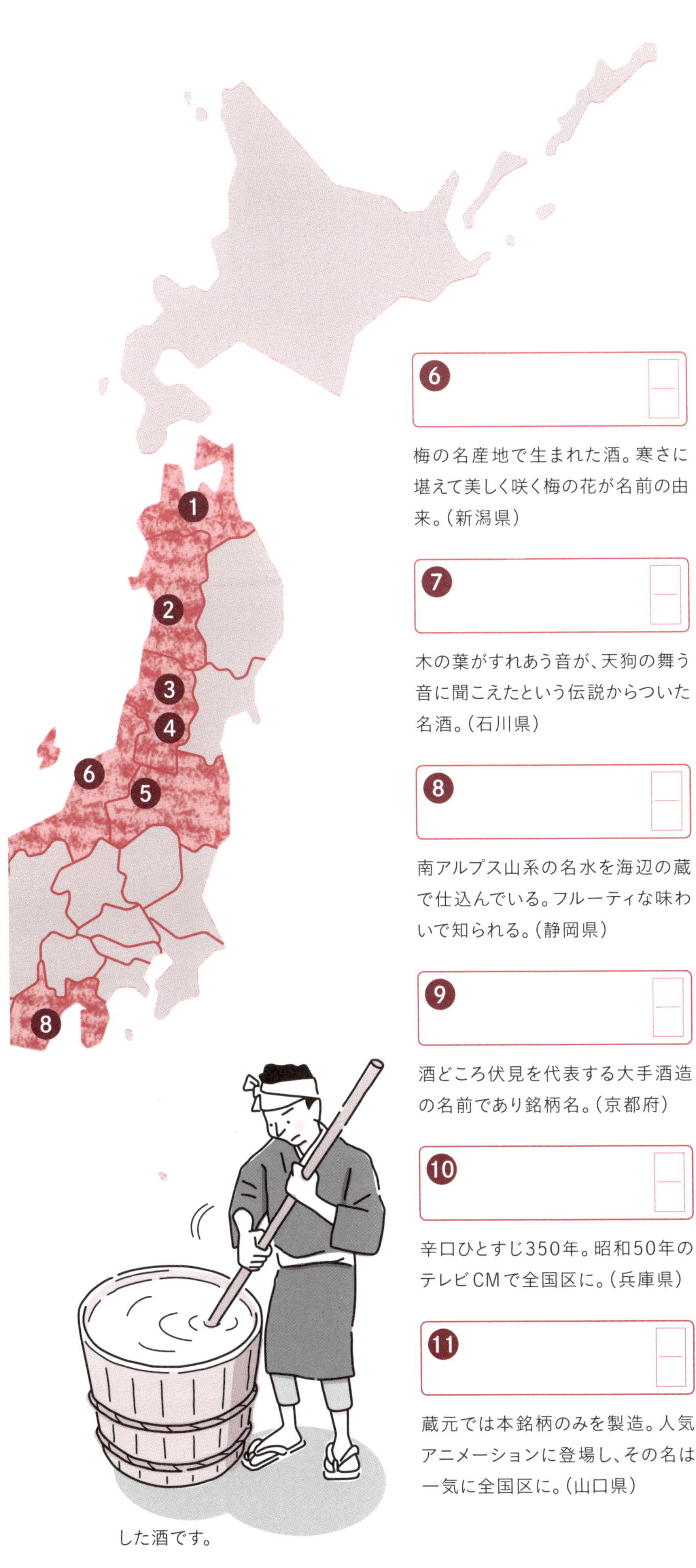

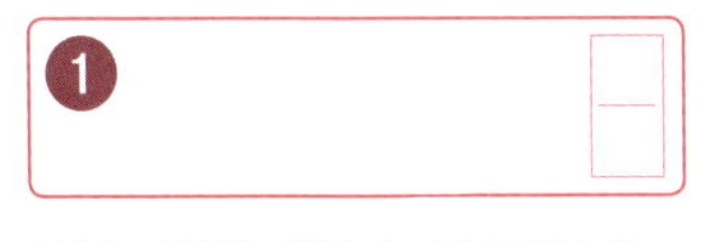

地元の酒米で醸した、田んぼの米を使った酒という名を冠した日本酒。(青森県)

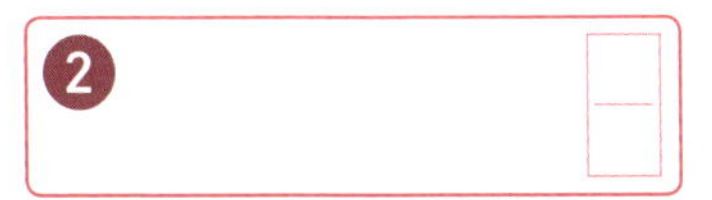

秋田県産の酒米、秋田酒こまちなどを使用した生酛造りの純米酒。(秋田県)

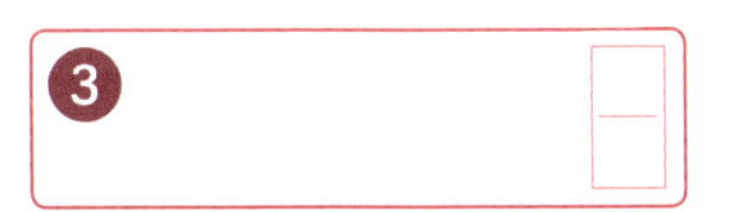

山形県・高木酒造でつくられている、うま口の名酒。入手困難なことでも有名。(山形県)

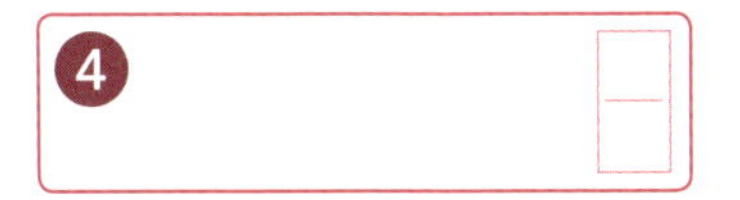

山形のオリジナル酒造好適米「出羽燦々」の開発を記念して発売された酒。(山形県)

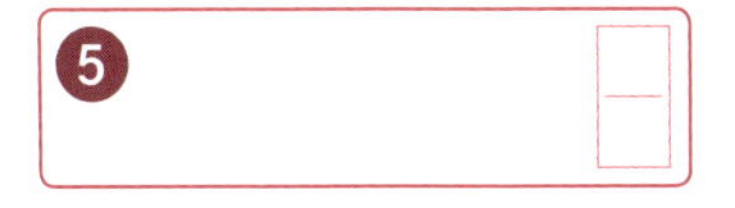

喜びの露が飛び散るという名前の会津の名酒。(福島県)

6

梅の名産地で生まれた酒。寒さに堪えて美しく咲く梅の花が名前の由来。(新潟県)

7

木の葉がすれあう音が、天狗の舞う音に聞こえたという伝説からついた名酒。(石川県)

8

南アルプス山系の名水を海辺の蔵で仕込んでいる。フルーティな味わいで知られる。(静岡県)

9

酒どころ伏見を代表する大手酒造の名前であり銘柄名。(京都府)

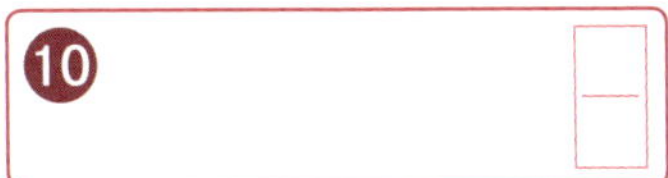

辛口ひとすじ350年。昭和50年のテレビCMで全国区に。(兵庫県)

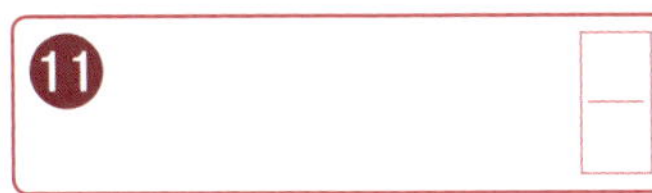

蔵元では本銘柄のみを製造。人気アニメーションに登場し、その名は一気に全国区に。(山口県)

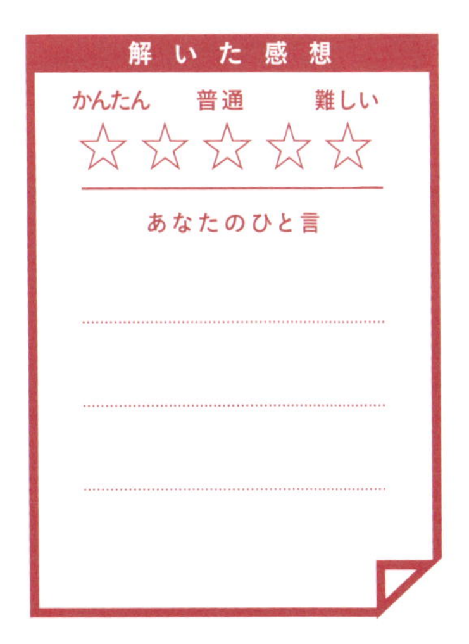

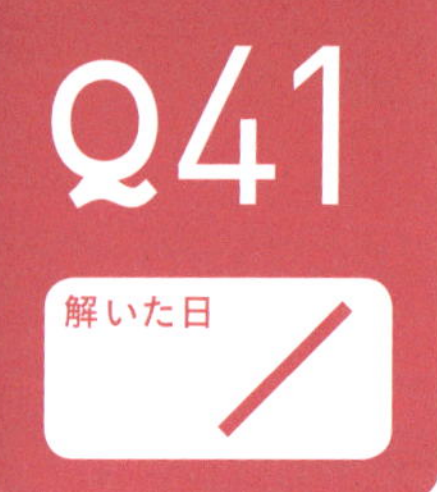

各地の繁華街

繁華街で買い物をしたり、おいしいものを食べたりするのも旅の楽しみ。❶〜❽にあてはまる繁華街の名称を、リストから選んで書きましょう。

（答えは 153 ページ）

リスト

国分町（こくぶんちょう）／栄（さかえ）／四条通（しじょうどおり）／すすきの／天神（てんじん）／天文館（てんもんかん）／流川（ながれかわ）／ミナミ

❻ 中国地方最大の繁華街で、堀川町や薬研堀など周辺地区も含む。（広島県）

❸ 名古屋市の中心部にある。大通りのテレビ塔は街のシンボル。（愛知県）

❶ 北海道一の歓楽街。国内外の観光客も集うグルメな眠らない街。（北海道）

❼ 多くの飲食店や商業施設が集まる、九州を代表する繁華街。（福岡県）

❹ 市内の中心部で古くから商業地として栄える。祇園祭山鉾の順行路でもある。（京都府）

❷ 仙台市にある東北一の歓楽街。オフィス街と夜の街が隣接。（宮城県）

❽ 南九州一の繁華街。桜島の降灰対策でもあるアーケードが長く延びる。（鹿児島県）

❺ 道頓堀や千日前などの繁華街の総称。飲食店や商業施設、劇場などが集まる。（大阪府）

解いた感想

かんたん　普通　難しい

☆☆☆☆☆

あなたのひと言

豆知識　「銀座」の名の由来は江戸時代の銀貨幣の鋳造所。駿府（静岡県）から江戸に移され、現在の銀座の起源となりました。

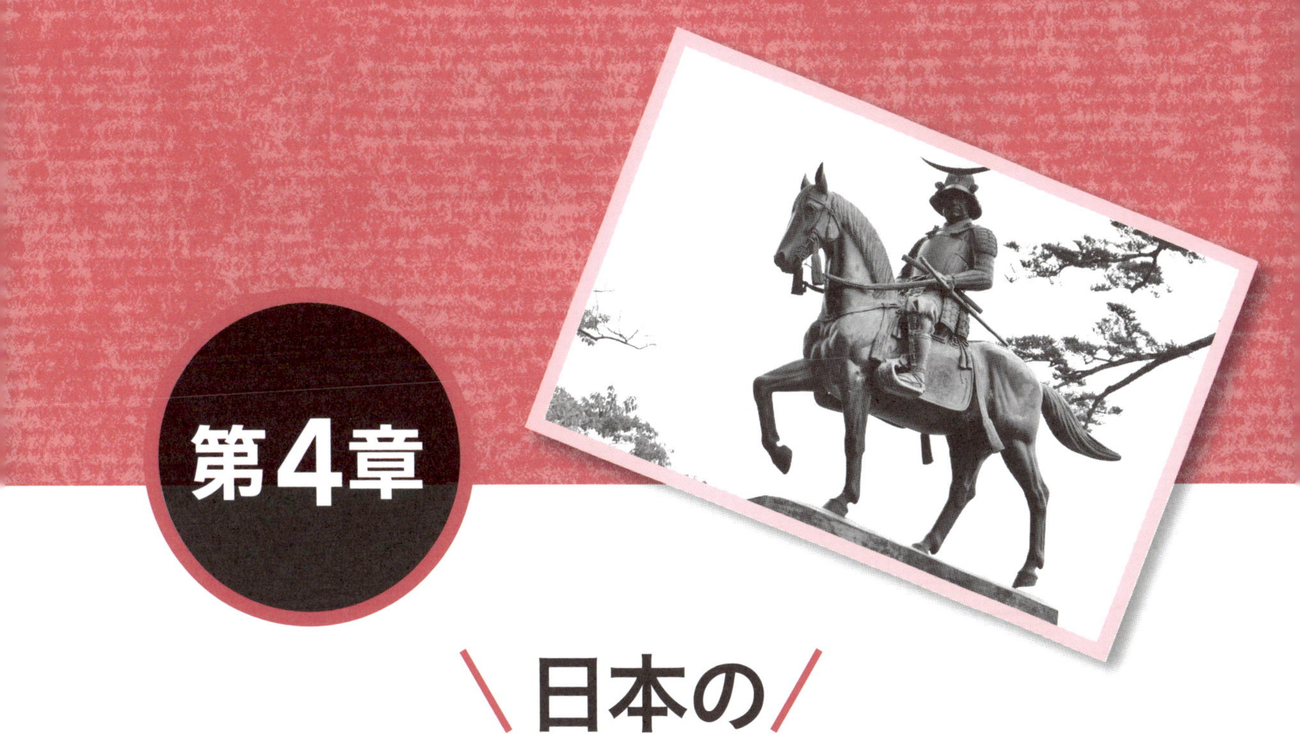

第4章

日本の文化・スポーツ

主に昭和の映画やテレビ、文学、スポーツに
かかわる人や地名などが登場します。

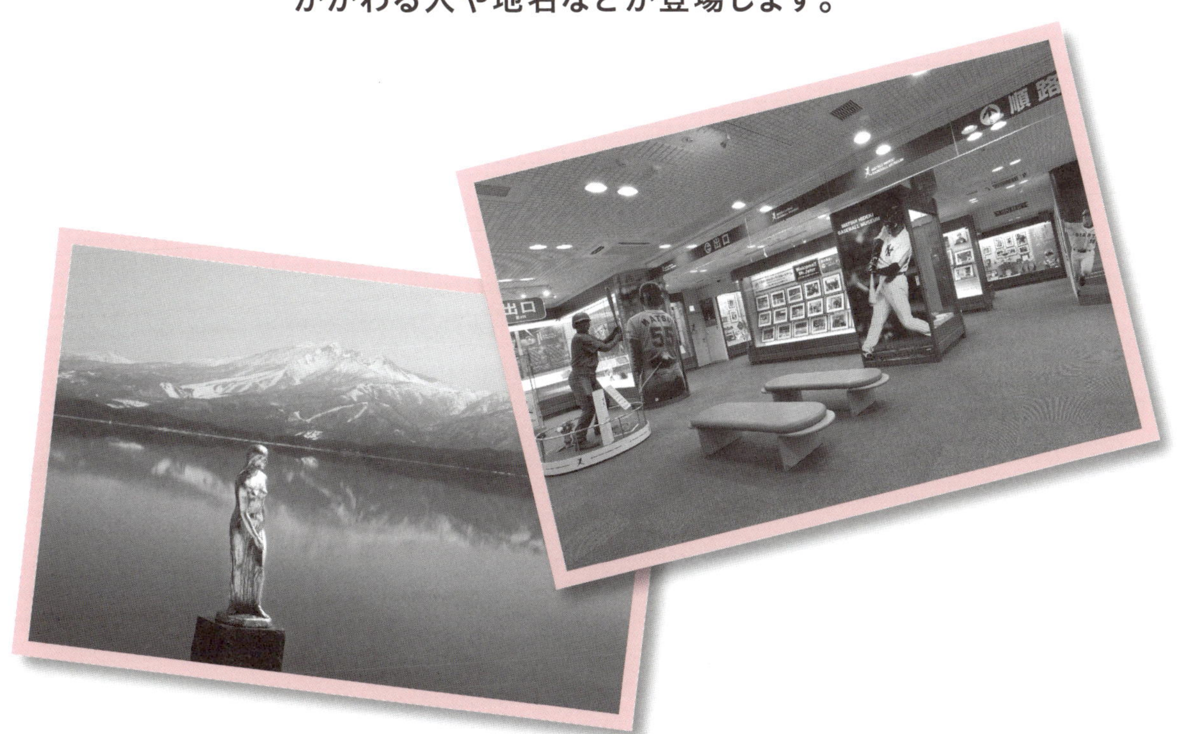

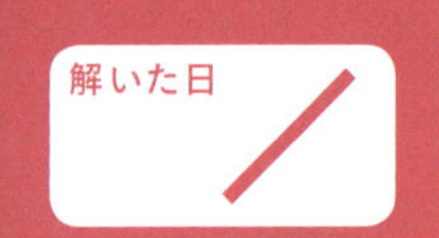

Q42

解いた日

銀幕スターの出身地

❶～⓴は、昭和の日本映画界を華やかに盛り上げた名優たちの出身地です。あてはまるスターの名前を、リストから選んで書きましょう。（答えは 153 ページ）

リスト

石原裕次郎／加賀まりこ／佐田啓二／宍戸錠／菅原文太／杉村春子／高倉健／高橋英樹／高峰秀子／司葉子／二谷英明／原節子／松田優作／三國連太郎／美空ひばり／八千草薫／吉永小百合／笠智衆／渡辺謙／渡哲也

⓰

東宝の看板女優のひとり。「3時のあなた」の司会者としても活躍。夫は元衆議院議員。（鳥取県）

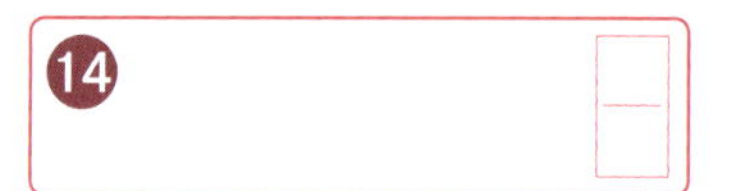

⓮

『太陽の季節』でデビューした昭和を代表する大スター。「裕ちゃん」と親しまれた。（兵庫県）

⓬

頬の膨らみがトレードマーク。悪役のイメージが定着する。長男は俳優の宍戸開。（大阪府）

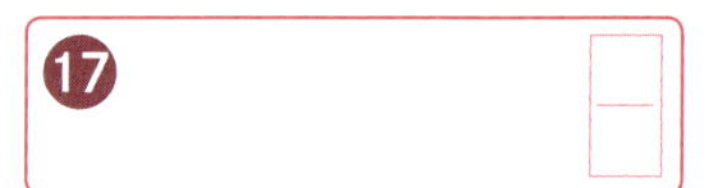

⓱

劇団「文学座」の創立に参加し、看板女優に。『女の一生』の上演回数は900回以上。（広島県）

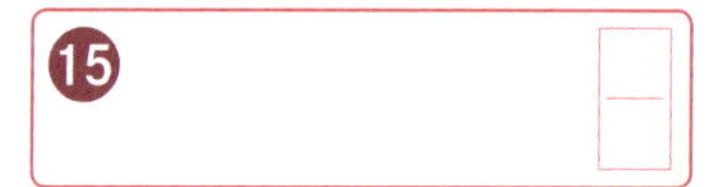

⓯

「角刈りにサングラス」がトレードマーク。弟・渡瀬恒彦も人気俳優。（兵庫県）

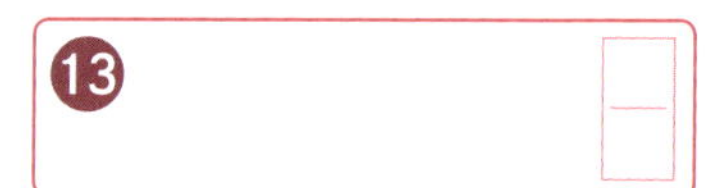

⓭

宝塚歌劇団出身。優しくおっとりとした清純派女優。（大阪府）

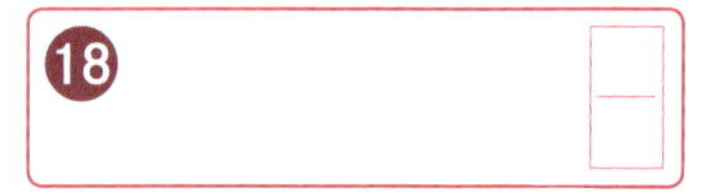

⓲

『太陽にほえろ』のジーパン刑事役が人気に。殉職シーンは名場面。（山口県）

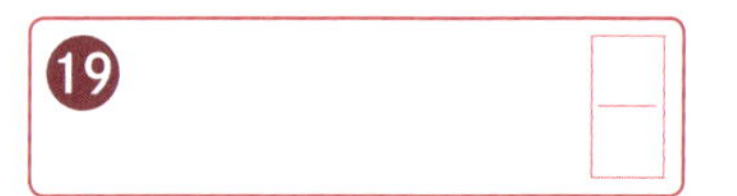

⓳

任侠映画に主演し、東映の看板スターに。生涯、寡黙な男の中の男を貫く。（福岡県）

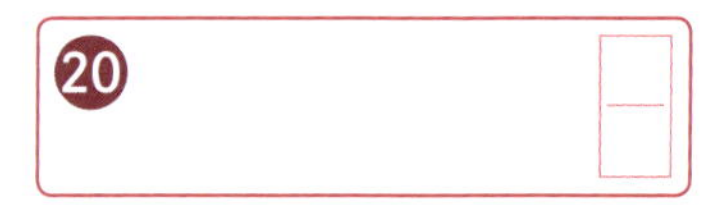

⓴

小津安二郎監督に見いだされ、小津作品に欠かせない名俳優。『男はつらいよ』の御前様。（熊本県）

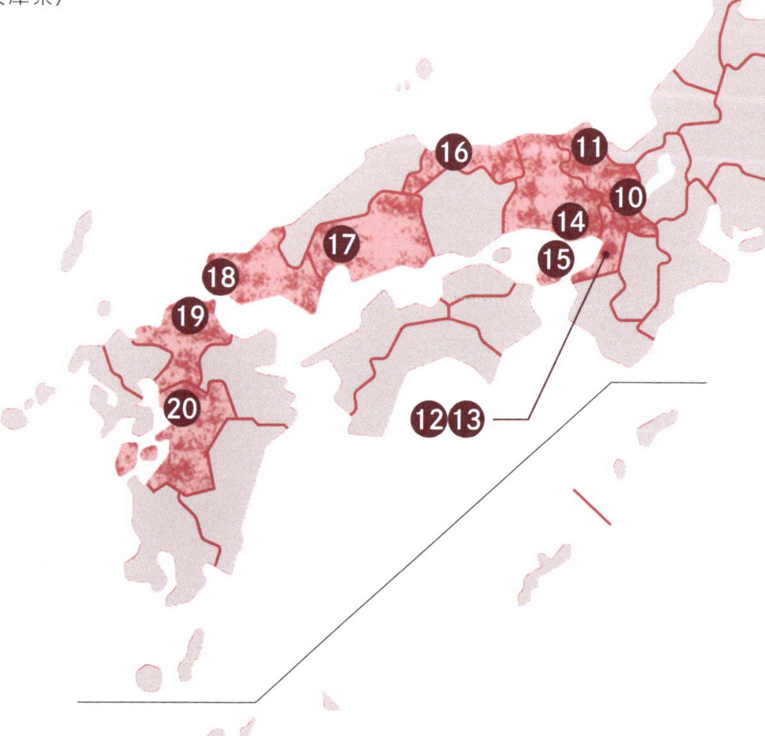

豆知識　赤木圭一郎、浅丘ルリ子、大原麗子、小林旭、田宮二郎、松方弘樹、松坂慶子、三船敏郎、森光子、若

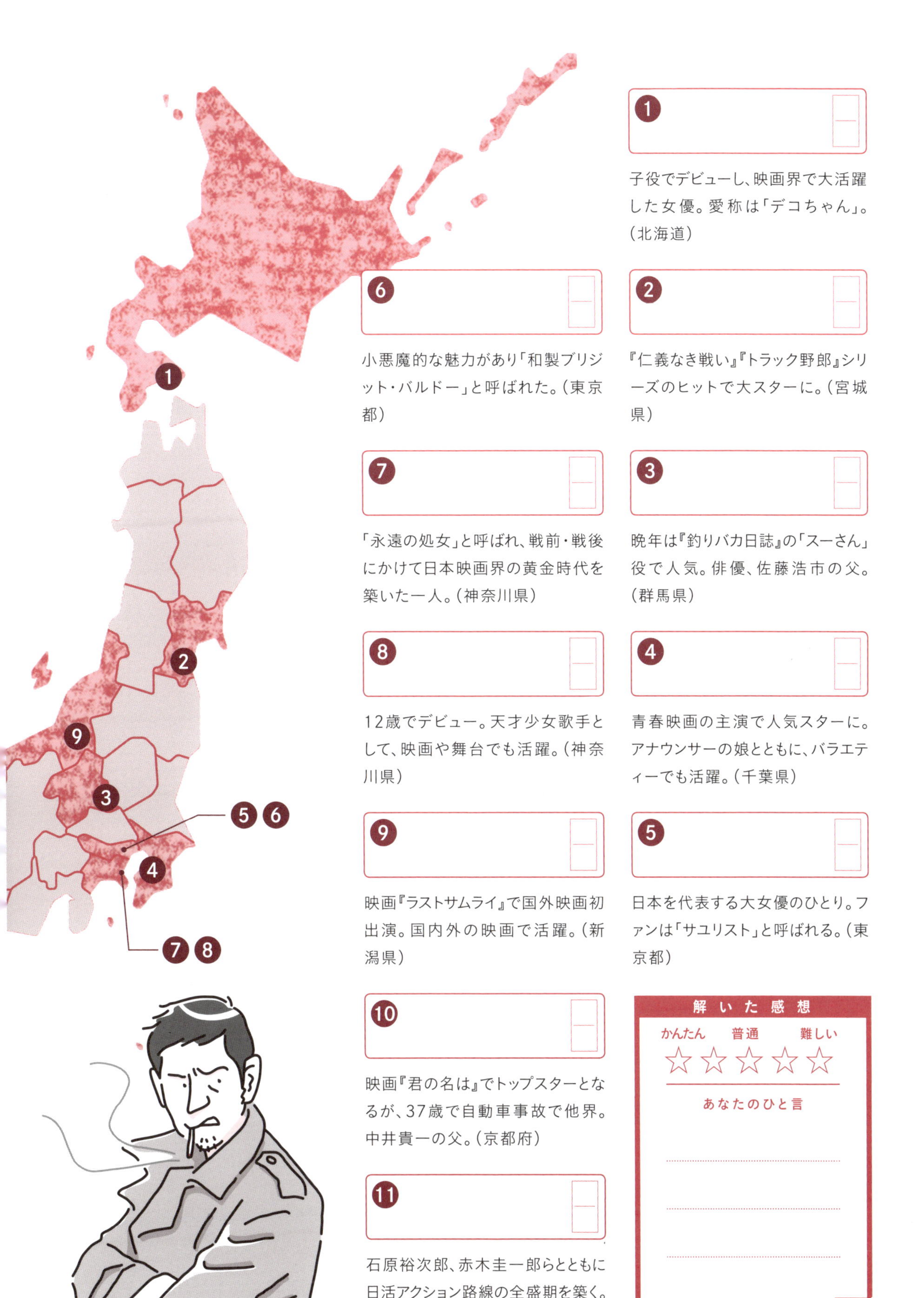

1

子役でデビューし、映画界で大活躍した女優。愛称は「デコちゃん」。(北海道)

2

『仁義なき戦い』『トラック野郎』シリーズのヒットで大スターに。(宮城県)

3

晩年は『釣りバカ日誌』の「スーさん」役で人気。俳優、佐藤浩市の父。(群馬県)

4

青春映画の主演で人気スターに。アナウンサーの娘とともに、バラエティーでも活躍。(千葉県)

5

日本を代表する大女優のひとり。ファンは「サユリスト」と呼ばれる。(東京都)

6

小悪魔的な魅力があり「和製ブリジット・バルドー」と呼ばれた。(東京都)

7

「永遠の処女」と呼ばれ、戦前・戦後にかけて日本映画界の黄金時代を築いた一人。(神奈川県)

8

12歳でデビュー。天才少女歌手として、映画や舞台でも活躍。(神奈川県)

9

映画『ラストサムライ』で国外映画初出演。国内外の映画で活躍。(新潟県)

10

映画『君の名は』でトップスターとなるが、37歳で自動車事故で他界。中井貴一の父。(京都府)

11

石原裕次郎、赤木圭一郎らとともに日活アクション路線の全盛期を築く。(京都府)

解いた感想

かんたん　普通　難しい

☆☆☆☆☆

あなたのひと言

尾文子らも、昭和の大スターです。

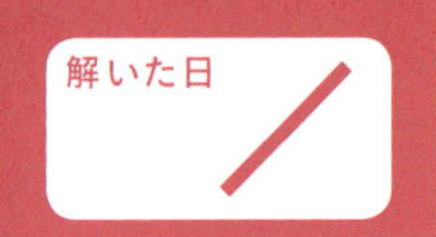

Q43 昭和の文化人の出身地

解いた日 ／

作家、画家、漫画家……昭和の時代に各分野で一時代を築いた文化人たち。❶〜⓴にあてはまる人物の名前を、リストから選んで書きましょう。

（答えは 153 ページ）

リスト

阿久悠／石ノ森章太郎／市川崑／大山康晴／岡本太郎／小津安二郎／川端康成／北大路魯山人／黒澤明／古賀政男／手塚治虫／東郷青児／中村紘子／長谷川町子／平山郁夫／藤子・F・不二雄／棟方志功／森英恵／柳家小さん（5代目）／湯川秀樹

⑯

5つの永世称号を保持、通算1433勝（歴代1位）の棋士として一時代を築いた。（岡山県）

⑭

作詞した曲は約5000曲、5人の歌手がレコード大賞を受賞。歌謡曲黄金時代を築いた。（兵庫県）

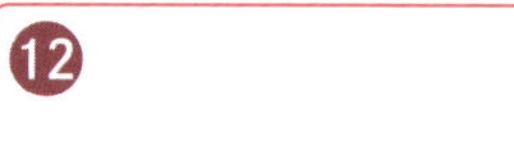

⑫

日本文学最高峰の作家で代表作は『伊豆の踊子』『雪国』など。ノーベル賞受賞。（大阪府）

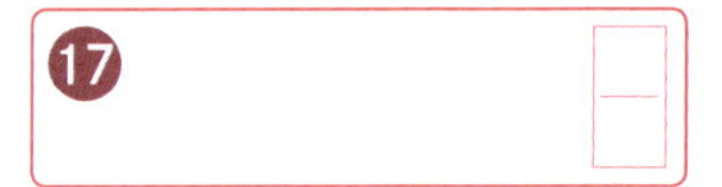

⑰

仏教をテーマにした作品や「シルクロードシリーズ」を描き続けた日本画家。（広島県）

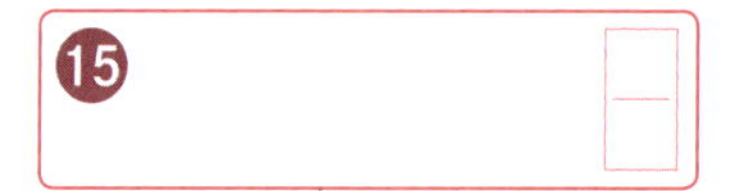

⑮

蝶のモチーフが有名なファッションデザイナー。「マダムバタフライ」と呼ばれる。（島根県）

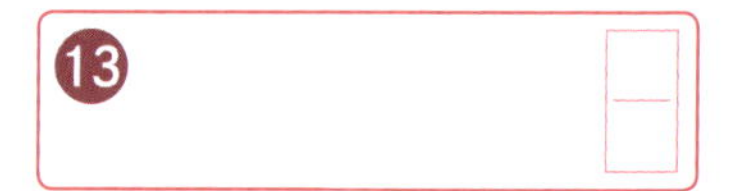

⑬

『鉄腕アトム』で知られる日本漫画界の第一人者。多くの漫画家に多大な影響を与えた。（大阪府）

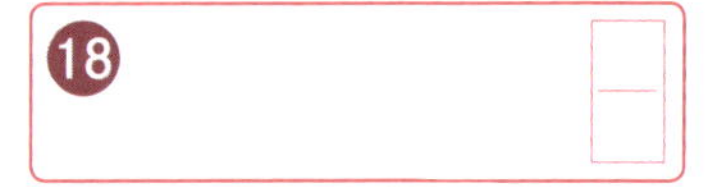

⑱

国民栄誉賞を受賞した作曲家、ギタリスト。代表作は『丘を越えて』『影を慕いて』など。（福岡県）

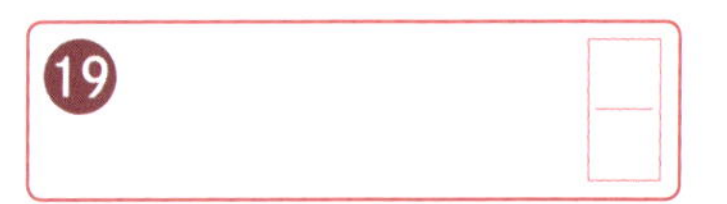

⑲

日本初の女性プロ漫画家。代表作はアニメ化されている『サザエさん』。（佐賀県）

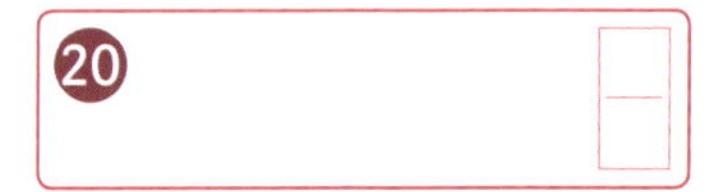

⑳

モダンでロマンチック、甘美な女性像で知られる洋画家。滑らかなタッチは職人芸。（鹿児島県）

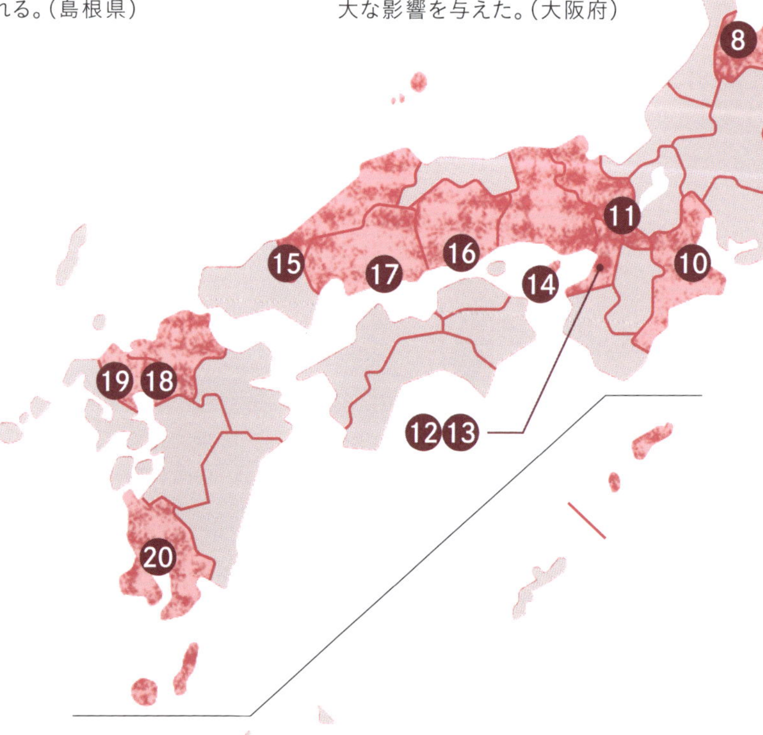

豆知識 昭和30年代（1955年〜）の高度経済成長期の日本では、テレビ、冷蔵庫、洗濯機が「三種の神器」と

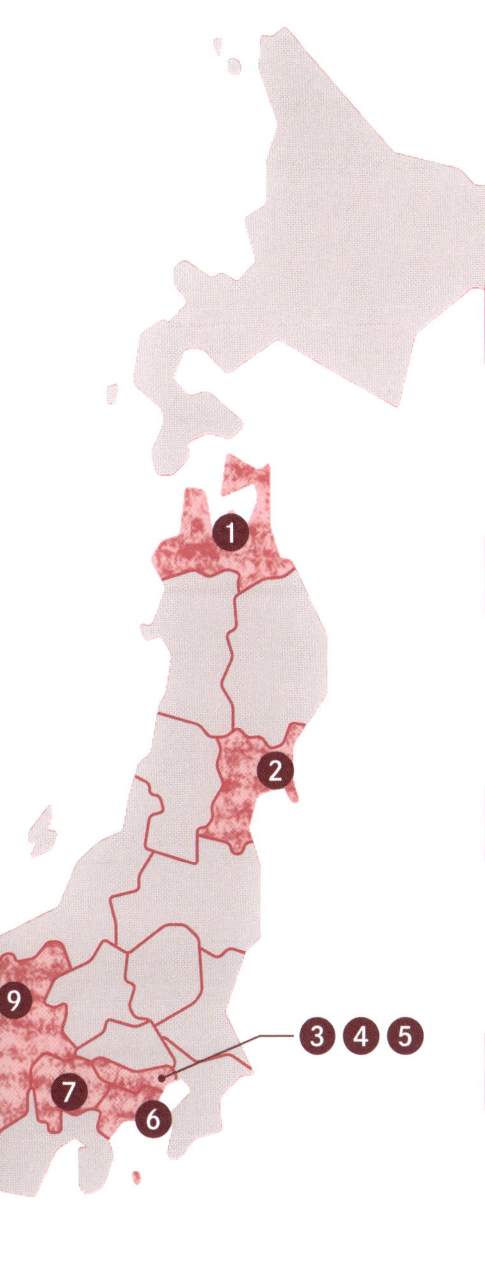

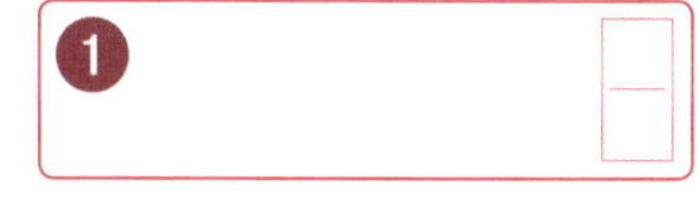

ゴッホの絵に感銘を受けて画家を志し、のちに版画家へ。「世界の□□」といわれる。(青森県)

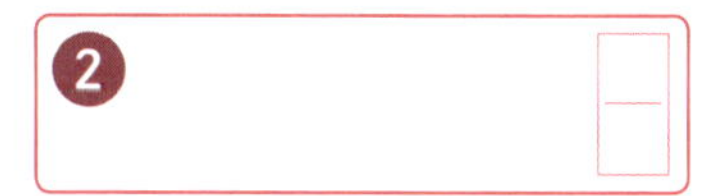

『サイボーグ009』や『仮面ライダー』などの傑作を生み出した漫画家。(宮城県)

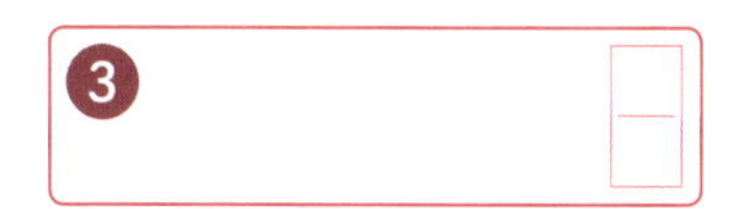

「□□調」と称される映像世界は世界的にも評価が高い。代表作は『東京物語』。(東京都)

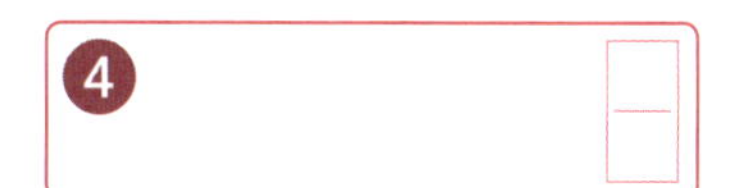

代表作は『羅生門』『七人の侍』。世界中の映画製作者に多大な影響を与えた巨匠。(東京都)

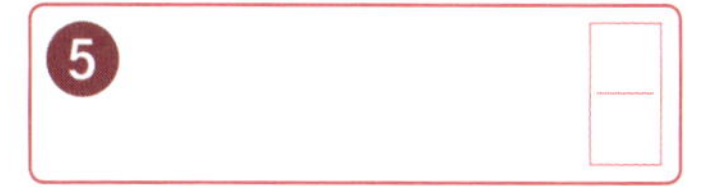

1949年、日本人で初めてノーベル賞を受賞した理論物理学者。(東京都)

6

「芸術は爆発だ!」で知られる芸術家。大阪万博のシンボル「太陽の塔」が有名。(神奈川県)

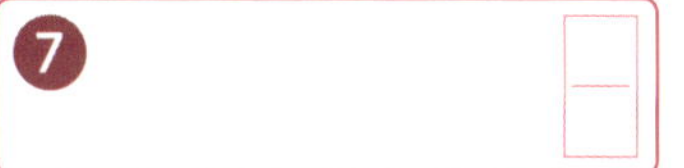

15歳でN響世界一周演奏旅行のソリストに抜擢された、天才ピアニスト。(山梨県)

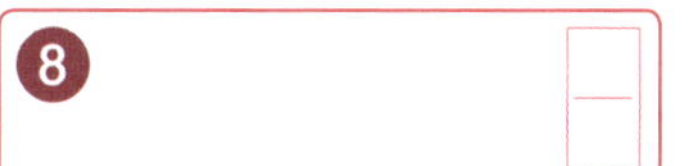

安孫子素雄(あびこもとお)とのコンビでデビュー。今なお人気の『ドラえもん』を生み出した漫画家。(富山県)

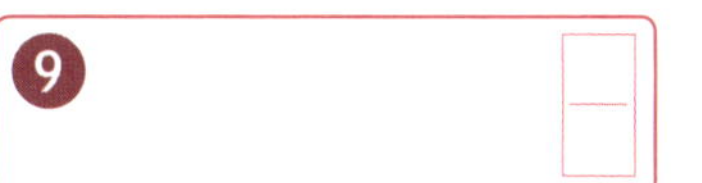

巧みな話芸としぐさで観客を魅了し、落語家として初の人間国宝に認定される。(長野県)

10

『ビルマの竪琴』『犬神家の一族』などで知られ、昭和の日本映画界を牽引した映画監督。(三重県)

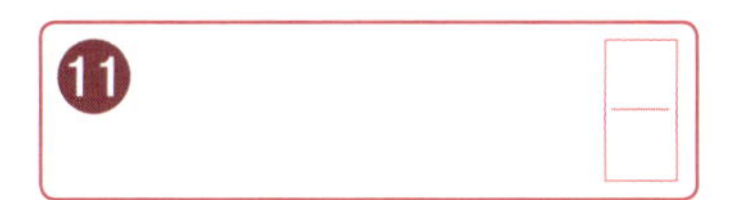

会員制の高級料亭「星岡茶寮(ほしがおかさりょう)」を開設し、美食家として知られた芸術家。(京都府)

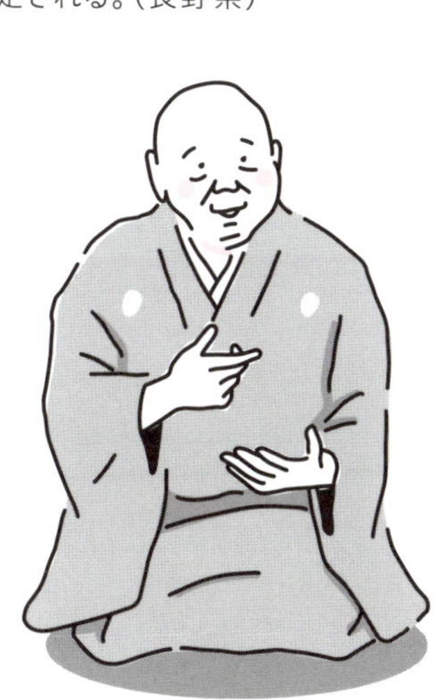

解いた感想

かんたん　普通　難しい

☆☆☆☆☆

あなたのひと言

いわれ、家庭に普及していきました。

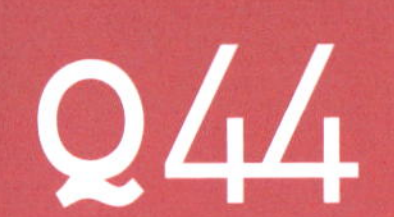

スポーツ選手の出身地

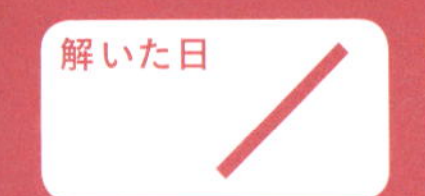

解いた日 ／

スポーツ選手の懸命にプレーする姿は感動的であり、勇気が湧いてくるものです。❶〜⑳にあてはまる選手の名前を、リストから選んで書きましょう。

＊記録等は2018年4月現在のもの

（答えは154ページ）

リスト

浅田真央／イチロー／内村航平／王貞治／大谷翔平／沢村栄治／ジャイアント馬場／大鵬／伊達公子／千代の富士／円谷幸吉／長嶋茂雄／錦織圭／猫田勝敏／福原愛／松井秀喜／松山英樹／三浦知良／宮里藍／吉田沙保里

⑯

日本男子テニス初の世界ランキングトップ10入りを果たす。得意のショットは「エア・ケイ」と呼ばれる。（島根県）

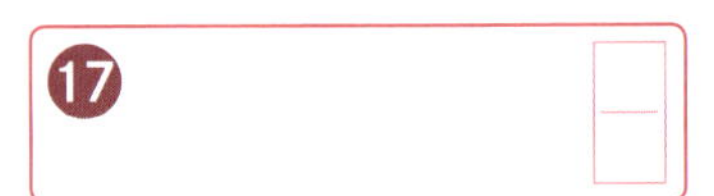

⑰

東京オリンピックから4大会連続オリンピック出場、3つのメダルを獲得した男子バレーボール選手。（広島県）

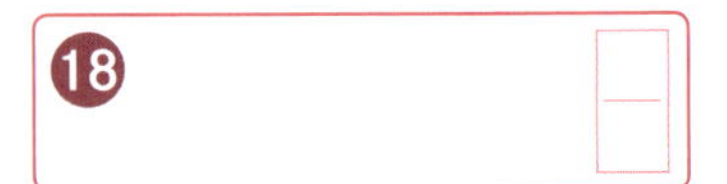

⑱

4歳でゴルフを始め、19歳でマスターズ予選通過は日本人最年少。（愛媛県）

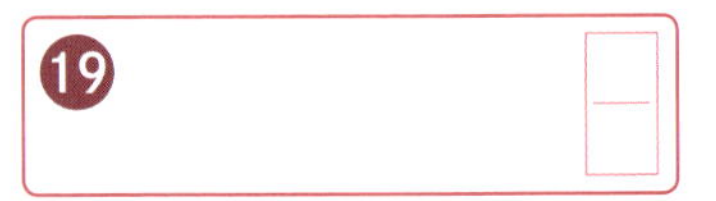

⑲

3大会連続オリンピック出場、7つのメダルを獲得。世界体操競技選手権では個人総合6連覇。（福岡県）

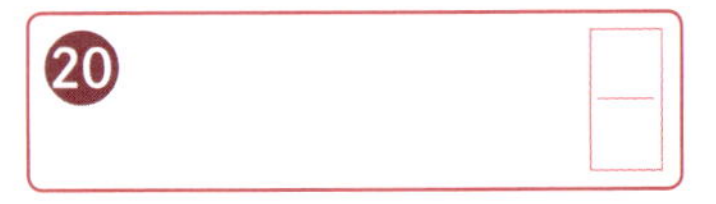

⑳

4歳でゴルフを始め、史上初の高校生女子プロゴルファーに。2人の兄もプロゴルファー。（沖縄県）

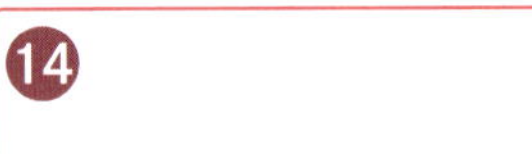

⑭

昭和前期に活躍した巨人軍の選手で、伝説の速球投手。その功績を称え、「□□賞」が設立される。（三重県）

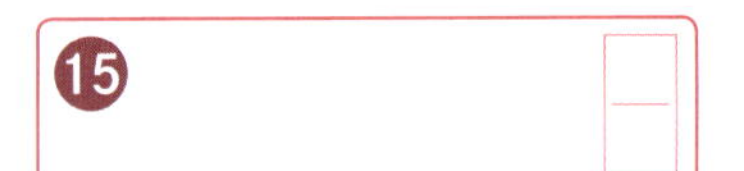

⑮

アジア人女子テニス選手として、初のシングルス世界ランクトップ10入りを果たす。（京都府）

⑫

2010年バンクーバーオリンピック銀メダリスト。トリプルアクセルを得意とする、国民から愛されるスケーター。（愛知県）

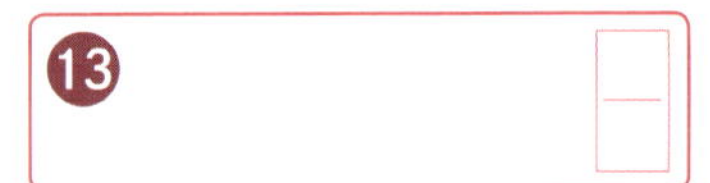

⑬

女子レスリング個人で世界大会16連覇、オリンピック3大会連続金メダリスト。国民栄誉賞受賞。（三重県）

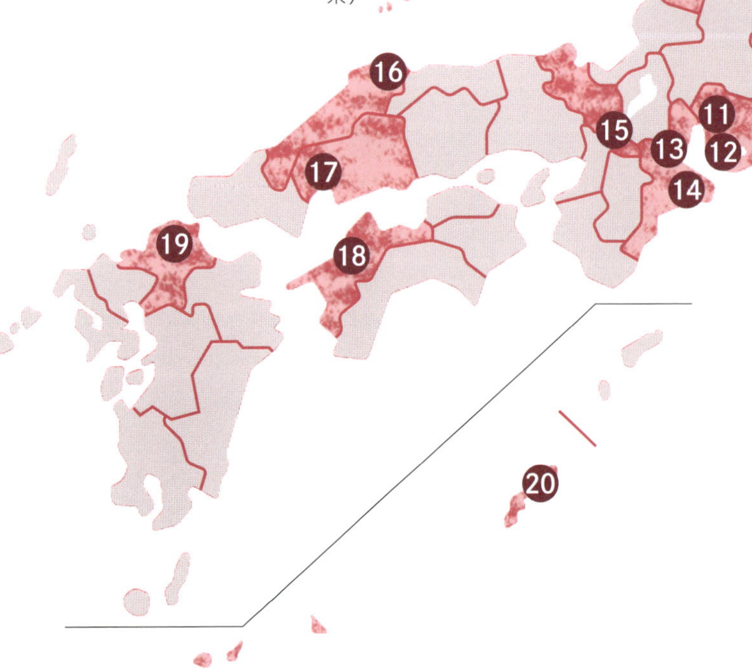

豆知識 日本のプロ野球リーグ誕生は1936年で、7球団によってスタートしました。2リーグ制になったのは14

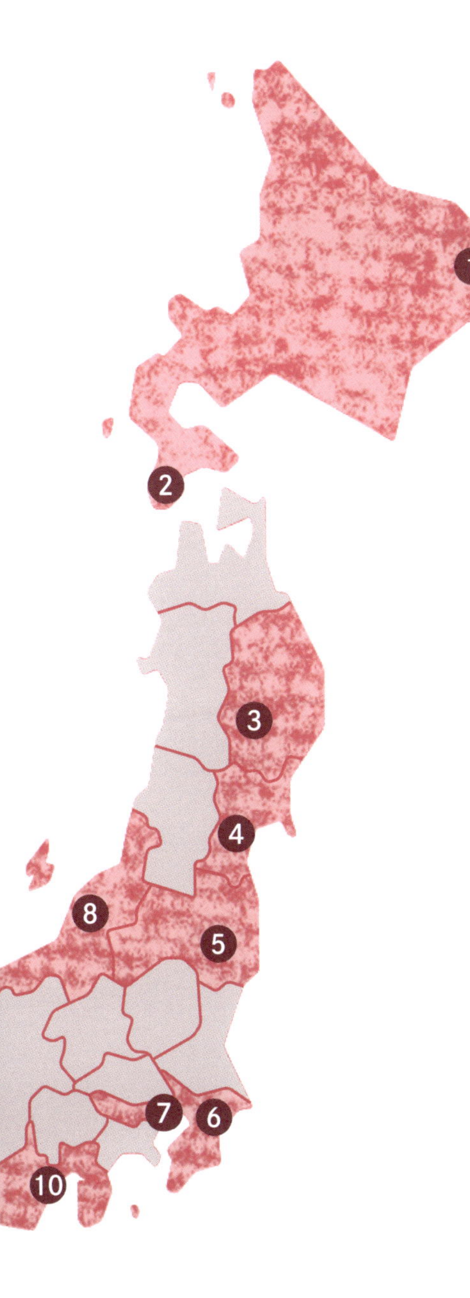

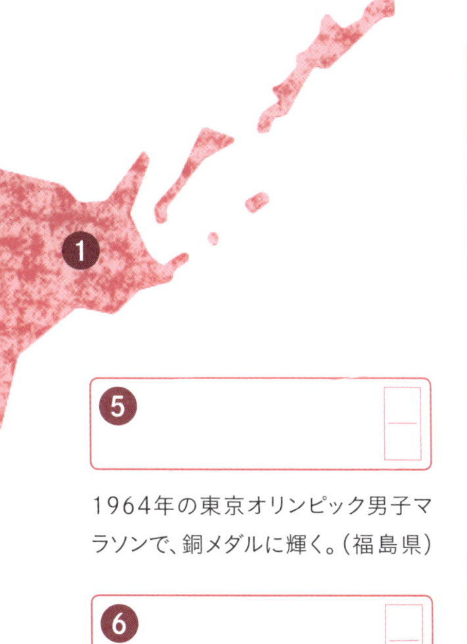

1

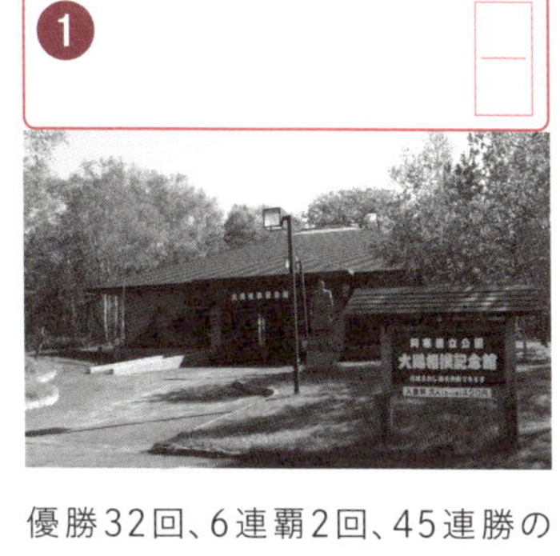

優勝32回、6連覇2回、45連勝の記録を残した大横綱。12年間、毎年1回は優勝した。写真は阿寒公立公園にある記念館。(北海道)

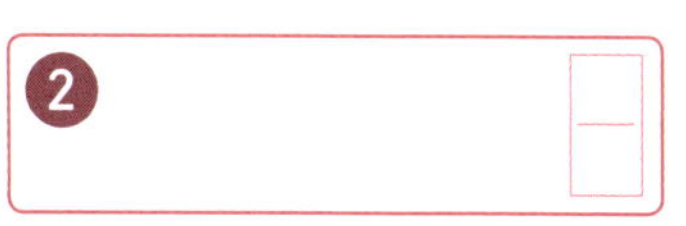
2

優勝31回、相撲界初の国民栄誉賞の受賞者。「ウルフ」「小さな大横綱」と呼ばれた。(北海道)

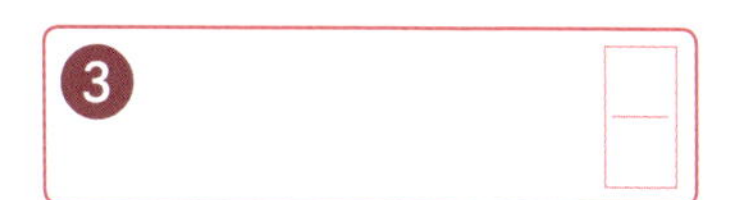
3

プロ野球史上、類を見ない、投手と野手の両方をこなす「二刀流」で注目される。(岩手県)

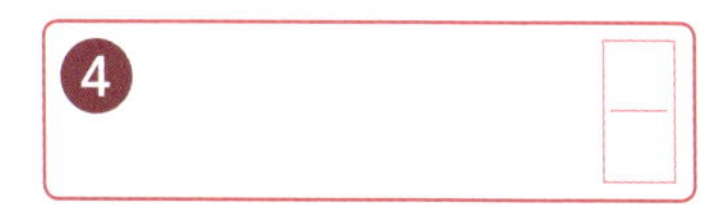
4

3歳から卓球をはじめ、頭角を現す。「卓球の□ちゃん」と呼ばれて親しまれている。(宮城県)

5

1964年の東京オリンピック男子マラソンで、銅メダルに輝く。(福島県)

6

実力と爽やかなイメージを兼ね備えたミスタージャイアンツ。(千葉県)

7

通算本塁打数868本を記録し、1977年に初の国民栄誉賞を受賞。(東京都)

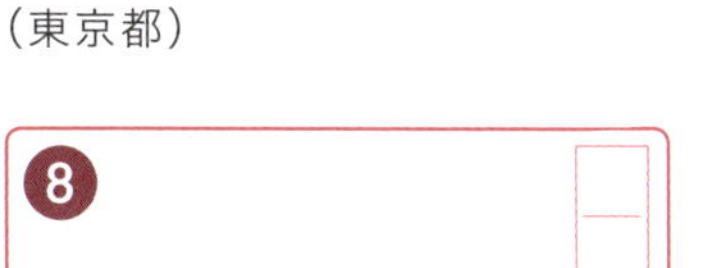
8

プロ野球選手を経てプロレスラーへ。身長209cmの巨体をもつ。全日本プロレスの創始者。(新潟県)

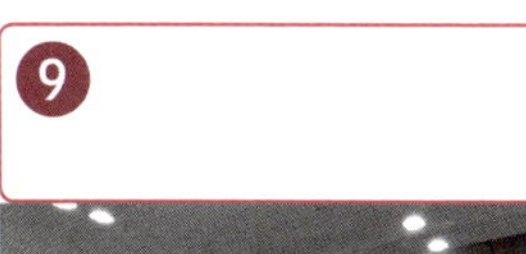
9

平成の日本プロ野球界を代表する長距離打者。本塁打王3回。愛称は「ゴジラ」。写真は故郷能美市にあるミュージアム。(石川県)

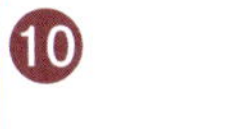
10

15歳で単身ブラジルへ。Jリーグ発足時から活躍し、50歳を過ぎてもプレーを続ける。(静岡県)

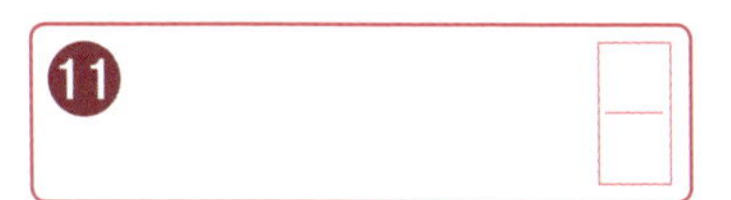
11

2000年に日本人野手として初のメジャーリーガーに。数々の記録を打ち立てる。(愛知県)

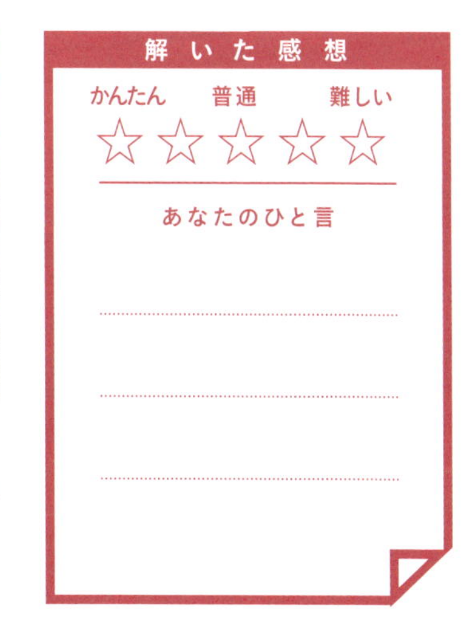

年後のことです。

Q45 甲子園で活躍！高校野球名門校

解いた日　／

甲子園での優勝回数や出場回数※、名監督、有名選手輩出などで有名な高校を集めました。❶～⓳にあてはまる高校名を、リストから選んで書きましょう。

※回数は2017年までのもの

（答えは154ページ）

リスト

岡山東商業／熊本工業／県立岐阜商業／興南／広陵／駒大苫小牧／作新学院／常総学院／星稜／大体大浪商／智辯和歌山／中京大中京／天理／東北／徳島商業／花巻東／横浜／龍谷大平安／早稲田実業

⓰　　　　　　　　高校

春の選抜23回出場中優勝3回、夏の選手権出場22回の強豪。一大会での甲子園最多本塁打の記録をつくった中村奨成選手の出身校。（広島県）

⓱　　　　　　　　高校

1958年夏の選手権では元中日・板東英二が83奪三振を達成した。元中日・川上憲伸もOB。（徳島県）

⓲　　　　　　　　高校

2000安打を達成し「打撃の神様」といわれた川上哲治の出身校。元広島・前田智徳もOB。（熊本県）

⓳　　　　　　　　高校

春の選抜4回、夏の選手権11回出場。2010年に、史上6校目となる春夏連覇を達成した。（沖縄県）

⓮　　　　　　　　高校

春夏合わせて3回優勝。高嶋仁監督が有名で、夏の選手権は8年連続出場の記録をもつ。（和歌山）

⓯　　　　　　　　高校

「巨人キラー」として活躍した、200勝投手であり名球会入りを果たした平松政次の出身校。（岡山県）

⓬　　　　　　　　高校

旧校名は「浪商」で知られる大阪の強豪校。張本勲、牛島和彦、香川伸行らを輩出。（大阪府）

⓭　　　　　　　　高校

「奈良御三家」の一校。春の選抜23回出場中優勝1回、夏の選手権28回出場中優勝2回。勝率は5割を超える。（奈良県）

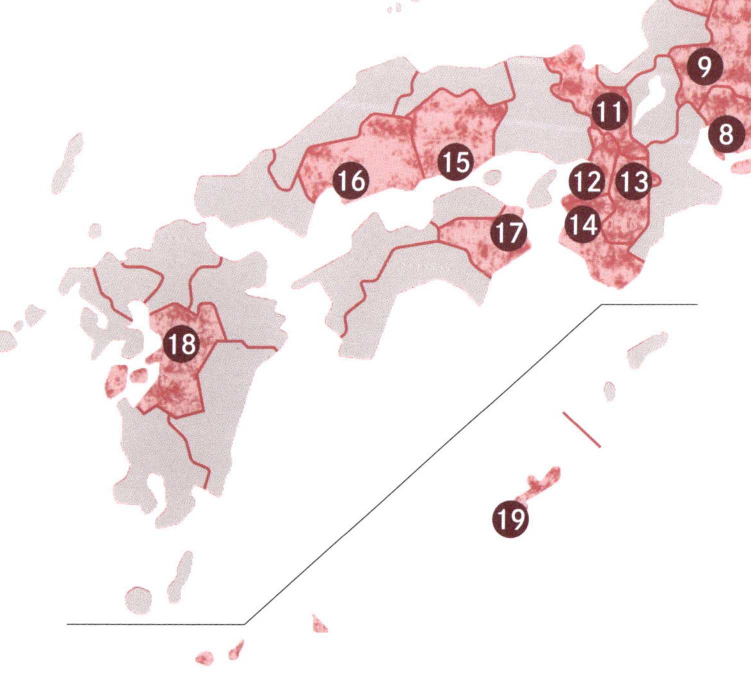

豆知識　高校野球は「全国中等学校野球大会」として1915年に第1回が開催されました。「甲子園球場」は

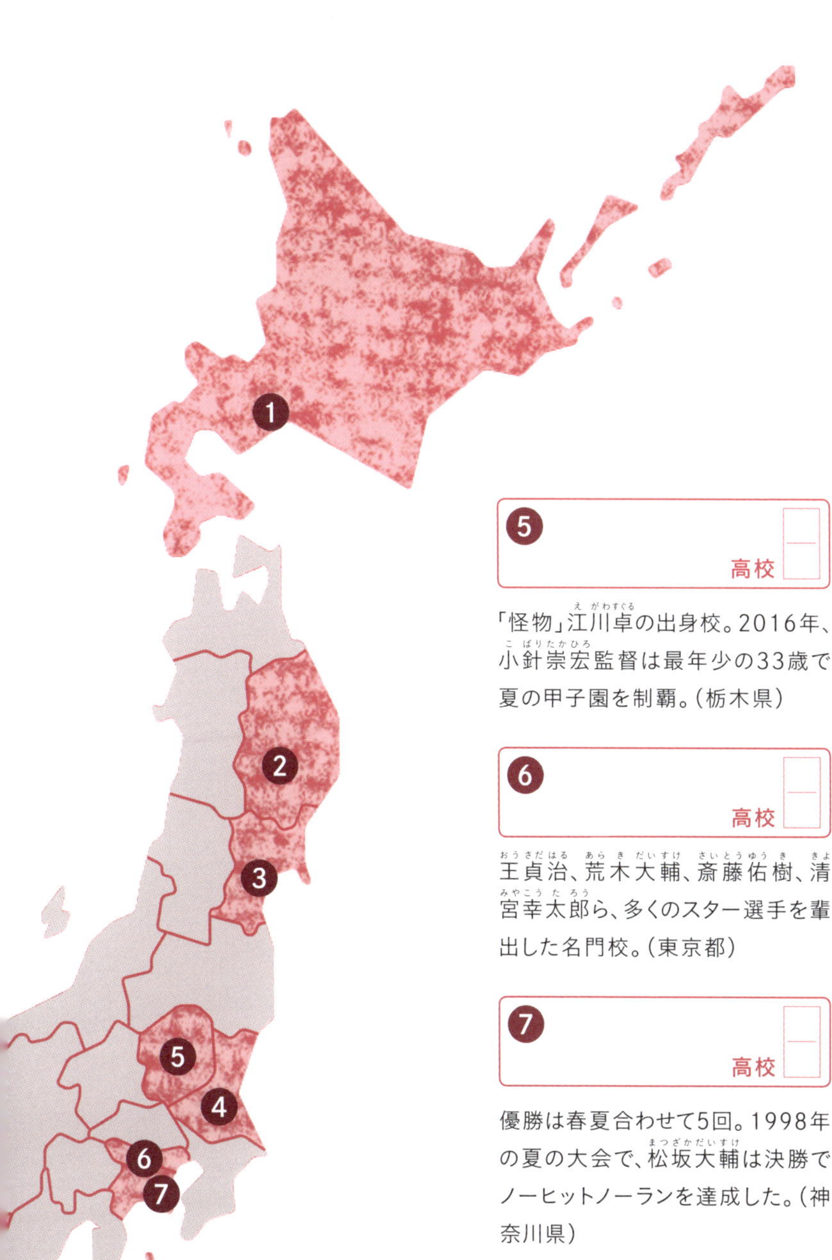

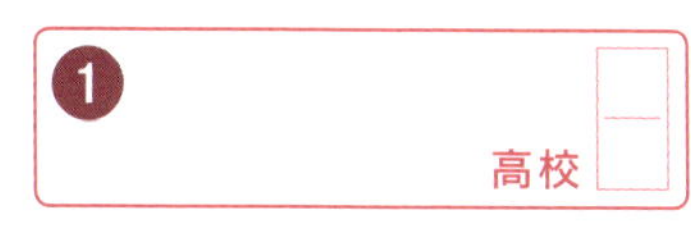

田中将大の出身校。夏の選手権2連覇、3年連続決勝戦進出の実績を誇る。(北海道)

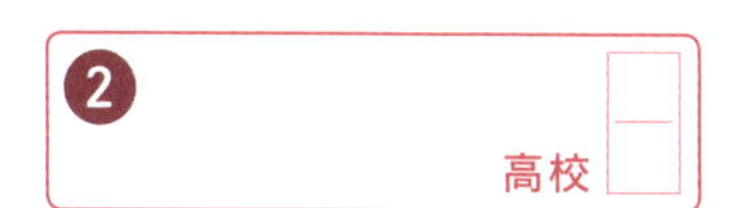

投打の二刀流、大谷翔平の出身校。2009年春の選抜では岩手県勢初の決勝へ。(岩手県)

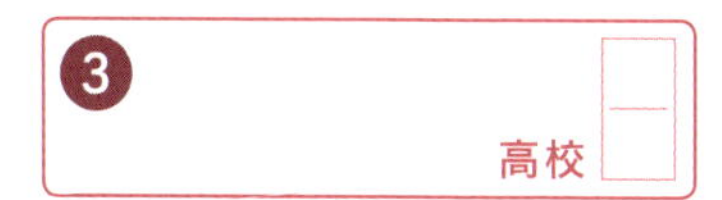

春の選抜19回、夏の選手権22回出場の強豪校。ダルビッシュ有の出身校。(宮城県)

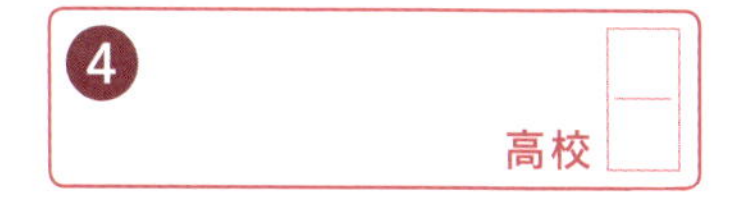

「木内マジック」と呼ばれた木内幸男監督が有名。春夏1回ずつの優勝を誇る。(茨城県)

5 高校

「怪物」江川卓の出身校。2016年、小針崇宏監督は最年少の33歳で夏の甲子園を制覇。(栃木県)

6 高校

王貞治、荒木大輔、斎藤佑樹、清宮幸太郎ら、多くのスター選手を輩出した名門校。(東京都)

7 高校

優勝は春夏合わせて5回。1998年の夏の大会で、松坂大輔は決勝でノーヒットノーランを達成した。(神奈川県)

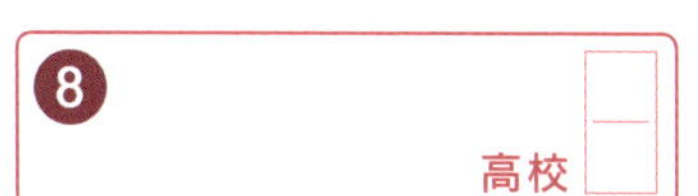

優勝は春夏合わせて11回の全国最多。1931年から夏の選手権3連覇を果たし、いまだ破られていない。(愛知県)

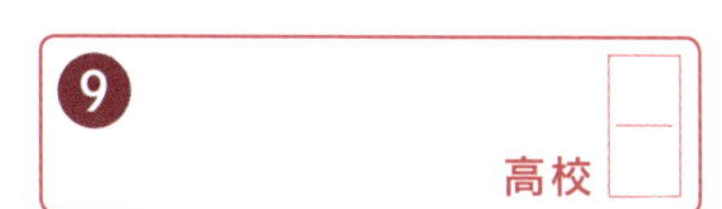

春夏各28回出場。優勝は合わせて4回。岐阜県一の強豪。プロ野球選手を多数輩出する名門校。(岐阜県)

10 高校

日本の野球界を代表する長距離打者、松井秀喜の出身校。1979年、対箕島戦は「史上最高の試合」といわれる。(石川県)

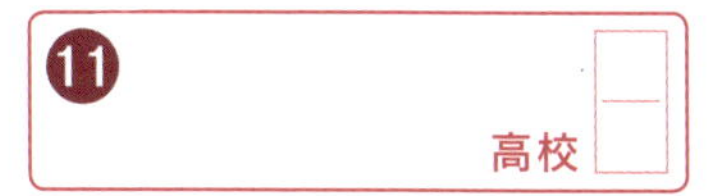

春の選抜は40回、夏の選手権は33回甲子園に出場しており、春夏合わせての出場回数は全国最多を誇る。(京都府)

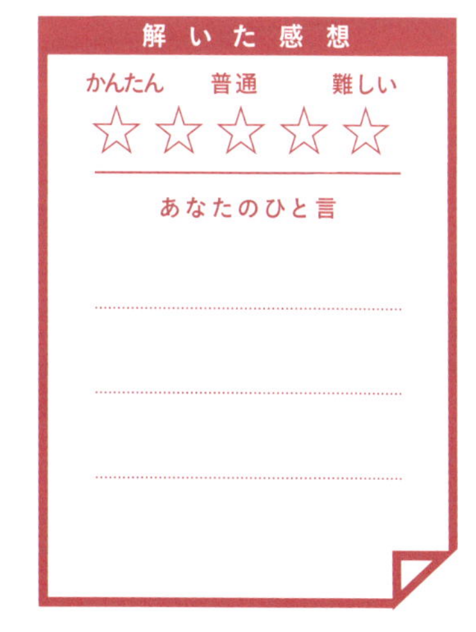

1924年に完成。高校球児たちの聖地です。

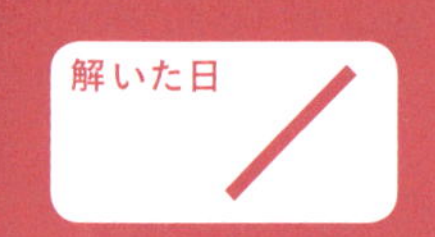

解いた日　／

日本文学の舞台

文学作品は、舞台となる地も大事な要素のひとつ。作家の出身地に関連していることも多いものです。❶〜⓳にあてはまる作品名を、リストから選んで書きましょう。

（答えは 154 ページ）

リスト

遠雷／恩讐の彼方に／落葉松／吉里吉里人／金色夜叉／細雪／塩狩峠／潮騒／姿三四郎／青春の門／たけくらべ／南総里見八犬伝／二十四の瞳／放浪記／火垂るの墓／豚の報い／坊っちゃん／椰子の実／雪国

⑫

4人の姉妹の生きざまを通して、モダニズムの絢爛さと裏腹に、大阪の商人文化が喪失していく悲哀が描かれる。谷崎潤一郎の長編小説。（大阪府）

⑬

作者である野坂昭如自身の体験がベース。神戸大空襲で母を失った兄と妹が終戦前後の混乱の中で必死に生きる物語。（兵庫県）

⑭

少女時代を尾道で過ごした林芙美子の自伝的小説。「私は宿命的に放浪者である」で始まる放浪生活の体験を描く。（広島県）

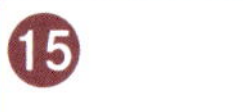

⑮

「瀬戸内海べりの一寒村」に赴任してきた教師「おなご先生」と、12人の教え子たちの物語。小豆島出身の壺井栄作。（香川県）

⑯

「親譲りの無鉄砲」な主人公が旧制中学校に赴任し、そこでの人間模様が描かれる。著者夏目漱石の体験がベース。（愛媛県）

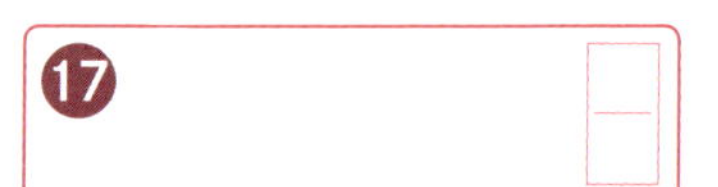

⑰

昭和44年に連載が開始された五木寛之の大河小説。筑豊地方の炭鉱に生まれた伊吹信介の物語。（福岡県）

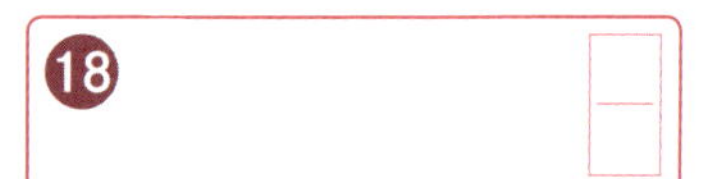

⑱

菊池寛の短編小説。耶馬渓にあった交通の難所に、30年の歳月をかけて洞門を手掘りするという実話をもとにした作品。（大分県）

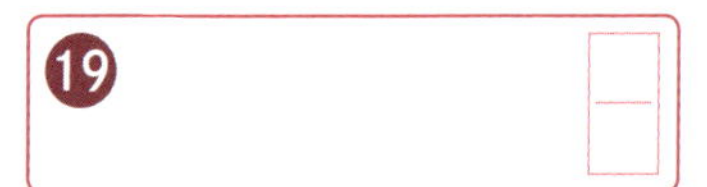

⑲

神と豚と人間が同居する島を訪れた男女を描いたファンタジー。厳粛で神秘的な島、久高島がモデル。又吉栄喜作。（沖縄県）

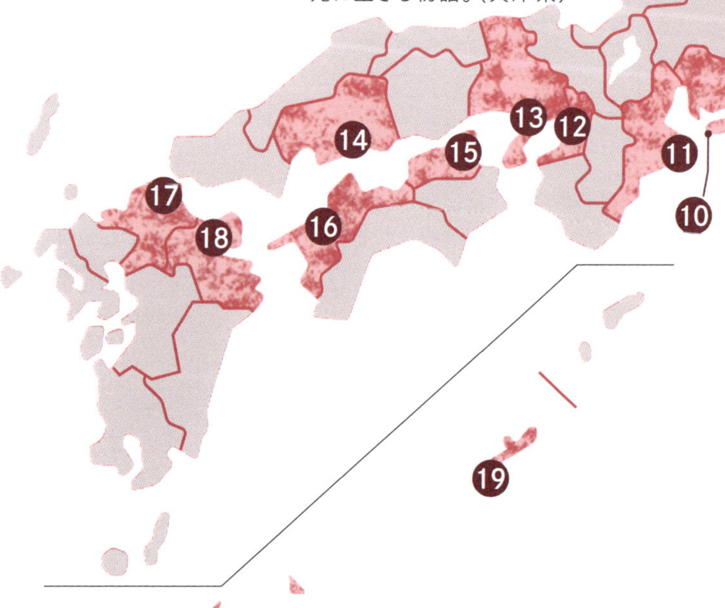

豆知識 川端康成は1968年にノーベル文学賞を受賞しましたが、最初に候補に挙がったのは7年前の1961

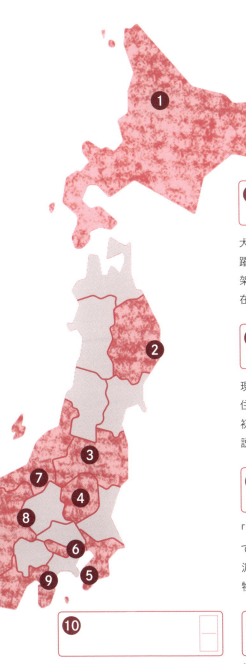

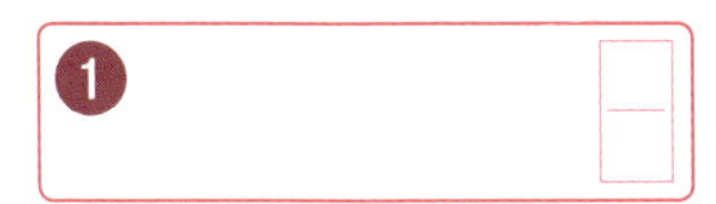

明治時代に実際に起こった、宗谷本線の□□駅付近の鉄道事故をもとにした、三浦綾子の小説。（北海道）

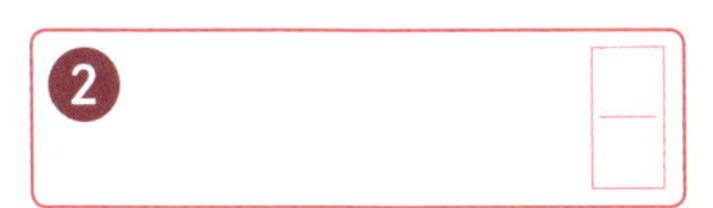

東北地方の□□□□国が日本から独立するという、奇想天外でユーモアあふれる井上ひさしの長編小説。（岩手県）

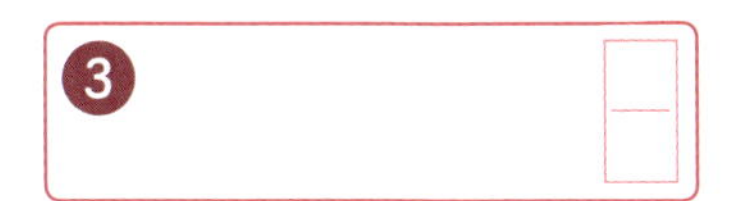

実在した会津生まれの柔道家・西郷四郎をモデルにした富田常雄の長編小説。映画化、テレビドラマ化された。（福島県）

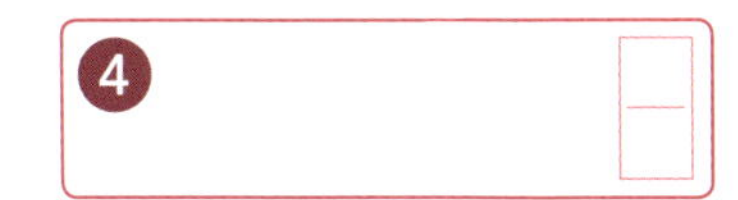

新興住宅地近くの農村で、トマト栽培に精を出す青年の姿を描く。著者立松和平の出身地、宇都宮市の青年がモデル。（栃木県）

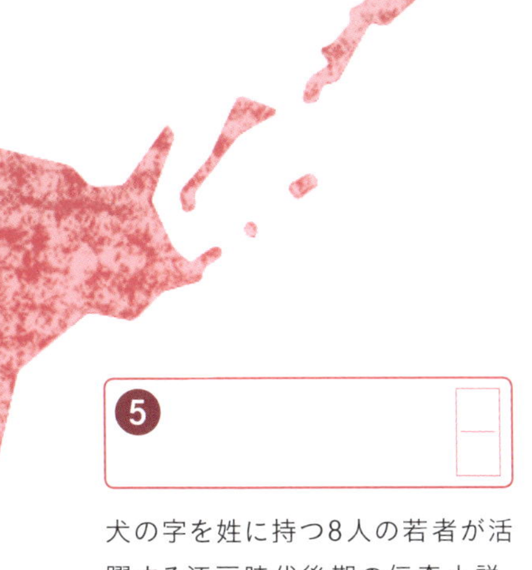

犬の字を姓に持つ8人の若者が活躍する江戸時代後期の伝奇小説。架空の物語だが南房総に名所が存在。滝沢馬琴作。（千葉県）

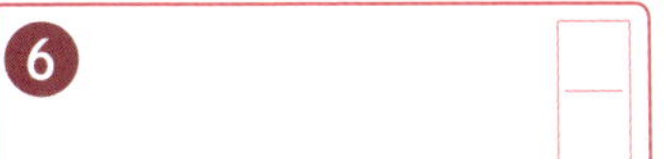

現在の台東区にあった吉原遊郭に住む少女と、僧侶の青年との淡い初恋が描かれた樋口一葉の短編小説。（東京都）

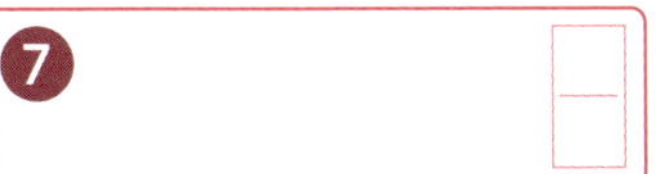

「国境の長いトンネルを抜けると…」で始まる川端康成の名作。越後湯沢温泉を訪ねた青年と芸者たちの物語。（新潟県）

北原白秋の名作。訪れた軽井沢で静かな林を散策しているうちに、長く途絶えていた詩作への思いが蘇ってきたという。（長野県）

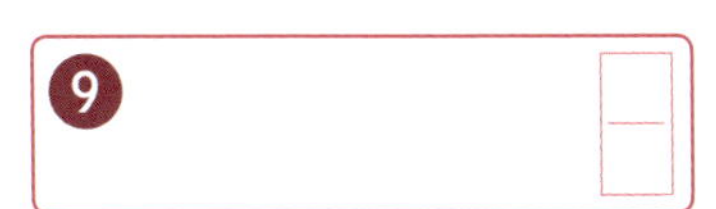

貫一とお宮で有名な尾崎紅葉の新聞小説。「今月今夜のこの月を僕の涙で曇らせてみせる」と告げる熱海海岸の場面が有名。（静岡県）

10

「名も知らぬ遠き島より流れ寄る」で始まる詩は、伊良湖岬に滞在した柳田國男の体験を島崎藤村が創作。（愛知県）

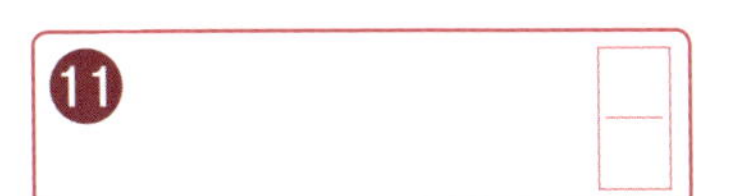

三島由紀夫の代表作のひとつである青春小説。神島を舞台にした、若い漁夫と海女の物語は何度も映画化されている。（三重県）

解いた感想

かんたん　普通　難しい

☆☆☆☆☆

あなたのひと言

年でした。1965年には川端康成のほかに三島由紀夫や谷崎潤一郎らも候補に。

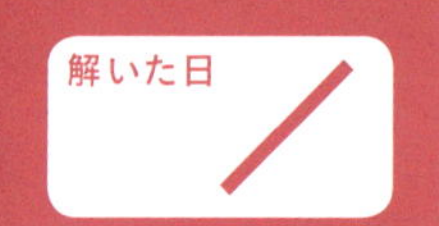

Q47 印象深い映画の舞台

解いた日　／

名作映画はストーリーだけではなく、背景の自然や風景が心に焼きつきます。そんな印象深い映画をとりあげました。❶〜⓯にあてはまる映画の題名をリストから選んで書きましょう。

（答えは154ページ）

リスト

- 網走番外地（1965年）
- ウォーターボーイズ（2001年）
- おくりびと（2008年）
- 蒲田行進曲（1982年）
- 鬼龍院花子の生涯（1982年）
- 黒部の太陽（1968年）
- 青春の門（1975、1977、1981、1982年）
- 関ヶ原（2017年）
- 瀬戸内少年野球団（1984年）
- 転校生（1982年）
- 人間の証明（1977年）
- 八甲田山（1977年）
- 母と暮せば（2015年）
- ひめゆりの塔（1953、1982年）
- フラガール（2006年）

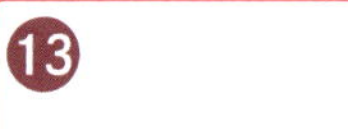

⓭

筑豊を舞台にした五木寛之の小説が原作で数回映画化された。最初の出演者は田中健、仲代達矢、吉永小百合、大竹しのぶなど。（福岡県）

⓫

大林宣彦監督の出身地での「尾道三部作」の1本目。尾美としのりと小林聡美の出世作で、男女が入れ替わる。（広島県）

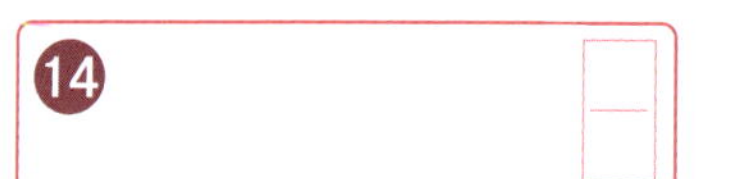

⓮

井上ひさしが広島が舞台の戯曲『父と暮せば』と対になる作品をと願ったものを山田洋次監督が実現。吉永小百合、二宮和也主演。（長崎県）

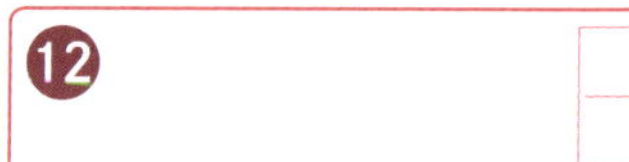

⓬

大正から昭和の花街を舞台に、侠客鬼龍院政五郎（通称・鬼政）と娘の生涯を描く。主役の夏目雅子が叫ぶ「なめたらいかんぜよ」が流行語に。（高知県）

⓯

戦場に駆り出された、ひめゆり学徒隊の少女たちの悲劇を描く。同じ監督、同じ脚本で、2度製作された。（沖縄県）

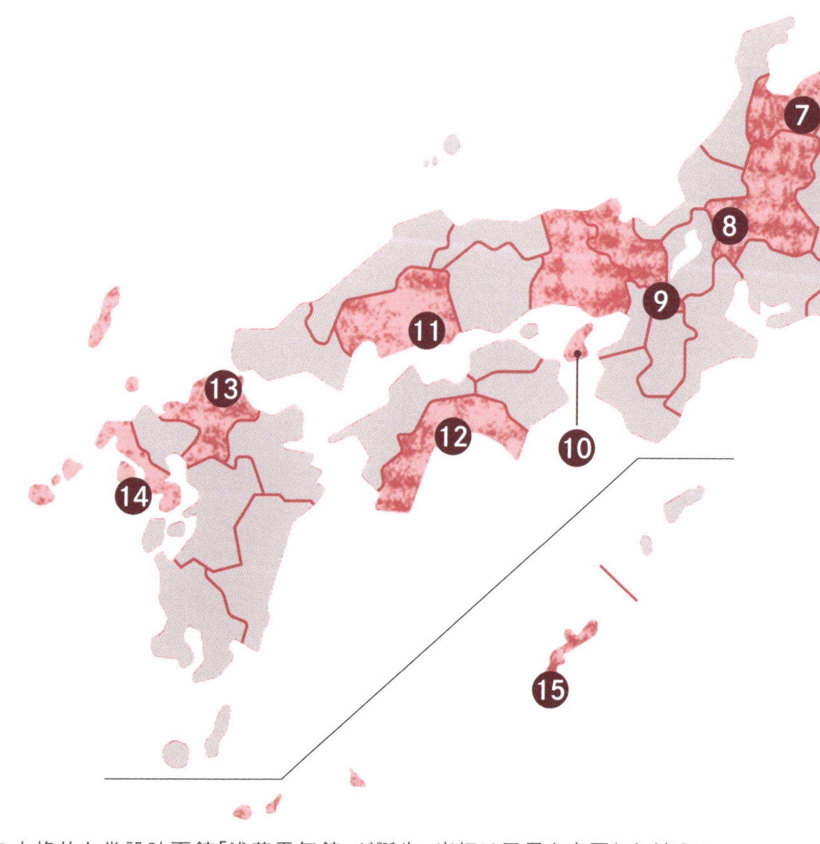

豆知識　1903年、浅草に日本初の本格的な常設映画館「浅草電気館」が誕生。当初は風景を実写しただけの

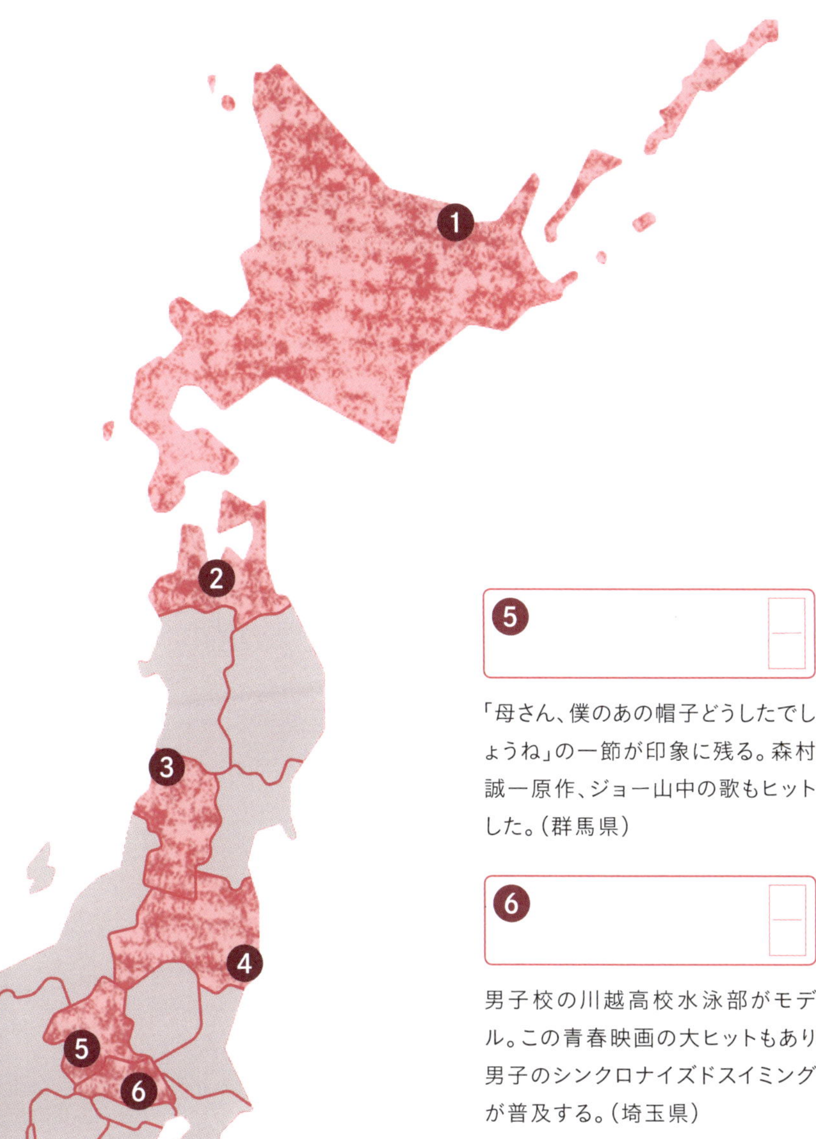

1

高倉健の代表作。模範囚の主人公が脱獄計画に巻き込まれる。大雪の中の脱走や、走る列車で手錠を切断するなどのアクションにも興奮させられる。（北海道）

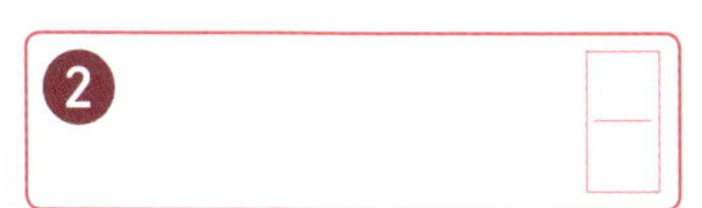

原作は新田次郎。実際にあった雪中行軍での遭難事件では210名中199名が死亡。「天は我々を見放した」というセリフがあまりにも悲しい。（青森県）

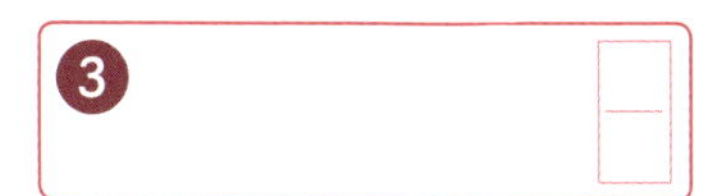

楽団が解散となったチェロ奏者が、故郷の酒田市で納棺師になる。主演は本木雅弘。アカデミー賞外国語映画賞受賞。（山形県）

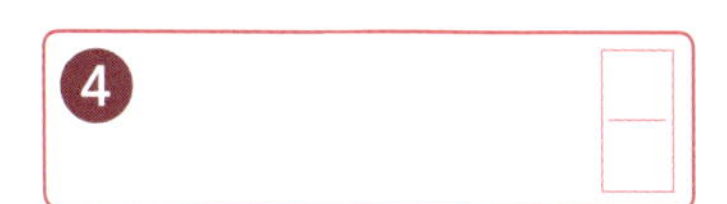

斜陽化する炭鉱町を救うためハワイアンセンターをつくろうとする女性たち。厳しい指導に耐え、みごとに踊る姿に感動。（福島県）

5

「母さん、僕のあの帽子どうしたでしょうね」の一節が印象に残る。森村誠一原作、ジョー山中の歌もヒットした。（群馬県）

6

男子校の川越高校水泳部がモデル。この青春映画の大ヒットもあり男子のシンクロナイズドスイミングが普及する。（埼玉県）

7

7年で171人が殉職、世紀の難工事といわれた巨大ダム建設の物語を描く。トンネル工事の場面は圧巻。石原裕次郎ほか豪華キャスト。（富山県）

8

西軍・石田三成、東軍・徳川家康を主人公に、天下分け目の戦いを描く。原作は司馬遼太郎。時代劇に挑戦した有村架純が初々しい。（岐阜県）

9

映画撮影所を舞台にした、つかこうへいの戯曲の映画化。クライマックスは階段落ち。（京都府）

10

淡路島出身の阿久悠の自伝的小説の映画化。夏目雅子の遺作であり、渡辺謙のデビュー作でもあった。（兵庫県）

解いた感想

かんたん　普通　難しい

☆☆☆☆☆

あなたのひと言

活動写真でした。

Q48

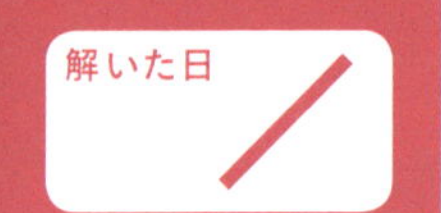

寅さんのロケ地めぐり

全国各地でロケが行われた国民的映画、渥美清主演の『男はつらいよ』。❶〜⑳にあてはまる地名や観光地を、リストから選んで書きましょう。

（答えは 155 ページ）

リスト

網走／奥尻／大洲／亀戸／熊本／五島／佐渡／式根／志々／高梁／丹後／東尋坊／鳥取／那覇／日南／沼津／別所／盛岡／吉野／吉野ヶ里

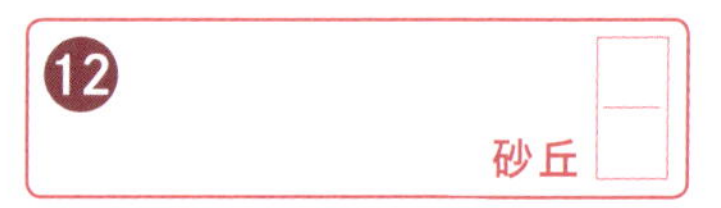

寅さんの甥、満男シリーズの「寅次郎の告白」では、日本最大級の砂丘でロケ。マドンナは後藤久美子。（鳥取市）

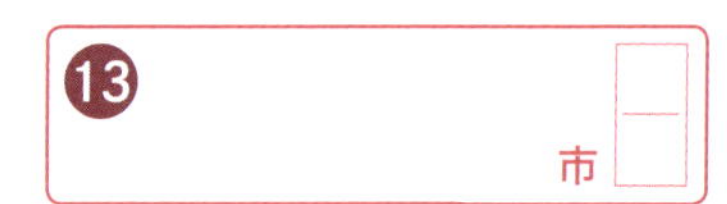

「口笛を吹く寅次郎」で博の父親の墓参で訪れたのは、備中松山城がある市。マドンナは竹下景子。（岡山県）

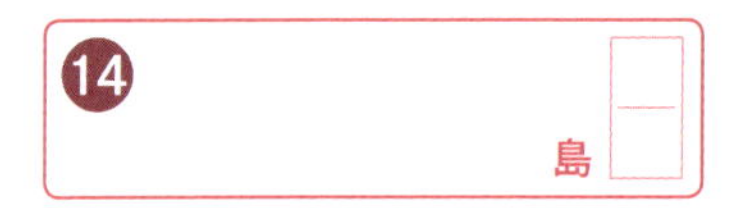

「寅次郎の縁談」では、家を飛び出した満男を迎えに香川県の小さな島、□□島へ。マドンナは松坂慶子。（香川県）

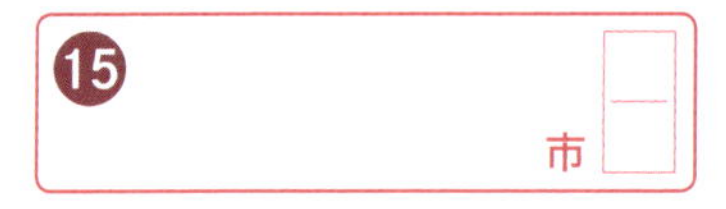

「寅次郎と殿様」では伊予の小京都でマドンナ鞠子（真野響子）と出会う。（愛媛県）

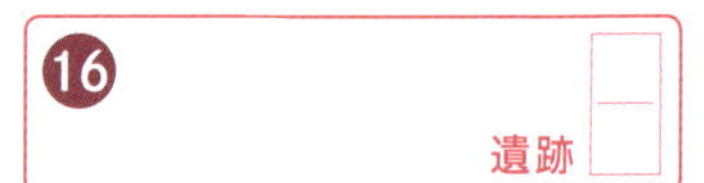

「ぼくの伯父さん」で満男と泉（後藤久美子）が寅さんとばったり会った有名な遺跡。（佐賀県）

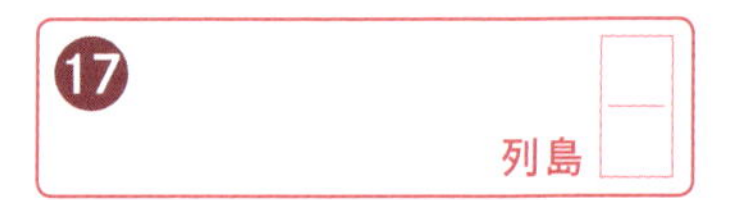

「純情篇」では偶然知り合った女性と□□列島へ。その後柴又で夕子（若尾文子）と出会う。（長崎県）

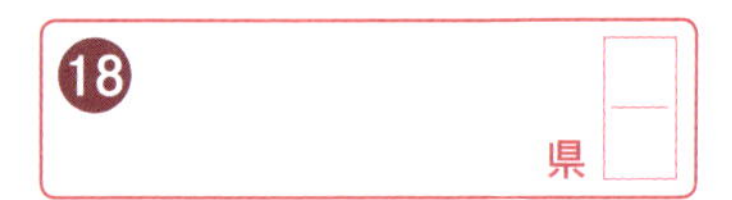

「私の寅さん」で、とらや一家が旅行をしたのは火の国、□□県。マドンナは岸惠子。

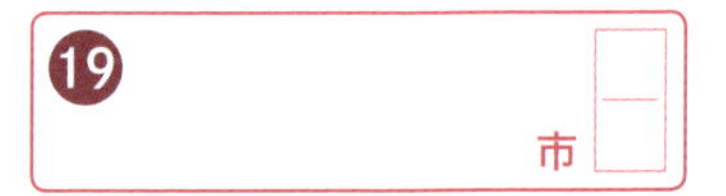

「寅次郎の青春」で寅さんが訪れたのは県南部の□□市。マドンナは風吹ジュン。（宮崎県）

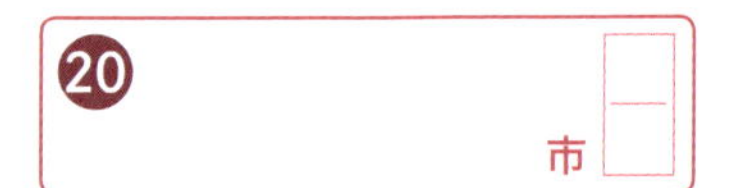

「寅次郎ハイビスカスの花」では、入院中のリリー（浅丘ルリ子）に会いに□□市へ。（沖縄県）

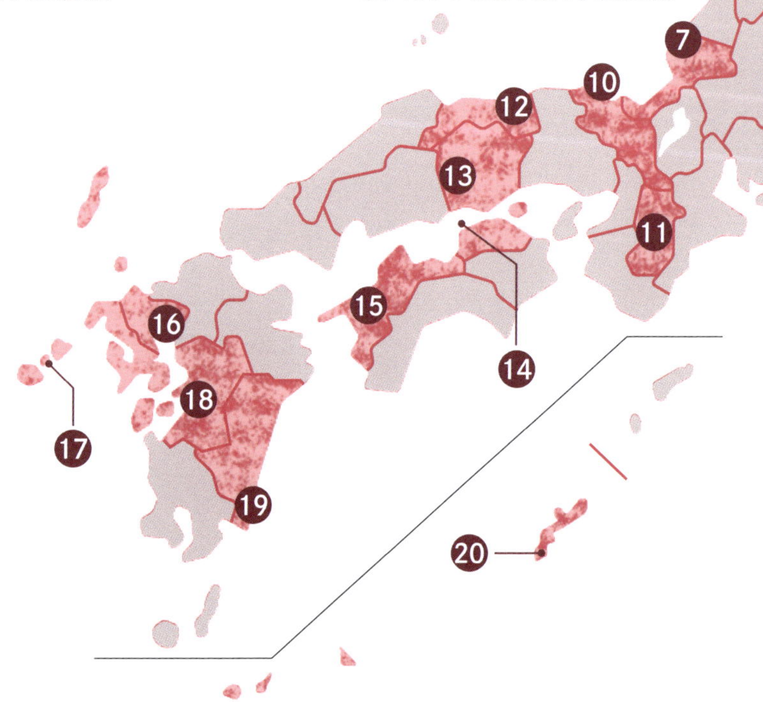

豆知識 『男はつらいよ』は26年間で48作続きました。マドンナとして出演が最も多い女優は浅丘ルリ子で4回、

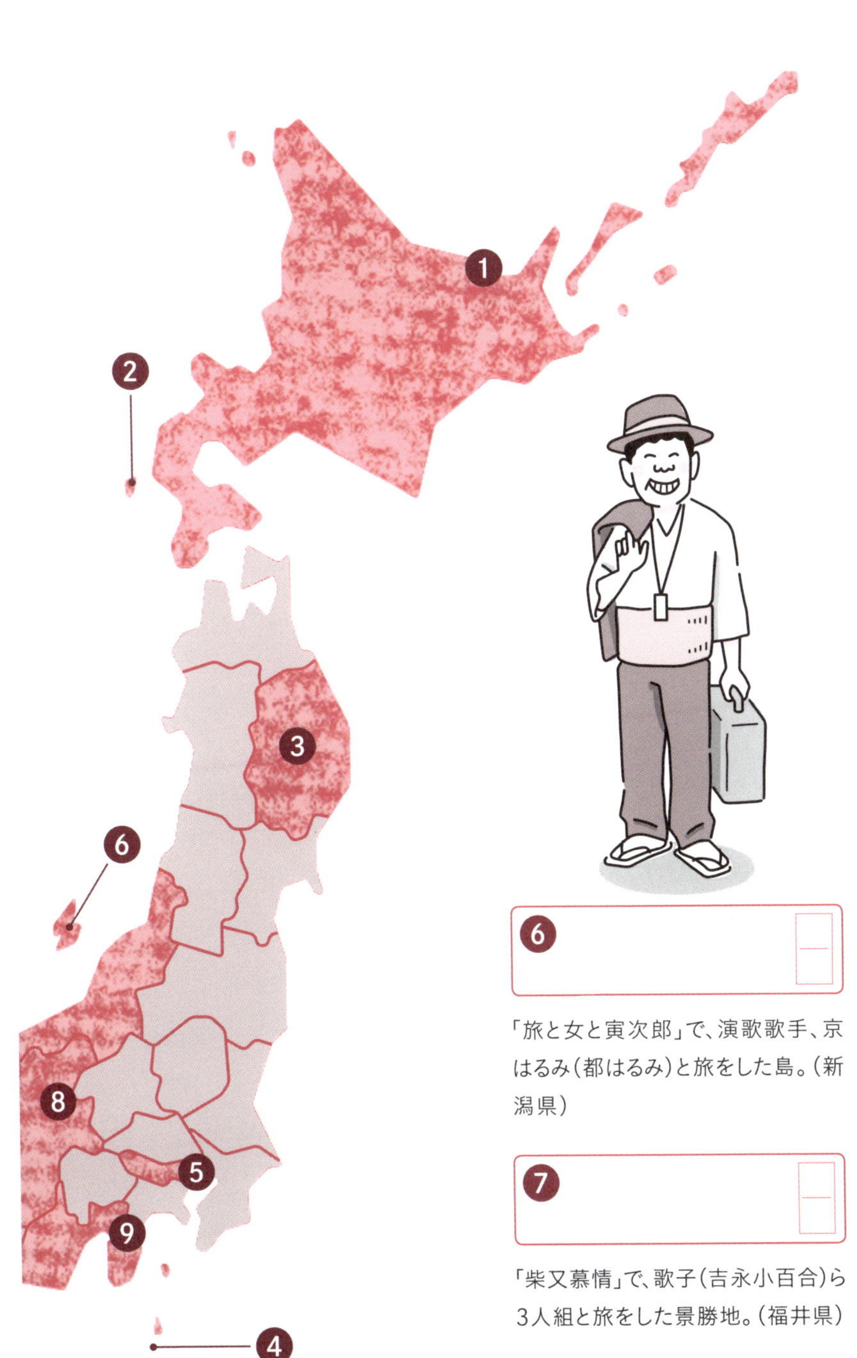

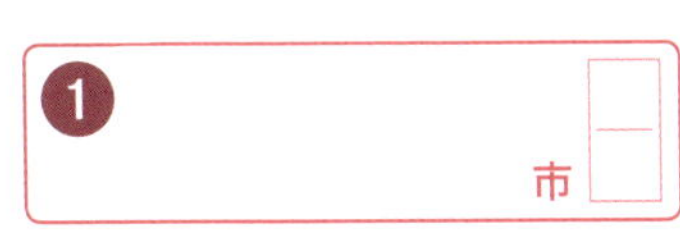

「寅次郎忘れな草」で旅回りの歌手リリー（浅丘ルリ子）と初めて出会ったのがここ。（北海道）

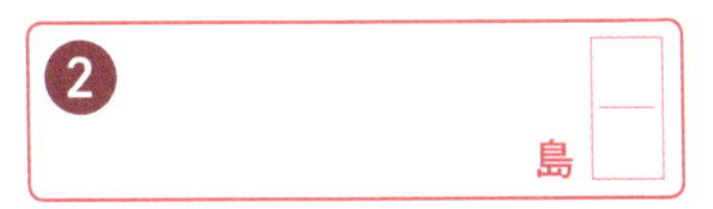

「寅次郎かもめ歌」で、テキヤ仲間の墓参に訪れた島。マドンナは伊藤蘭。（北海道）

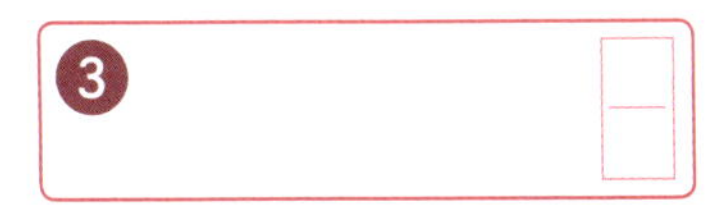

「夜霧にむせぶ寅次郎」の冒頭で、□□城跡公園で以前の弟分、登と再会。マドンナは中原理恵。（岩手県）

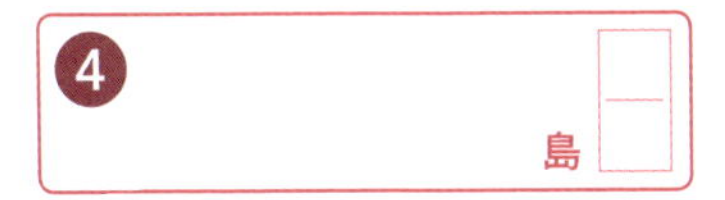

「柴又より愛をこめて」で、小学校の教師・真知子（栗原小巻）と出会った島。（東京都）

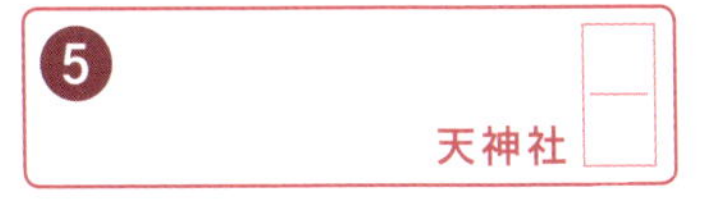

「寅次郎夢枕」で寅さんの幼なじみ、千代（八千草薫）とデートをしたのは、江東区の天神さま。（東京都）

6

「旅と女と寅次郎」で、演歌歌手、京はるみ（都はるみ）と旅をした島。（新潟県）

7

「柴又慕情」で、歌子（吉永小百合）ら3人組と旅をした景勝地。（福井県）

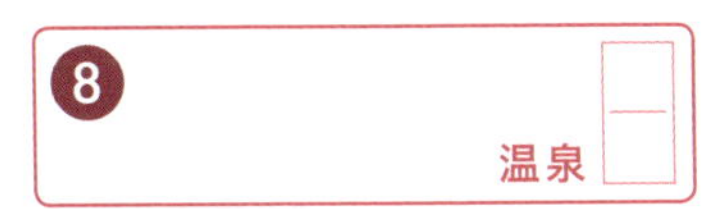

「寅次郎純情詩集」では寅さんが上田市の□□温泉で騒ぎを起こす。マドンナは京マチ子。（長野県）

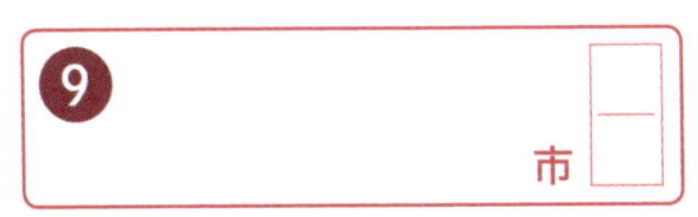

「奮闘篇」で東北なまりの少女、花子（榊原るみ）と出会ったのは、□□市。（静岡県）

10 半島

「寅次郎あじさいの恋」のマドンナかがり（いしだあゆみ）の実家、□□半島。（京都府）

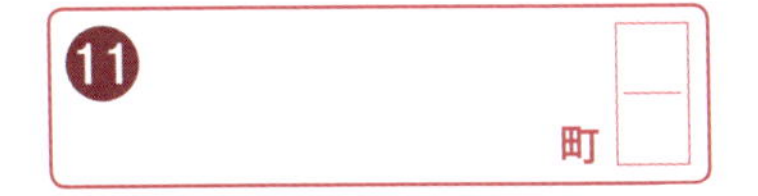

「寅次郎物語」でマドンナ隆子（秋吉久美子）と出会ったのは、桜で有名な□□町の旅館。（奈良県）

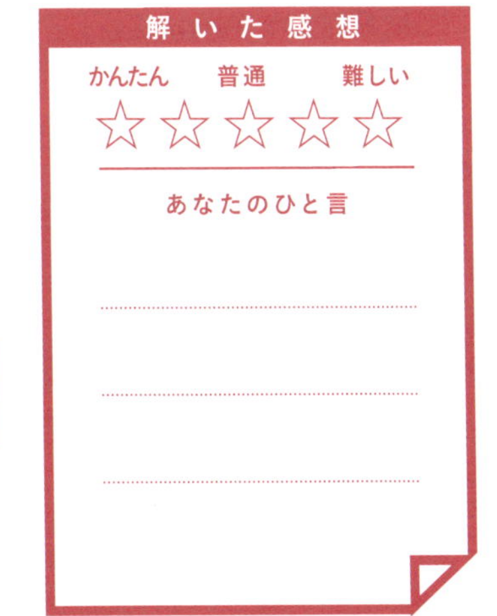

次いで竹下景子の3回です。

Q49 大河ドラマの舞台

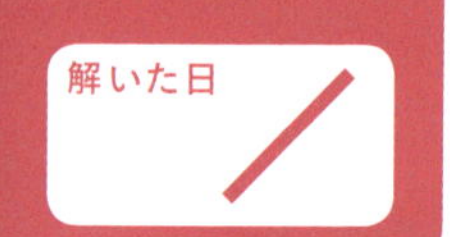

NHK 大河ドラマの主人公の出生地や活躍した地がヒントです。❶〜⓲にあてはまるタイトルを、リストから選んで書きましょう。　（答えは 155 ページ）

リスト

- 篤姫（2008年）
- いのち（1986年）
- おんな城主 直虎（2017年）
- 春日局（1989年）
- 草燃える（1979年）
- 国盗り物語（1973年）
- 真田丸（2016年）
- 新選組！（2004年）
- 武田信玄（1988年）
- 天と地と（1969年）
- 峠の群像（1982年）
- 独眼竜政宗（1987年）
- 利家とまつ（2002年）
- 花の生涯（1963年）
- 花燃ゆ（2015年）
- 八重の桜（2013年）
- 琉球の風（1993年）
- 竜馬がゆく（1968年）

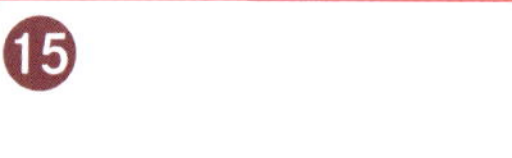

⑮ 吉田松陰を兄にもつ少女、文が、幕末の動乱を強く生き抜く物語。（山口県）主演：井上真央

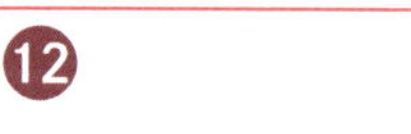

⑫ 映画に負けない大作を目指した大河ドラマの第一作。主人公は井伊直弼。（滋賀県）主演：尾上松緑

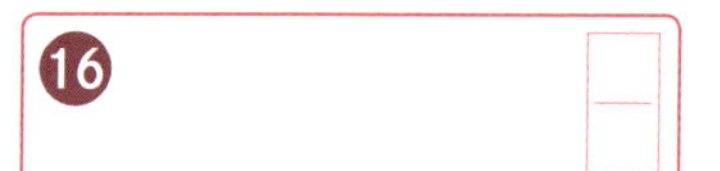

⑯ 司馬遼太郎原作。土佐藩を脱藩し、薩長連合を成し遂げる。（高知県）主演：北大路欣也

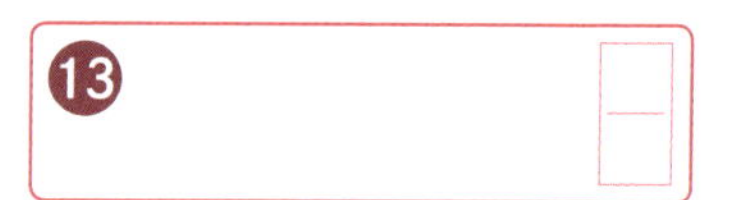

⑬ 京都の治安を守る組を結成し、局長として活躍した近藤勇らの物語。（京都府）主演：香取慎吾

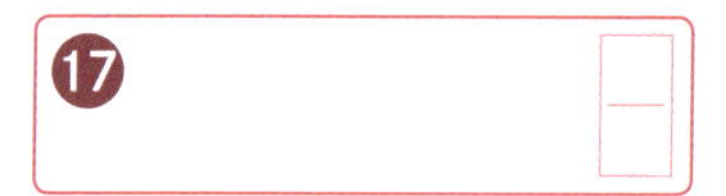

⑰ 薩摩・島津家の分家に生まれ徳川家に嫁いだ姫の波乱の人生。（鹿児島県）主演：宮﨑あおい

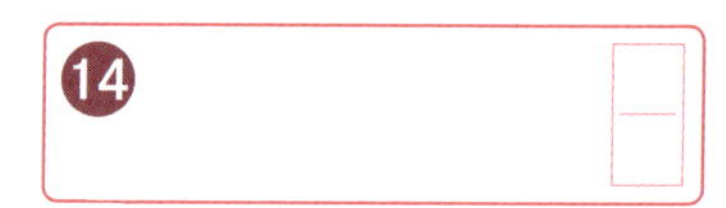

⑭ 赤穂浪士の討ち入りを題材に、元禄の時代を描いた作品。（兵庫県）主演：緒形拳

⑱

17世紀初頭の琉球王国が舞台。大河ドラマ初、放送期間が半年だった。（沖縄県）主演：東山紀之

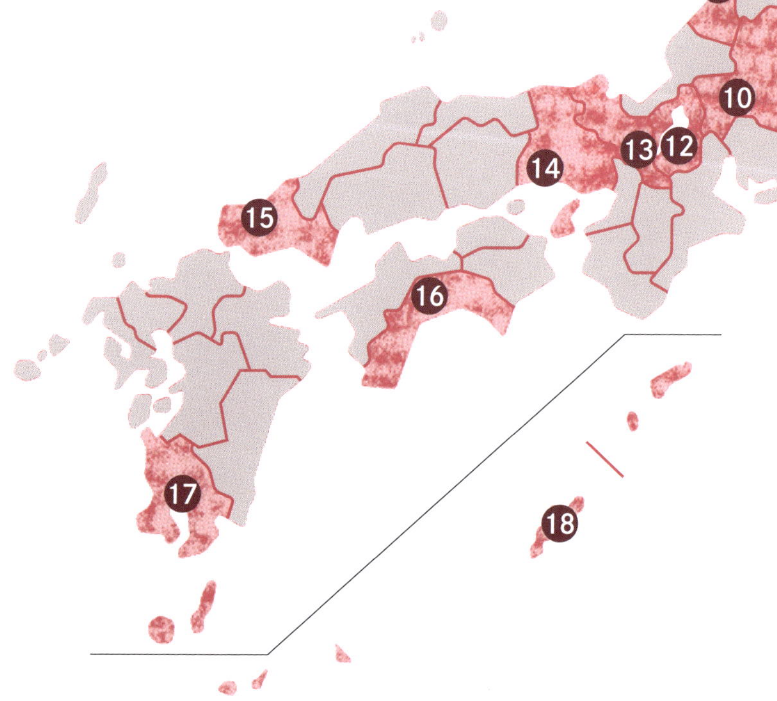

豆知識　「おんな城主直虎」までの56作品における平均視聴率ベスト3は、「独眼竜政宗」（39.7%）、「武田信

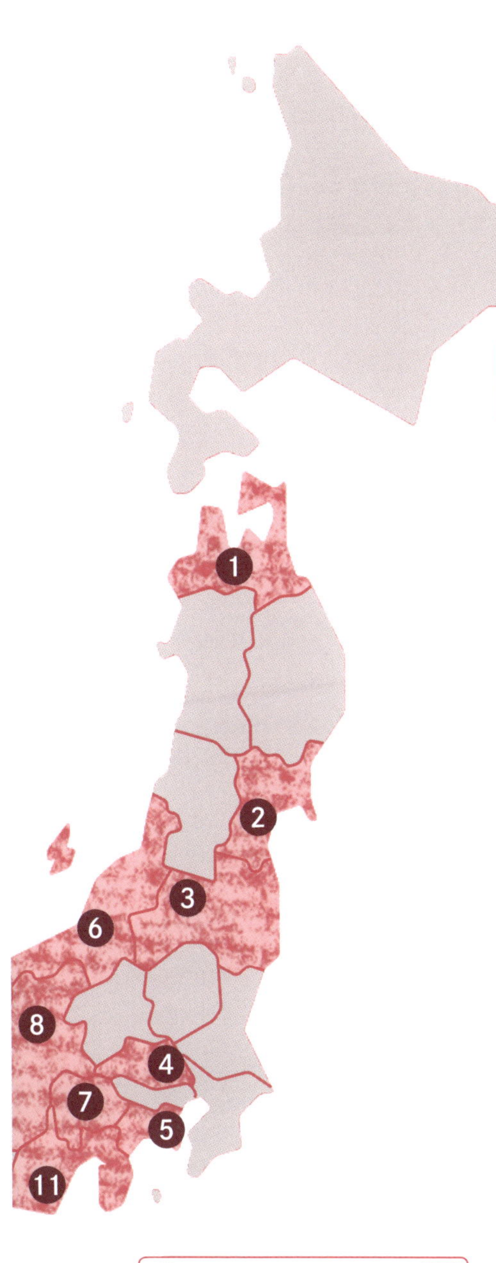

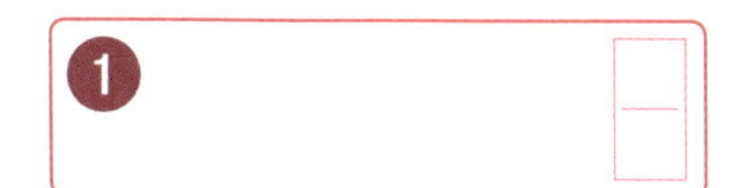

大河ドラマとしては異色の戦後が舞台。女医の生涯を描く。(青森県)主演:三田佳子

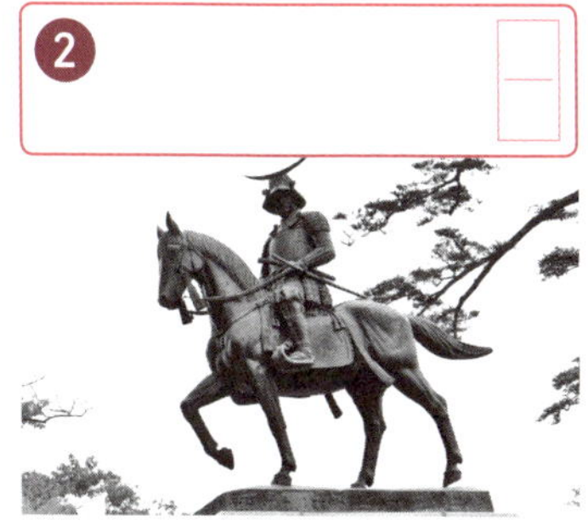

仙台藩62万石を一代で築いた奥州の戦国武将の生涯を描いた。(宮城県)主演:渡辺謙

5

源頼朝と妻、北条政子を中心に関東の武家政権を描く。(神奈川県)主演:石坂浩二　岩下志麻

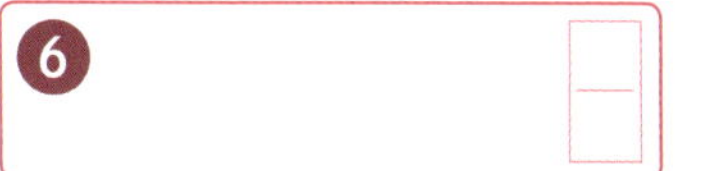

川中島の戦いまでの上杉謙信を描く。大河ドラマ初のカラー作品。(新潟県)主演:石坂浩二

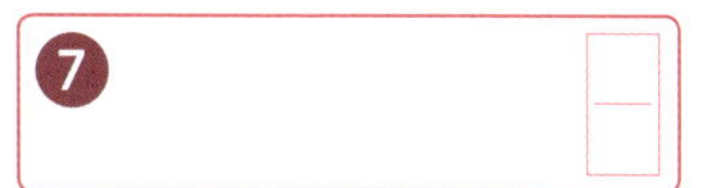

戦国最強ともいわれる武将。小淵沢町にオープンセットが設置された。(山梨県)主演:中井貴一

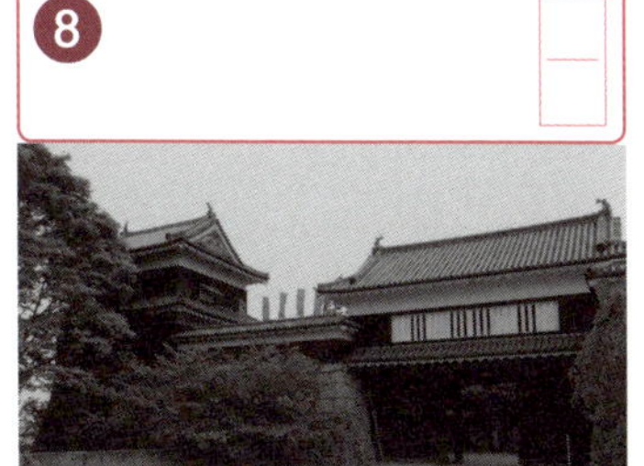

大坂の陣で活躍した戦国武将とその一家を描く。上田市にゆかりの城がある。(長野県)主演:堺雅人

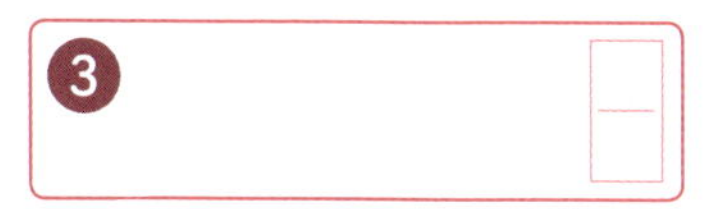

日本初の篤志看護婦として日清・日露戦争に同行した女性の生涯。(福島県)主演:綾瀬はるか

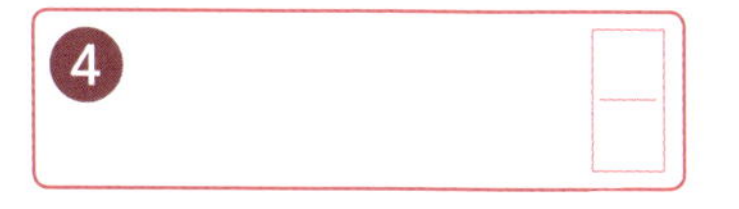

将軍の乳母から大奥へ、将軍の相談役として権力を握った局の生涯。(埼玉県)主演:大原麗子

10

油商人から身を起こし、美濃一国を盗った斎藤道三とその後継者の天下とり。(岐阜県)主演:平幹二朗　高橋英樹

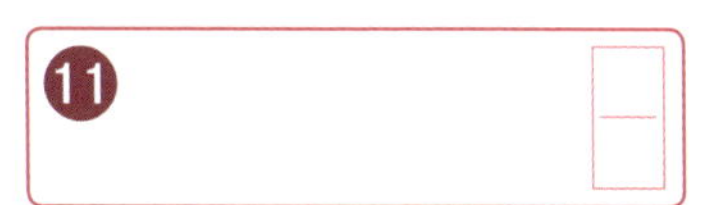

井伊直政の養母の生涯。浜松市には主人公が修行を積んだ寺などが残る。(静岡県)主演:柴咲コウ

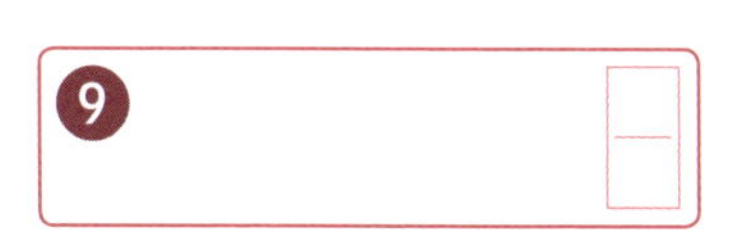

加賀百万石の礎を築いた前田家の夫婦の物語。(石川県)主演:唐沢寿明　松嶋菜々子

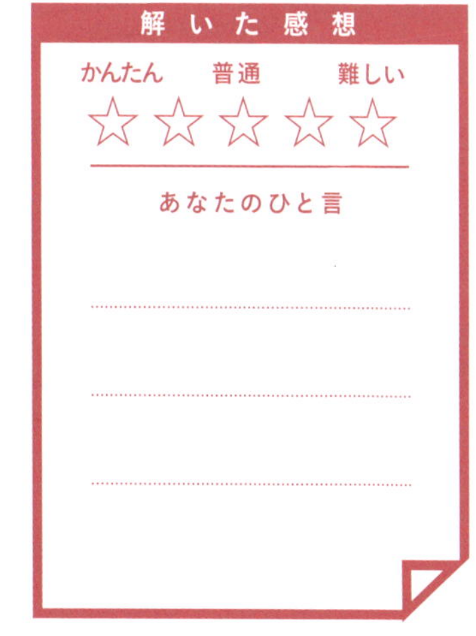

玄」(39.2%)、「春日局」(32.4%)です。

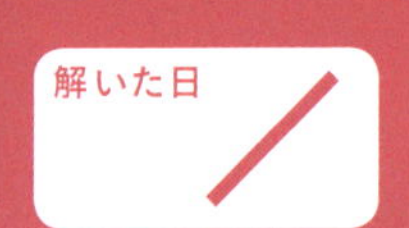

朝の連続テレビ小説の舞台

NHK 連続テレビ小説の舞台となった場所は？　当時を懐かしみながら❶～⓴にあてはまるタイトル名を、リストから選んで書きましょう。（答えは 155 ページ）

リスト

- あまちゃん（2013年）
- おしん（1983年）
- おはなはん（1966年）
- 雲（くも）のじゅうたん（1976年）
- ゲゲゲの女房（にょうぼう）（2010年）
- さくら（2002年）
- 純（じゅん）ちゃんの応援歌（おうえんか）（1988年）
- ちゅらさん（2001年）
- チョッちゃん（1987年）
- つばさ（2009年）
- なっちゃんの写真館（しゃしんかん）（1980年）
- ノンちゃんの夢（ゆめ）（1988年）
- 鳩子（はとこ）の海（うみ）（1974年）
- 花子（はなこ）とアン（2014年）
- 火（ひ）の国（くに）に（1976年）
- ひよっこ（2017年）
- ひらり（1992年）
- ふたりっ子（こ）（1996年）
- マー姉（ねえ）ちゃん（1979年）
- 澪（みお）つくし（1985年）

⑳

沖縄県八重山育ちのヒロイン恵里（国仲涼子）の成長物語。沖縄の家族との強い絆が描かれた。

⑰

戦後、高知から上京したヒロイン、暢子（藤田朋子）が編集者となり雑誌を出版する。

⑱

福岡県に住む磯野家の長女マリ子（熊谷真実）が家族を支え、妹のマチ子（田中裕子）が漫画家になるまでを描く。

⑲

熊本県阿蘇を舞台に、ヒロイン香子（鈴鹿景子）が造園師を目指す物語。

⑭

広島原爆のショックで記憶を失った少女の軌跡。ヒロインの少女時代を演じたのは斎藤こず恵。

⑮

昭和初期の徳島で、カメラマンを目指した女性の物語。ヒロインは星野知子。

⑯

夫と死別したヒロイン（樫山文枝）が、苦難を越え成長。ヒロインの出身地、愛媛県大洲には現在も□□□□□通りがある。

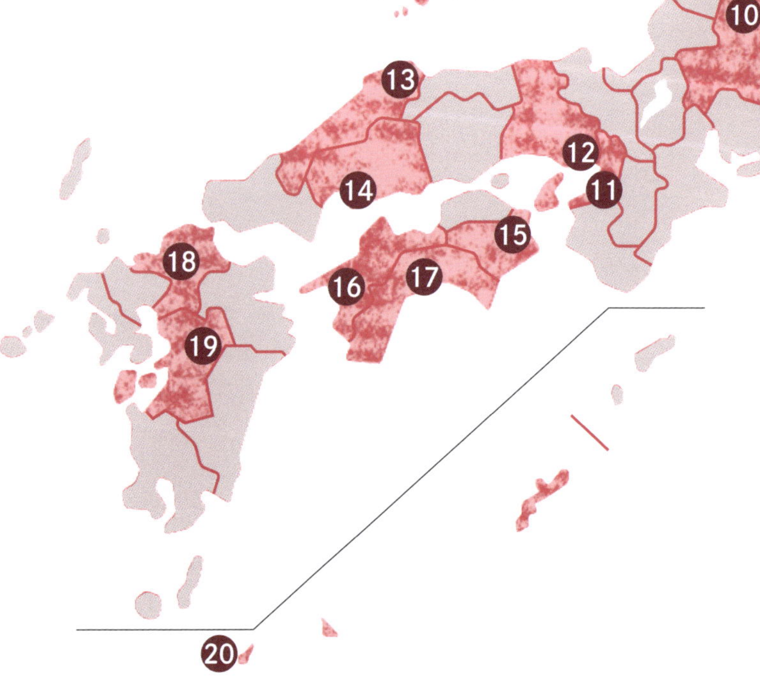

豆知識　平均視聴率52.6%を記録し、国民的人気ドラマとなった「おしん」は、東南アジアや中南米などでも放

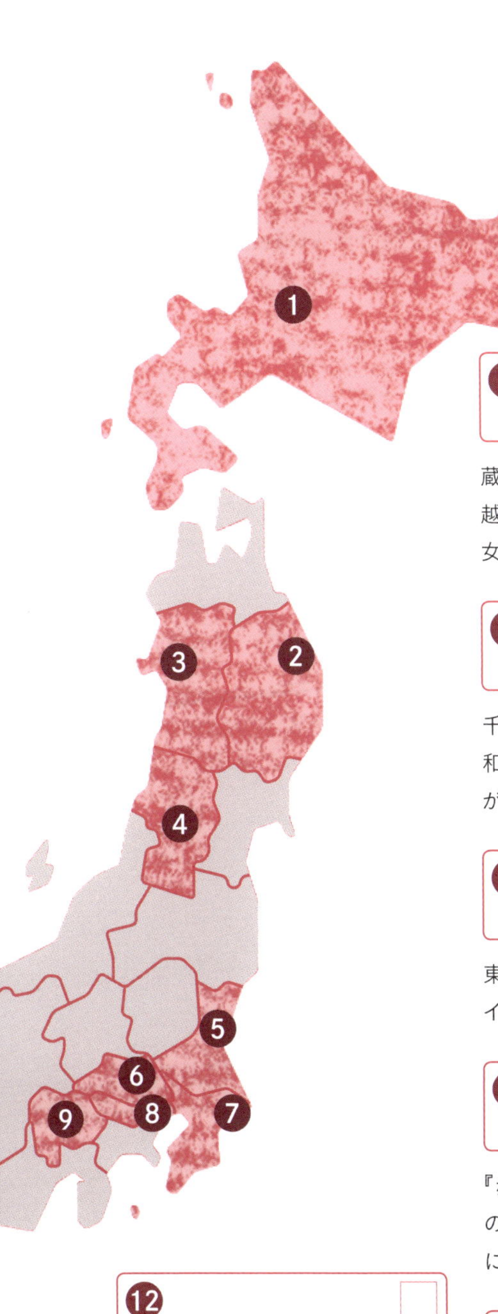

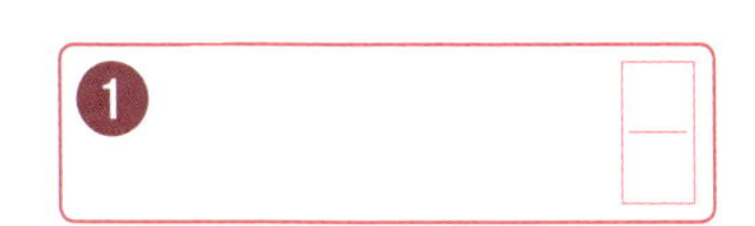

北海道生まれの黒柳徹子の母、朝(古村比呂)の半生を描いた。

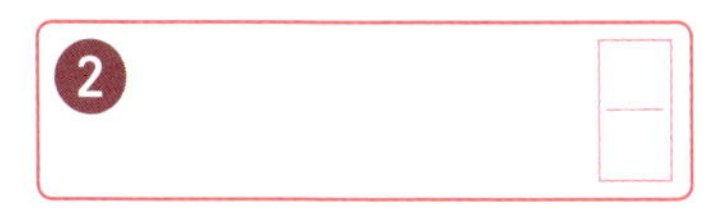

岩手県北三陸で海女さんを目指すアキ(能年玲奈)が、奮闘しながらアイドルになっていく。

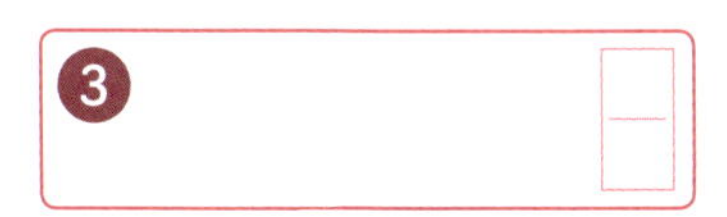

大正から昭和の激動の時代に秋田県出身のヒロイン真琴(浅茅陽子)が飛行士になる夢を追う。

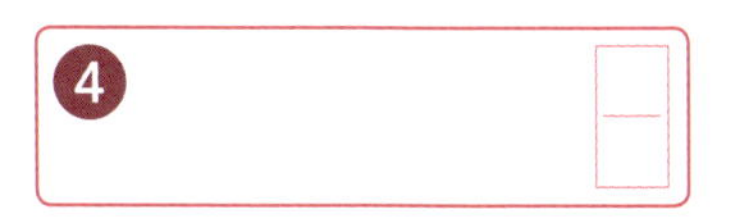

山形から奉公に出されたヒロイン(小林綾子、田中裕子、乙羽信子)が苦難を越えていく。最高視聴率は史上最高の62.9%。

5

茨城県の村から集団就職で上京したみね子(有村架純)。出会いと別れを経験しながら成長。

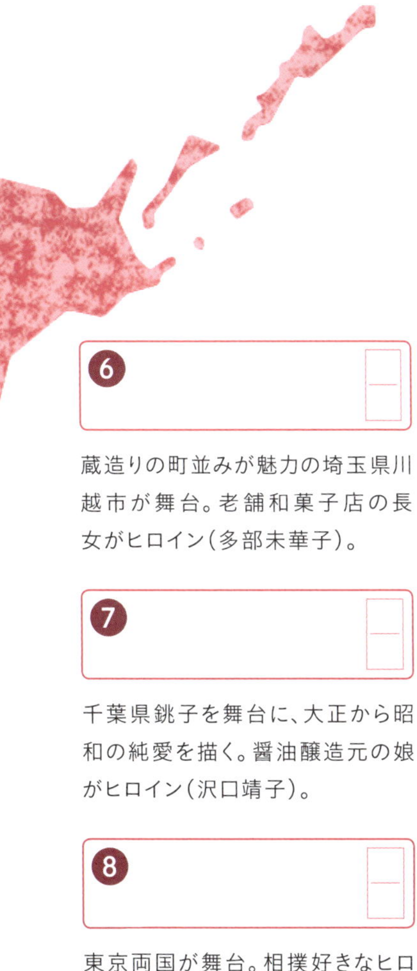

蔵造りの町並みが魅力の埼玉県川越市が舞台。老舗和菓子店の長女がヒロイン(多部未華子)。

7

千葉県銚子を舞台に、大正から昭和の純愛を描く。醤油醸造元の娘がヒロイン(沢口靖子)。

8

東京両国が舞台。相撲好きなヒロイン(石田ひかり)の青春物語。

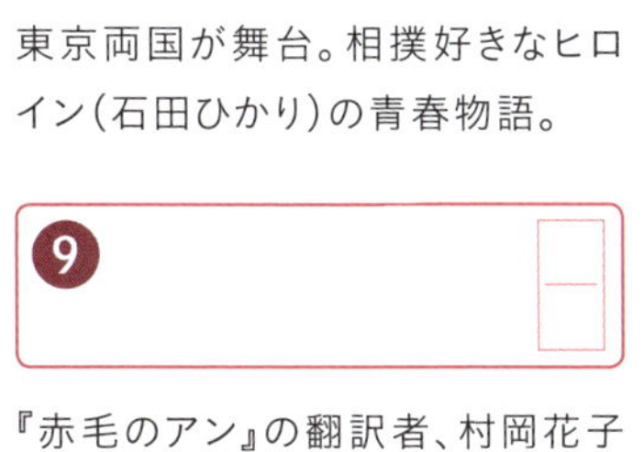

『赤毛のアン』の翻訳者、村岡花子の半生を、故郷山梨と東京を舞台に描く。ヒロインは吉高由里子。

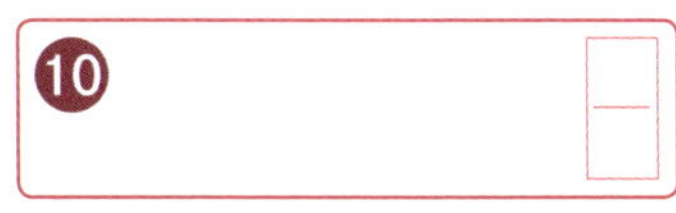

ハワイ生まれのヒロイン(高野志穂)が、一家のルーツである岐阜県飛騨高山の中学校の教師に。

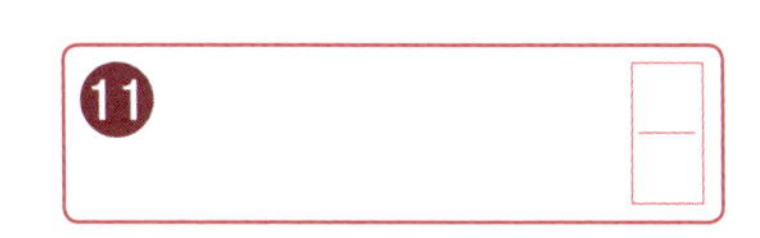

大阪の天下茶屋を舞台に、性格が正反対の双子の日常と人生。双子役は岩崎ひろみと菊池麻衣子。

12

兵庫県の甲子園球場の近くに旅館を開き、おかみとして活躍するヒロイン(山口智子)の物語。

13

漫画家水木しげるを、ひたむきに、そして明るく支える妻の物語。島根県安来市生まれのヒロイン、女房の布美枝役は松下奈緒。

解いた感想

かんたん　普通　難しい

☆ ☆ ☆ ☆ ☆

あなたのひと言

送され人気を博しました。

Q51 民話、昔話のゆかりの地

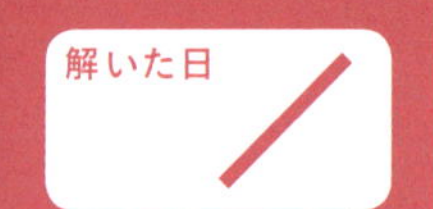

各地にさまざまな民話、昔話が伝わっています。❶〜⓳にあてはまる題名を、リストから選んで書きましょう。ただし、同様の話がほかの地域にも伝えられている場合もあります。

（答えは 155 ページ）

リスト

一休さん／一寸法師／因幡の白兎／金太郎／鯨になった牛／子育て幽霊／座敷童／猿蟹合戦／三年寝太郎／舌切り雀／証城寺の狸囃子／辰子姫物語／天女の羽衣／花咲かじじい／分福茶釜／みちびき地蔵／桃太郎／夜泣きうどん／わらしべ長者

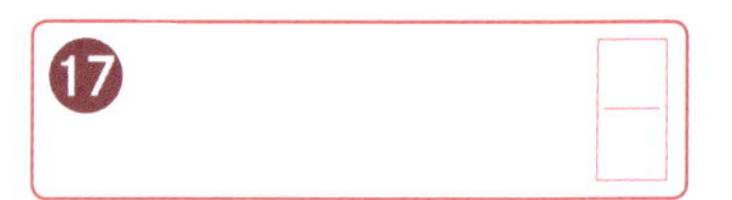

山の屋台のうどん屋に美女がくるように。しかも何杯もおかわりする。翌日見ると金は木の葉にかわっていた。（高知県）

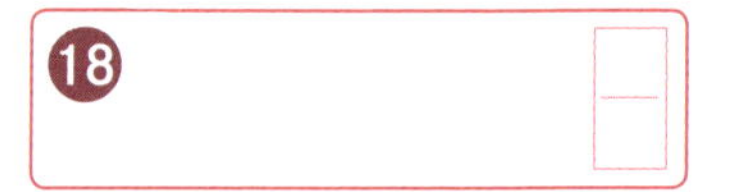

死んだ母親が三途の川の渡し賃で飴を買い、乳代わりにしたという話が光源寺に残る。（長崎県）

⓳

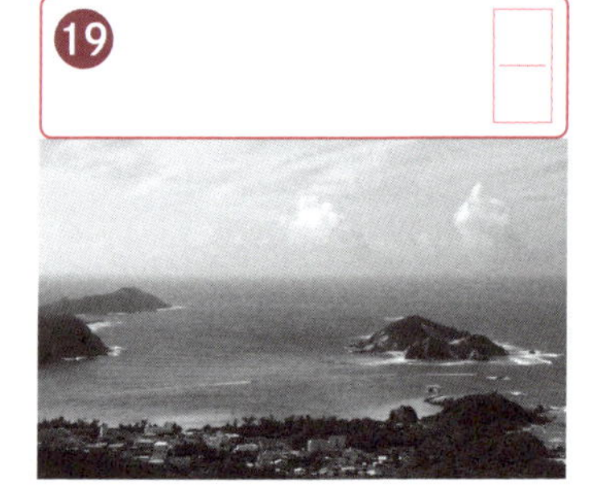

鯨は昔、牛だった。竜宮でこき使われ逃げたときに鯨になってしまった。渡嘉敷島や波照間島などに伝わる。（沖縄県）

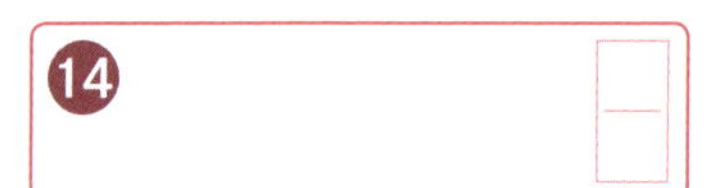

犬、猿、雉をきび団子で従えて、鬼ヶ島へ向かう。（岡山県）

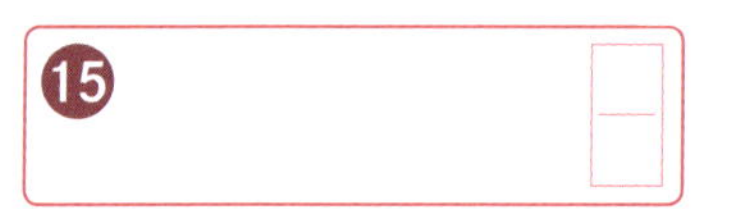

皮を剥かれた兎は、大黒さまに助けられた。白兎海岸には神社や歌碑がある。（鳥取県）

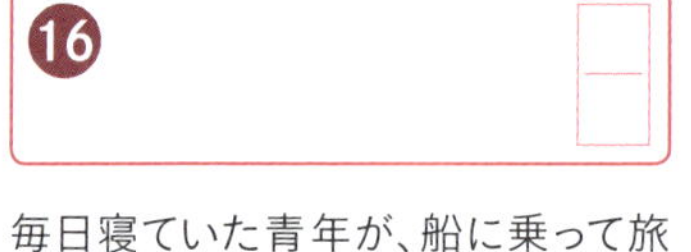

毎日寝ていた青年が、船に乗って旅立つ。資金を手に入れた青年は水田を整備、村に貢献した。（山口県）

⓬

住吉大社に祈願して授かった男児は親指ほどの背丈。お椀の船に箸の櫂で、京の都に上って立身出世を目指す。（大阪府）

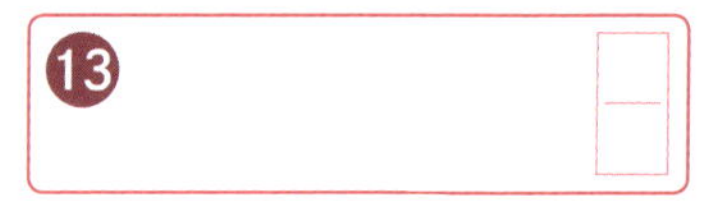

1本のわらしべを摑んだ若者が、最後には大金持ちに。（奈良県）

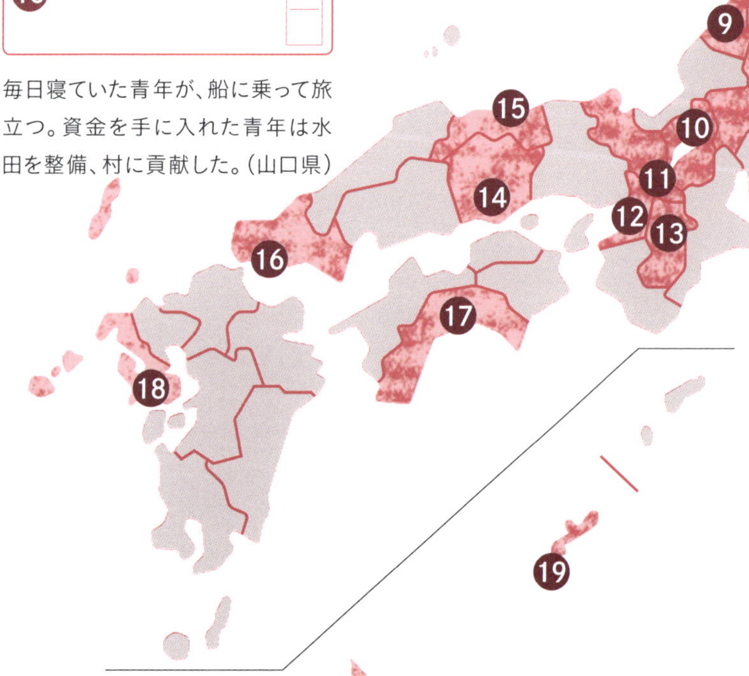

豆知識　岩手県は民話、昔話が多く残る地。県名の由来にもなった「鬼の手形」をはじめ、「笠地蔵」「大工と鬼

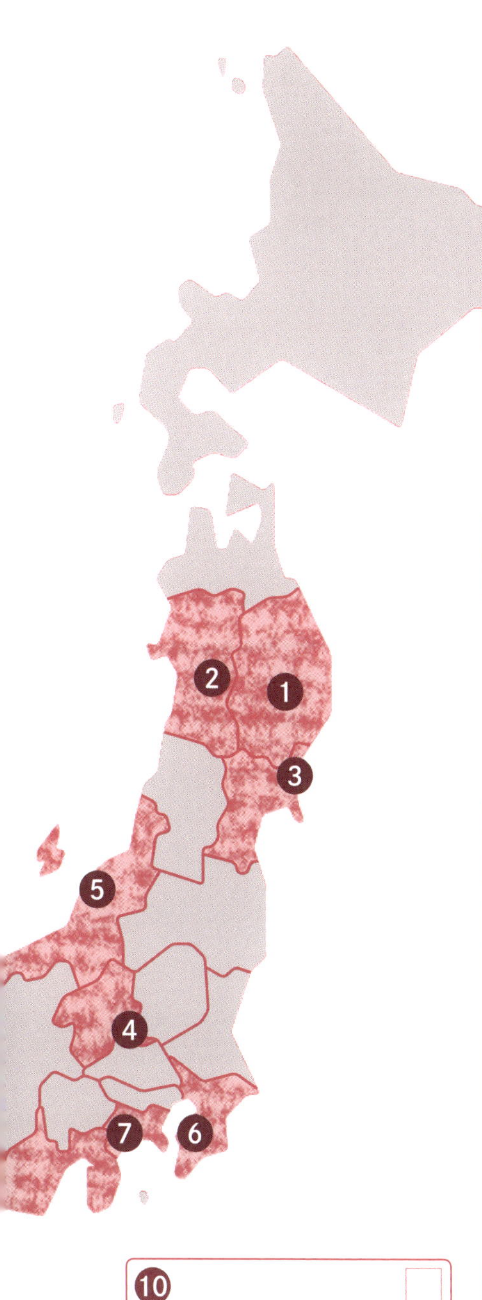

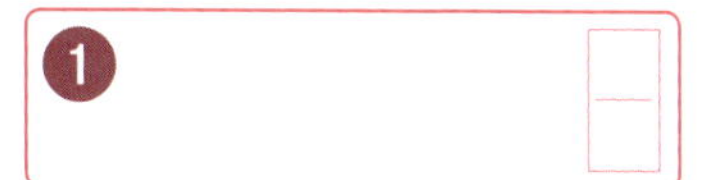

1

柳田國男（やなぎたくにお）の『遠野物語』にも出てくる不思議な子ども。（岩手県）

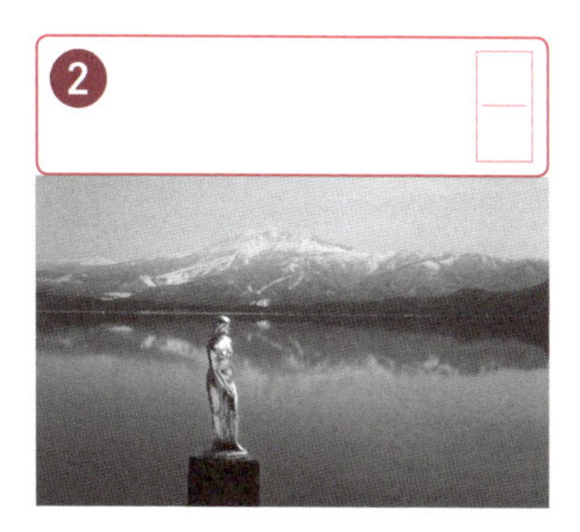

2

竜になった美しい娘と田沢湖の伝説。湖畔に像がある。（秋田県）

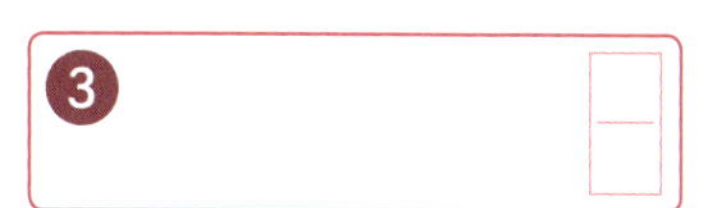

3

死ぬ人の霊を導いてくださる地蔵さま。気仙沼大島にある。（宮城県）

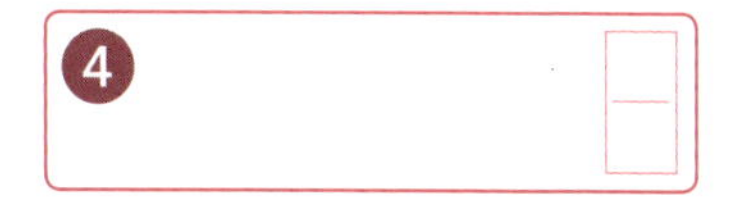

4

館林の茂林寺（もりんじ）という寺に、湯がなくならない不思議な茶釜があったという話。（群馬県）

5

母親を殺された子蟹が、臼、蜂、栗などを仲間にして猿に敵討ちをする。（新潟県）

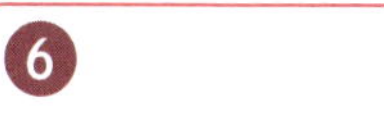

6

和尚さんの三味線で、腹鼓をたたきすぎた狸たちは腹が破れ死んでしまった。和尚さんは供養の狸塚を立てた。（千葉県）

7

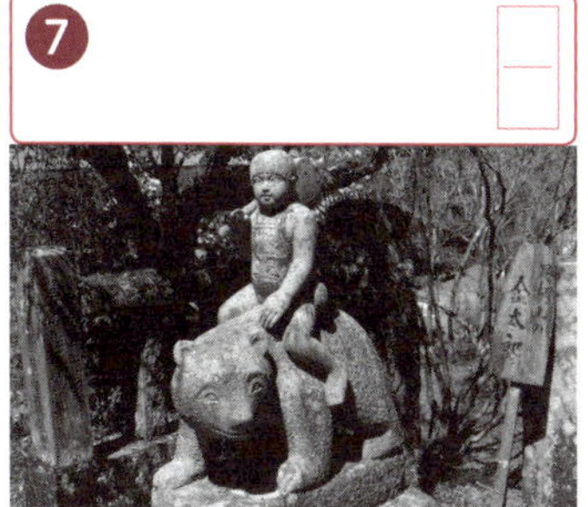

子ども時代に足柄山で、腹掛けをして、熊にまたがり馬乗りの稽古をしたという。（神奈川県・静岡県）

8

正直じいさんは犬に「ここほれワンワン」といわれ小判を掘り当てる。また、枯木に桜の花を咲かせた話。（岐阜県）

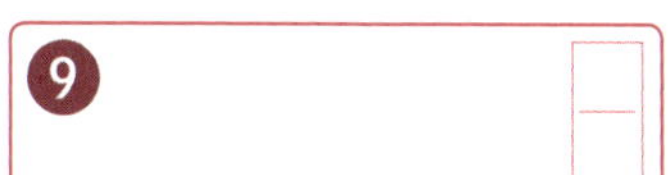

9

雀の舌を切ってしまったおばあさんのつづらからは、お化けや妖怪が出てきた。（石川県）

10

近江国余呉の湖で天女が水浴びしている間に、若者が羽衣を隠した。天女は天に帰れず、男の妻となり子どもを産み育てる。（滋賀県）

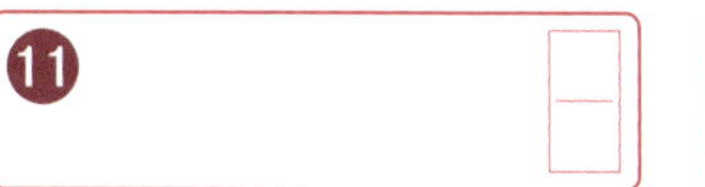

11

とんちで有名な室町時代の禅僧。製法を伝えたという納豆は彼の名前で呼ばれる名物に。（京都府）

解いた感想

かんたん　普通　難しい

☆☆☆☆☆

あなたのひと言

六」などがあります。遠野市にはかっぱが棲んでいるという「かっぱ淵」があり、人気の観光地です。

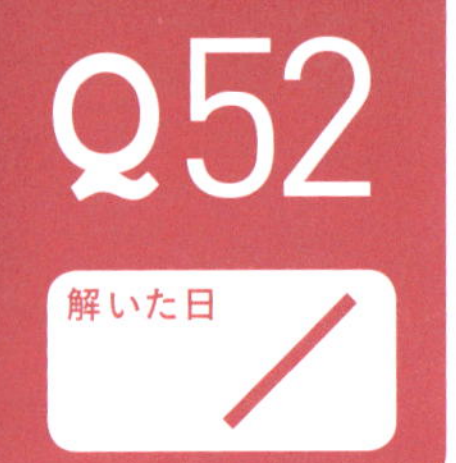

日本の民謡

古くから歌い継がれてきた日本の民謡。現在でも盆踊りや宴会などでおなじみです。❶～❽にあてはまる曲名を、リストから選んで書きましょう。（答えは156ページ）

リスト

草津節（くさつぶし）／黒田節（くろだぶし）／こきりこ節（ぶし）／ソーラン節（ぶし）／炭坑節（たんこうぶし）／津軽（つがる）じょんがら節（ぶし）／安来節（やすぎぶし）／よさこい節（ぶし）

❶ ニシン漁の漁師たちのかけ声が印象的。（北海道）

❷ 三味線とともに歌われる、県の□□三大民謡のひとつ。（青森県）

❸ 温泉の湯もみで歌われ、「あ～どっこいしょ」のかけ声が楽しい。（群馬県）

❹ 「マドのサンサはデデレコデン」の囃子言葉が知られている。（富山県）

❺ 安来地方に伝わる民謡。つきものとして踊る「どうじょうすくい」も人気。（島根県）

❻ 県内に伝わるゆったりとしたテンポの民謡。現在はさまざまなアレンジが行われている。（高知県）

❼ 「酒は呑め呑め　呑むならば」で有名な民謡。（福岡県）

❽ 炭鉱労働者が歌っていた民謡。「月が出た出た」で始まり、盆踊り歌として全国的にも有名。（福岡県）

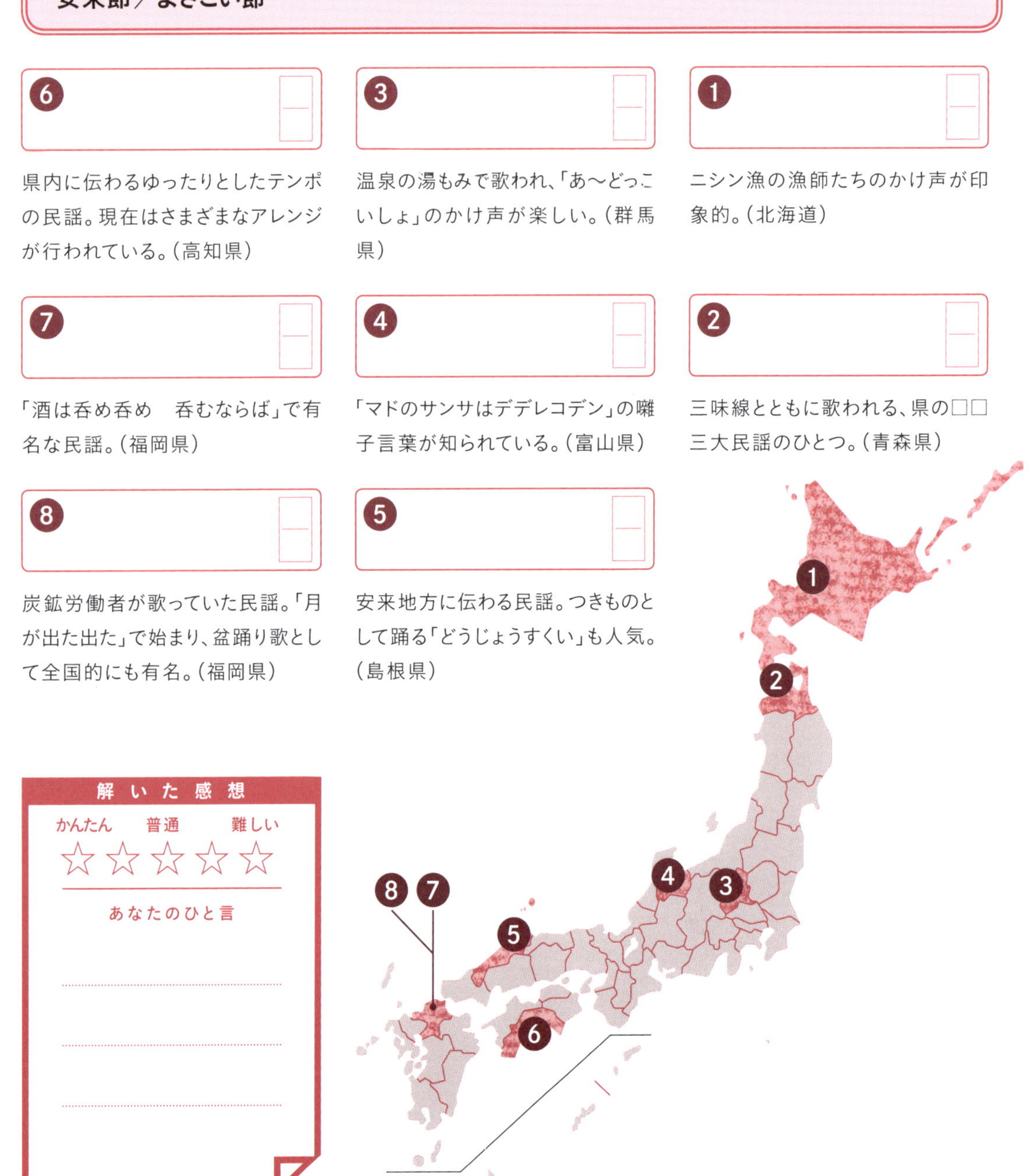

豆知識　ソーラン節は、ロック調にアレンジしたバージョンもあり、全国の学校の運動会などでとり入れられています。

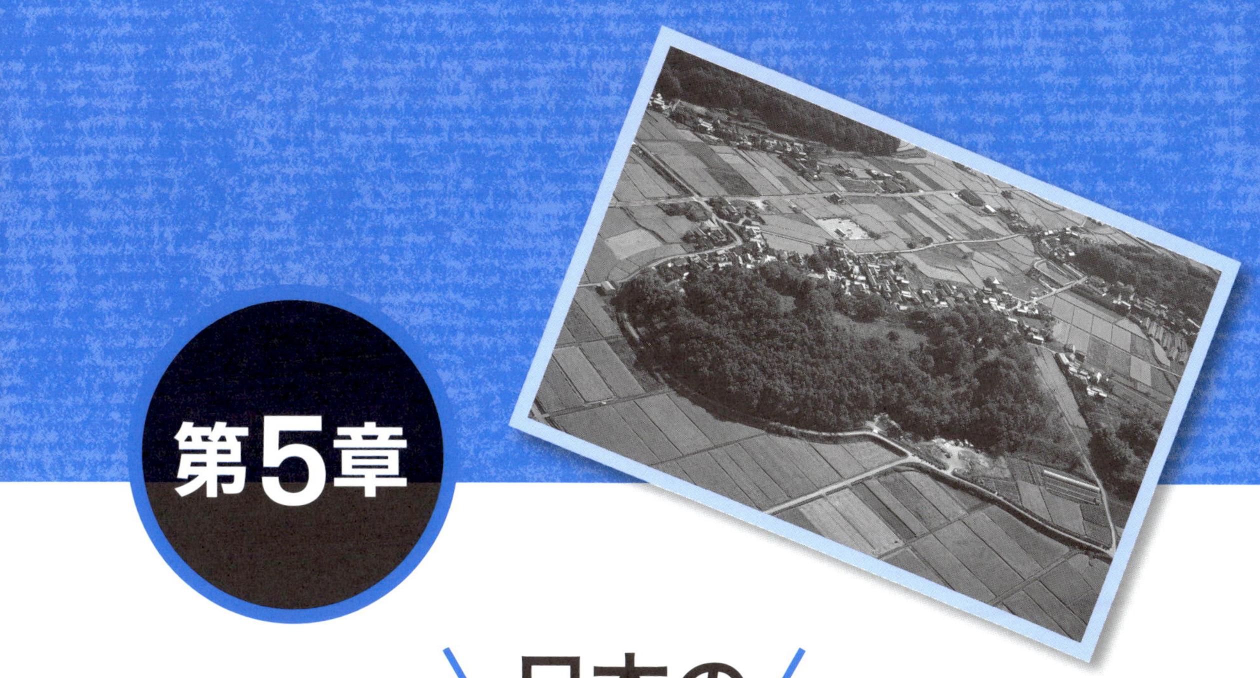

第5章

日本の歴史・古典

古代から近世までの出来事や文化などが登場します。
昔の日本に思いを馳せてみましょう。

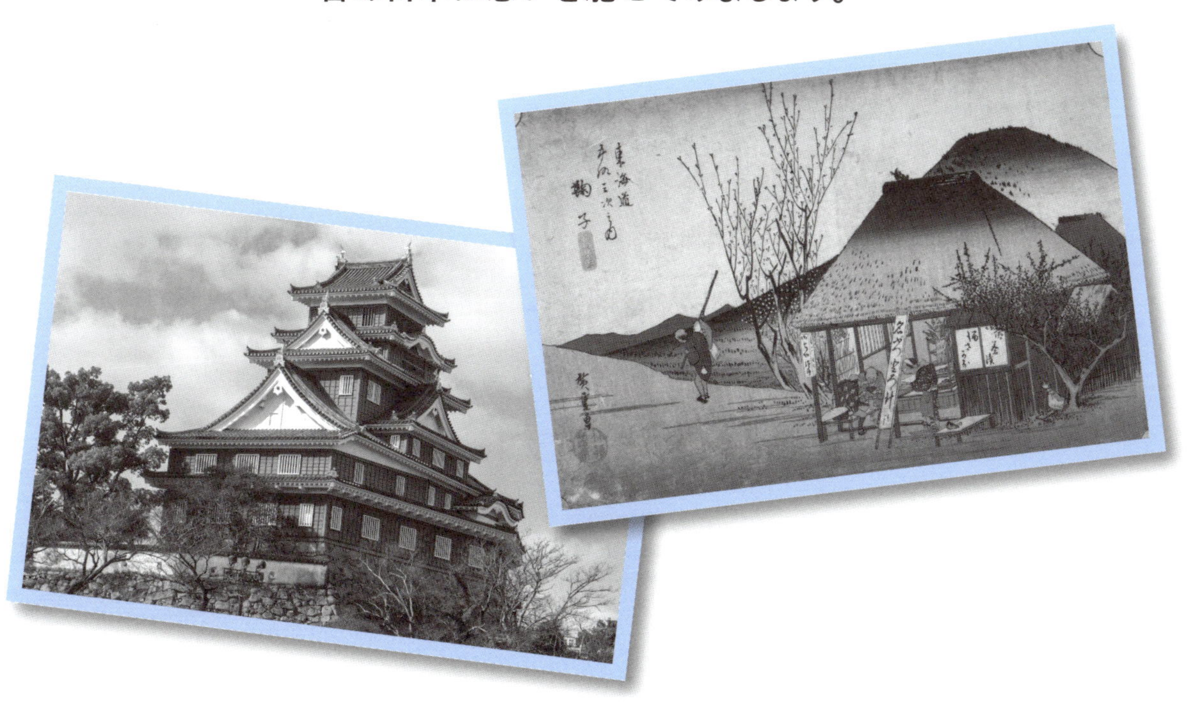

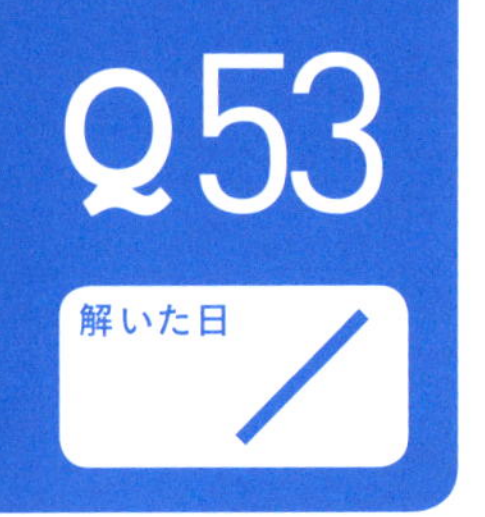

Q53 日本の古墳と古代遺跡

解いた日　／

古墳や遺跡巡りで太古の歴史や暮らしに思いを馳せてみませんか。❶〜⓭にあてはまる古墳や遺跡の名称を、リストから選んで書きましょう。

（答えは 156 ページ）

リスト

石舞台（いしぶたい）／岩宿（いわじゅく）／大森（おおもり）／加茂岩倉（かもいわくら）／西都原（さいとばる）／三内丸山（さんないまるやま）／新原・奴山（しんばる・ぬやま）／大仙陵（だいせんりょう）／高松塚（たかまつづか）／棚畑（たなばたけ）／造山（つくりやま）／登呂（とろ）／吉野ヶ里（よしのがり）

⓫ ＿＿＿＿ 古墳群

沖ノ島祭祀を行った古代豪族、宗像氏の墳墓群。世界遺産に登録されている。（福岡県）

⓬ ＿＿＿＿ 遺跡

弥生時代の大規模な遺跡。外濠、内濠の二重の環濠は、集落の防御に関連するとされる。（佐賀県）

⓭ ＿＿＿＿ 古墳群

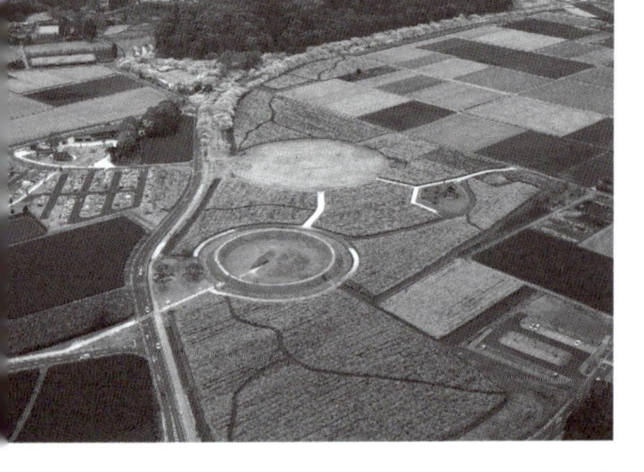

前方後円墳、円墳、方墳、地下式横穴墓、横穴墓など多くの古墳が集まっている珍しい古墳群。（宮崎県）

❾ ＿＿＿＿ 遺跡

国宝となった弥生時代の青銅器埋納遺跡。1996年、工事中に大量の銅鐸が発見された。高速道路の加茂岩倉パーキングから歩いて行くことができる。（島根県）

❿ ＿＿＿＿ 古墳

全国4位の規模を誇る巨大古墳で、吉備氏の墓とされる。近くには同じ読みの、作山（つくりやま）古墳もあり、こちらも全国クラスの規模を誇る。（岡山県）

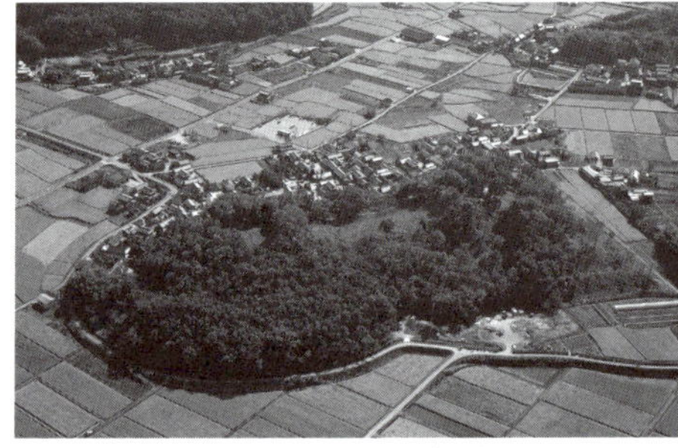

全長350mの造山古墳は、仁徳、応神、履中陵に次ぐ規模で、王族に肩を並べる吉備氏の勢力を物語る。

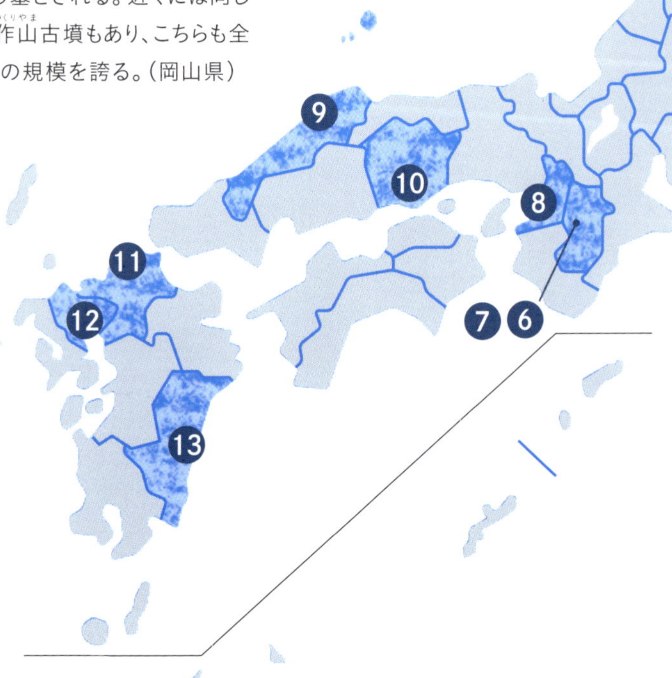

豆知識　約1700年前、弥生時代が終わった3世紀末〜7世紀末頃までの400年間に、巨大な墓づくりが行わ

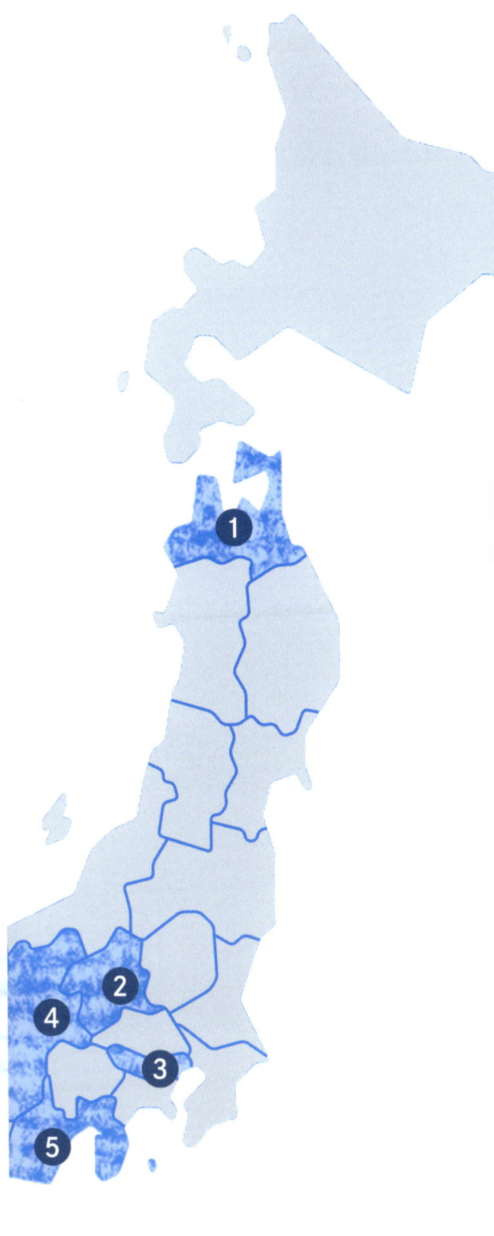

遺跡

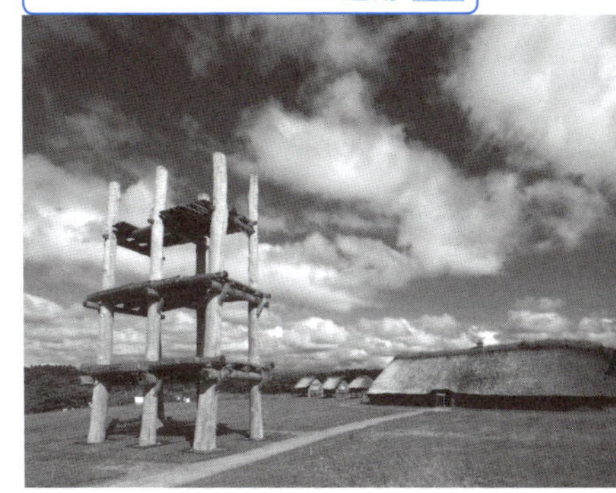

日本最大級の縄文集落跡。八甲田山から伸びる丘陵に、竪穴住居跡、掘立柱建物跡などが発掘された。（青森県）

遺跡

1946年、関東ローム層から石器を発見。1949年には槍先形尖頭器を発見し、日本に旧石器時代があったことを立証した遺跡。（群馬県）

貝塚

1877年、アメリカ人のモース博士が発見。日本初の学術的発掘で、日本考古学発祥の地と呼ばれている。（東京都）

遺跡

縄文時代中期の住居跡や、国宝である土偶「縄文のビーナス」が発掘された遺跡。（長野県）

遺跡

弥生時代後期の遺跡。集落や水田の跡があり、農耕文化を今に伝えている。（静岡県）

古墳

古墳時代末期のもの。1972年に発見された、色彩鮮やかな女子群像の壁画が有名。（奈良県）

古墳

❻と同じ飛鳥歴史公園内にあり、蘇我馬子の墓といわれる。盛土が失われ、舞台のような巨大な石室が露出している。（奈良県）

古墳

日本最大の前方後円墳で、百舌鳥古墳群のひとつ。仁徳天皇陵とされる。（大阪府）

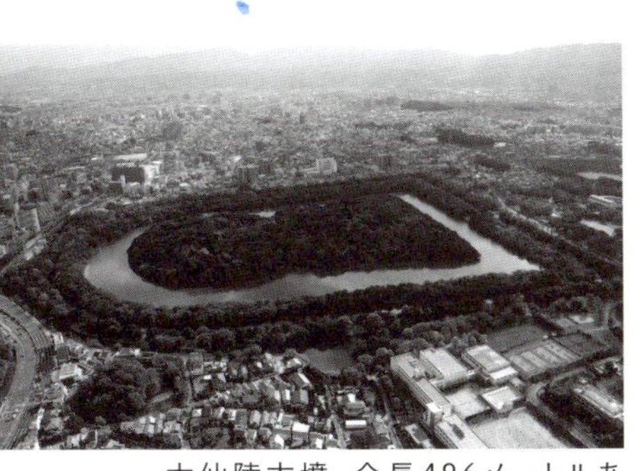

大仙陵古墳。全長486メートルあり、御陵名は「百舌鳥耳原中陵」。

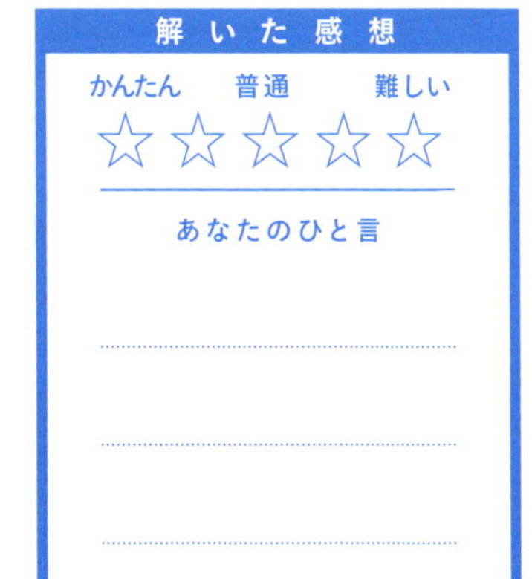

れました。この時代を「古墳時代」と呼んでいます。

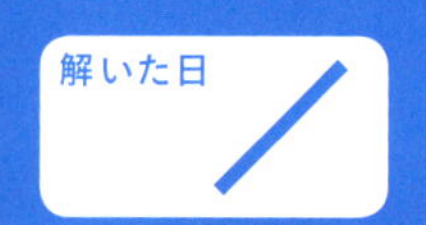

Q54 百人一首に詠まれた地

解いた日　／

百人一首の歌の中には、さまざまな地名が出てきます。❶〜❽までの歌に登場する地名を、リストから選んで書きましょう。

＊県名と市名は現在において該当すると思われる地のもの

（答えは 156 ページ）

リスト

天の橋立（あまのはしだて）／淡路島（あはじしま）／いなば／末の松山（すゑのまつやま）／田子の浦（たごのうら）／つくばね／三笠の山（みかさのやま）／陸奥（みちのく）

大江山（おほえやま）　いく野（の）の道（みち）の　遠（とほ）ければ　まだふみも見（み）ず　□　小式部内侍

❻ □

日本三景のひとつで、全長が3km以上ある砂州。（京都府宮津市）

かよふ千鳥（ちどり）の　なく声（こゑ）に　幾夜（いくよ）ねざめぬ　須磨（すま）の関守（せきもり）　□　源兼昌

❼ □

瀬戸内海で最大の島。本州とは明石海峡大橋でつながっている。（兵庫県淡路市など）

立（た）ちわかれ　□の山（やま）の　峰（みね）に生（お）ふる　松（まつ）としきかば　いま帰（かへ）り来（こ）む　中納言行平

❽ □

昔、県の東側一部をこの地名で呼んだ。『古事記』の一節、「□□の白兎」で有名。（鳥取県鳥取市）

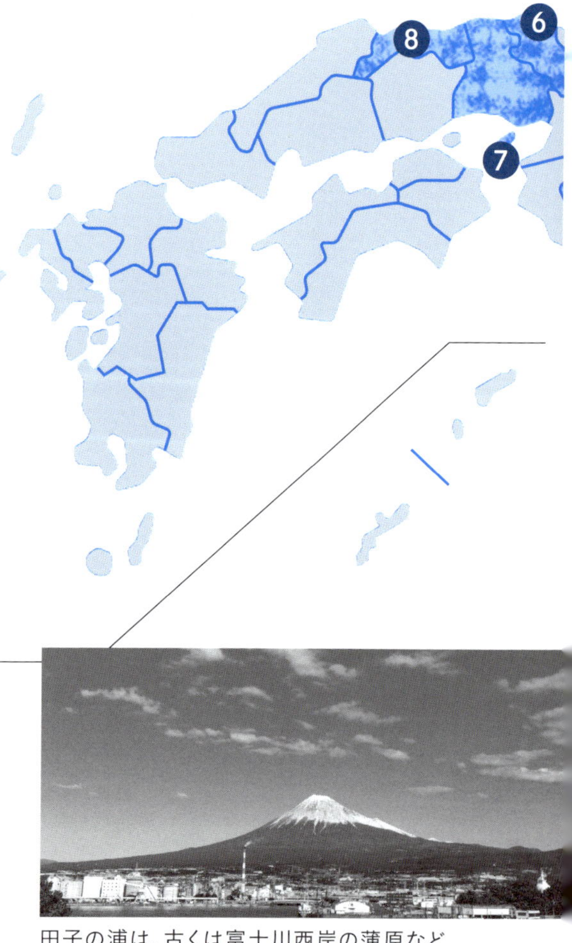

田子の浦は、古くは富士川西岸の蒲原などの海岸を指していたが、現在は富士川東岸の田子の浦湾（写真）の一帯をいう。

豆知識　「百人一首」とは、その言葉通り、百人の歌人の優れた和歌を一人一首ずつ選んだ秀歌選（撰）のこと

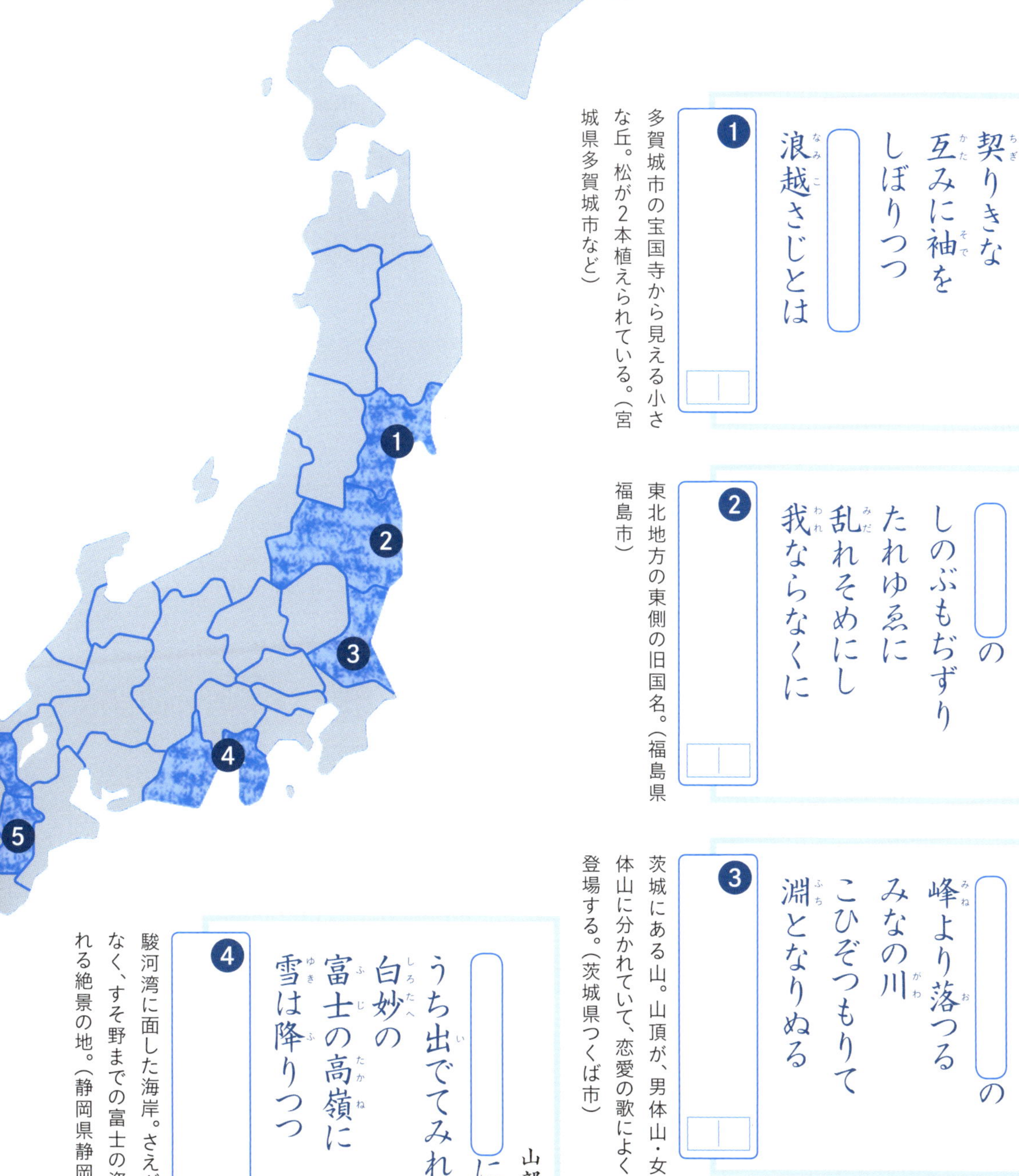

契りきな
互みに袖を
しぼりつつ
（　　　　）
浪越さじとは

清原元輔

1 （　　　　）

多賀城市の宝国寺から見える小さな丘。松が2本植えられている。（宮城県多賀城市など）

（　　　　）の
しのぶもぢずり
たれゆゑに
乱れそめにし
我ならなくに

河原左大臣

2 （　　　　）

東北地方の東側の旧国名。（福島県福島市）

（　　　　）の
峰より落つる
みなの川
こひぞつもりて
淵となりぬる

陽成院

3 （　　　　）

茨城にある山。山頂が、男体山・女体山に分かれていて、恋愛の歌によく登場する。（茨城県つくば市）

（　　　　）に
うち出でてみれば
白妙の
富士の高嶺に
雪は降りつつ

山部赤人

4 （　　　　）

駿河湾に面した海岸。さえぎるものなく、すそ野までの富士の姿が見られる絶景の地。（静岡県静岡市など）

あまの原
ふりさけ見れば
春日なる
（　　　　）に
いでし月かも

安倍仲麿

5 （　　　　）

「御蓋山」ともいい、蓋をかぶせたような山の形をしていることから、呼ばれる。（奈良県奈良市など）

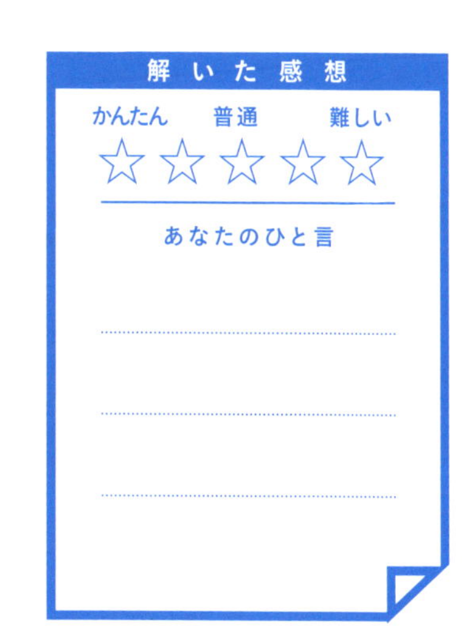

です。一般的には藤原定家が編纂した「小倉百人一首」が知られています。

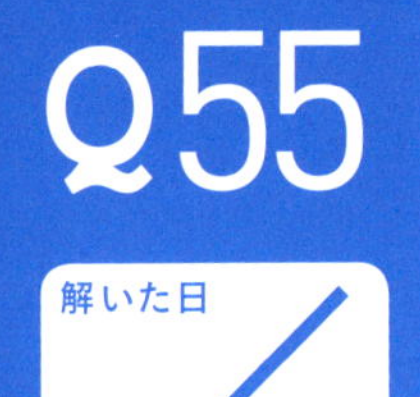

戦国時代の合戦年表

戦国時代から安土桃山時代の主な合戦をまとめました。順を追うと天下統一までの流れが見えてきます。❶〜⓭にあてはまる地名などを、リストから選んで書きましょう。

（答えは156ページ）

リスト

姉川（あねがわ）／厳島（いつくしま）／応仁（おうにん）／桶狭間（おけはざま）／小田原（おだわら）／川中島（かわなかじま）／四国（しこく）／賤ヶ岳（しずがたけ）／関ヶ原（せきがはら）／手取川（てどりがわ）／長篠（ながしの）／本能寺（ほんのうじ）／三方ヶ原（みかたがはら）

年	合戦名	主な武将	
1467年 応仁1年	❶□□の乱	細川勝元 × 山名宗全	東軍は細川勝元（ほそかわかつもと）、西軍は山名宗全（やまなそうぜん）がリーダー。京都を舞台に、長い戦国時代が幕を開ける。（京都府）
1555年 弘治1年	❷□□の戦い	毛利元就 × 陶（すえ）　晴賢（はるかた）	安芸の毛利元就（もうりもとなり）は宮島を戦場としたこの戦いで勝利し、やがて中国地方全体を支配する。（広島県）
1560年 永禄3年	❸□□の戦い	今川義元 × 織田信長	駿河の今川義元（いまがわよしもと）が尾張の織田信長（おだのぶなが）を攻めるが、信長が勝利し、天下に名をとどろかせる。（愛知県）
1561年 永禄4年	❹□□の戦い	武田信玄 × 上杉謙信	第四次の戦いでは、甲斐の武田信玄（たけだしんげん）と越後の上杉謙信（うえすぎけんしん）の一騎うちがなされたとの伝説もある。（長野県）
1570年 元亀1年	❺□□の戦い	織田信長 × 朝倉義景	織田信長、徳川家康（とくがわいえやす）の連合軍が、近江の浅井長政（あざいながまさ）、越前の朝倉義景（あさくらよしかげ）の連合軍を破る。（滋賀県）
1573年 元亀3年	❻□□の戦い	武田信玄 × 徳川家康	浜松に進んだ甲斐の武田信玄を、徳川家康が追撃。家康は命からがら敗走した。（静岡県）
1575年 天正3年	❼□□の戦い	武田勝頼 × 徳川家康 織田信長	武田信玄の子の勝頼（かつより）が西に勢力をのばすため、奥平信昌（おくだいらのぶまさ）の立てこもる□□城を攻める。（愛知県）

豆知識 1467年、その後11年間にも及ぶ応仁の乱が始まります。応仁の乱以後の時代を戦国時代といい、実

年	戦い	対戦	内容
1577年 天正5年	8 □の戦い	上杉謙信 × 織田信長	織田信長の家臣、柴田勝家が能登を攻めたが、上杉謙信が背後から襲撃、織田軍は完敗。(石川県)
1582年 天正10年	9 □の変	明智光秀 × 織田信長	明智光秀が「敵は□□□にあり」と襲撃し、信長は自ら命を絶ったとされる。(京都府)
1583年 天正11年	10 □の戦い	羽柴秀吉 × 柴田勝家	清洲会議で信長の跡継ぎ問題で対立した柴田勝家と羽柴(豊臣)秀吉との戦い。(滋賀県)
1585年 天正13年	11 □攻め	羽柴秀吉 × 長宗我部元親	□□を統一した長宗我部元親を秀吉が降伏させ、土佐に押し戻した。(徳島県ほか)
1590年 天正18年	12 □攻め	豊臣秀吉 × 北条氏政	豊臣秀吉が□□□城に籠城する北条氏を降伏させ、天下統一がなされる。(神奈川県)
1600年 慶長5年	13 □の戦い	徳川家康 × 石田三成	天下分け目の戦いは、最初は石田三成率いる西軍が有利だったが、小早川秀秋が裏切る。(岐阜県)

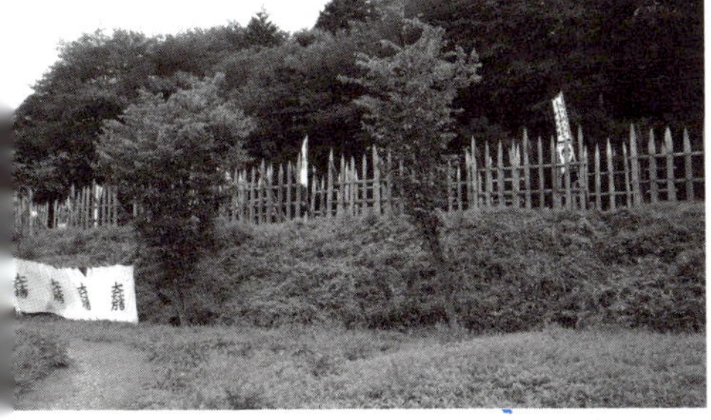

石田三成が陣を構えた笹尾山。

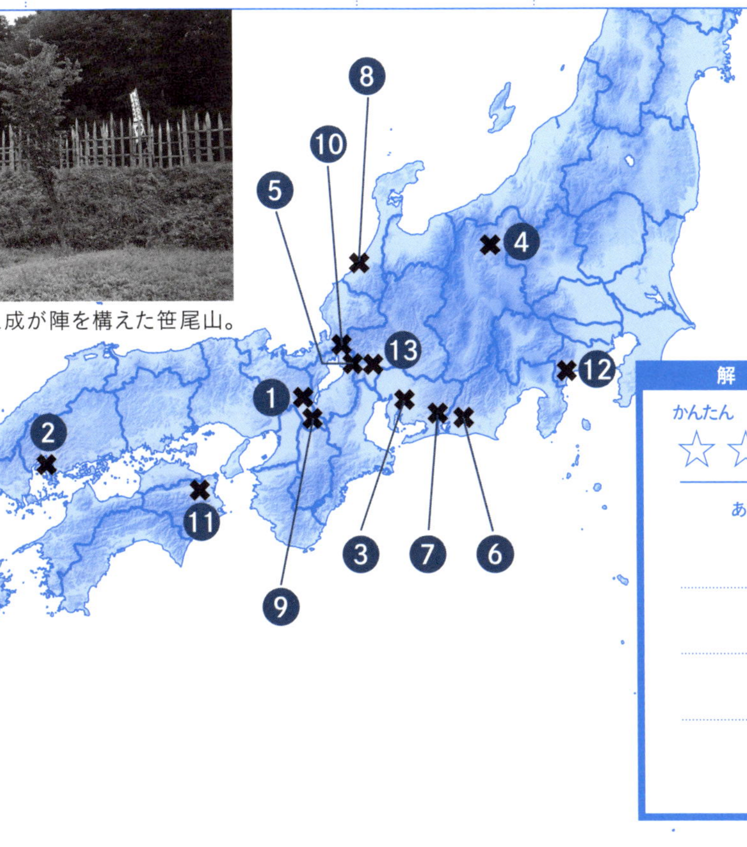

解いた感想

かんたん　普通　難しい

☆☆☆☆☆

あなたのひと言

力のある者が力を伸ばす風潮が広まりました。

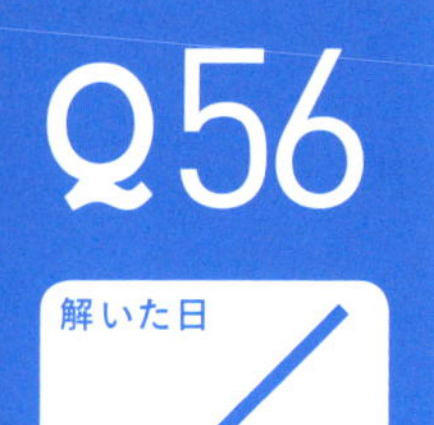

日本の武将とゆかりの城

戦国時代から江戸時代に名を残した武将たちの生涯は、城とりに費やされたともいえるでしょう。著名な武将たちのゆかりの城を集めました。❶〜⓱にあてはまる城を、リストから選んで書きましょう。　（答えは157ページ）

（答えは157ページ）

リスト

安土（あづち）／今治（いまばり）／上田（うえだ）／大垣（おおがき）／大坂（おおさか）／小田原（おだわら）／鹿児島（かごしま）／春日山（かすがやま）／高知（こうち）／仙台（せんだい）／躑躅ヶ崎館（つつじがさきやかた）／今帰仁（なきじん）／萩（はぎ）／彦根（ひこね）／広島（ひろしま）／盛岡（もりおか）／山形（やまがた）

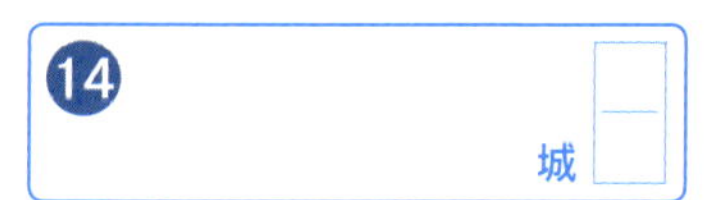

⓮ 城

関ヶ原の戦いなどで功績をあげた藤堂高虎（とうどうたかとら）が伊予半国20万石に加増され、築いた城。三重の堀に海水を引き込んだ海城として知られる。（愛媛県）

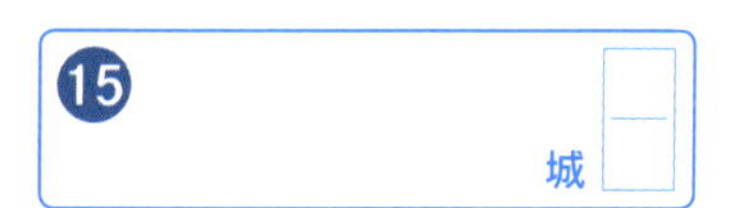

⓯ 城

豊臣（とよとみ）傘下の長宗我部（ちょうそかべ）氏が治めていたが、関ヶ原の戦い後、山内一豊（やまうちかつとよ）が入り築城。天守と本丸御殿が現存する貴重な城。（高知県）

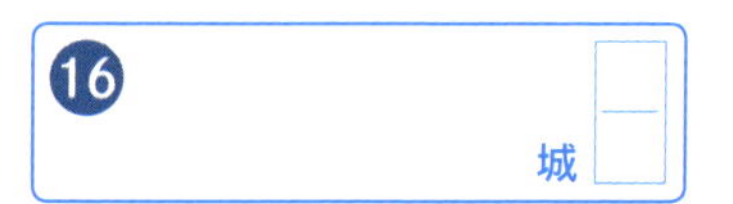

⓰ 城

島津（しまづ）家の居城。関ヶ原の戦いで西軍についた島津義弘（しまづよしひろ）の子、家久（いえひさ）が築城。徳川家康（とくがわいえやす）に遠慮し、天守を持たない館城としたとされる。（鹿児島県）

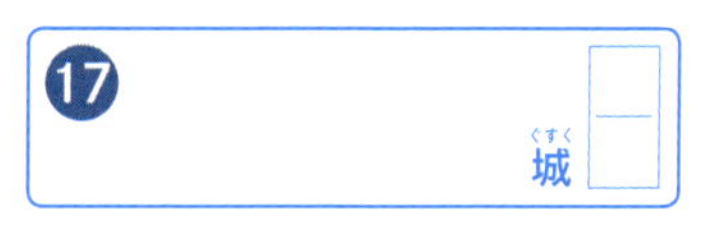

⓱ 城（ぐすく）

14世紀、北山王（ほくざん）の居城であったが、第一尚氏（だいいちしょうし）が維持した。琉球王朝でも統治の要所として維持されたため、1609年の薩摩（さつま）藩の侵略では、攻撃の目標とされた。（沖縄県）

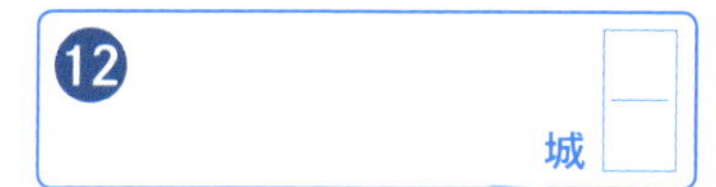

⓬ 城

中国地方の覇者・毛利（もうり）家の居城として元就（もとなり）の孫、輝元（てるもと）が築城。典型的な平城として国宝となったが、原子爆弾によって倒壊した。（広島県）

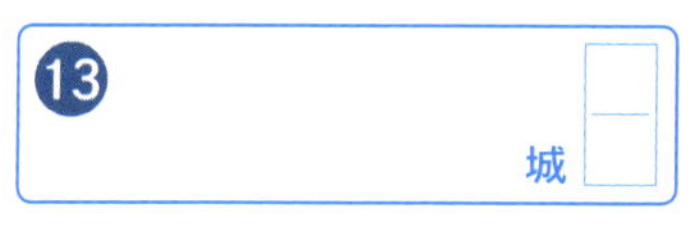

⓭ 城

関ヶ原の戦い後、減封された毛利輝元が、封じ込められる形で広島から移され、築城した。（山口県）

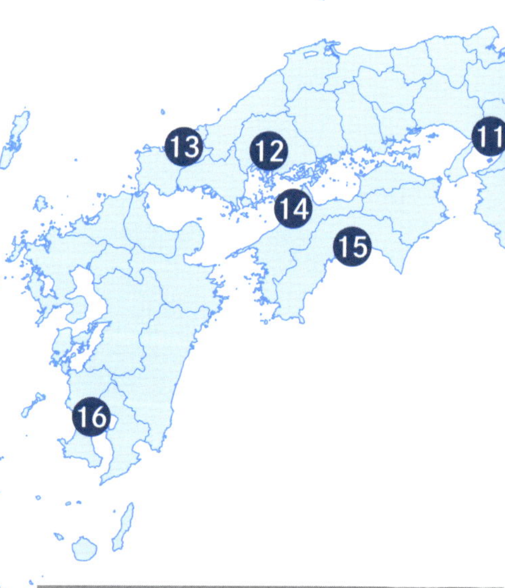

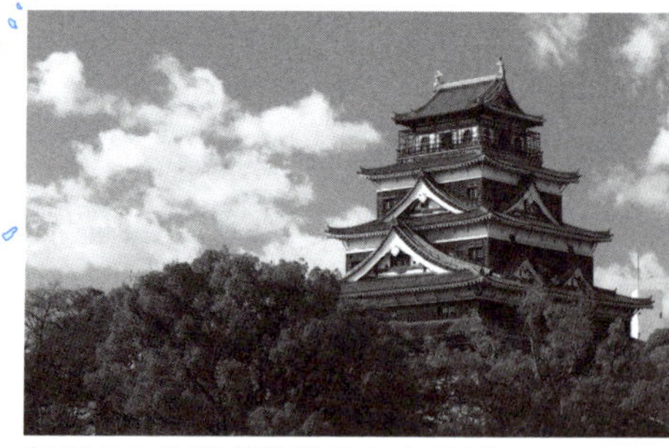

板張りの外壁が特徴的な広島城。天守は、1958年に復元された。

豆知識　今日見られるような城の本格的な天守は、16世紀に織田信長がつくった安土城で初めて完成。本丸

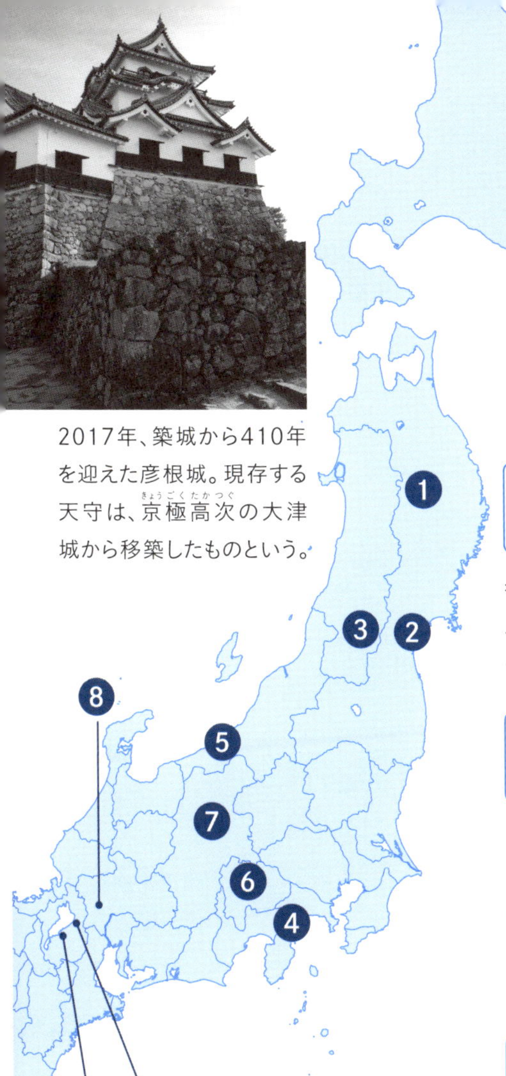

2017年、築城から410年を迎えた彦根城。現存する天守は、京極高次の大津城から移築したものという。

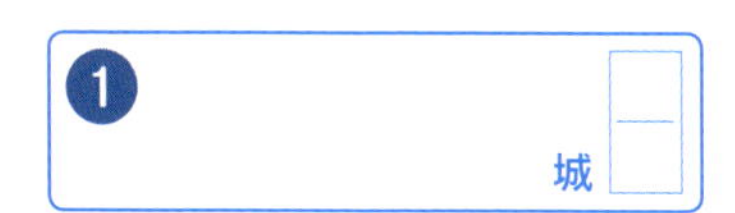

津軽為信の独立により津軽地方を失った南部信直が、三戸城から居城を移すため築城。見事な石垣が残る。（岩手県）

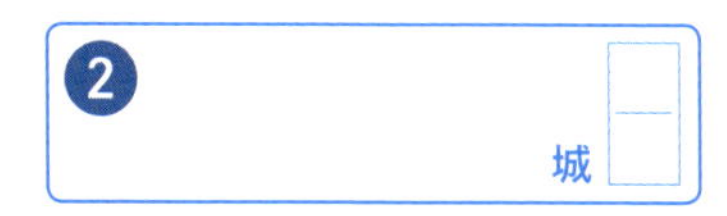

独眼竜・伊達正宗が築いた、断崖に守られた難攻不落の城。標高130mの青葉山に設けられたことから「青葉城」とも呼ばれる。（宮城県）

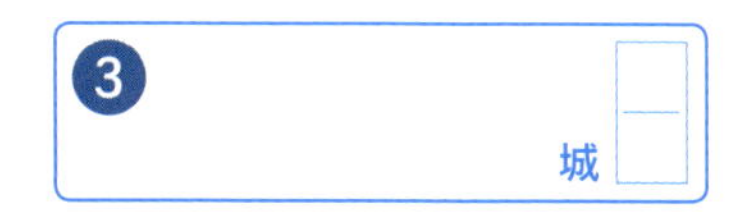

関ヶ原の戦いで東軍につき、出羽57万石の大大名となった最上義光が改修、城下町を整えた。別名・霞ケ城。（山形県）

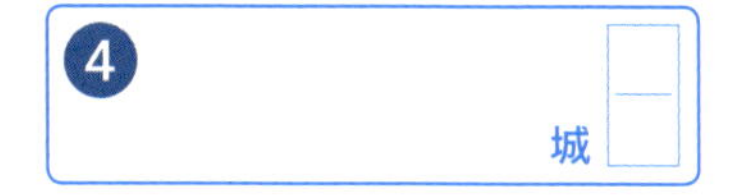

1495年に北条早雲が奪い、最初の戦国大名となる。3代北条氏康の代に上杉謙信、武田信玄の猛攻撃にも耐え、難攻不落といわれた。（神奈川県）

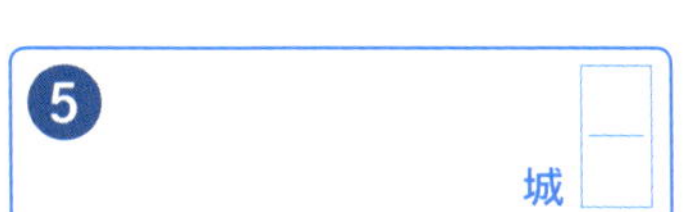

春日山山頂に築かれた越後の長尾氏の城。長尾景虎（上杉謙信）の代に完成を見た。（新潟県）

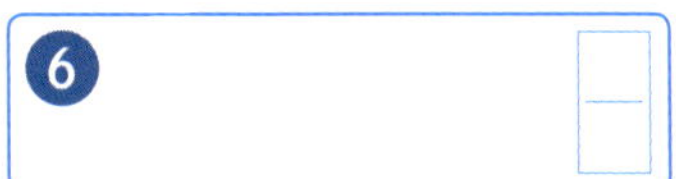

1519年に武田信虎が半年の突貫工事で築いたが、独裁的な政治を行ったため息子の信玄が甲斐から追放し、居城として継いだ。（山梨県）

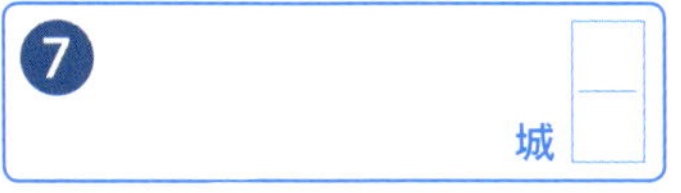

真田幸村の父、真田昌幸が築城。二度にわたる上田合戦では徳川撃退の舞台となった。（長野県）

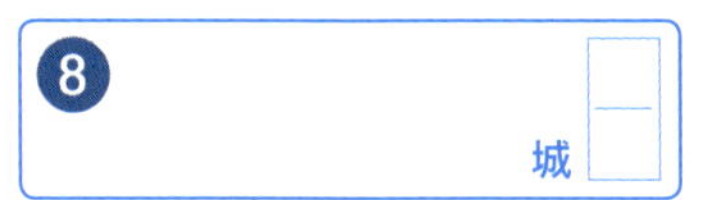

古くからの要衝の地に立つ。関ヶ原の戦いでは西軍を率いる石田三成が入城し、根拠地となった。（岐阜県）

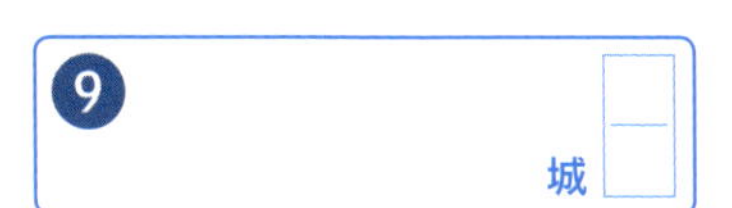

徳川四天王といわれた井伊直政がこの地を選び、子の直勝が築城。江戸時代にわたって井伊家の居城となった。（滋賀県）

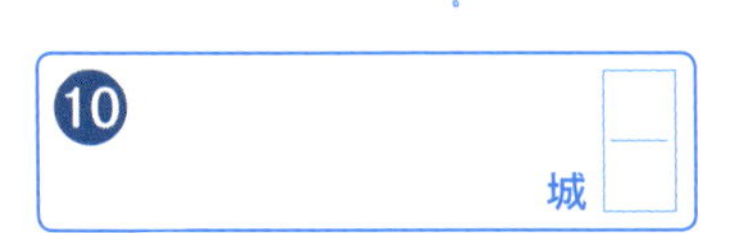

織田信長が築くが、本能寺の変後に炎上した。安土山頂にそびえた天守は7重で、最上階は金で輝いていたという。（滋賀県）

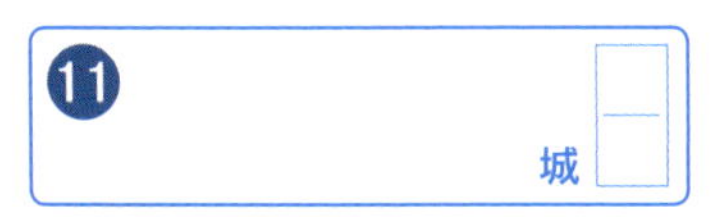

羽柴秀吉が石山本願寺の跡地に建てた大規模な城。秀吉の死後、大坂冬の陣では籠城戦の舞台となり、夏の陣で焼け落ちた。現在のものは、徳川幕府が再築したもの。（大阪府）

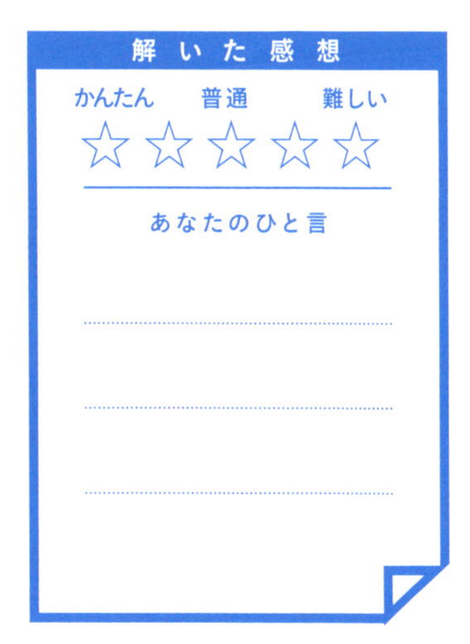

に建てた高層建築のことを指し、城主の権威を示すものでした。

Q57

解いた日　／

旧国名と州名

廃藩置県前の日本は国に分かれていて名称も異なり、別に州名もありました。国と県は一致しないため、複数の国がある県も、逆のケースもあります。❶〜⓯にあてはまる旧国名と州名をリストから選んで書きましょう。（答えは 157 ページ）

リスト

旧国名

安芸（あき）／阿波（あわ）／越中（えっちゅう）／
近江（おうみ）／尾張（おわり）／上野（こうずけ）／
信濃（しなの）／下野（しもつけ）／土佐（とさ）／
肥前（ひぜん）／飛騨（ひだ）／日向（ひゅうが）／
備後（びんご）／三河（みかわ）／美濃（みの）／
武蔵（むさし）／陸奥（むつ）／大和（やまと）

州名

阿州（あしゅう）／越州（えっしゅう）／奥州（おうしゅう）／
芸州（げいしゅう）／江州（ごうしゅう）／三州（さんしゅう）／
上州（じょうしゅう）／信州（しんしゅう）／土州（どしゅう）／
日州（にっしゅう）／濃州（のうしゅう）／飛州（ひしゅう）／
肥州（ひしゅう）／尾州（びしゅう）／備州（びしゅう）／
武州（ぶしゅう）／野州（やしゅう）／和州（わしゅう）

奈良県

⑩ 旧国名	州名

古くは□□朝廷があり、倭とも書いた。

広島県

⑪ 旧国名	州名

吉備の国が分かれてこの名に。西部の国は、□□の宮島などに名が残る。

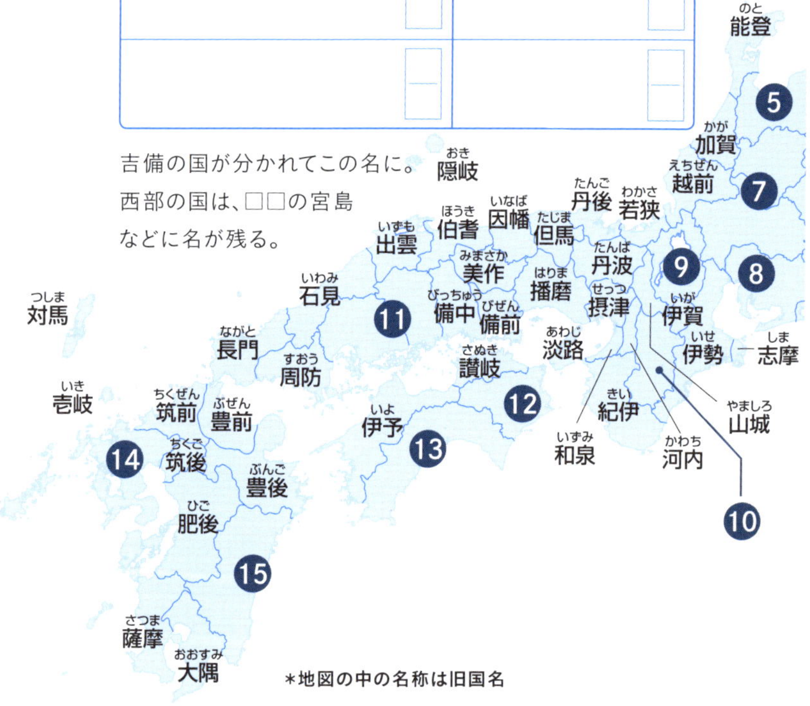

＊地図の中の名称は旧国名

徳島県

⑫ 旧国名	州名

いわずと知れた□□踊り。

高知県

⑬ 旧国名	州名

□□犬、□□市、□□清水市、□□日記などなじみが深い。

佐賀県
長崎県

⑭ 旧国名	州名

古代の火国（ひのくに）（肥国）が分かれて、北部が前に。

宮崎県

⑮ 旧国名
州名

□□夏、□□市などに名が残る。南国らしい名称。

豆知識　国が分かれて「上・下」「前・中・後」がついた旧国名は、京から近いほうが「上」「前」とされました。千葉

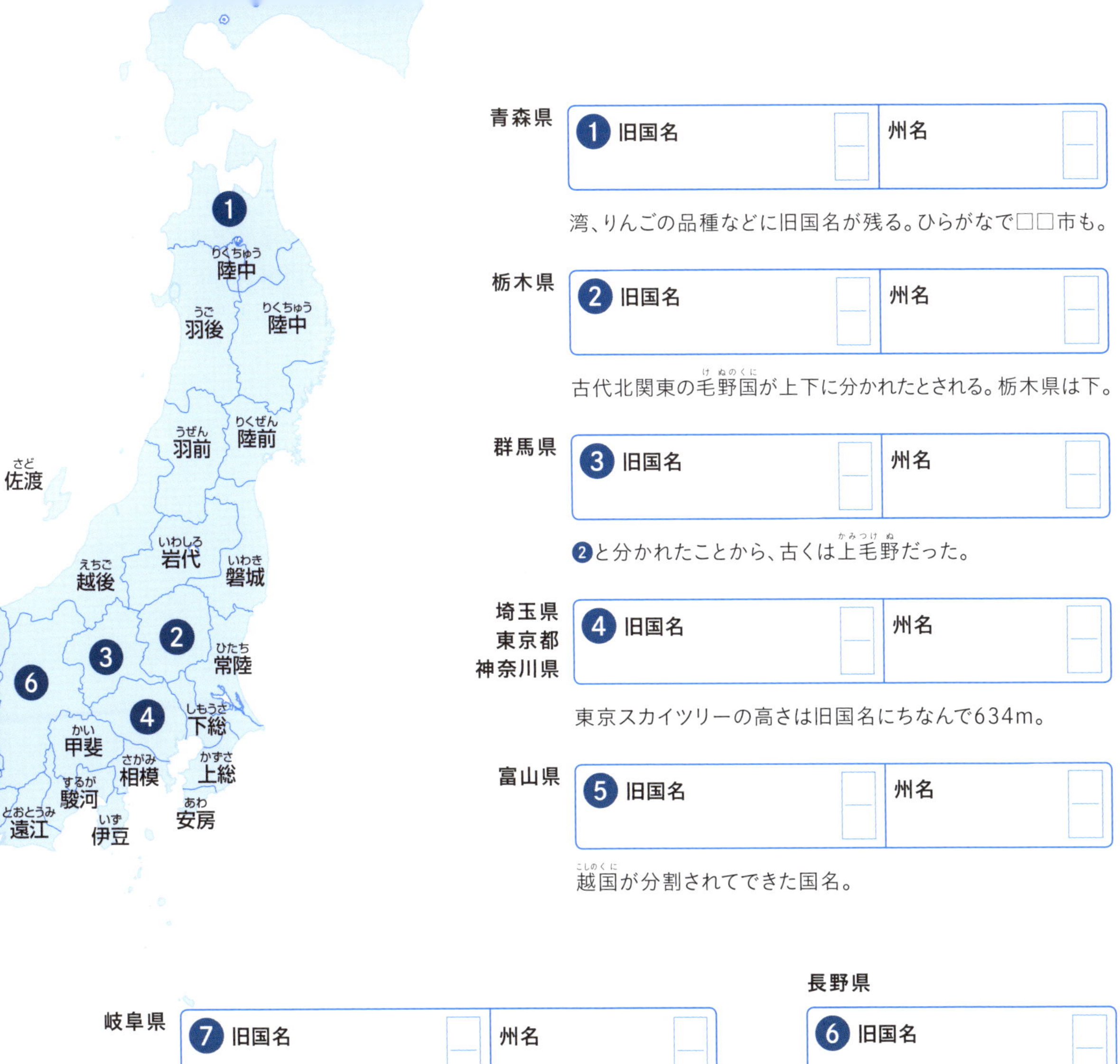

青森県

1 旧国名　　州名

湾、りんごの品種などに旧国名が残る。ひらがなで□□市も。

栃木県

2 旧国名　　州名

古代北関東の毛野国（けぬのくに）が上下に分かれたとされる。栃木県は下。

群馬県

3 旧国名　　州名

2と分かれたことから、古くは上毛野（かみつけぬ）だった。

埼玉県
東京都
神奈川県

4 旧国名　　州名

東京スカイツリーの高さは旧国名にちなんで634m。

富山県

5 旧国名　　州名

越国（こしのくに）が分割されてできた国名。

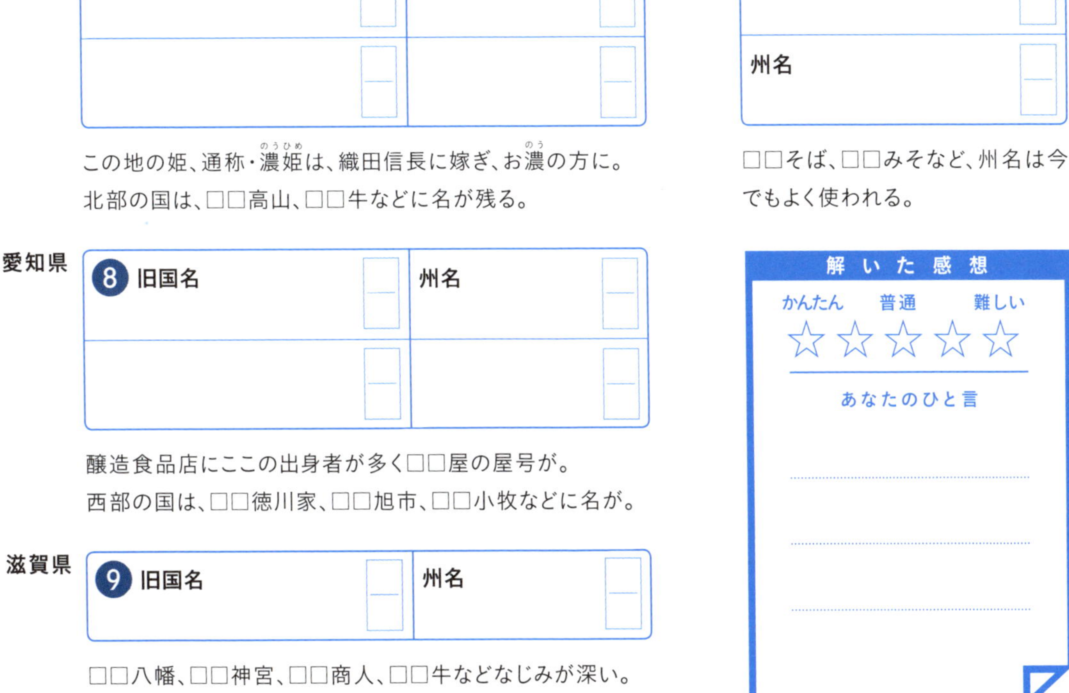

岐阜県

7 旧国名　　州名

この地の姫、通称・濃姫（のうひめ）は、織田信長に嫁ぎ、お濃（のう）の方に。
北部の国は、□□高山、□□牛などに名が残る。

愛知県

8 旧国名　　州名

醸造食品店にここの出身者が多く□□屋の屋号が。
西部の国は、□□徳川家、□□旭市、□□小牧などに名が。

滋賀県

9 旧国名　　州名

□□八幡、□□神宮、□□商人、□□牛などなじみが深い。

長野県

6 旧国名

州名

□□そば、□□みそなど、州名は今でもよく使われる。

解いた感想

かんたん　普通　難しい
☆☆☆☆☆

あなたのひと言

県の「上総」「下総」は、当時は海路だったため、下のほうが近いとされ上総となりました。

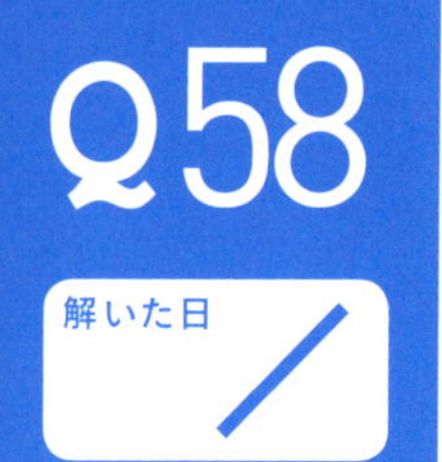

藩の石高ランキング

藩は、江戸時代を通して260ほどもあり、各藩の力を示すともいえる「石高」には大きな差がありました。❶〜⑳にあてはまるトップ20の藩名を、リストから選んで書きましょう。*石高は幕末頃のもの。藩名は一般的なものを採用 （答えは157ページ）

リスト

会津／岡山／尾張／加賀／紀州／久保田／久留米／熊本／佐賀／薩摩／仙台／長州／津／徳島／鳥取／彦根／広島／福井／福岡／水戸

		石高	大名家	
❶	藩	102.5万石	前田家	前田利家と夫人のまつに始まり、加賀百万石の名を馳せる。（石川県）
❷	藩	72.8万石	島津家	幕末の名君、島津斉彬は、西郷隆盛、大久保利通らを登用し幕政改革を進めた。（鹿児島県）
❸	藩	62万石	伊達家	藩祖の独眼竜・政宗は、青葉城築城後、その地名を□□と改めた。（宮城県）
❹	藩	61.9万石	尾張徳川家	御三家の筆頭。「□□名古屋は城で持つ」の城は、金の鯱で有名。（愛知県）
❺	藩	55.5万石	紀州徳川家	御三家のひとつで家康の10男頼宣が礎を築き、8代吉宗以降、将軍を次々輩出。（和歌山県）
❻	藩	54.1万石	細川家	藩祖の加藤清正が名城をつくるも息子の代で改易処分を受け、細川家が入った。（熊本県）
❼	藩	47.3万石	黒田家	藩祖の黒田長政は父如水と城を築き、祖先の地、備前□□から藩名をつけた。（福岡県）
❽	藩	42.6万石	浅野家	関ヶ原の戦い後に福島正則が入るが無断で城を改修したため転封、浅野家が入る。（広島県）
❾	藩	36.9万石	毛利家	関ヶ原の戦い後、萩に封じられて、幕末、高杉晋作ら尊皇攘夷の志士を生んだ。（山口県）
❿	藩	35.7万石	鍋島家	竜造寺氏断絶の後、家臣の鍋島勝茂が初代藩主に。日本初の磁器、有田焼で有名。（佐賀県）
⓫	藩	35万石	水戸徳川家	御三家のひとつで初代藩主は家康の11男頼房。黄門様こと光圀は2代藩主。（茨城県）
⓬	藩	32万石	池田家	播磨姫路からきた池田光政と、次に領地替えで岡山から入った光仲が礎を確立。（鳥取県）
⓭	藩	32万石	松平家	幕末の藩主慶永（春嶽）は幕政に参画、雄藩連合構想のもと勝海舟らを庇護。（福井県）

豆知識 藩とは、1万石以上の領地を持つ大名の領域といえるものです。江戸幕府の統制のもと、それぞれの藩

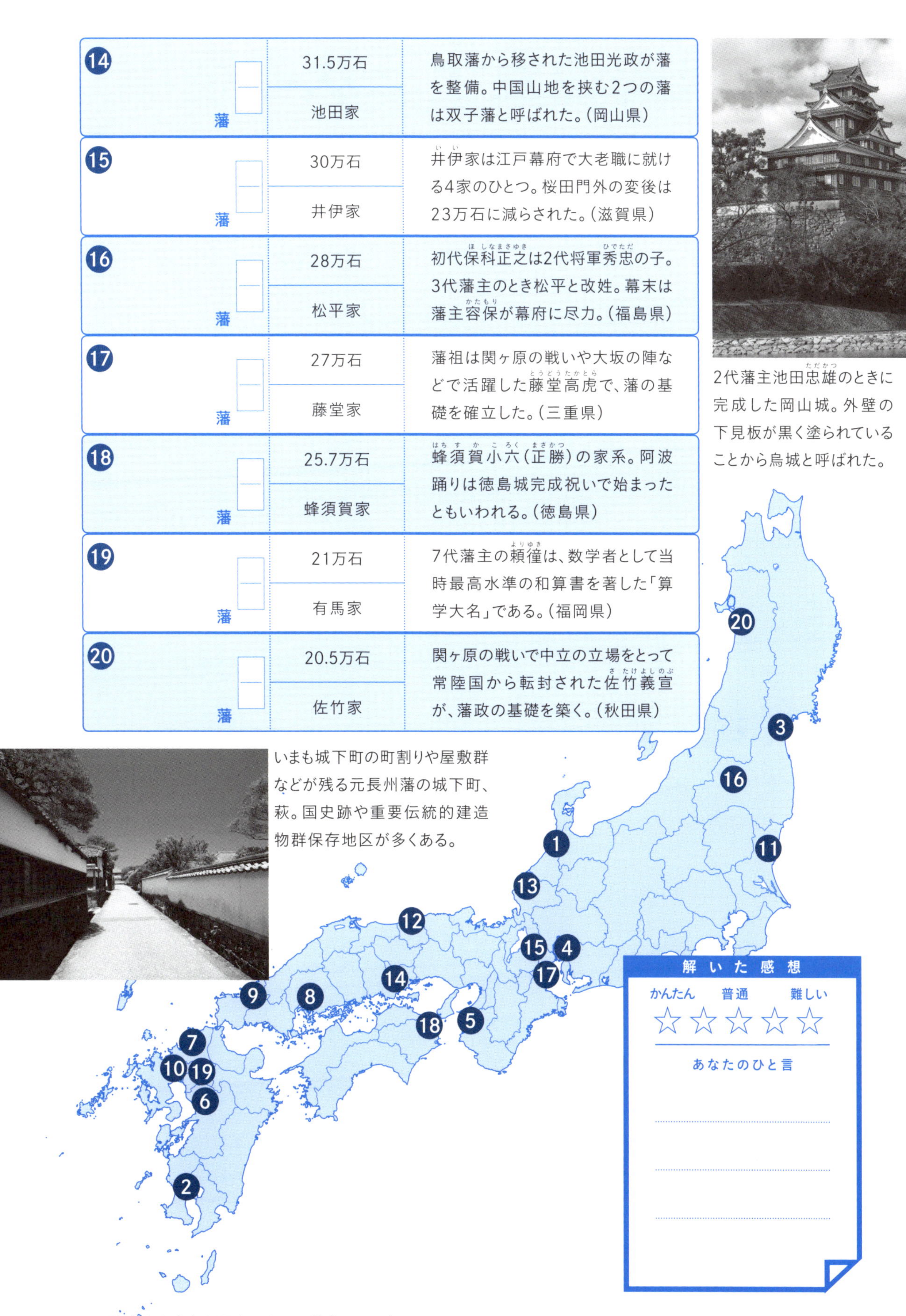

14	藩	31.5万石 池田家	鳥取藩から移された池田光政が藩を整備。中国山地を挟む2つの藩は双子藩と呼ばれた。(岡山県)
15	藩	30万石 井伊家	井伊家は江戸幕府で大老職に就ける4家のひとつ。桜田門外の変後は23万石に減らされた。(滋賀県)
16	藩	28万石 松平家	初代保科正之は2代将軍秀忠の子。3代藩主のとき松平と改姓。幕末は藩主容保が幕府に尽力。(福島県)
17	藩	27万石 藤堂家	藩祖は関ヶ原の戦いや大坂の陣などで活躍した藤堂高虎で、藩の基礎を確立した。(三重県)
18	藩	25.7万石 蜂須賀家	蜂須賀小六(正勝)の家系。阿波踊りは徳島城完成祝いで始まったともいわれる。(徳島県)
19	藩	21万石 有馬家	7代藩主の頼徸は、数学者として当時最高水準の和算書を著した「算学大名」である。(福岡県)
20	藩	20.5万石 佐竹家	関ヶ原の戦いで中立の立場をとって常陸国から転封された佐竹義宣が、藩政の基礎を築く。(秋田県)

2代藩主池田忠雄のときに完成した岡山城。外壁の下見板が黒く塗られていることから烏城と呼ばれた。

いまも城下町の町割りや屋敷群などが残る元長州藩の城下町、萩。国史跡や重要伝統的建造物群保存地区が多くある。

は、独立した小さな国家のように機能していました。

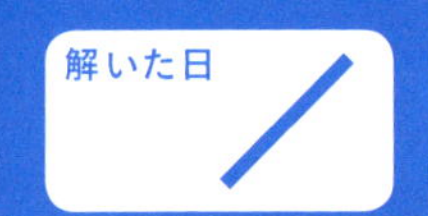

Q59 東海道五十三次の宿場

解いた日　／

江戸時代の五街道のひとつ東海道には53の宿があり、参勤交代の大名をはじめ多くの旅人が行きかいました。❶〜⓬にあてはまる宿場の名前を、リストから選んで書きましょう。

（答えは157ページ）

リスト

石部（いしべ）／岡崎（おかざき）／小田原（おだわら）／草津（くさつ）／桑名（くわな）／御油（ごゆ）／品川（しながわ）／島田（しまだ）／箱根（はこね）／府中（ふちゅう）／鞠子（まりこ）／宮（熱田）（みやあつた）

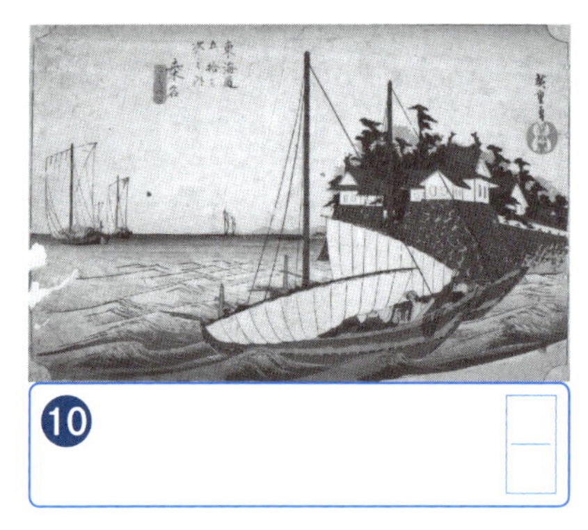

⓾

「その手はくわなの焼き蛤」で知られる。広重は七里の渡しの船着場を描いた。七里（約27km）の海路を4時間で渡した。

❼

弥次、喜多がきつねにだまされたのは、この宿に今も残る御油の松並木。

❽

徳川家康誕生の城から八丁の距離にある八丁村でつくられたことから、「八丁味噌」と呼ばれた味噌が有名。広重は橋の奥に城を描いている。

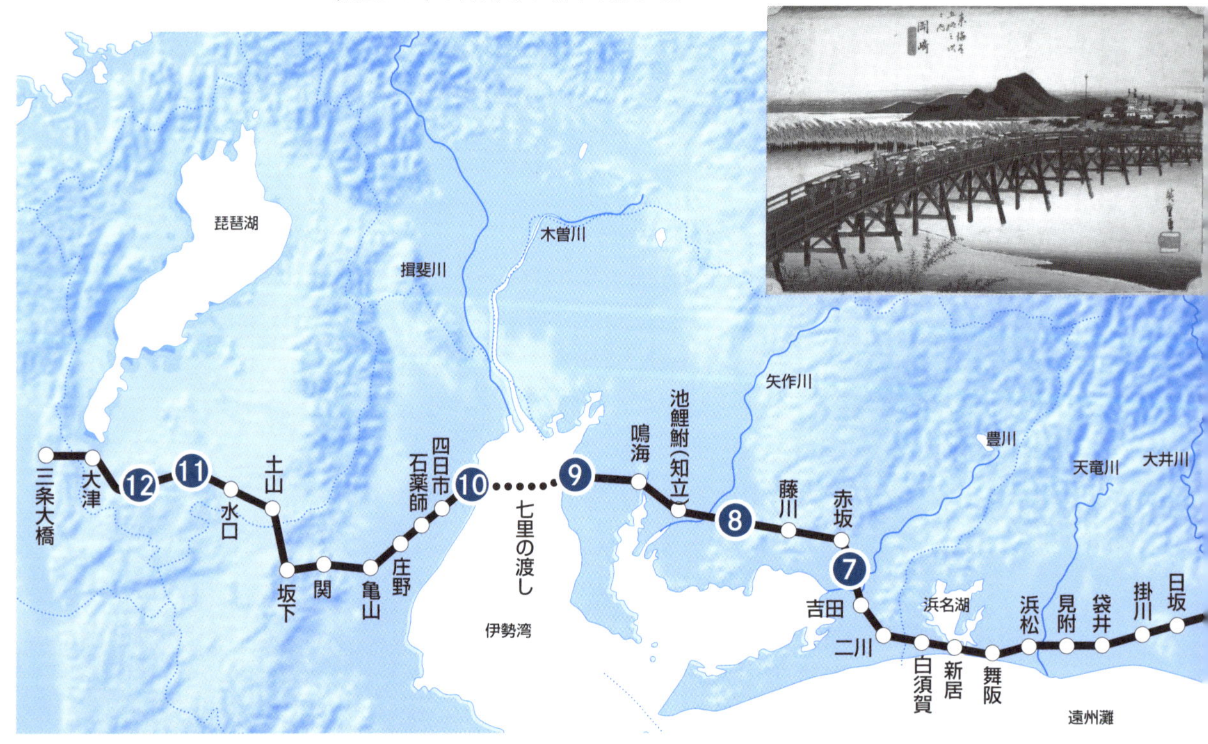

⓬

東海道と中山道の分岐点でもある宿場。名物「姥（うば）が餅（もち）」は、400年の伝統を誇る郷土菓子。

⓫

京からちょうど1泊目となるので「京立ち□□泊まり」といわれた。近くに金山があり□□金吉の由来に。

❾

「宮の宿」と呼ばれた東海道最大級の宿場であり、熱田神宮の門前町。中山道に至る美濃路の分岐点。

豆知識 東海道は、江戸から太平洋沿いに京都に至る江戸時代に整備された主要道路で、全長が約495kmあ

4

現静岡。かつて駿河国の国府が置かれ、駿河府中と呼ばれた。家康のお膝元、駿府城の城下町でもある。京側に安倍川があり、名物は安倍川もち。

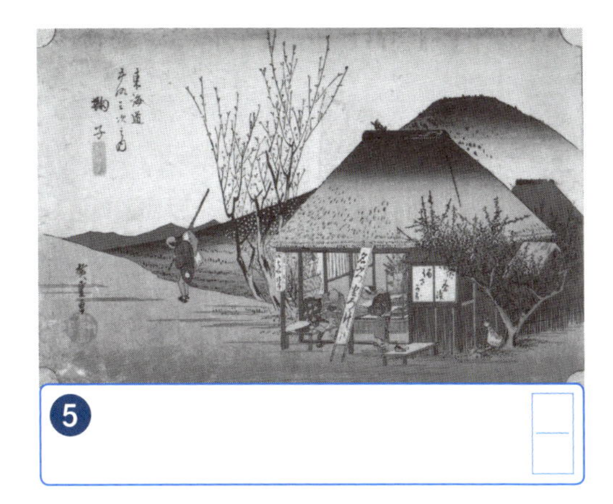

5

芭蕉の句「梅若菜まりこの宿のとろろ汁」や『東海道中膝栗毛』で有名な、とろろ汁が名物。

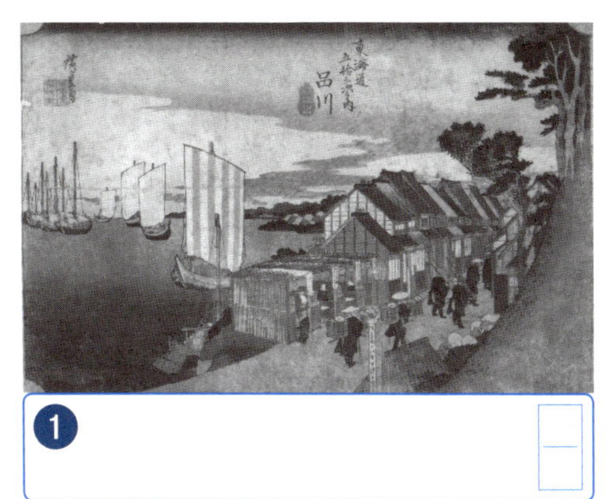

1

東海道の第一の宿で、「北の吉原、南の□□」と称されるほどの遊興地として繁栄した。

2

折りたたんで携帯できる提灯が人気みやげに。また、名産のかまぼこは携帯食として喜ばれ、参勤交代の大名たちも食したとされる。

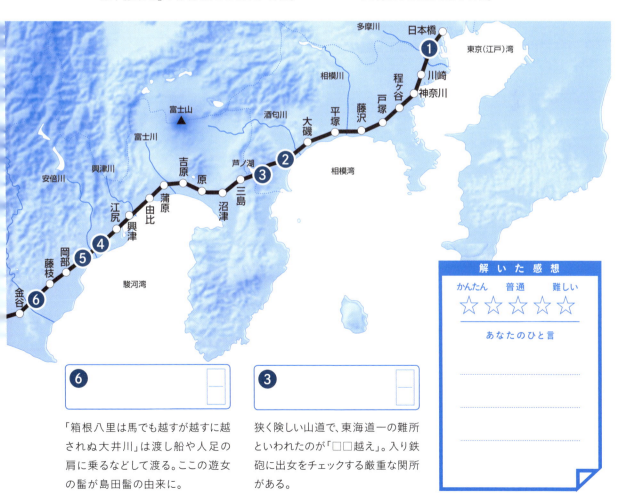

6

「箱根八里は馬でも越すが越すに越されぬ大井川」は渡し船や人足の肩に乗るなどして渡る。ここの遊女の髷が島田髷の由来に。

3

狭く険しい山道で、東海道一の難所といわれたのが「□□越え」。入り鉄砲に出女をチェックする厳重な関所がある。

解いた感想

かんたん　普通　難しい

☆☆☆☆☆

あなたのひと言

りです。

「東海道五拾三次」国立国会図書館蔵

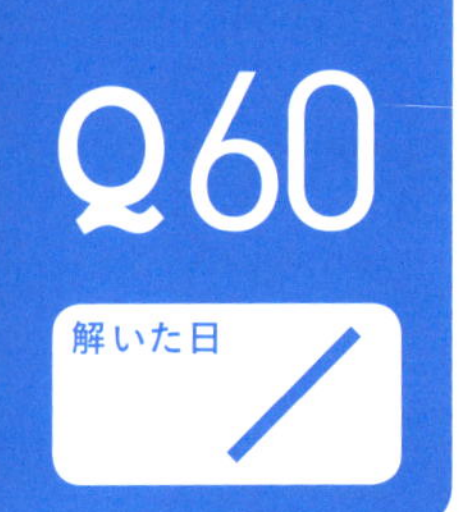

街道と宿場町①

五街道のうち、中山道・甲州道中・日光道中・奥州道中の道筋と宿場町を見てみましょう。❶〜⓮にあてはまる宿場名を、リストから選んで書きましょう。

（答えは 158 ページ）

リスト

今市／宇都宮／大田原／勝沼／軽井沢／古河／猿橋／塩尻／下諏訪／草加／鳥居本／奈良井／府中／馬籠

中山道

江戸と京を結ぶ約526kmの街道で、69の宿場があった。山地をいくが、東海道と違い大きな川越えがないことなどから、多くの旅人が往来した。

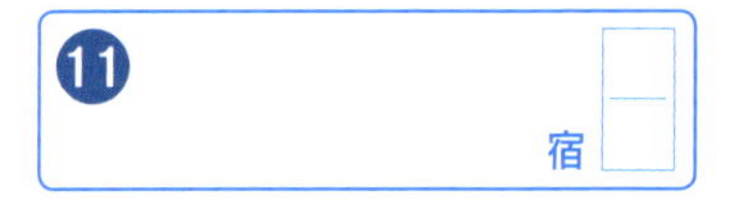

「塩の道」といわれた伊那街道との合流点。（長野県）

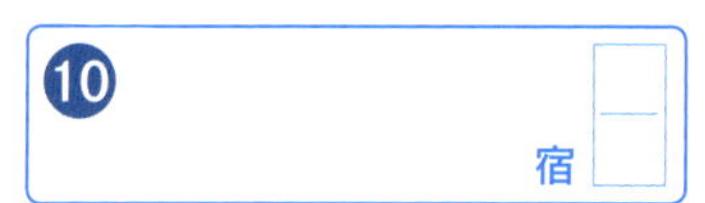

難所・碓氷峠の入り口にあり、中山道で最も栄えた宿場町のひとつ。現在は人気の避暑地。（長野県）

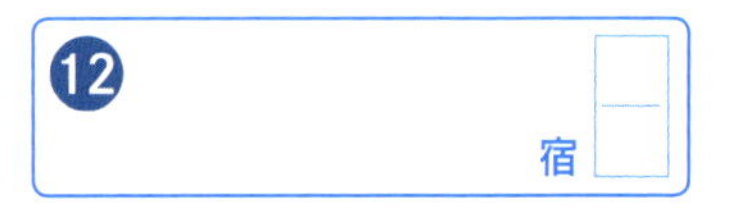

木曽路11宿のひとつで、難所・鳥居峠を控え、多くの旅人が足を休めた。現在は重要伝統的建造物群保存地区で人気の観光地。（長野県）

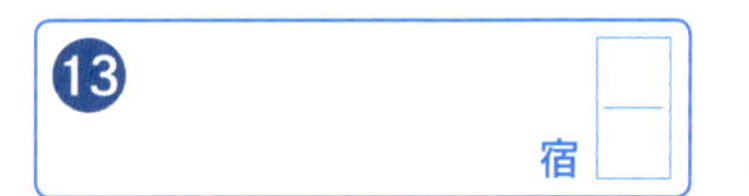

木曽路最南端、江戸からだと信濃最後の宿場で先は美濃国だった。町は平成17年、長野県木曽郡から岐阜県中津川市に編入した。（岐阜県）

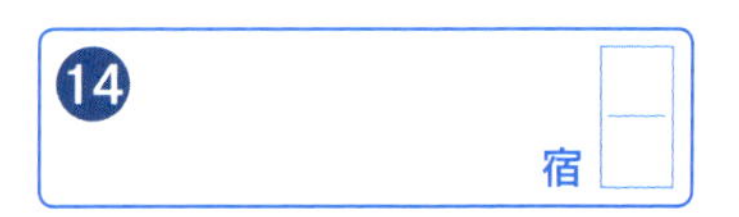

多賀大社の鳥居が町名の由来。朝鮮人街道、北国街道（北陸街道）の分岐点でもある交通の要衝。（滋賀県）

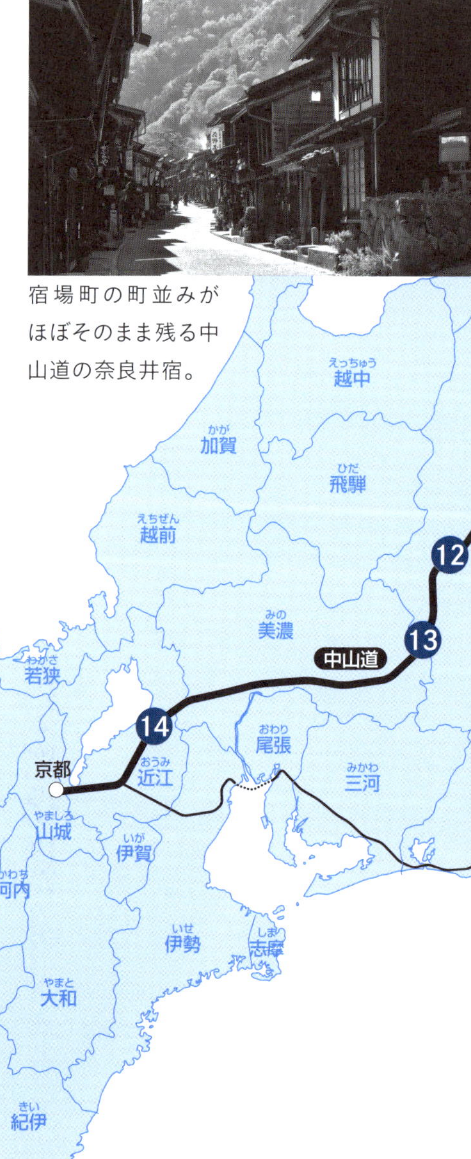

宿場町の町並みがほぼそのまま残る中山道の奈良井宿。

豆知識 今なお主要道路として利用されている五街道。いずれも江戸日本橋を起点に各地を結ぶ交通路で、江

甲州道中(甲州街道)

江戸から信濃国の中山道との合流までの約220km、45の宿場があった。

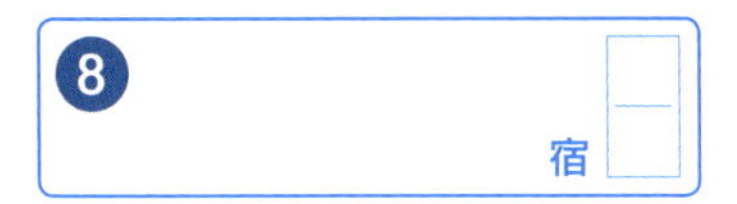

江戸側から難所の笹子(ささご)峠を越えるとぶどう畑とともに現れる宿場。「□□や馬士(まご)は葡萄を喰いながら」の句も残る。現在は多くのワイナリーがある。(山梨県)

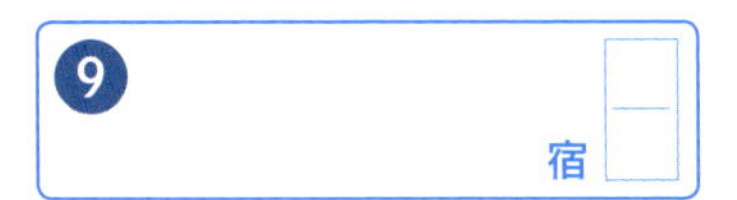

諏訪大社下社の門前町で、中山道との合流点。温泉が湧き、旅人の疲れを癒やした。(長野県)

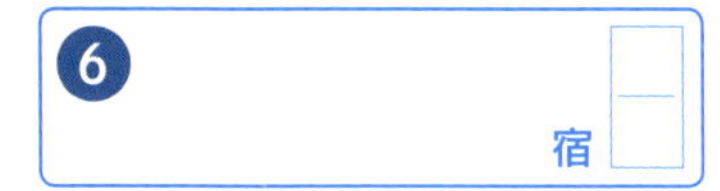

かつて武蔵国(むさしのくに)の中心で、国府が置かれていた。シンボルの大國魂(おおくにたま)神社は武蔵の国の総社。(東京都)

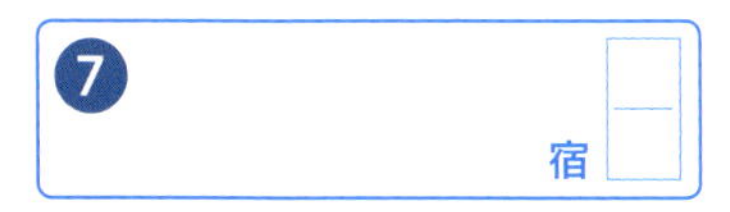

日本三奇橋のひとつが宿場名に。山間の深い谷にかかるため、橋脚のない独特な姿。(山梨県)

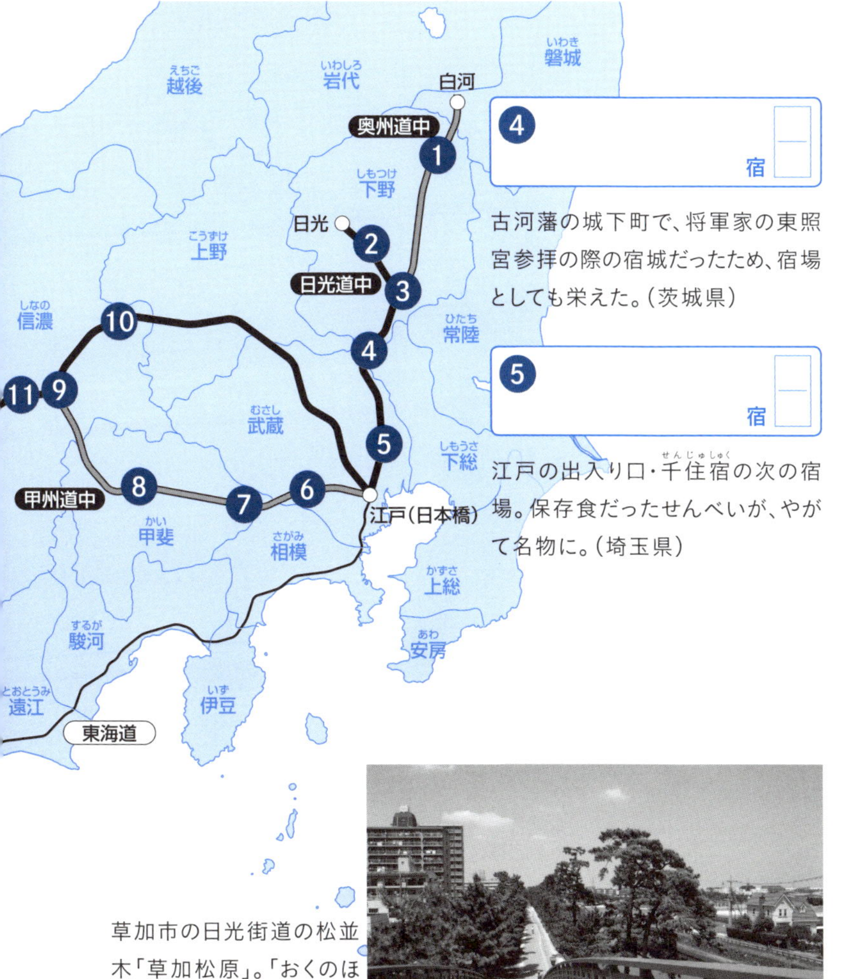

古河藩の城下町で、将軍家の東照宮参拝の際の宿城だったため、宿場としても栄えた。(茨城県)

江戸の出入り口・千住宿(せんじゅしゅく)の次の宿場。保存食だったせんべいが、やがて名物に。(埼玉県)

草加市の日光街道の松並木「草加松原」。「おくのほそ道の風景地」として国の名勝に指定されている。

奥州道中(奥州街道)

江戸から白河までが、幕府道中管轄の狭義の奥州道中。❸の宿場までは日光道中と重なる。❸から白河までは10宿あった。

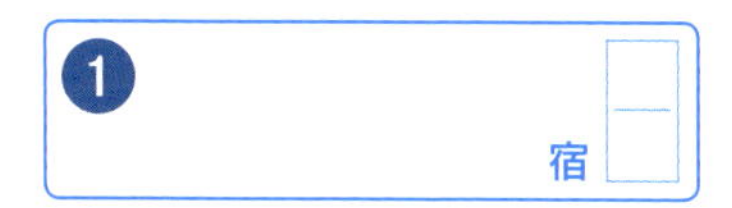

大田原藩の城下町で、奥州道中最大の本陣があったとされる。

日光道中(日光街道)

江戸から日光東照宮に至る道で、全長約130km。江戸から❸の宿場までは17宿、❸から日光までの間は4宿あった。

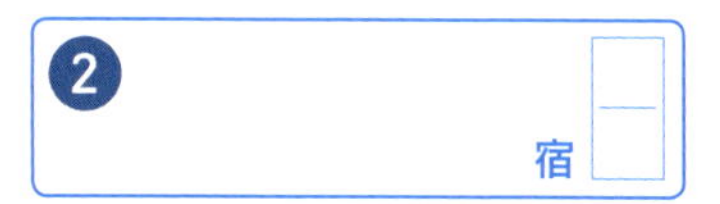

例幣使街道(れいへいしかいどう)・会津西街道との合流地点。今村と呼ばれていたが、市場が栄えたため名前を替えた。(栃木県)

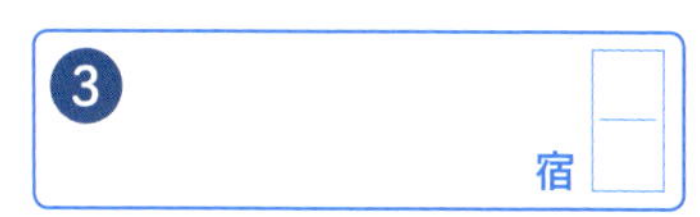

下野国一の城下町で、現在も県庁所在地。日光道中で最も栄えた宿場町でもある。(栃木県)

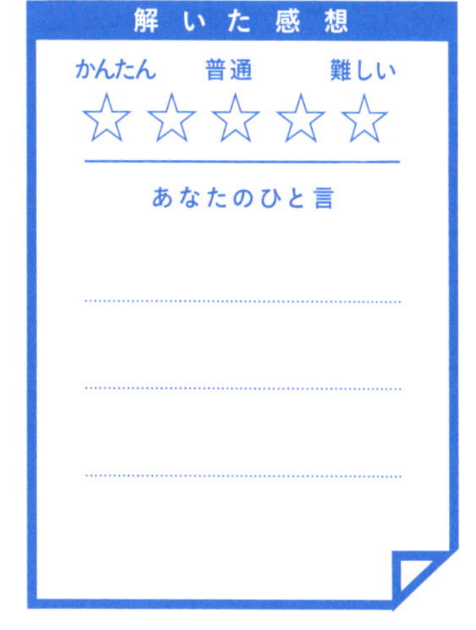

戸幕府が整備し、管理もしていました。

Q61

解いた日 ／

街道と宿場町②

五街道以外の主な街道を見てみましょう。道の名は必ずしもひとつではなく、地域によって呼び方が違うことも。ここでは広く知られる名称をあげています。❶〜⑮にあてはまる街道名を、リストから選んで書きましょう。（答えは158ページ）

リスト

会津西／出雲／伊那／羽州／薩摩／讃岐／千国／長崎／日光例幣使／陸前浜／豊後／北国／三国／水戸／若狭

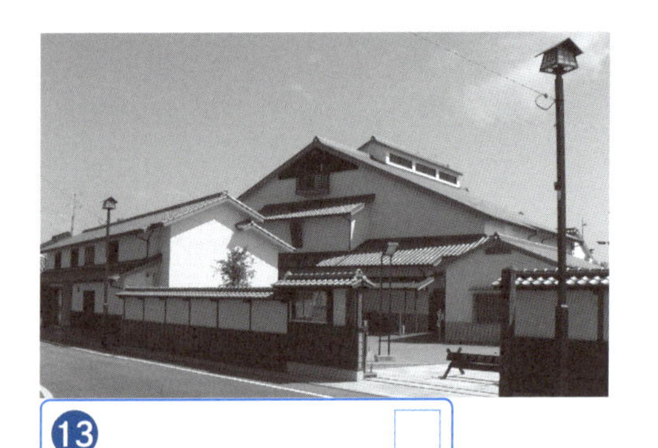

⑬ ＿＿＿＿街道

小倉と長崎をまっすぐつなぎ、異国の文物を流通。外国との交易を唯一行う港に通じる道として重視された。北九州市にある木屋瀬（こやのせ）宿には、宿場跡に風情ある、みちの郷土史料館がある。

出雲郷　⑪　飾西　小浜　⑩　京都　丸亀　松山　⑫　小倉　⑬　田代　⑭　鶴崎　長崎　熊本　⑮　鹿児島

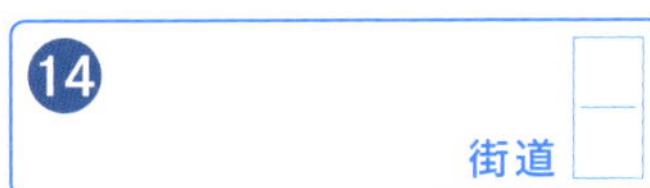

⑭ ＿＿＿＿街道

熊本城下と瀬戸内海の入り口である豊後の鶴崎（つるさき）を結ぶ、肥後藩の参勤交代の道。加藤清正が拓き、細川家が大名行列をした街道として知られる。国道57号に相当。

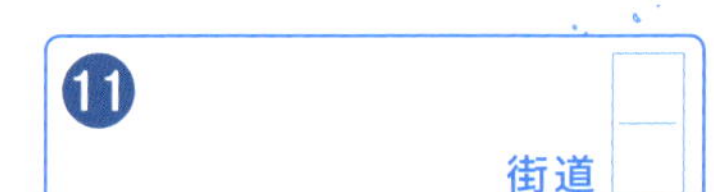

⑪ ＿＿＿＿街道

山陰と山陽をつなぐ道のひとつで、鳥取県と岡山県の県境にある四十曲峠（しじゅうまがりとうげ）を通るルート。松江藩、津山藩など街道沿いの諸藩の参勤交代でにぎわった。

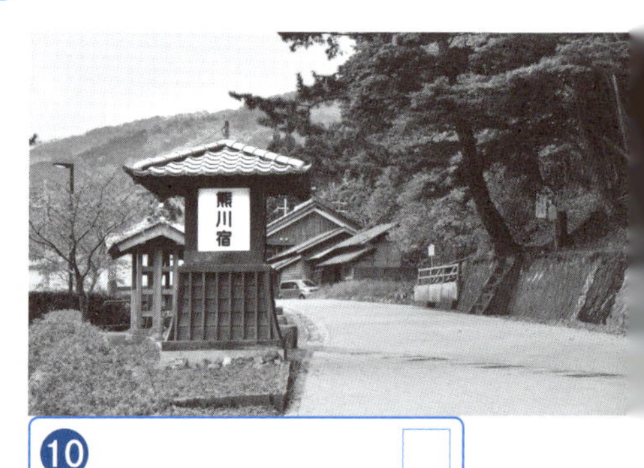

⑩ ＿＿＿＿街道

若狭から京へ、日々魚介類が運ばれた道で、後に鯖街道と呼ばれた。荷物の中継地点としてにぎわった熊川宿（くまかわしゅく）は、今も面影を色濃く残す。

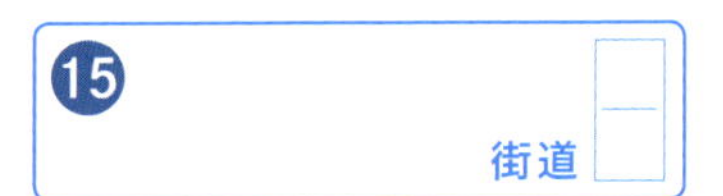

⑮ ＿＿＿＿街道

⑬と田代で分かれ、薩摩と結ぶ。薩摩藩の参勤交代などに使われた。国道3号に相当。

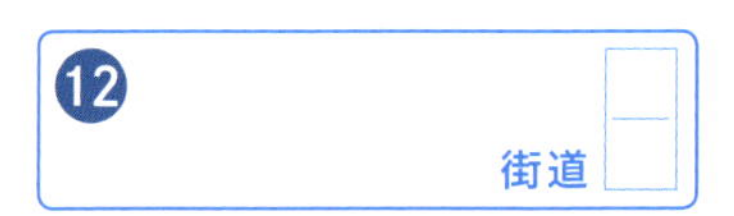

⑫ ＿＿＿＿街道

松山城下と讃岐の丸亀を結ぶ街道で、金刀比羅宮を目指す多くの参拝者が利用したという。

豆知識　五街道以外の街道は、脇街道や脇道などとも呼ばれていました。街道には1里（約4km）ごとに「一里

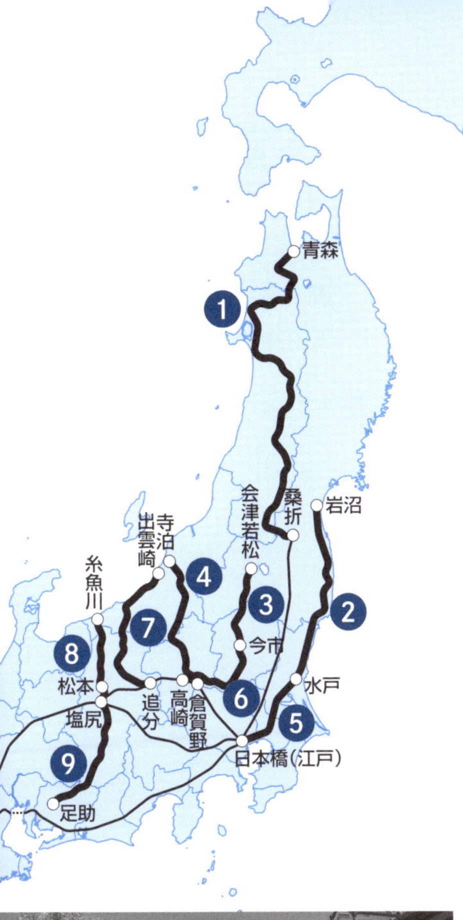

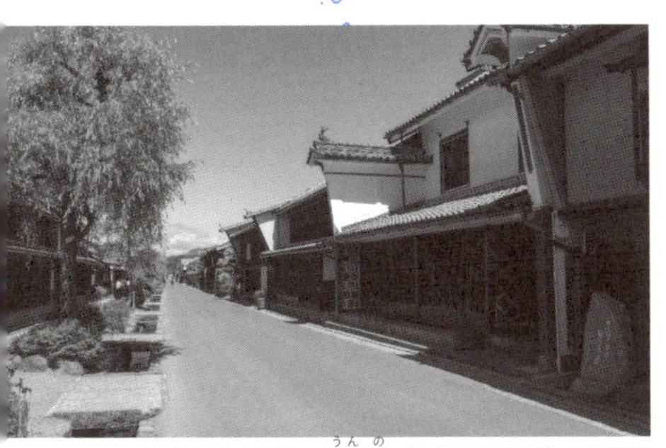

北国街道の海野宿(長野県)。江戸時代の旅籠と明治以降の蚕室造の町屋が並ぶ。

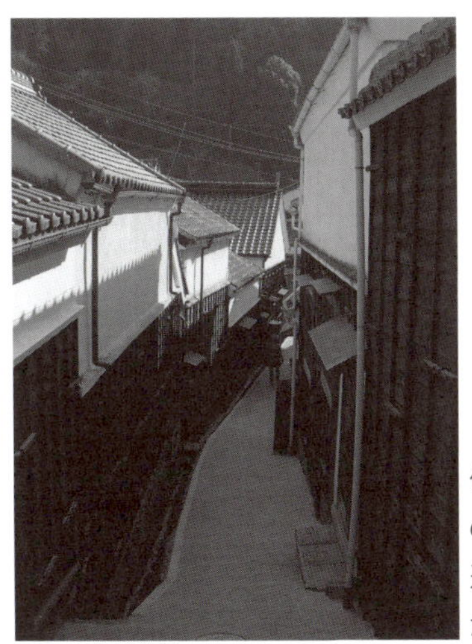

伊那街道の足助宿(愛知県)。信州の農民たちが始めた自前の馬での運搬業「中馬」の中継点として栄えた。

5 街道

多くの参勤交代に用いられた街道で、水戸側からは江戸街道とも呼ばれた。五街道と同じく道中奉行の管轄に置かれた。浜街道につながり、現在の国道6号に相当。

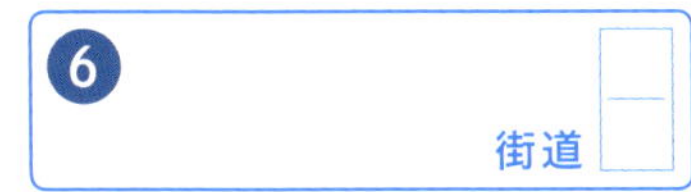
6
街道

中山道と日光道中を結び、京の朝廷から日光東照宮へとつないだ。幣帛を奉納する50人ほどの例幣使が毎年通った道でこの名がある。

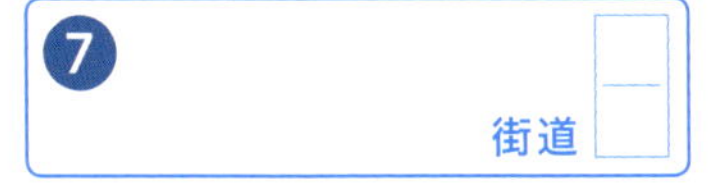
7
街道

加賀藩などの参勤交代や、佐渡の金銀の運搬、善光寺参りの人々などが行きかった。中山道の追分と北陸街道をつなぐ道で、国道18号に相当。

8
街道

越後の糸魚川と信濃の松本城下を結ぶ道で、塩が運ばれた「塩の道」として知られる。番所のあった千国宿が街道名の由来になったとされる。国道147、148号に相当。

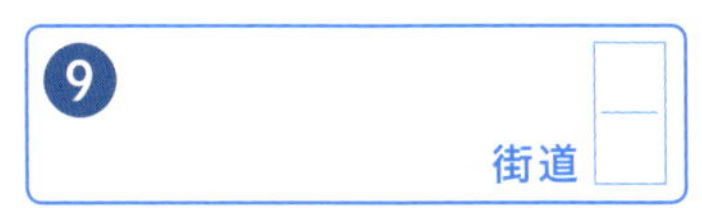
9
街道

伊那谷を通る、三河・信濃間の物流で栄えた街道で、8と並ぶ塩の道。明治からは三州街道の名になった。国道153号に相当。

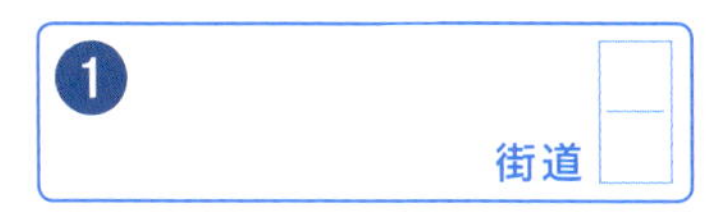
1
街道

出羽の国を縦断する、奥州街道と並ぶ東北のメイン街道。久保田藩など多くの参勤交代や、特産の紅花の運搬にも使われた。現在は国道7、13号などに相当。

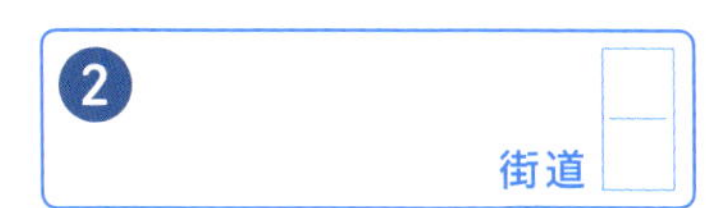
2
街道

奥州道中と並行するように太平洋岸沿いを走る道。古くから「勿来の関」が設けられていた。現在の国道6号に相当。

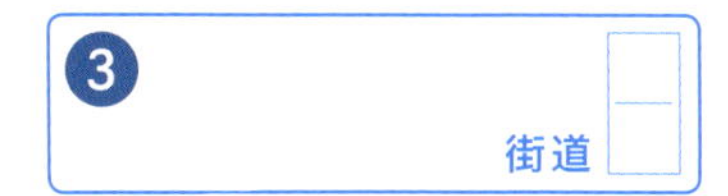
3
街道

会津藩や米沢藩などが参勤交代に使った道。会津から西へ延びる道で、現在の国道121号などに相当。宿場の姿を今に残す大内宿がある。

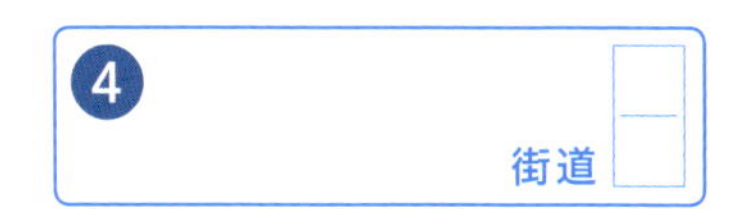
4
街道

越後と関東の間の三国峠を越え、北陸街道と中山道を結んだ。長岡藩などの参勤交代や、佐渡奉行が用いた街道。現在の国道17号に相当。

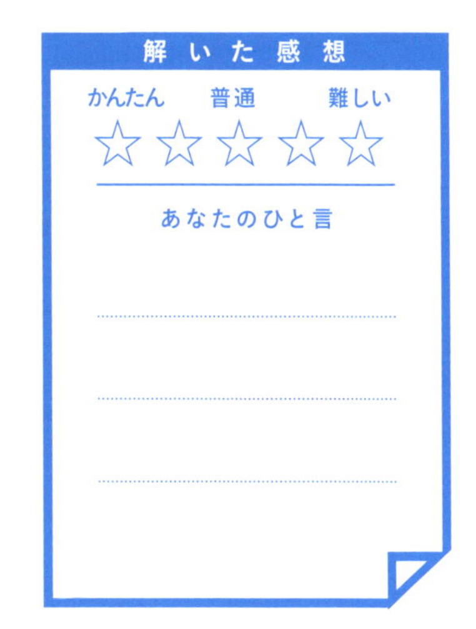

塚」が設けられ、旅人の目印となっていました。

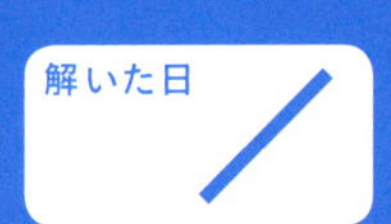

Q62 「おくの細道」をめぐる

解いた日　／

松尾芭蕉の『おくの細道』に残された俳句は、どこで詠まれたのでしょうか。また、どこを詠んだのでしょうか。地図は芭蕉の足どりです。❶～⓬にあてはまる地名を、リストから選んで書きましょう。　（答えは 158 ページ）

リスト

有磯海／種の浜／大垣／月山／佐渡／信夫／千住／仙台／日光／平泉／最上川／立石寺

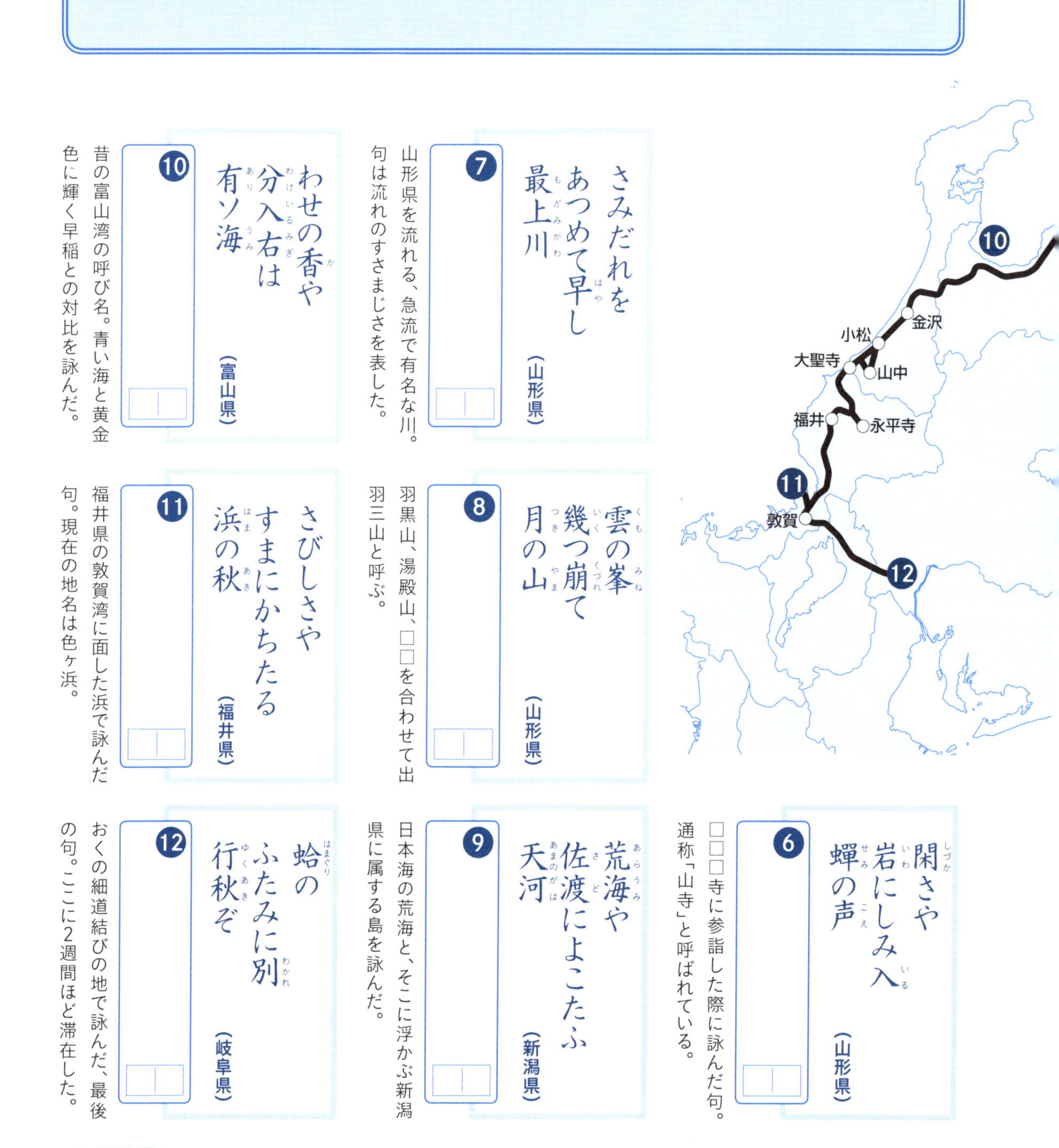

6　閑さや　岩にしみ入　蟬の声　（山形県）

□□□寺に参詣した際に詠んだ句。通称「山寺」と呼ばれている。

7　さみだれを　あつめて早し　最上川　（山形県）

山形県を流れる、急流で有名な川。句は流れのすさまじさを表した。

8　雲の峯　幾つ崩て　月の山　（山形県）

羽黒山、湯殿山、□□を合わせて出羽三山と呼ぶ。

9　荒海や　佐渡によこたふ　天河　（新潟県）

日本海の荒海と、そこに浮かぶ新潟県に属する島を詠んだ。

10　わせの香や　分入右は　有ソ海　（富山県）

昔の富山湾の呼び名。青い海と黄金色に輝く早稲との対比を詠んだ。

11　さびしさや　すまにかちたる　浜の秋　（福井県）

福井県の敦賀湾に面した浜で詠んだ句。現在の地名は色ヶ浜。

12　蛤の　ふたみに別　行秋ぞ　（岐阜県）

おくの細道結びの地で詠んだ、最後の句。ここに2週間ほど滞在した。

豆知識　1644年、伊賀の国（現在の三重県）で生まれた松尾芭蕉。45歳のとき、弟子の河合曾良を伴い、「お

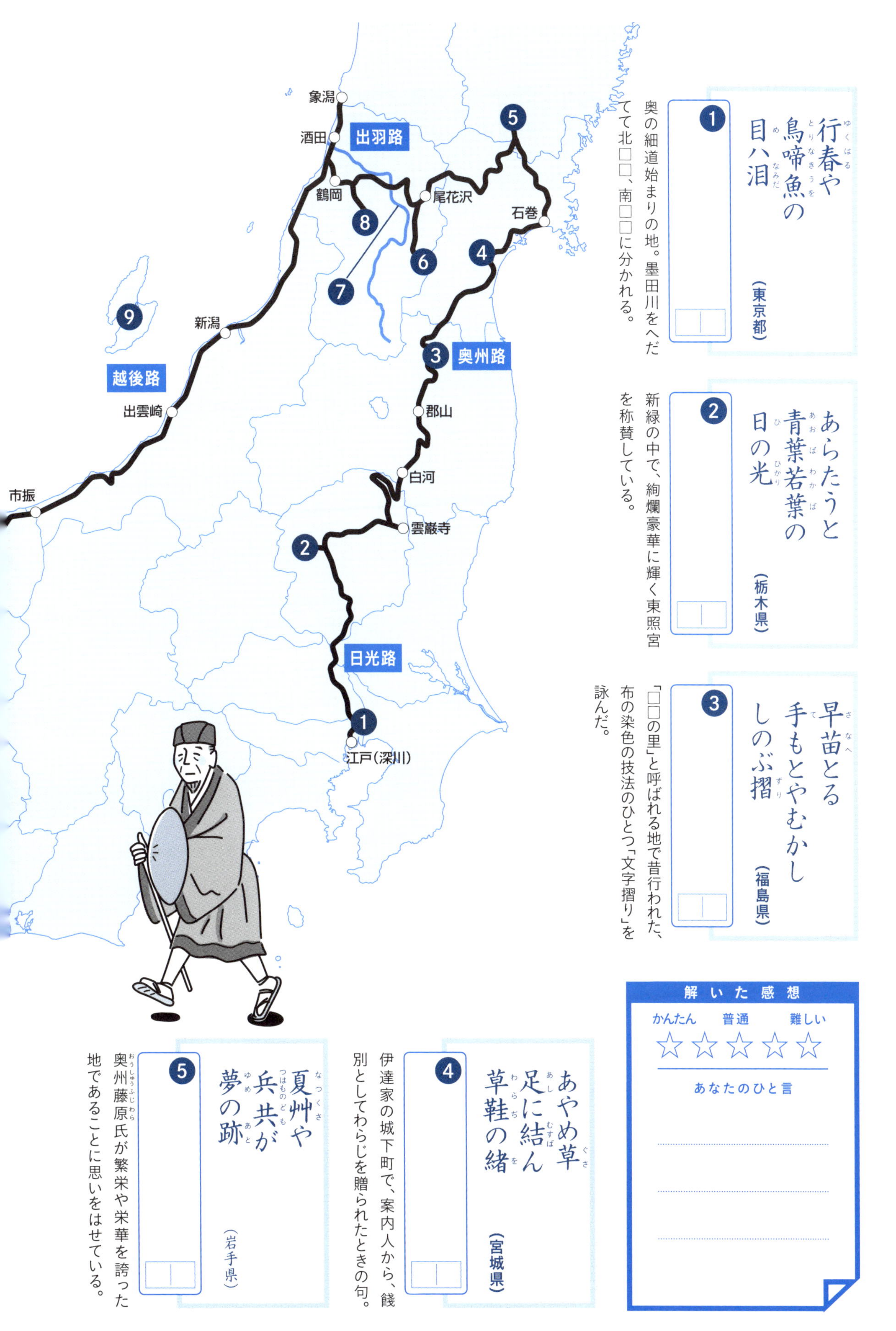

1
行春や鳥啼魚の目ハ泪
（東京都）
奥の細道始まりの地。墨田川をへだてて北□□、南□□に分かれる。

2
あらたうと青葉若葉の日の光
（栃木県）
新緑の中で、絢爛豪華に輝く東照宮を称賛している。

3
早苗とる手もとやむかししのぶ摺
（福島県）
「□□の里」と呼ばれる地で昔行われた、布の染色の技法のひとつ「文字摺り」を詠んだ。

4
あやめ草足に結ん草鞋の緒
（宮城県）
伊達家の城下町で、案内人から、餞別としてわらじを贈られたときの句。

5
夏艸や兵共が夢の跡
（岩手県）
奥州藤原氏が繁栄や栄華を誇った地であることに思いをはせている。

解いた感想

かんたん　普通　難しい

☆☆☆☆☆

あなたのひと言

くの細道」の旅に出ました。5ヵ月ほどかけて2400kmも歩いたと言われています。

Q63 江戸の町と東京

解いた日 ／

江戸時代、将軍のお膝元として発展を遂げた江戸の町。右が天保の頃の地図、左が現在の地図です。小説や映画などにも登場する、❶～⓬にあてはまる江戸時代の地名や施設を、リストから選んで書きましょう。　　　(答え 158 ページ)

リスト

浅草／江戸城／大伝馬町／神田明神／小石川養生所／新吉原／日本橋／人足寄場／八丁堀／深川／町奉行所／両国

江戸の総鎮守。神様に寄進する稲をつくる田があったことが地名の由来。(千代田区)

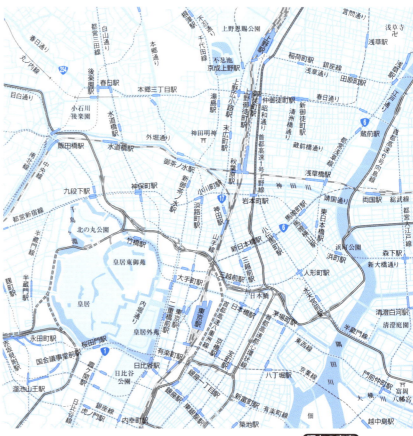

行政、司法、警察などを管轄した役所。北(地図の上)と南(下)があり、ひと月ごとに交代で業務についた。大岡越前は南の奉行、遠山の金さんは北と南の両方の奉行を務めた。(中央区)

8代将軍吉宗の政策でつくられた貧しい庶民のための医療施設。『赤ひげ診療譚』の舞台。(文京区)

徳川家の居城であり、幕府の政庁であった。江城や千代田城とも呼ばれた。現在は皇居。(千代田区)

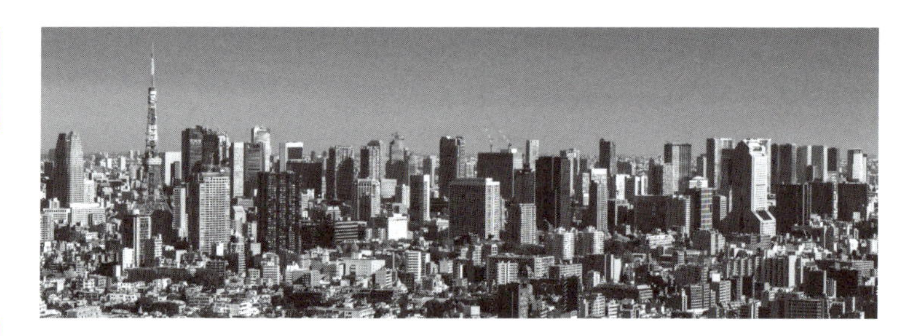

現在の東京

豆知識　江戸の大名屋敷だった広大な跡地は、現在、学校やホテル、公園などの施設になっています。ホテルニ

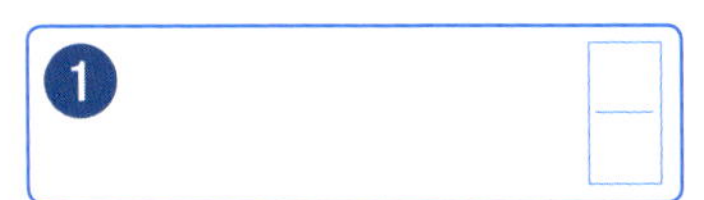

庶民の娯楽の場として栄えた場所。□□寺は徳川家の祈願所だった。現在「雷門」は人気の撮影スポット。（台東区）

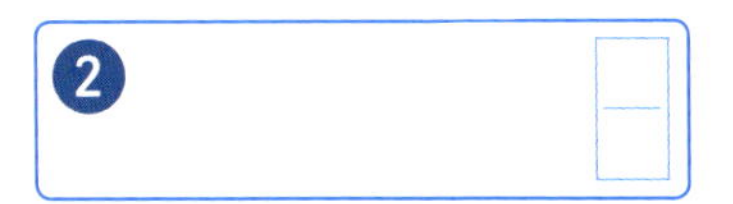

幕府公認の遊郭。明暦の大火の後、この地に移り「新」がついた。治安や風紀上から辺鄙な場所が選ばれ、「おはぐろどぶ」で囲んで外部とは隔離された。（台東区）

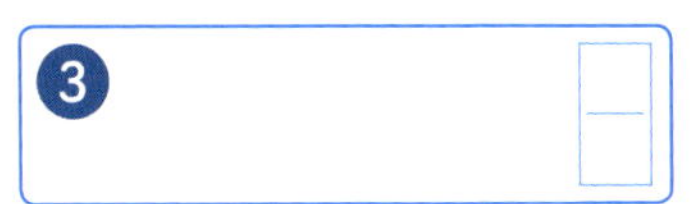

隅田川にかけられた、武蔵国と下総国を渡す□□橋。橋詰の広小路は見世物小屋や水茶屋が並ぶ繁華街。花火でも有名。（墨田区）

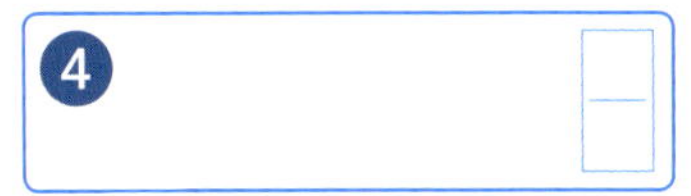

川とともに発展した町で、富岡八幡宮の門前町としても賑わった。あさり入りの□□飯や、気風のいい辰巳芸者も有名。（江東区）

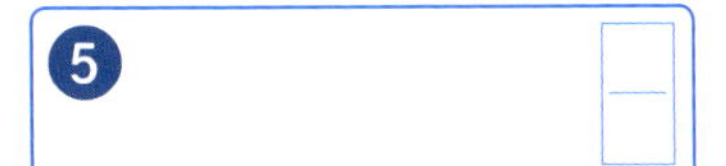

火付盗賊改の長谷川平蔵の献策で、石川島に設けられた。無宿人が収容され、職業技能を習得できた。（中央区）

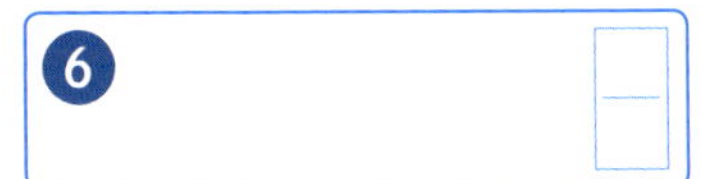

江戸最大の繊維問屋街で、「木綿店」と呼ばれた一角には木綿問屋が74軒あった。（中央区）

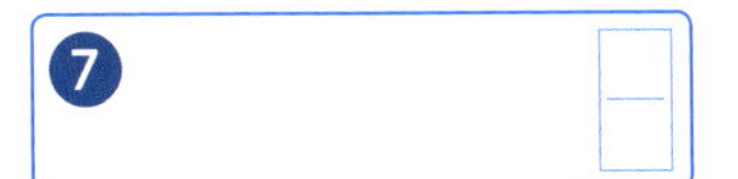

堀の長さが八丁あったことから地名に。町奉行所の与力や同心が集まっていた。（中央区）

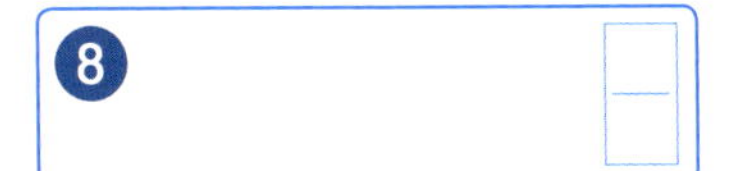

五街道の起点であり、江戸時代の一等地。橋から続く通りには大店が立ち並んだ。（中央区）

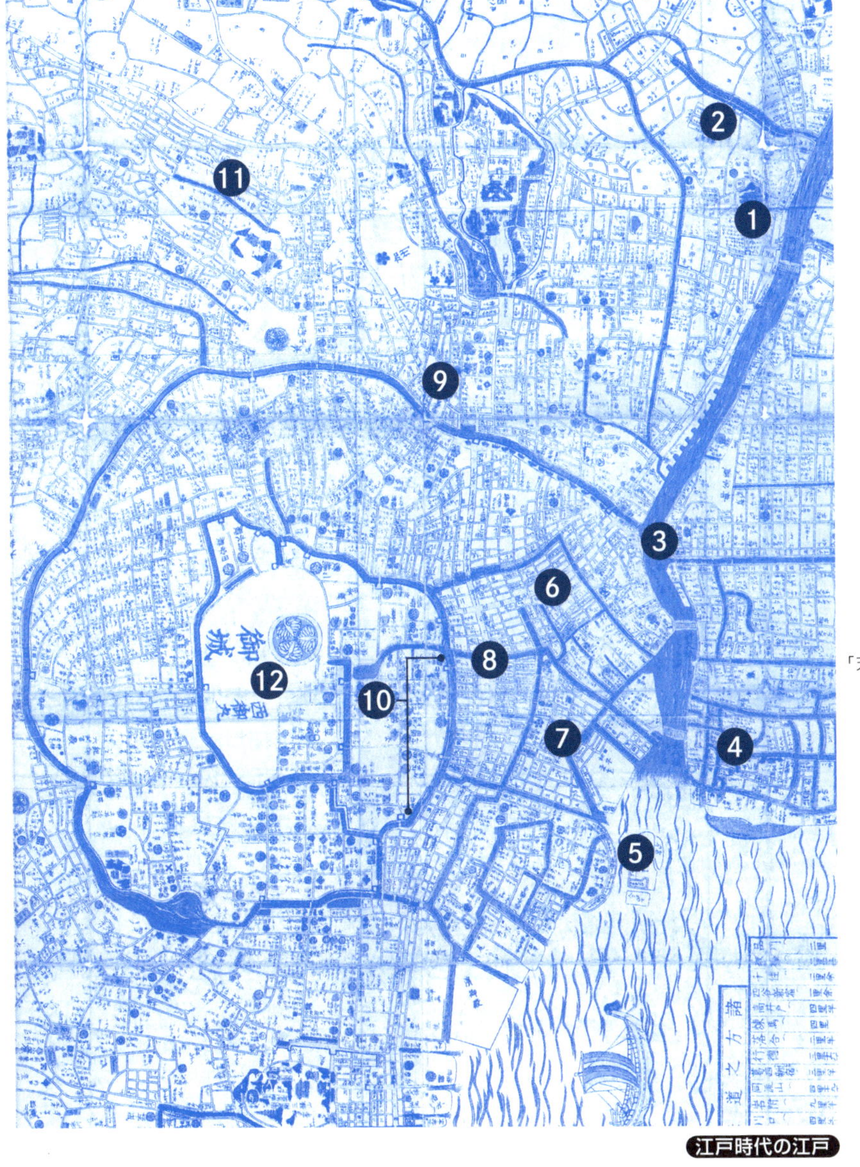

「天保改正御江戸大絵図」国立国会図書館蔵

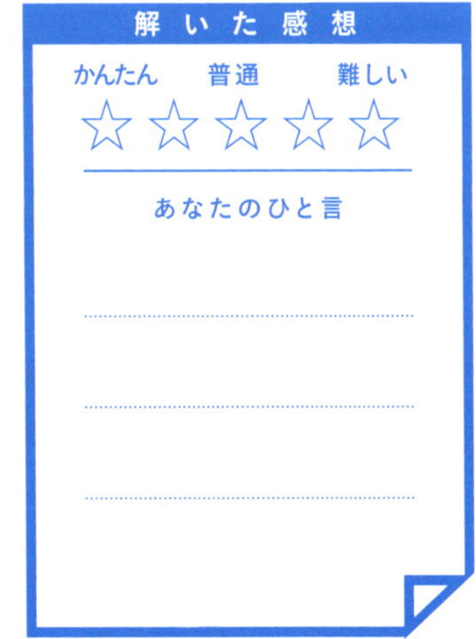

ューオータニの庭園はもともと加藤清正の下屋敷があった場所でした。

Q64 江戸時代の大坂の町

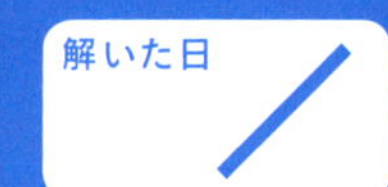

全国から食材が集まっていた大坂は「天下の台所」とも呼ばれていました。右が昔の大坂、左が現在の大阪の地図です。❶～⓮にあてはまる名前や地名を、リストから選んで書きましょう。

（答えは 159 ページ）

リスト

石山本願寺／大坂城／四天王寺／心斎橋／船場／曾根崎／茶臼山／天満青物市場／堂島／道頓堀／中之島／難波／日本橋／御堂筋

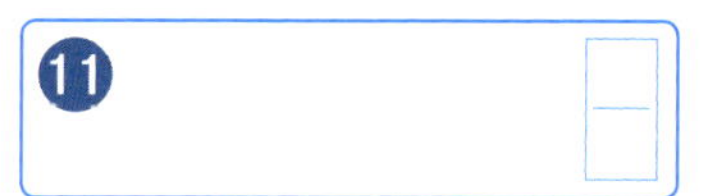

船場と島之内を分ける長堀川にかかっていた橋の名。現在は大阪を代表する繁華街。（中央区）

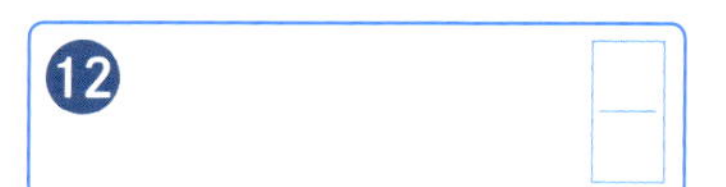

安井道頓が、1612年に私財を投じて開いた場所。歌舞伎などの劇場で栄え、演劇や演芸の中心地に。（中央区）

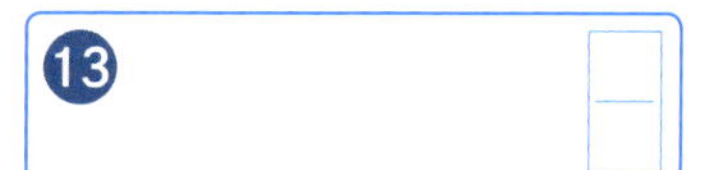

かつて□□村があり、また、この地の呼び名が鴨南蛮の「なんばん」になったという説もある。現在は心斎橋と並ぶ大阪の繁華街。（中央区・浪速区）

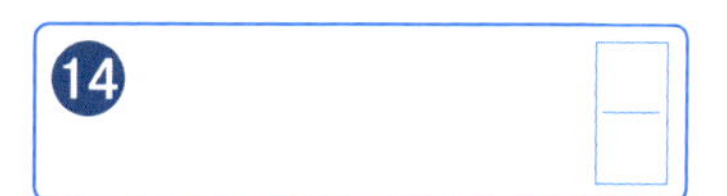

道頓堀川にかかる橋の名。江戸時代は紀州街道に面して宿が並んでいた。現在は電気街としてにぎわう。（中央区・浪速区）

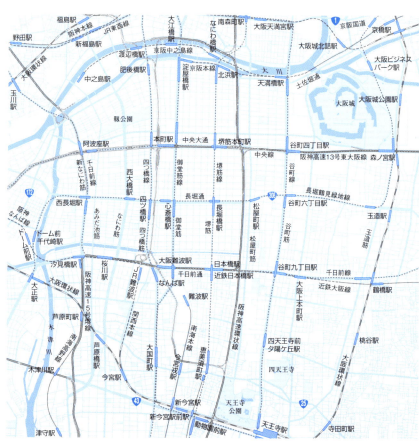

現在の大阪

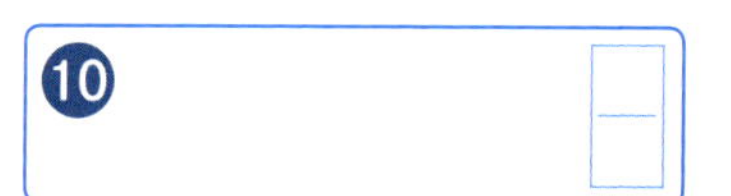

大阪市の中心を南北に縦断する道路。名前は沿道に2つの寺院があることに由来する。（北区・中央区）

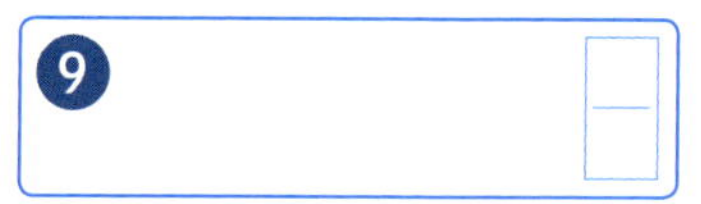

大坂の町人文化のシンボルになっていた町。現在も伝統的な問屋街が多く、大阪経済の中心地。（中央区）

豆知識　江戸時代から続く大坂の中心地・船場は、水路に囲まれ、街路が碁盤の目状に整備されています。市

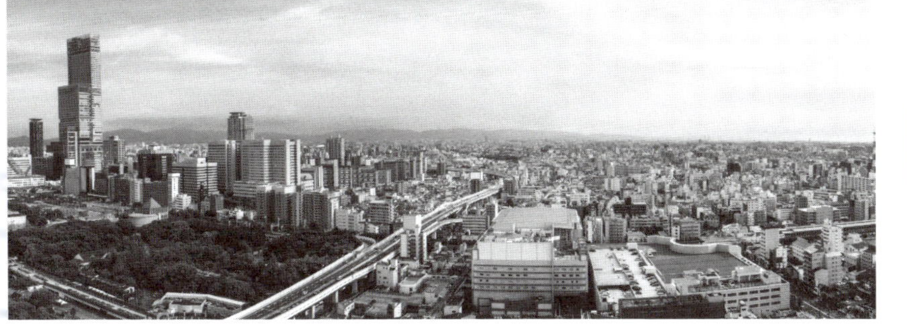

❶

大阪のシンボル、「太閤はんのお城」として、今も大阪市民に親しまれている。（中央区）

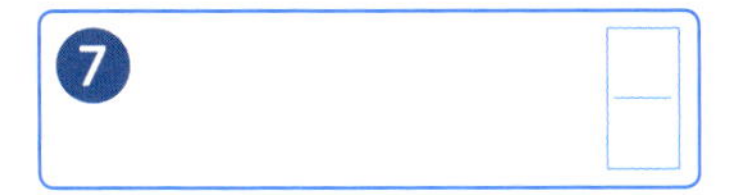

❼

□□川の北に形成された中洲の地名。世界で初めての先物取引が行われた、米会所がある。（北区・福島区）

❺

『日本書紀』にも登場する大阪市内最大級の前方後円墳。大坂の陣でも戦いの舞台に。（天王寺区）

❷

大坂城の本丸の場所にあり、戦国時代は「大坂本願寺」と呼ばれていた寺院。現在は廃寺。

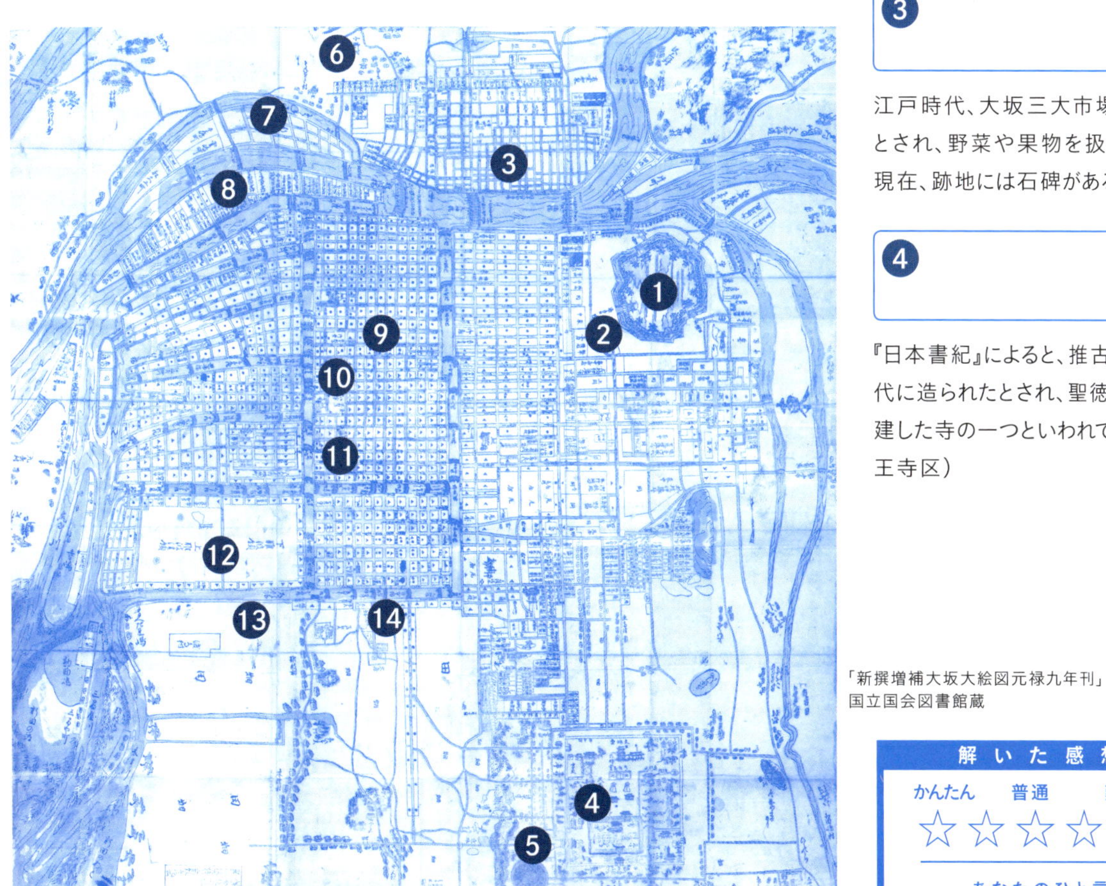

江戸時代の大坂

「新撰増補大坂大絵図元禄九年刊」
国立国会図書館蔵

❸

江戸時代、大坂三大市場のひとつとされ、野菜や果物を扱っていた。現在、跡地には石碑がある。（北区）

❹

『日本書紀』によると、推古天皇の時代に造られたとされ、聖徳太子が創建した寺の一つといわれている。（天王寺区）

❽

江戸時代、諸藩の蔵屋敷が集中していた場所。旧淀川の分流である堂島川と土佐堀川に囲まれた中洲。（北区）

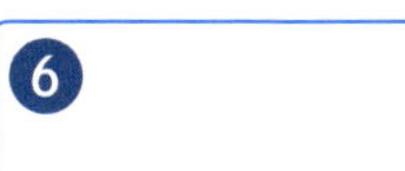

❻

元禄時代に、大坂で実際に起こった心中事件を元にした人形浄瑠璃「□□□心中」の舞台となった地。（北区）

解いた感想

かんたん　普通　難しい

☆☆☆☆☆

あなたのひと言

内中央を走る本町通りの北を北船場、南を南船場と呼びます。

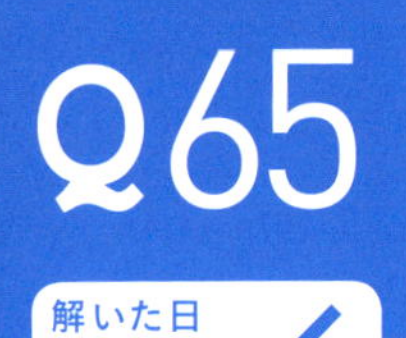

幕末のキーマンたち

日本が大きく変わろうとした時代に活躍した「幕末のキーマンたち」を紹介します。出身地などをもとに❶〜⓰にあてはまる人物を、リストから選んで書きましょう。

（答えは 159 ページ）

リスト

阿部正弘（あべまさひろ）／井伊直弼（いいなおすけ）／伊藤博文（いとうひろぶみ）／岩倉具視（いわくらともみ）／大久保利通（おおくぼとしみち）／勝海舟（かつかいしゅう）／木戸孝允（きどたかよし）／河井継之助（かわいつぎのすけ）／近藤勇（こんどういさみ）／西郷隆盛（さいごうたかもり）／坂本龍馬（さかもとりょうま）／島津斉彬（しまづなりあきら）／徳川慶喜（とくがわよしのぶ）／土方歳三（ひじかたとしぞう）／松平容保（まつだいらかたもり）／吉田松陰（よしだしょういん）

⑬

長州藩士。17歳で吉田松陰に師事し、尊皇攘夷運動のリーダーとなる。薩長同盟を結び、江戸幕府と対決した。

⑭

藩主の死後、薩摩藩の実権を握る。薩長同盟を成立させ、大政奉還後には新政府の中心に。

⑮

第一次長州征伐で長州藩を降伏させ評価を獲得。薩長同盟を結び大久保利通と倒幕に参加。

⑯

富国強兵策や近代工業の導入・推進により、幕末の政治を主導した、薩摩藩11代藩主。

⑪

長州藩の生家で私塾の松下村塾を主宰。新政府を担う人材が多数育った。

⑫

長州藩士。17歳で松下村塾に入門。新政府では要職を歴任し、44歳で初代内閣総理大臣に就任。

⑩

西洋諸国と対抗するには富国強兵だけでなく、薩長の同盟が必要であると、西郷隆盛や桂小五郎（かつらこごろう）を説いた。土佐藩は脱藩。

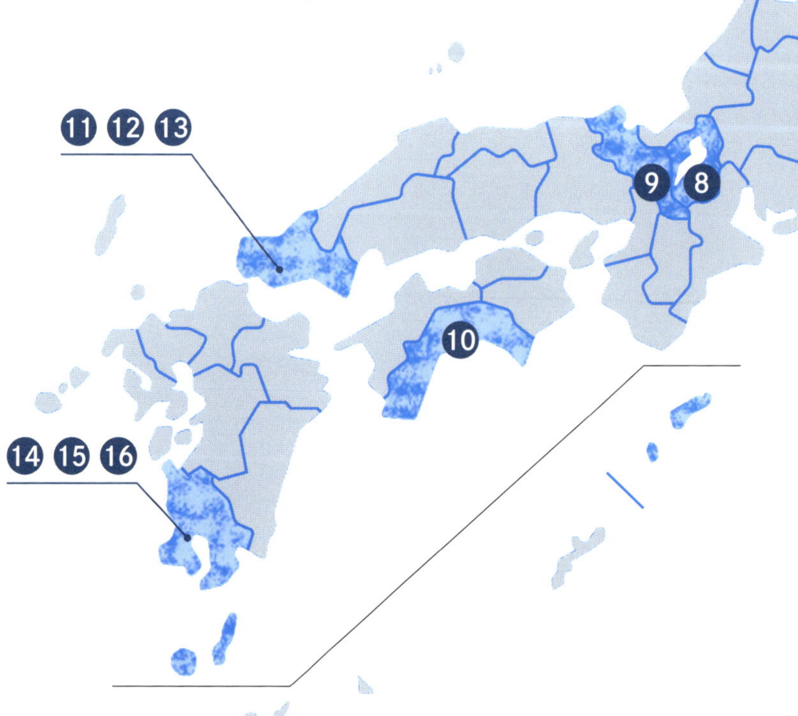

豆知識　260年余り続いた江戸幕府の鎖国は、1853年のペリー来航の翌年、日米和親条約の調印によって

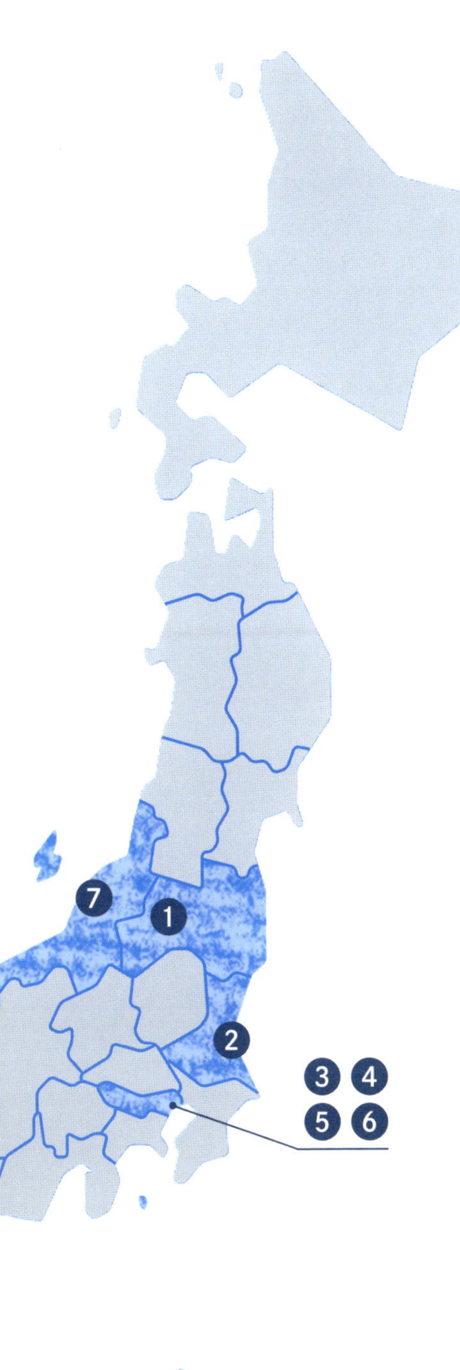

18歳で会津藩主に。京都守護職に就いて上洛。新選組を起用して討幕派に対峙し、禁門の変で長州藩士を撃退。

大政奉還で徳川幕府に終止符を打った15代将軍。鳥羽・伏見の戦いに敗れたのちは朝廷に恭順。

ペリーの艦隊が浦賀に来航し開国を要求した際、老中首座として1854年に日米和親条約を締結した。

徳川家の陸軍総裁として新政府と交渉。新政府軍の総攻撃の直前に西郷隆盛と会見して、江戸城無血開城を実現させた。

京都守護職の松平容保の配下で尊皇攘夷派を取り締まる。新選組局長。

京都において新選組副長として活躍。戊辰戦争では残党を率いて北上し、五稜郭で戦死。

越後国・長岡藩士として、農業、灌漑などで藩政を改革。奥羽越列藩同盟に加わって新政府軍と戦うが、激戦の末に敗北。

彦根藩主。1858年に大老に就任。安政の大獄で攘夷派を弾圧したが、桜田門外の変で水戸脱藩浪士たちに暗殺された。

公家の高官である公卿出身。朝廷と幕府が協力して政治を行う「公武合体」を説いた。明治維新後は憲法の制定に尽力。

解いた感想

かんたん　普通　難しい

☆☆☆☆☆

あなたのひと言

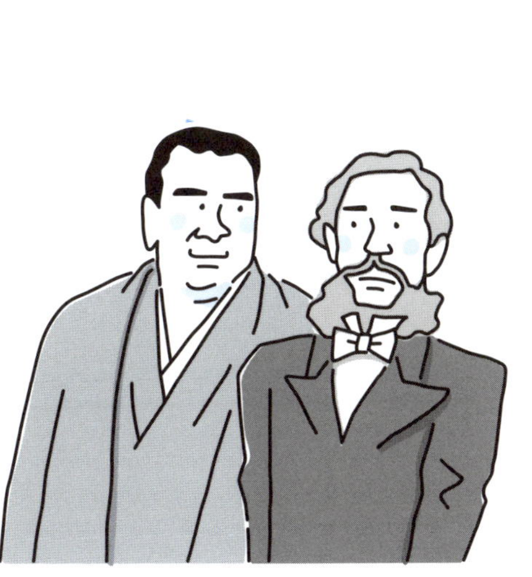

終わりを告げることになりました。

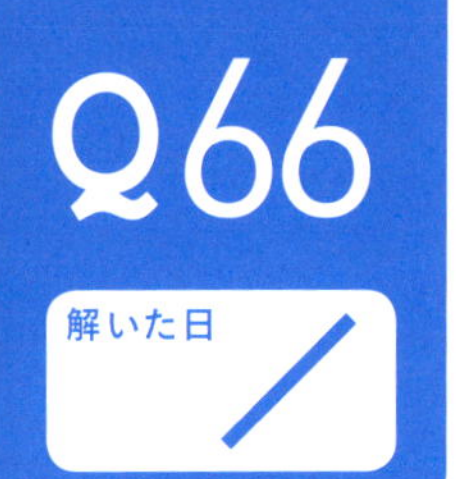

廃藩置県で誕生した県

1871 年（明治 4 年）の廃藩置県により、地図のように 3 府 72 県に整備されました。現在はなくなった❶～⑯にあてはまる県名を、リストから選んで書きましょう。＊地図は 1871 ～ 1872 年

（答えは 159 ページ）

リスト

相川（あいかわ）／足柄（あしがら）／安濃津（あのつ）／一関（いちのせき）／伊万里（いまり）／宇都宮（うつのみや）／宇和島（うわじま）／柏崎（かしわざき）／金沢（かなざわ）／木更津（きさらづ）／堺（さかい）／飾磨（しかま）／平（たいら）／浜田（はまだ）／浜松（はままつ）／都城（みやこのじょう）

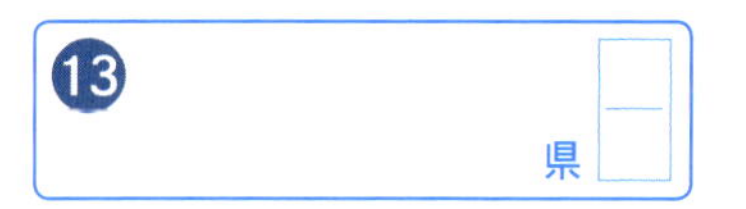

石見国と隠岐国にあたる、現島根県の西部。日本海に面した市名に名が残る。（島根県）

⑫ 県

播磨国にあたる現兵庫県南西部に置かれた県。この県になる前は短期間、姫路県だった。（兵庫県）

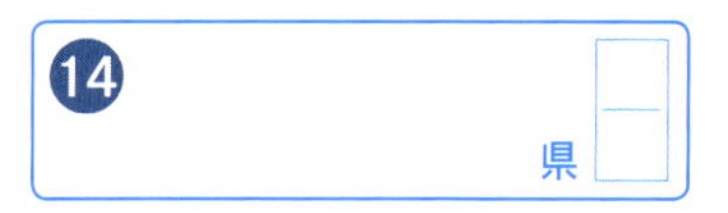

現在の愛媛県の西側にあった、4つの藩を合併させた県。南部の市名として名が残る。（愛媛県）

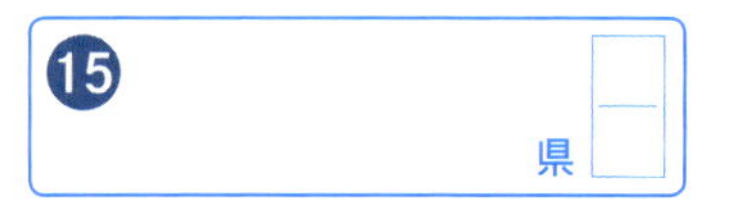

現在の佐賀県になる前の県。湾や港、市名に名前が残る。焼き物の名前でも知られる。（佐賀県）

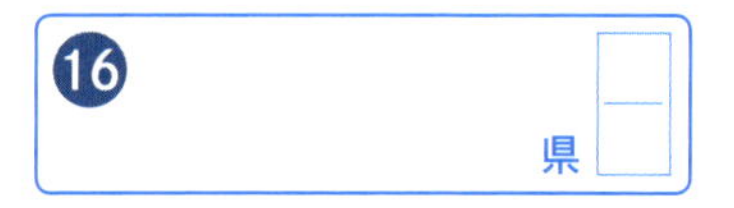

現在の宮崎県・鹿児島県の大隅半島に置かれ、市名として名が残る。いも焼酎「霧島」が有名。（宮崎県・鹿児島県）

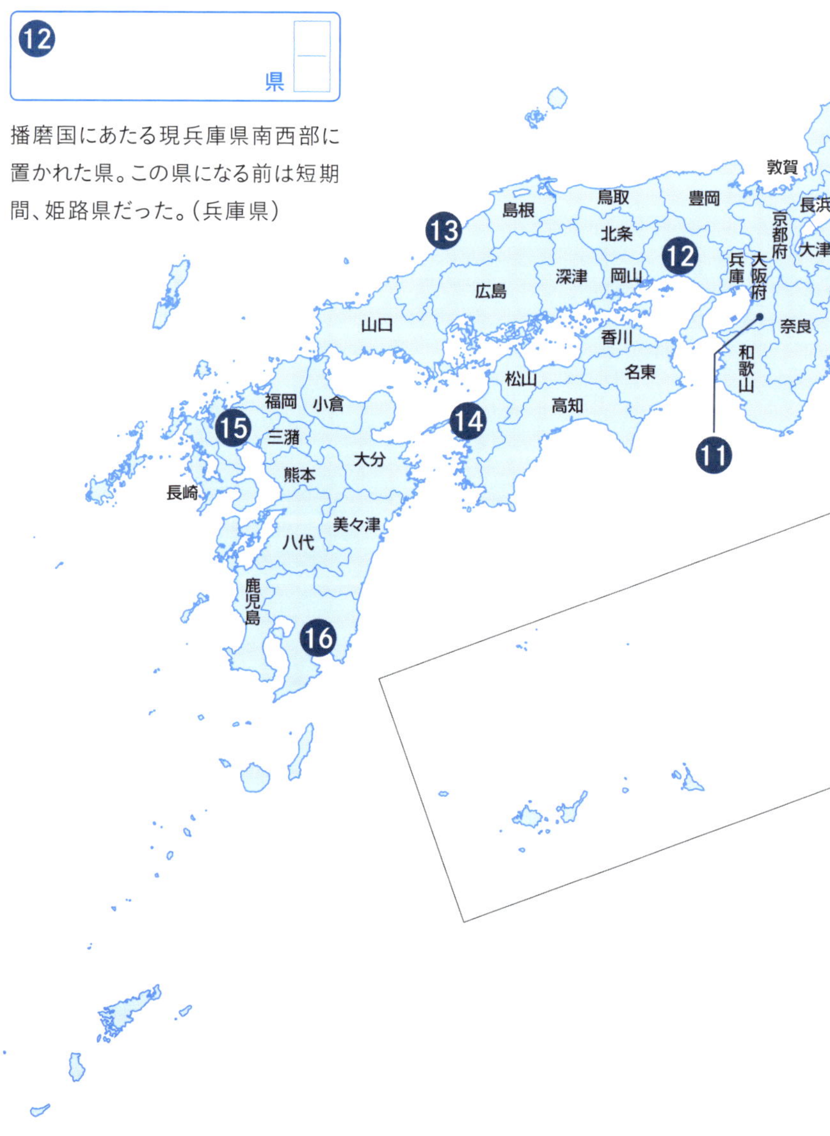

豆知識 1871年、廃藩置県により藩が廃止され、幕府の直轄地だった三都の江戸、京都、大阪を「府」、それ以

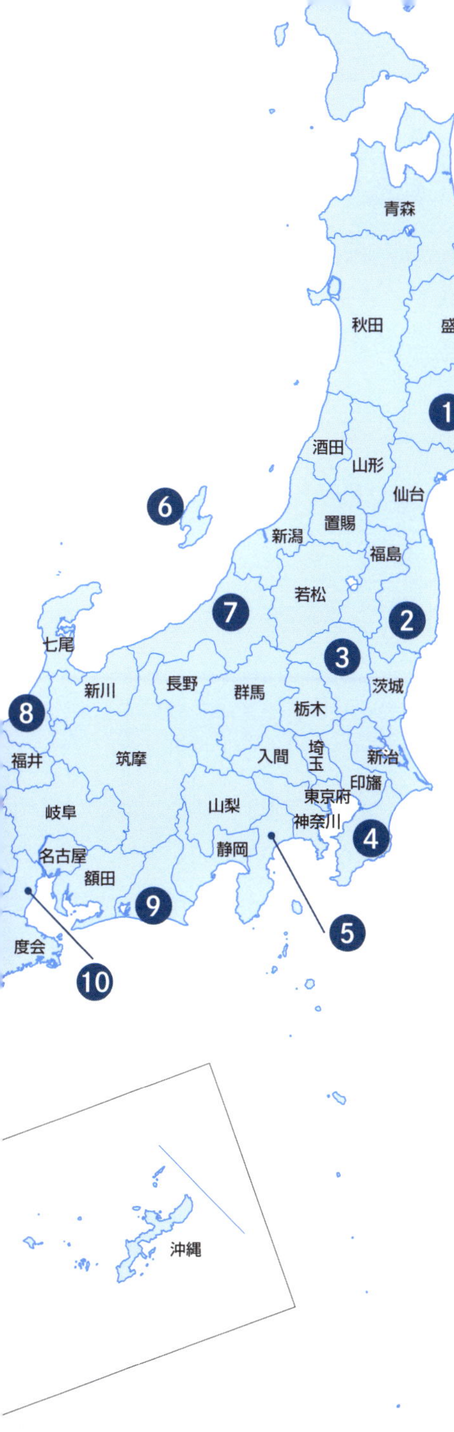

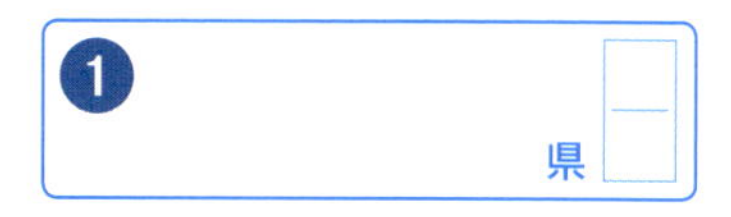
1 県

現在の岩手県の南部で、市として名を残す。中尊寺がある平泉がある。（岩手県）

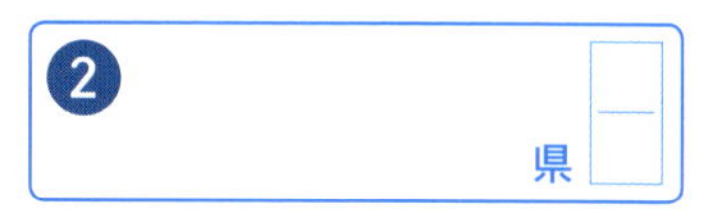
2 県

現在の福島県東部で、いわき市内に地名が残る。江戸時代は磐城平藩の城下町として栄えた。（福島県）

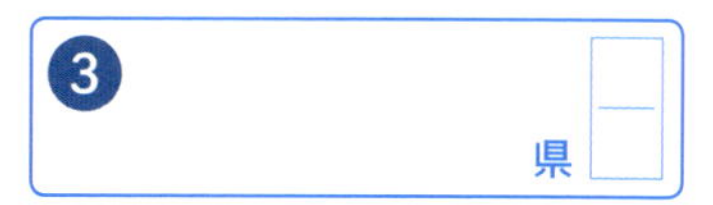
3 県

現在の栃木県の中東部で、県庁所在地の市名となっている。（栃木県）

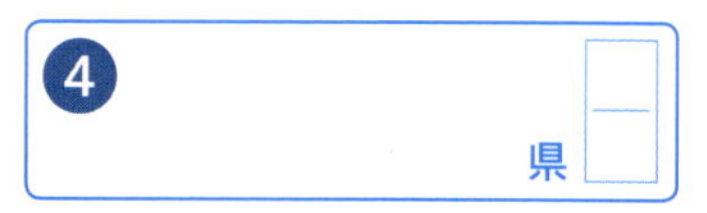
4 県

現在の千葉県南部。房総半島東部にある市に名を残す。東京湾アクアラインで神奈川県川崎市と結ばれる。（千葉県）

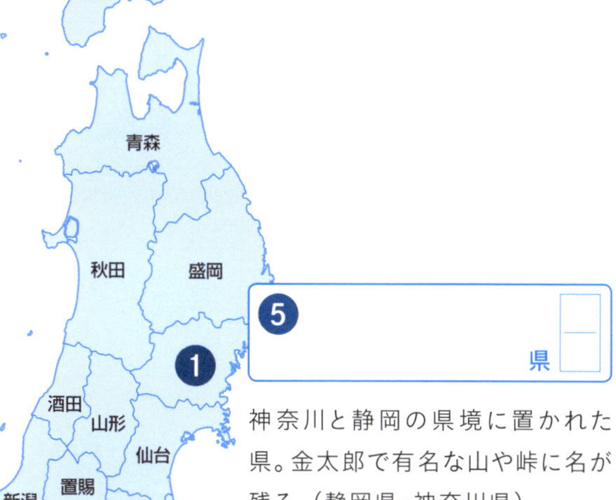
5 県

神奈川と静岡の県境に置かれた県。金太郎で有名な山や峠に名が残る。（静岡県・神奈川県）

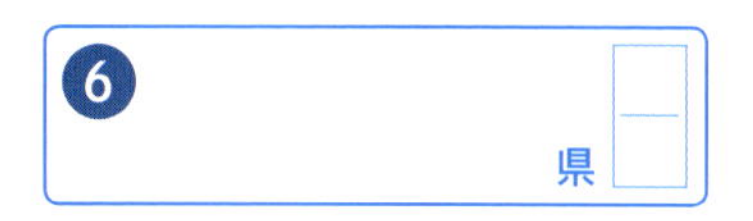
6 県

現在の新潟県の離島・佐渡島に置かれた。金銀がとれたため幕府の直轄地だった。金銀山に名が残る。（新潟県）

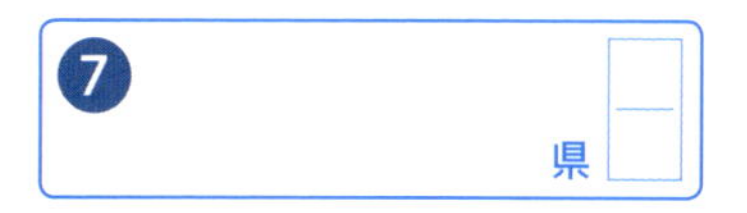
7 県

現在の新潟県の南部に置かれ、市として名を残す。原子力発電所があることで知られる。（新潟県）

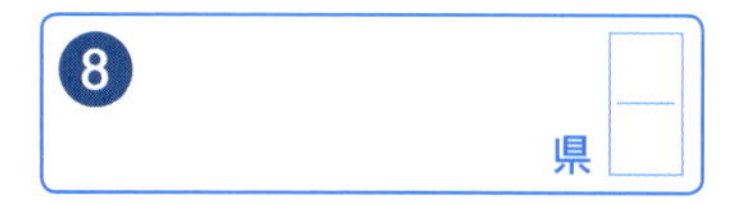
8 県

現在の石川県の南部。かつては加賀藩の一部だった。県庁所在地の市名となっている。（石川県）

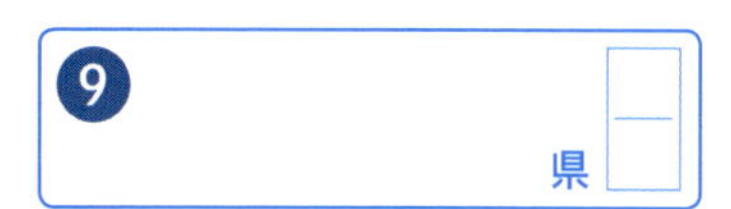
9 県

現在の静岡県西部。中心地は現在、静岡県内最大の面積と人口を誇る市である。（静岡県）

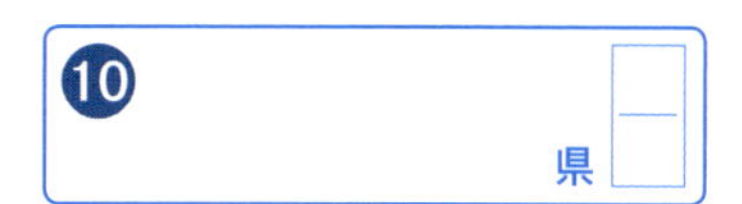
10 県

伊勢国安濃郡の名に由来し、現在の三重県の北部に置かれた。中心地は現在の津市。（三重県）

11 県

現在の大阪府南部。商人の町として栄え、江戸時代は幕府の直轄地であった。（大阪府）

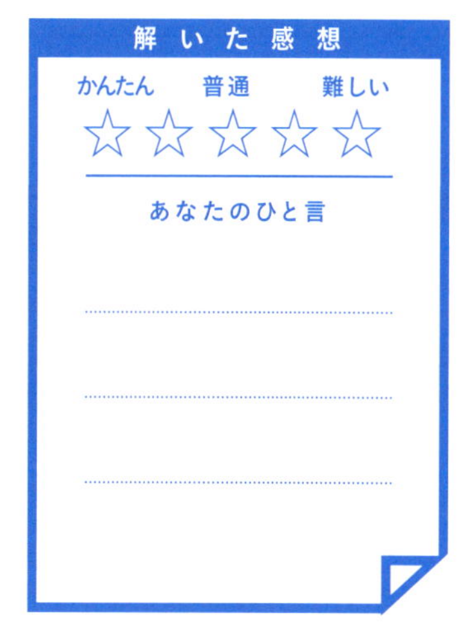

外を「県」としました。統廃合を繰り返し、現在の47都道府県となったのは、1972年です。

Q67 歴代総理大臣の出身地

解いた日 ／

自分が若かりし頃のあの総理、歴史に名を残したあの総理を思い出してみましょう。❶～⓴にあてはまる総理大臣の名前を、リストから選んで書きましょう。

（答えは159ページ）

リスト

麻生太郎／安倍晋三／伊藤博文／犬養毅／宇野宗佑／大隈重信／大平正芳／海部俊樹／黒田清隆／小泉純一郎／西園寺公望／竹下登／田中角栄／中曽根康弘／鳩山一郎／原敬／福田赳夫／三木武夫／村山富市／森喜朗

⑯

田中角栄内閣時代の外務大臣も務める。「アーウー宰相」といわれたことも。（香川県）

⑭

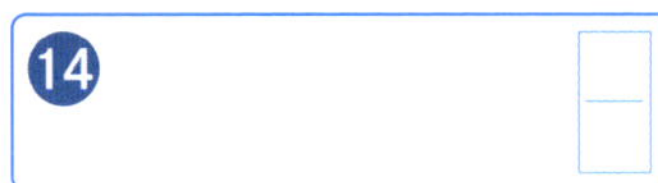

吉田松陰の松下村塾に学び、幕末には倒幕運動に参加。日本で最初の総理大臣。（山口県）

⑫

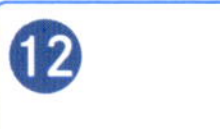

昭和最後の総理大臣。「ふるさと創生事業」や「消費税導入」などを行った。（島根県）

⑰

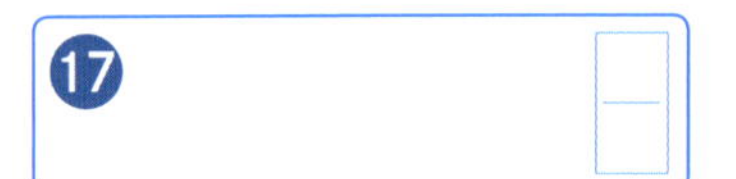

母方の祖父は吉田茂元首相。モントリオール五輪のクレー射撃選手でもあった。（福岡県）

⑮

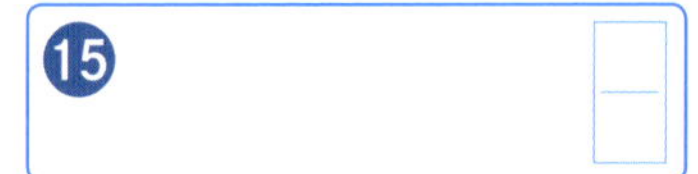

30歳で衆議院議員に初当選、51年間、衆議院議員を務める。田中角栄辞職後の内閣。（徳島県）

⑬

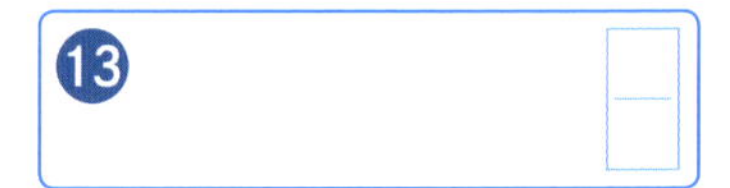

大正期の憲政擁護運動で活躍。昭和6年に総理大臣就任。翌年の五・一五事件で死去。（岡山県）

⑱

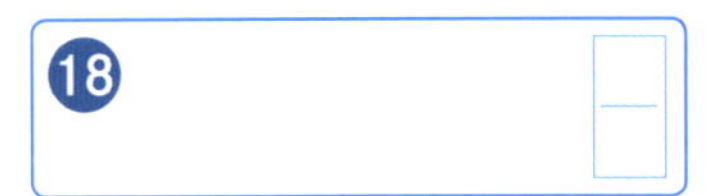

伊藤博文らと明治新政府、日本の近代化に貢献した政治家。早稲田大学の創設者。（佐賀県）

⑲

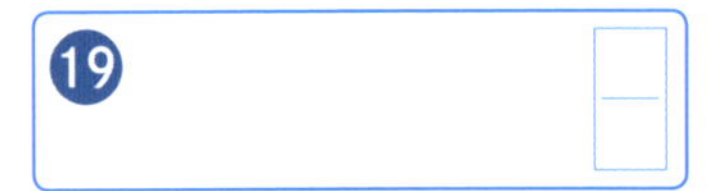

大分県議会議員を経て、衆議院議員へ。当時2人目の日本社会党の総理大臣。（大分県）

⑳

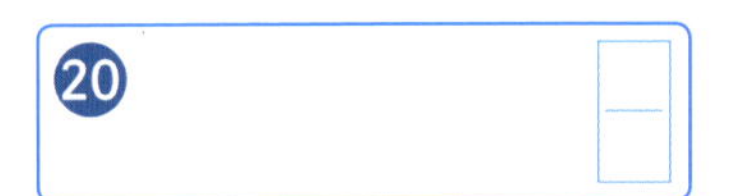

幕末には各地で活躍し北海道の開拓に従事した、第2代総理大臣。（鹿児島県）

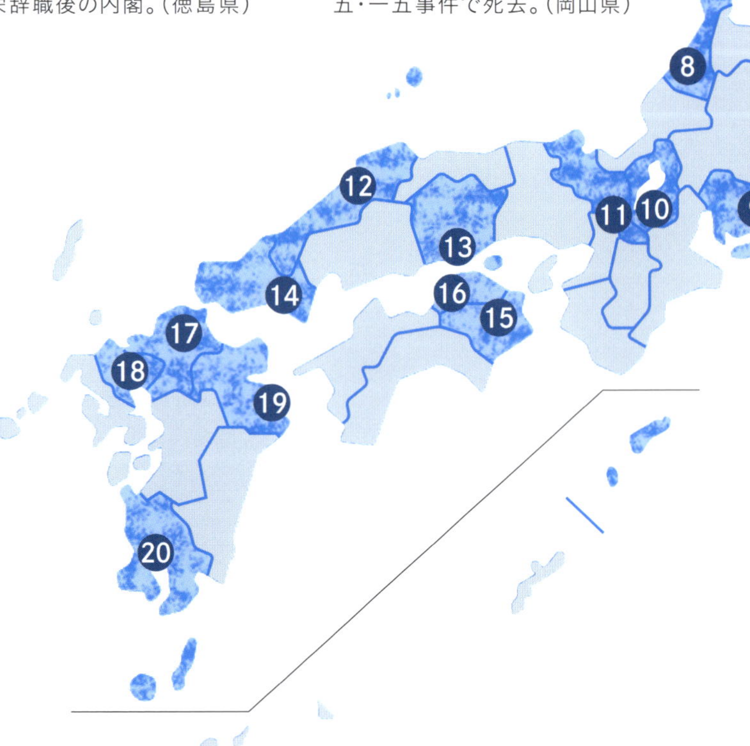

豆知識 山口県は総理大臣を多く輩出しており、⑭のほかにも桂太郎、岸信介、佐藤栄作らがいます。

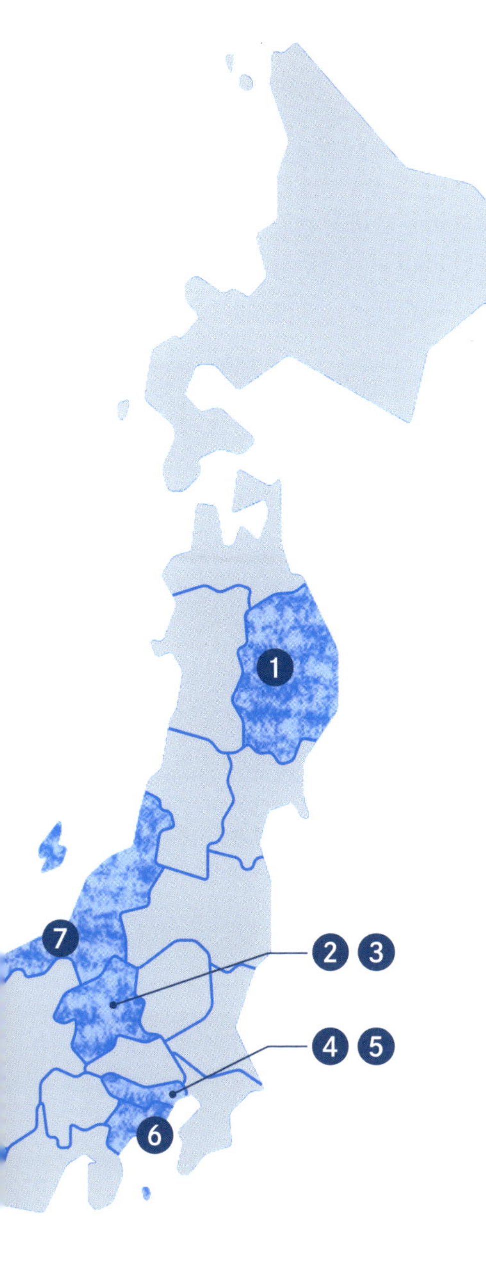

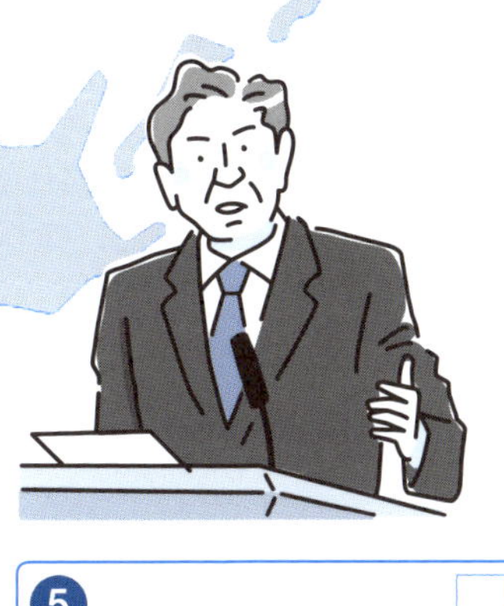

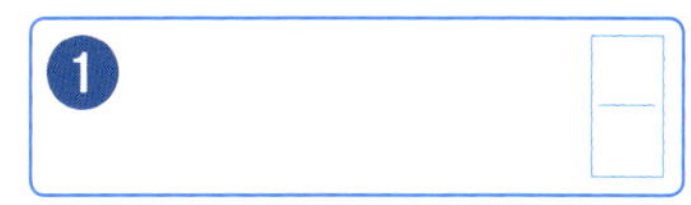

大正時代の総理大臣。爵位を持っておらず、平民宰相と呼ばれた。日本初の政党内閣を組織。(岩手県)

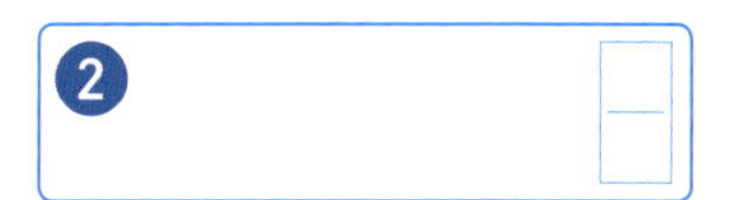

アメリカの大統領と、「ロン」「ヤス」と愛称で呼び合うほどの親密な関係を築いた。(群馬県)

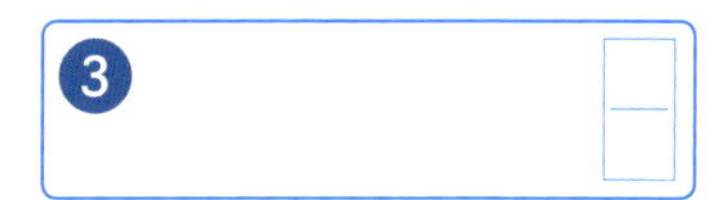

大蔵大臣、外務大臣などを経て総理大臣へ。田中角栄のライバルといわれた。(群馬県)

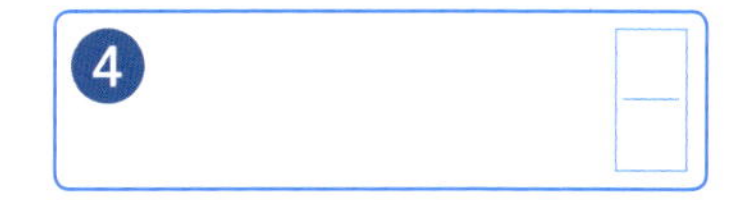

孫にあたる由紀夫や邦夫も政治家。自邸は「音羽御殿」の通称で知られる。(東京都)

5

父は元外務大臣の□□晋太郎、母方の祖父は岸信介元首相。本籍地は山口県。(東京都)

厚生大臣、郵政大臣を経て総理大臣へ。代表的な政策は「郵政民営化」。長男は俳優、次男は政治家。(神奈川県)

「日本列島改造論」を唱え、日中国交正常化を実現。戦後初の大卒ではない総理大臣。(新潟県)

内閣官房副長官、文部大臣、通商産業大臣、建設大臣を経て総理大臣へ。ラグビー好きで有名。(石川県)

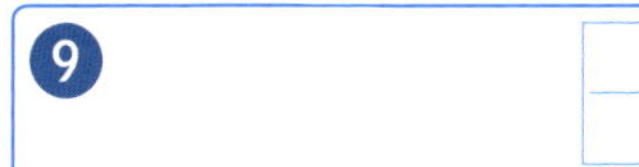

福田赳夫内閣時代の文部大臣を務め、大学入試に「共通一次試験」を導入した。(愛知県)

10

通産大臣、外務大臣などを務め、竹下登の後任として就任するも、在任69日間で退陣。(滋賀県)

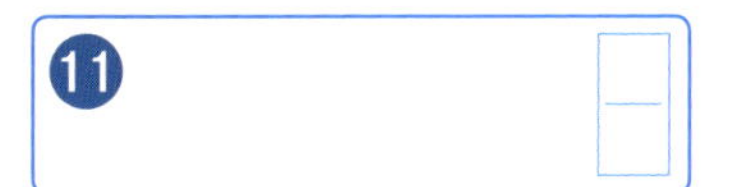

公家出身。フランスに留学後、政治家へ。京都大学などの設立に関わる。(京都府)

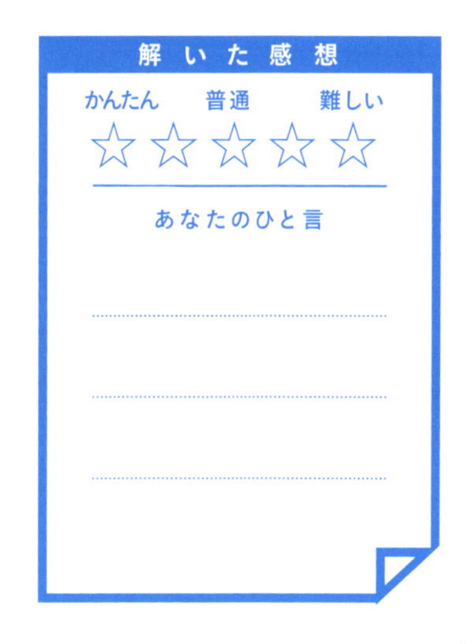

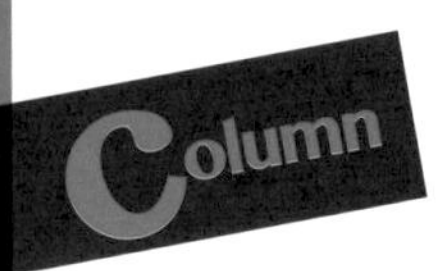

大淀三千風の「本朝十二景」

芭蕉に影響を与えたといわれる江戸時代の俳人・大淀三千風。31歳で故郷の伊勢を離れ、憧れの地、松島のある奥羽に移住。45歳のときに諸国めぐりに出立。7年以上、さまざまな地を旅し『日本行脚文集』（1690［元禄３］年）を残しました。その冒頭にあるのが名勝を選んだ「本朝十二景」。今に続く景勝の地が並び、後年の画家たちも多くの絵に残しています。三千風は観光地の普及に一役買った、観光の先駆者ともいえるでしょう。

1位	駿河	田子の浦（静岡県）	古くから和歌に詠まれた歌枕として有名な、富士山の絶景スポット。（写真116ページ）
2位	奥羽	松島（宮城県）	松島湾一帯の260余りの島々に松が自生する稀少な景観。月見の名所としても知られる。
3位	筑前	箱崎（福岡県）	日本三大八幡のひとつ筥崎宮近くの浜は、白砂青松が博多湾に伸びる名勝の地であった。
4位	丹後	橋立（京都府）	宮津湾の砂洲に8千本もの松が続く。月や松などとともに詠まれた歌枕。（写真35ページ）
5位	紀伊	若浦（和歌山県）	紀ノ川の河口一帯は「和歌の浦」と呼ばれ、歌枕として知られた地。万葉集でも詠まれた。
6位	近江	鳰湖（滋賀県）	琵琶湖のことを古くはこう呼んだ。「近江八景」など景勝の地が多くある。
7位	安芸	厳島（広島県）	世界遺産にもなった厳島神社（写真６ページ）のある名勝。
8位	出羽	蚶潟（秋田県）	松島と並び称された九十九島の景観。1804年の震災で海底が隆起。陸地に小島の景観に。
9位	伊勢	朝熊（三重県）	伊勢の海が一望できる山。山頂に神宮の奥の院と呼ばれた寺があり、伊勢参りの際に詣でた。
10位	出雲	松江（島根県）	宍道湖と中海を有する水の都。中国の松江に似ているとして名づけられたとされる。
11位	播磨	明石（兵庫県）	歌枕や源氏物語の舞台としても知られる、瀬戸内海を望む景勝の地。
12位	武蔵	金沢（神奈川県）	横浜市金沢区の海辺は、かつて入り江が多く「金沢八景」が選定された景勝の地であった。

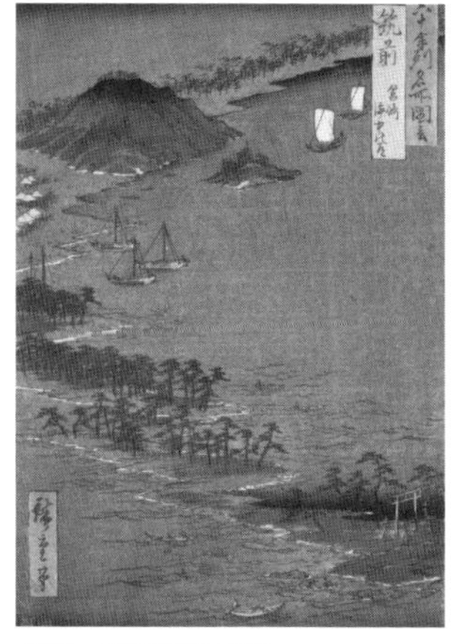

筑前　筥崎海中の道

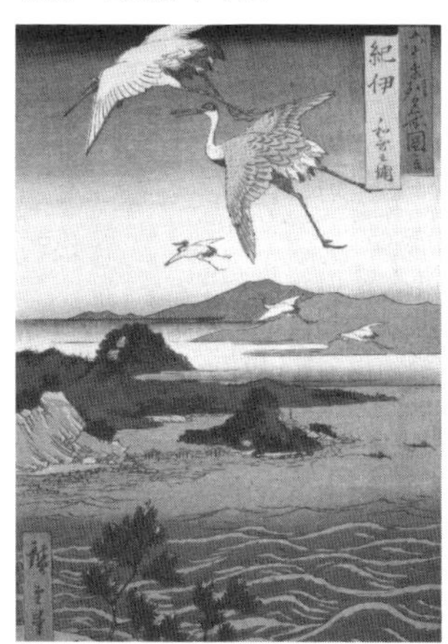

紀伊　和哥之浦

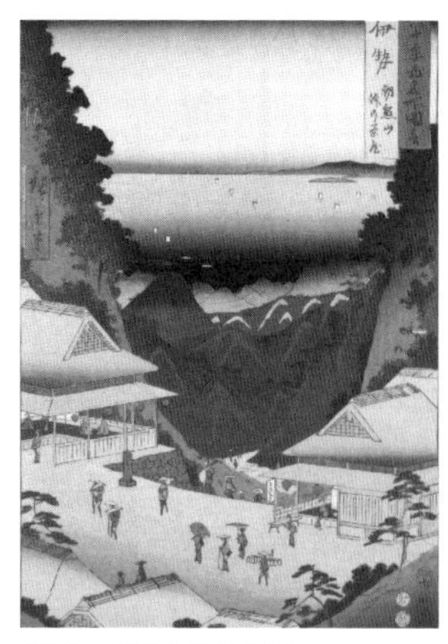

伊勢　朝熊山峠の茶屋

松島を目指して故郷を離れ、仙台に住み着いた大淀三千風（1639～1707年）は、44歳のときに松島を詠んだ句や歌を全国から募り、『松島眺望集』を刊行。この中には西鶴や芭蕉の句も掲載されており、芭蕉が『おくの細道』への旅を決意したのは、この文集の影響とされる。

三千風は、この文集の投稿者たちを頼って全国をめぐろうと決意。後に行脚文集となる旅に出る。そして、三千風の歩いた仙台から敦賀までとほぼ同じ行程を、６年ほど後に芭蕉が歩いた。芭蕉は仙台で三千風を訪ねたが、三千風はすでに旅の空にあった。

浮世絵はすべて、広重「六十余州名所図会」国立国会図書館蔵

解答

Q1（2〜3ページ）

新・日本の絶景

❶タウシュベツ川橋梁
❷白金青い池
❸国営ひたち海浜公園
❹奥大井湖上駅
❺竹田城跡
❻元乃隅稲成神社
❼角島大橋
❽皿倉山の夜景
❾伊良部大橋

Q2（4〜5ページ）

東日本の世界遺産

❶知床
❷白神山地
❸平泉仏国土(浄土)を表す建築・庭園及び考古学的遺跡群
❹日光の社寺
❺富岡製糸場と絹産業遺産群
❻ル・コルビュジエの建築作品
　—近代建築運動への顕著な貢献—
❼小笠原諸島
❽富士山信仰の対象と芸術の源泉
❾白川郷・五箇山の合掌造り集落
❿明治日本の産業革命遺産製鉄・製鋼、造船、石炭産業

Q3（6〜7ページ）

西日本の世界遺産

❶古都京都の文化財
❷古都奈良の文化財
❸法隆寺地域の仏教建造物
❹紀伊山地の霊場と参詣道
❺姫路城
❻石見銀山遺跡とその文化的景観
❼原爆ドーム
❽厳島神社
❾「神宿る島」宗像・沖ノ島と関連遺産群
❿屋久島
⓫琉球王国のグスク及び関連遺産群

Q4（8〜9ページ）

日本の祭り

❶青森ねぶた祭
❷秋田竿燈まつり
❸秩父夜祭
❹御柱祭
❺おわら風の盆
❻高山祭
❼天神祭
❽那智の扇祭り
❾阿波踊り
❿博多祇園山笠

解答

Q5（10〜11ページ）

歴史を彩る京都をめぐる

❶平安神宮
❷清水寺
❸六波羅蜜寺
❹慈照寺
❺大徳寺
❻本能寺
❼三条大橋
❽北野天満宮
❾八木邸
❿池田屋跡
⓫蛤御門
⓬近江屋跡

Q6（12〜13ページ）

東日本ローカル線の旅

❶釧網本線
❷津軽鉄道
❸五能線
❹三陸鉄道
❺秋田内陸縦貫鉄道
❻会津鉄道
❼只見線
❽わたらせ渓谷鐵道
❾いすみ鉄道
❿大井川鐵道

Q7（14〜15ページ）

西日本ローカル線の旅

❶黒部峡谷鉄道
❷長良川鉄道
❸京都丹後鉄道
❹若桜鉄道
❺一畑電車
❻山口線
❼土佐くろしお鉄道
❽島原鉄道
❾南阿蘇鉄道
❿肥薩おれんじ鉄道

Q8（16〜17ページ）

日本の城

❶松前城
❷弘前城
❸会津若松城
❹松本城
❺金沢城
❻丸岡城
❼名古屋城
❽二条城
❾松江城
❿松山城
⓫熊本城

Q9（24〜25ページ）

日本の新幹線

❶北海道新幹線
❷東北新幹線
❸秋田新幹線
❹山形新幹線
❺上越新幹線
❻北陸新幹線
❼東海道新幹線
❽山陽新幹線
❾九州新幹線
Ⓐ新青森
Ⓑ新潟
Ⓒ金沢
Ⓓ新大阪
Ⓔ博多

Q10（26〜27ページ）

日本の在来線

❶宗谷本線
❷根室本線
❸函館本線
❹奥羽本線
❺東北本線
❻羽越本線
❼総武本線
❽中央本線
❾東海道本線
❿高山本線
⓫北陸本線
⓬関西本線
⓭紀勢本線
⓮山陰本線
⓯山陽本線
⓰予讃線
⓱日豊本線
⓲長崎本線
⓳鹿児島本線

Q11 (28～29ページ)

日本の空港ランキング

❶東京国際空港
❷成田国際空港
❸関西国際空港
❹福岡空港
❺新千歳空港
❻那覇空港
❼大阪国際空港
❽中部国際空港
❾鹿児島空港
❿仙台空港
⓫宮崎空港
⓬熊本空港
⓭長崎空港
⓮松山空港
⓯広島空港
⓰神戸空港
⓱新石垣空港
⓲高松空港

Q12 (30～31ページ)

主な高速道路、トンネル、橋

❶道央自動車道
❷青函トンネル
❸東北自動車道
❹関越自動車道
❺東京湾アクアライン
❻中央自動車道
❼東名高速道路
❽名神高速道路
❾明石海峡大橋
❿山陽自動車道
⓫中国自動車道
⓬大鳴門橋
⓭瀬戸大橋
⓮西瀬戸自動車道
⓯関門橋
⓰九州自動車道

Q13 (32～33ページ)

主な「日本百名山」

❶利尻岳
❷大雪山
❸岩木山
❹鳥海山
❺磐梯山
❻筑波山
❼赤城山
❽妙高山
❾白馬岳
❿浅間山
⓫八ヶ岳
⓬乗鞍岳
⓭大峰山
⓮大山
⓯剣山
⓰九重山

Q14 (34～35ページ)

日本の絶景観光地

❶釧路湿原
❷奥入瀬渓流
❸松島
❹蔵王の樹氷
❺尾瀬ヶ原
❻袋田の滝
❼上高地
❽三保の松原
❾天橋立
❿嵯峨野の竹林
⓫那智の滝
⓬鳥取砂丘
⓭秋吉台
⓮鳴門のうず潮
⓯高千穂峡
⓰桜島

Q15 (36～37ページ)

主な神社・仏閣

❶出羽三山神社
❷鹿島神宮
❸成田山新勝寺
❹浅草寺
❺明治神宮
❻建長寺
❼身延山久遠寺
❽善光寺
❾富士山本宮浅間大社
❿伊勢神宮
⓫東大寺
⓬金剛峯寺
⓭住吉大社
⓮永平寺
⓯出雲大社
⓰金刀比羅宮
⓱太宰府天満宮
⓲宇佐神宮

解答

Q16（38ページ）

各地の主な市場・商店街

❶和商市場
❷仙台朝市
❸巣鴨地蔵通り商店街
❹近江町市場
❺錦市場
❻天神橋筋商店街
❼唐戸市場
❽第一牧志公設市場

Q17（40〜41ページ）

都道府県庁所在地

❶札幌市
❷盛岡市
❸仙台市
❹水戸市
❺宇都宮市
❻前橋市
❼さいたま市
❽横浜市
❾金沢市
❿甲府市
⓫名古屋市
⓬津市
⓭大津市
⓮神戸市
⓯松江市
⓰高松市
⓱松山市
⓲那覇市

Q18（42〜43ページ）

形で見る都道府県

❶宮崎県
❷山口県
❸茨城県
❹愛媛県
❺青森県
❻和歌山県
❼岐阜県
❽鳥取県
❾宮城県
❿高知県
⓫新潟県
⓬山梨県
⓭福岡県
⓮福井県

Q19（44〜45ページ）

日本の山脈・山地と平野

❶北見山地
❷日高山脈
❸石狩平野
❹奥羽山脈
❺北上高地
❻仙台平野
❼越後山脈
❽関東平野
❾赤石山脈
❿木曽山脈
⓫飛騨山脈
⓬両白山地
⓭濃尾平野
⓮紀伊山地
⓯大阪平野
⓰中国山地
⓱四国山地
⓲筑紫平野
⓳九州山地

Q20（46〜47ページ）

日本の川と湖

❶天塩川
❷サロマ湖
❸北上川
❹最上川
❺阿武隈川
❻猪苗代湖
❼霞ヶ浦
❽利根川
❾信濃川
❿天竜川
⓫木曽川
⓬浜名湖
⓭九頭竜川
⓮琵琶湖
⓯淀川
⓰紀の川
⓱中海
⓲宍道湖
⓳吉野川
⓴四万十川
㉑筑後川

Q21（48〜49ページ）

日本の島々と半島

❶択捉島
❷知床半島
❸渡島半島
❹下北半島
❺房総半島
❻南鳥島
❼沖ノ鳥島
❽佐渡島
❾伊豆半島
❿能登半島
⓫紀伊半島
⓬淡路島
⓭隠岐諸島
⓮対馬
⓯薩摩半島
⓰奄美大島
⓱与那国島

Q22（50〜51ページ）

日本のさまざまな地形

❶宗谷岬
❷根釧台地
❸富良野盆地
❹襟裳岬
❺陸奥湾
❻下総台地
❼相模湾
❽松本盆地
❾甲府盆地
❿駿河湾
⓫御前崎岬
⓬伊勢湾
⓭若狭湾
⓮奈良盆地
⓯三次盆地
⓰足摺岬
⓱土佐湾
⓲人吉盆地

Q23（52〜53ページ）

行ってみたい日本の温泉地

❶登別温泉
❷乳頭温泉
❸鳴子温泉
❹銀山温泉
❺月岡温泉
❻鬼怒川温泉
❼草津温泉
❽箱根湯本温泉
❾熱海温泉
❿和倉温泉
⓫下呂温泉
⓬芦原温泉
⓭城崎温泉
⓮有馬温泉
⓯玉造温泉
⓰道後温泉
⓱別府八湯
⓲由布院温泉
⓳指宿温泉

Q24（54〜55ページ）

日本の漁港ランキング

❶銚子港
❷焼津港
❸釧路港
❹八戸港
❺枕崎港
❻境港
❼石巻港
❽松浦港
❾気仙沼港
❿長崎港
⓫平内港
⓬根室港
⓭奈屋浦港
⓮波崎港
⓯山川港
⓰大船渡港
⓱女川港
⓲紋別港
⓳網走港
⓴北浦港

Q25（56〜57ページ）

各地の特色ある工業製品

❶バター
❷かまぼこ
❸ひな人形
❹しょうゆ
❺米菓
❻アルミサッシ
❼眼鏡フレーム
❽包丁
❾ピアノ
❿自動車
⓫ろうそく
⓬漬けもの
⓭デニム
⓮ウスターソース
⓯仏壇
⓰タオル
⓱たんす
⓲船

Q26（58〜59ページ）

各地のさまざまな農産品

❶じゃがいも
❷りんご
❸さくらんぼ
❹いちご
❺メロン
❻キャベツ
❼ねぎ
❽落花生
❾ぶどう
❿レタス
⓫茶葉
⓬梅
⓭なし
⓮生しいたけ
⓯なす
⓰たけのこ
⓱トマト
⓲きゅうり
⓳さつまいも
⓴さとうきび

Q27（60〜61ページ）

各地のブランド米

❶ゆめぴりか
❷青天の霹靂
❸銀河のしずく
❹ひとめぼれ
❺つぶぞろい
❻つや姫
❼ふくみらい
❽ゆめひたち
❾なすひかり
❿彩のかがやき
⓫ふさおとめ
⓬新之助
⓭てんこもり
⓮ひゃくまん穀
⓯いちほまれ
⓰ヒカリ新世紀
⓱つくしろまん
⓲にこまる
⓳くまさんの輝き

解 答

Q28（62〜63ページ）

各地のブランド肉

❶前沢牛
❷比内地鶏
❸米沢牛
❹奥久慈しゃも
❺ TOKYO X
❻高座豚
❼黒部名水ポーク
❽能登豚
❾飛騨牛
❿名古屋コーチン
⓫松阪牛
⓬近江牛
⓭神戸ビーフ
⓮長州黒かしわ
⓯阿波尾鶏
⓮土佐あかうし
⓱天草大王
⓲薩摩地鶏
⓳アグーブランド豚

Q29（66〜67ページ）

全国のレジャー施設

❶旭山動物園
❷加茂水族館
❸スパリゾートハワイアンズ
❹ツインリンクもてぎ
❺東武動物公園
❻東京ディズニーリゾート
❼上野動物園
❽恐竜博物館
❾富士サファリパーク
❿志摩スペイン村
⓫東映太秦映画村
⓬ユニバーサル・スタジオ・ジャパン
⓭アドベンチャーワールド
⓮しものせき水族館
⓯ハウステンボス
⓰沖縄美ら海水族館

Q30（68〜69ページ）

美しさに癒やされる 花の名所

❶四季彩の丘
❷弘前公園
❸桜木内川堤
❹偕楽園
❺あしかがフラワーパーク
❻津南ひまわり広場
❼砺波チューリップ公園
❽兼六園
❾高遠城址公園
❿山田池公園
⓫吉野山
⓬後楽園
⓭国営備北丘陵公園
⓮栗林公園
⓯牧野植物園
⓰延岡城址公園

Q31（70〜71ページ）

全国の駅めぐり

❶北浜駅
❷東根室駅
❸木造駅
❹ほっとゆだ駅
❺湯野上温泉駅
❻真岡駅
❼土合駅
❽海芝浦駅
❾弥彦駅
❿青海川駅
⓫野辺山駅
⓬宇治山田駅
⓭油日駅
⓮出雲大社前駅
⓯下灘駅
⓰後免駅
⓱門司港駅
⓲たびら平戸口駅
⓳西大山駅

Q32（72〜73ページ）

各地の小京都めぐり

❶岩出山
❷角館
❸足利
❹高岡
❺小浜
❻郡上八幡
❼伊賀上野
❽龍野
❾倉吉
❿津和野
⓫尾道
⓬萩
⓭中村
⓮伊万里
⓯日田
⓰知覧

Q33（74〜75ページ）

情緒ある日本の町並み

❶函館
❷弘前
❸大内宿
❹川越
❺佐原
❻六合赤岩
❼金沢
❽妻籠宿
❾飛騨高山
❿関宿
⓫近江八幡
⓬祇園新橋
⓭今井町
⓮倉敷
⓯美馬
⓰雲仙
⓱竹富島

Q34（76〜77ページ）

味わい深い各地の陶磁器

❶小久慈焼
❷大堀相馬焼
❸笠間焼
❹九谷焼
❺越前焼
❻美濃焼
❼瀬戸焼
❽常滑焼
❾信楽焼
❿京焼・清水焼
⓫備前焼
⓬萩焼
⓭砥部焼
⓮小鹿田焼
⓯唐津焼
⓰有田焼・伊万里焼
⓱壺屋焼

Q35（78〜79ページ）

土産にしたい伝統工芸品

❶南部鉄器
❷宮城伝統こけし
❸大館曲げわっぱ
❹天童将棋駒
❺会津塗
❻江戸切子
❼箱根寄木細工
❽加賀友禅
❾甲州印伝
❿播州そろばん
⓫紀州漆器
⓬弓浜絣
⓭熊野筆
⓮丸亀うちわ
⓯別府竹細工
⓰肥後象嵌

解答

Q36（80〜81ページ）

うまいぞ！ 全国駅弁大会

❶いかめし
❷八戸小唄寿司
❸網焼き牛たん弁当
❹牛肉どまん中
❺峠の釜めし
❻シウマイ弁当
❼えび千両ちらし
❽ますの寿司
❾モー太郎弁当
❿ひっぱりだこ飯
⓫蟹としじみのもぐり寿し
⓬しゃもじかきめし弁当
⓭四国お遍路さん弁当
⓮有田焼カレー
⓯かれい川

Q37（82〜83ページ）

一度は食べたいご当地メニュー

❶スープカレー
❷じゃじゃ麺
❸横手やきそば
❹宇都宮ぎょうざ
❺ゼリーフライ
❻もんじゃ焼き
❼山賊焼き
❽富士宮やきそば
❾そばめし
❿あごカツ
⓫デミカツ丼
⓬広島風お好み焼き
⓭徳島ラーメン
⓮ペラ焼き
⓯佐世保バーガー
⓰タコライス

Q38（84〜85ページ）

おやつにいかが 全国のスイーツ

❶マルセイバターサンド
❷南部せんべい
❸萩の月
❹五家寶
❺雷おこし
❻笹だんご
❼じろあめ
❽ういろう
❾赤福餅
❿八ツ橋
⓫若草
⓬きびだんご
⓭もみじまんじゅう
⓮和三盆
⓯カステラ
⓰かるかん
⓱ちんすこう

Q39（86〜87ページ）

ふるさとの味 郷土料理

❶ジンギスカン
❷ひっつみ
❸きりたんぽ
❹芋煮
❺こづゆ
❻おっきりこみ
❼なめろう
❽ほうとう
❾おやき
❿朴葉みそ
⓫いかなごのくぎ煮
⓬柿の葉寿司
⓭かきの土手鍋
⓮皿鉢料理
⓯冷や汁
⓰ゴーヤーチャンプルー

Q40 (88〜89ページ)

今宵も一杯 全国の銘酒

❶田酒
❷新政
❸十四代
❹出羽桜
❺飛露喜
❻越乃寒梅
❼天狗舞
❽磯自慢
❾月桂冠
❿菊正宗
⓫獺祭
⓬酔鯨
⓭鍋島
⓮美少年
⓯二階堂吉四六
⓰黒霧島
⓱雲海
⓲森伊蔵
⓳富乃宝山
⓴れんと

Q41 (90ページ)

各地の繁華街

❶すすきの
❷国分町
❸栄
❹四条通
❺ミナミ
❻流川
❼天神
❽天文館

Q42 (92〜93ページ)

銀幕スターの出身地

❶高峰秀子
❷菅原文太
❸三國連太郎
❹高橋英樹
❺吉永小百合
❻加賀まりこ
❼原節子
❽美空ひばり
❾渡辺謙
❿佐田啓二
⓫二谷英明
⓬宍戸錠
⓭八千草薫
⓮石原裕次郎
⓯渡哲也
⓰司葉子
⓱杉村春子
⓲松田優作
⓳高倉健
⓴笠智衆

Q43 (94〜95ページ)

昭和の文化人の出身地

❶棟方志功
❷石ノ森章太郎
❸小津安二郎
❹黒澤明
❺湯川秀樹
❻岡本太郎
❼中村紘子
❽藤子・F・不二雄
❾柳家小さん(5代目)
❿市川崑
⓫北大路魯山人
⓬川端康成
⓭手塚治虫
⓮阿久悠
⓯森英恵
⓰大山康晴
⓱平山郁夫
⓲古賀政男
⓳長谷川町子
⓴東郷青児

解答

Q44（96～97ページ）

スポーツ選手の出身地

❶大鵬
❷千代の富士
❸大谷翔平
❹福原愛
❺円谷幸吉
❻長嶋茂雄
❼王貞治
❽ジャイアント馬場
❾松井秀喜
❿三浦知良
⓫イチロー
⓬浅田真央
⓭吉田沙保里
⓮沢村栄治
⓯伊達公子
⓰錦織圭
⓱猫田勝敏
⓲松山英樹
⓳内村航平
⓴宮里藍

Q45（98～99ページ）

甲子園で活躍！ 高校野球名門校

❶駒大苫小牧高校
❷花巻東高校
❸東北高校
❹常総学院高校
❺作新学院高校
❻早稲田実業高校
❼横浜高校
❽中京大中京高校
❾県立岐阜商業高校
❿星稜高校
⓫龍谷大平安高校
⓬大体大浪商高校
⓭天理高校
⓮知辯和歌山高校
⓯岡山東商業高校
⓰広陵高校
⓱徳島商業高校
⓲熊本工業高校
⓳興南高校

Q46（100～101ページ）

日本文学の舞台

❶塩狩峠
❷吉里吉里人
❸姿三四郎
❹遠雷
❺南総里見八犬伝
❻たけくらべ
❼雪国
❽落葉松
❾金色夜叉
❿椰子の実
⓫潮騒
⓬細雪
⓭火垂るの墓
⓮放浪記
⓯二十四の瞳
⓰坊っちゃん
⓱青春の門
⓲恩讐の彼方に
⓳豚の報い

Q47（102～103ページ）

印象深い映画の舞台

❶網走番外地
❷八甲田山
❸おくりびと
❹フラガール
❺人間の証明
❻ウォーターボーイズ
❼黒部の太陽
❽関ヶ原
❾蒲田行進曲
❿瀬戸内少年野球団
⓫転校生
⓬鬼龍院花子の生涯
⓭青春の門
⓮母と暮せば
⓯ひめゆりの塔

Q48（104〜105ページ）

寅さんのロケ地めぐり

❶網走市
❷奥尻島
❸盛岡
❹式根島
❺亀戸天神社
❻佐渡
❼東尋坊
❽別所温泉
❾沼津市
❿丹後半島
⓫吉野町
⓬鳥取砂丘
⓭高梁市
⓮志々島
⓯大洲市
⓰吉野ヶ里遺跡
⓱五島列島
⓲熊本県
⓳日南市
⓴那覇市

Q49（106〜107ページ）

大河ドラマの舞台

❶いのち
❷独眼竜政宗
❸八重の桜
❹春日局
❺草燃える
❻天と地と
❼武田信玄
❽真田丸
❾利家とまつ
❿国盗り物語
⓫おんな城主 直虎
⓬花の生涯
⓭新選組！
⓮峠の群像
⓯花燃ゆ
⓰竜馬がゆく
⓱篤姫
⓲琉球の風

Q50（108〜109ページ）

朝の連続テレビ小説の舞台

❶チョッちゃん
❷あまちゃん
❸雲のじゅうたん
❹おしん
❺ひよっこ
❻つばさ
❼澪つくし
❽ひらり
❾花子とアン
❿さくら
⓫ふたりっ子
⓬純ちゃんの応援歌
⓭ゲゲゲの女房
⓮鳩子の海
⓯なっちゃんの写真館
⓰おはなはん
⓱ノンちゃんの夢
⓲マー姉ちゃん
⓳火の国に
⓴ちゅらさん

Q51（110〜111ページ）

民話、昔話のゆかりの地

❶座敷童
❷辰子姫物語
❸みちびき地蔵
❹分福茶釜
❺猿蟹合戦
❻証城寺の狸囃子
❼金太郎
❽花咲かじじい
❾舌切り雀
❿天女の羽衣
⓫一休さん
⓬一寸法師
⓭わらしべ長者
⓮桃太郎
⓯因幡の白兎
⓰三年寝太郎
⓱夜泣きうどん
⓲子育て幽霊
⓳鯨になった牛

解答

Q52（112ページ）

日本の民謡

❶ソーラン節
❷津軽じょんがら節
❸草津節
❹こきりこ節
❺安来節
❻よさこい節
❼黒田節
❽炭坑節

Q53（114〜115ページ）

日本の古墳と古代遺跡

❶三内丸山遺跡
❷岩宿遺跡
❸大森貝塚
❹棚畑遺跡
❺登呂遺跡
❻高松塚古墳
❼石舞台古墳
❽大仙陵古墳
❾加茂岩倉遺跡
❿造山古墳
⓫新原・奴山古墳群
⓬吉野ヶ里遺跡
⓭西都原古墳群

Q54（116〜117ページ）

百人一首に詠まれた地

❶末の松山
❷陸奥
❸つくばね
❹田子の浦
❺三笠の山
❻天の橋立
❼淡路島
❽いなば

Q55（118〜119ページ）

戦国時代の合戦年表

❶応仁の乱
❷厳島の戦い
❸桶狭間の戦い
❹川中島の戦い
❺姉川の戦い
❻三方ヶ原の戦い
❼長篠の戦い
❽手取川の戦い
❾本能寺の変
❿賤ヶ岳の戦い
⓫四国攻め
⓬小田原攻め
⓭関ヶ原の戦い

Q56（120～121ページ）

日本の武将とゆかりの城

❶盛岡城
❷仙台城
❸山形城
❹小田原城
❺春日山城
❻躑躅ヶ崎館
❼上田城
❽大垣城
❾彦根城
❿安土城
⓫大坂城
⓬広島城
⓭萩城
⓮今治城
⓯高知城
⓰鹿児島城
⓱今帰仁城

Q57（122～123ページ）

旧国名と州名

❶陸奥／奥州
❷下野／野州
❸上野／上州
❹武蔵／武州
❺越中／越州
❻信濃／信州
❼美濃／濃州
飛騨／飛州
❽三河／三州
尾張／尾州
❾近江／江州
❿大和／和州
⓫備後／備州
安芸／芸州
⓬阿波／阿州
⓭土佐／土州
⓮肥前／肥州
⓯日向／日州

Q58（124～125ページ）

藩の石高ランキング

❶加賀
❷薩摩
❸仙台
❹尾張
❺紀州
❻熊本
❼福岡
❽広島
❾長州
❿佐賀
⓫水戸
⓬鳥取
⓭福井
⓮岡山
⓯彦根
⓰会津
⓱津
⓲徳島
⓳久留米
⓴久保田

Q59（126～127ページ）

東海道五十三次の宿場

❶品川
❷小田原
❸箱根
❹府中
❺鞠子
❻島田
❼御油
❽岡崎
❾宮（熱田）
❿桑名
⓫石部
⓬草津

解答

Q60（128～129ページ）

街道と宿場町①

❶大田原宿
❷今市宿
❸宇都宮宿
❹古河宿
❺草加宿
❻府中宿
❼猿橋宿
❽勝沼宿
❾下諏訪宿
❿軽井沢宿
⓫塩尻宿
⓬奈良井宿
⓭馬籠宿
⓮鳥居本宿

Q61（130～131ページ）

街道と宿場町②

❶羽州街道
❷陸前浜街道
❸会津西街道
❹三国街道
❺水戸街道
❻日光例幣使街道
❼北国街道
❽千国街道
❾伊那街道
❿若狭街道
⓫出雲街道
⓬讃岐街道
⓭長崎街道
⓮豊後街道
⓯薩摩街道

Q62（132～133ページ）

「おくの細道」をめぐる

❶千住
❷日光
❸信夫
❹仙台
❺平泉
❻立石寺
❼最上川
❽月山
❾佐渡
❿有磯海
⓫種の浜
⓬大垣

Q63（134～135ページ）

江戸の町と東京

❶浅草
❷新吉原
❸両国
❹深川
❺人足寄場
❻大伝馬町
❼八丁堀
❽日本橋
❾神田明神
❿町奉行所
⓫小石川養生所
⓬江戸城

Q64 (136〜137ページ)

江戸時代の大坂の町

❶大坂城
❷石山本願寺
❸天満青物市場
❹四天王寺
❺茶臼山
❻曾根崎
❼堂島
❽中之島
❾船場
❿御堂筋
⓫心斎橋
⓬道頓堀
⓭難波
⓮日本橋

Q65 (138〜139ページ)

幕末のキーマンたち

❶松平容保
❷徳川慶喜
❸阿部正弘
❹勝海舟
❺近藤勇
❻土方歳三
❼河井継之助
❽井伊直弼
❾岩倉具視
❿坂本龍馬
⓫吉田松陰
⓬伊藤博文
⓭木戸孝允
⓮大久保利通
⓯西郷隆盛
⓰島津斉彬

Q66 (140〜141ページ)

廃藩置県で誕生した県

❶一関県
❷平県
❸宇都宮県
❹木更津県
❺足柄県
❻相川県
❼柏崎県
❽金沢県
❾浜松県
❿安濃津県
⓫堺県
⓬飾磨県
⓭浜田県
⓮宇和島県
⓯伊万里県
⓰都城県

Q67 (142〜143ページ)

歴代総理大臣の出身地

❶原敬
❷中曽根康弘
❸福田赳夫
❹鳩山一郎
❺安倍晋三
❻小泉純一郎
❼田中角栄
❽森喜朗
❾海部俊樹
❿宇野宗佑
⓫西園寺公望
⓬竹下登
⓭犬養毅
⓮伊藤博文
⓯三木武夫
⓰大平正芳
⓱麻生太郎
⓲大隈重信
⓳村山富市
⓴黒田清隆

写真提供・協力

JR北海道、新千歳空港ターミナルビルディング株式会社、弟子屈町、(公社)青森観光コンベンション協会、青森県農林水産部、津軽鉄道、三陸鉄道、中尊寺、秋田県観光連盟、秋田市、山形県農林水産部、新杵屋、会津鉄道、大堀相馬焼協同組合、鹿島神宮、大子町観光商工課、日光東照宮、富岡市、秩父市役所観光課、ヒゲタ醤油史料館、国立西洋美術館、JR東日本、新発田三新軒、松井秀喜ベースボールミュージアム、福井県立恐竜博物館、長野県観光機構、JR東海、富士山本宮浅間大社、駅弁のあら竹、東映太秦映画村、北野天満宮、清水寺、大徳寺、平安神宮、六波羅蜜寺、JR西日本、淡路屋、奈良市観光協会　矢野建彦、公益社団法人和歌山県観光連盟、那智勝浦町、大田市教育委員会、一文字家、(公社)岡山県観光連盟、厳島神社、広島市、香川県観光協会、(公財)高知県観光コンベンション協会、高知県庁畜産振興課、高知県立牧野植物園、土佐くろしお鉄道、JR九州、北九州市立長崎街道木屋瀬宿記念館、太宰府天満宮、福岡県世界遺産室、博多祇園山笠振興会、創ギャラリーおおた、長崎空港ビルディング株式会社、© ハウステンボス／J-18476、熊本県、くまもと売れる米づくり推進本部、南阿蘇鉄道、宇佐神宮、みやざき観光コンベンション協会、肥薩おれんじ鉄道、海洋博公園・沖縄美ら海水族館、ピクスタ

参考文献

『ビジュアル・ワイド江戸時代館』(小学館)、『詳説日本史図録』(山川出版社)、『実用特選シリーズ「百人一首」』(学研)、『日本の街道ハンドブック新版』竹内誠監修(三省堂)、『おくのほそ道をゆく』黒田杏子文・植田正治写真(小学館)、『奥の細道を歩く』井本農一・村松友次・土田ヒロミ(新潮社)、『大阪古地図むかし案内』本渡章(創元社)、『大淀三千風研究』岡本勝(桜楓社)、『日本三景への誘い』島尾新・長谷川成一編(清文堂)、松竹映画『男はつらいよ』公式サイト、NHKオンライン、各地方自治体等のホームページ

本書に関するお問い合わせは、書名・発行日・該当ページを明記の上、下記のいずれかの方法にてお送りください。電話でのお問い合わせはお受けしておりません。

- ナツメ社webサイトの問い合わせフォーム https://www.natsume.co.jp/contact
- FAX(03-3291-1305)
- 郵送(右記、ナツメ出版企画株式会社宛て)

なお、回答までに日にちをいただく場合があります。正誤のお問い合わせ以外の書籍内容に関する解説・個別の相談は行っておりません。あらかじめご了承ください。

監修　篠原菊紀(しのはらきくのり)

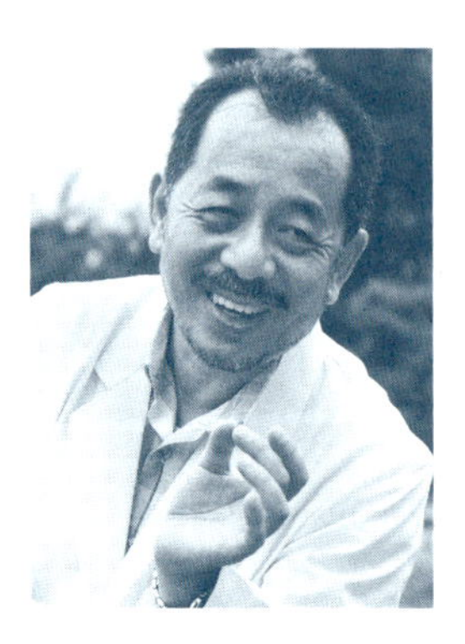

公立諏訪東京理科大学地域連携研究開発機構医療介護・健康工学部門長(応用健康科学、脳科学)。長野県茅野市出身、茅野市縄文ふるさと大使。「学習しているとき」「運動しているとき」「遊んでいるとき」など日常的な場面での脳活動を研究している。テレビ、ラジオ、書籍などの著述、解説、実験を多数務める。監修に『1日5分朝の脳トレ習慣』『スッキリ爽快！脳トレ塾』(ともに小社刊)など多数。

問題作成・執筆協力／植松まり、実方藤男、山本敦子
校閲／藏本泰夫
地図制作／株式会社ジェオ
イラスト／小野寺美恵
本文デザイン／井寄友香
DTP／有限会社ゼスト
編集協力／株式会社スリーシーズン(奈田和子、鈴木由紀子)
編集担当／山路和彦(ナツメ出版企画株式会社)

脳(のう)がみるみる若返(わかがえ)る
脳(のう)トレ日本地図(にほんちず)クイズ

2018年10月1日　初版発行
2021年9月20日　第4刷発行

監修者　篠原菊紀(しのはらきくのり)
発行者　田村正隆

発行所　株式会社ナツメ社
東京都千代田区神田神保町1-52　ナツメ社ビル1F
〒101-0051
電話 03(3291)1257(代表)　FAX 03(3291)5761
振替 00130-1-58661

制　作　ナツメ出版企画株式会社
東京都千代田区神田神保町1-52 ナツメ社ビル3F
〒101-0051
電話 03(3295)3921(代表)

印刷所　株式会社リーブルテック

ISBN978-4-8163-6523-2
Printed in Japan

本書に関するお問い合わせは、上記、ナツメ出版企画株式会社までお願いいたします。